W0258871

H.-R. Tinneberg, M. Kirschbaum, F. Oehmke

Gießener Gynäkologische Fortbildung 2003

Springer-Verlag Berlin Heidelberg GmbH

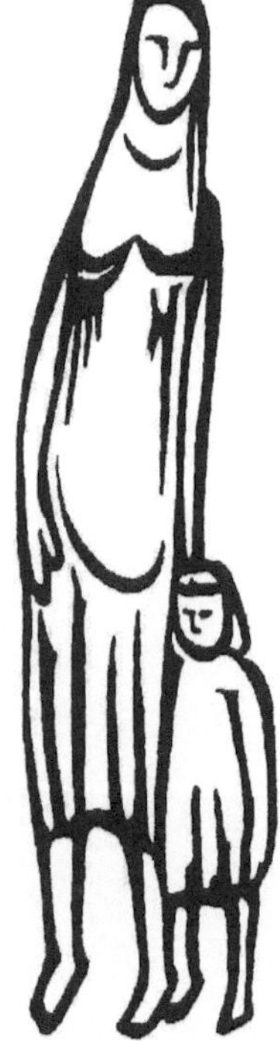

Gießener Gynäkologische Fortbildung 2003

23. Fortbildungskurs für Ärzte der Frauenheilkunde und Geburtshilfe

H.-R. Tinneberg, M. Kirschbaum, F. Oehmke

Mit 78 Abbildungen und 49 Tabellen

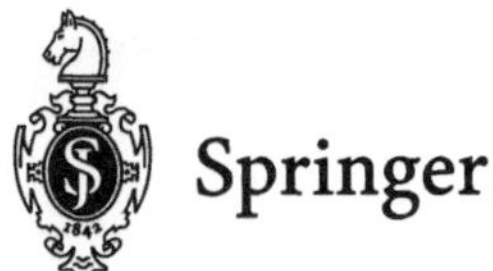

Professor Dr. H.-R. Tinneberg
Universitätsklinikum Gießen
Frauenklinik
Klinikstraße 28, 35392 Gießen

Professor Dr. Dr. Michael Kirschbaum
Caritas Klinik St. Theresia
Medizinische Klinik - Rastpfuhl
Rheinstraße 2, 66113 Saarbrücken

Dr. Frank Oehmke
Universitätsklinikum Gießen
Frauenklinik
Klinikstraße 32, 35392 Gießen

ISSN 1433-8556

ISBN 978-3-540-04757-5 ISBN 978-3-662-07492-3 (eBook)
DOI 10.1007/978-3-662-07492-3

Bibliografische Information Der Deutschen Bibliothek
Die Deutsche Bibliothek verzeichnet diese Publikation in der Deutschen Nationalbibliografie, detaillierte bibliografische Daten sind im Internet über „http://dnb.ddb.de“ abrufbar.

Dieses Werk ist urheberrechtlich geschützt. Die dadurch begründeten Rechte, insbesondere die der Übersetzung, des Nachdrucks, des Vortrags, der Entnahme von Abbildungen und Tabellen, der Funksendung, der Mikroverfilmung oder der Vervielfältigung auf anderen Wegen und der Speicherung in Datenverarbeitungsanlagen, bleiben, auch bei nur auszugsweiser Verwertung, vorbehalten. Eine Vervielfältigung dieses Werkes oder von Teilen dieses Werkes ist auch im Einzelfall nur in den Grenzen der gesetzlichen Bestimmungen des Urheberrechtsgesetzes der Bundesrepublik Deutschland vom 9. September 1965 in der jeweils geltenden Fassung zulässig. Sie ist grundsätzlich vergütungspflichtig. Zuwiderhandlungen unterliegen den Strafbestimmungen des Urheberrechtsgesetzes.

springer.de

© Springer-Verlag Berlin Heidelberg 2003
Ursprünglich erschienen bei Springer-Verlag Berlin Heidelberg New York 2003

Die Wiedergabe von Gebrauchsnamen, Warenbezeichnungen usw. in diesem Werk berechtigt auch ohne besondere Kennzeichnung nicht zu der Annahme, dass solche Namen im Sinne der Warenzeichen- und Markenschutzgesetzgebung als frei zu betrachten wären und daher von jedermann benutzt werden dürften.

Produkthaftung: Für Angaben über Dosierungsanweisungen und Applikationsformen kann vom Verlag keine Gewähr übernommen werden. Derartige Angaben müssen vom jeweiligen Anwender im Einzelfall anhand anderer Literaturstellen auf ihre Richtigkeit überprüft werden.

Herstellung: Pro Edit GmbH, Heidelberg
Satz: Satz & Druckservice, Leimen
Gedruckt auf säurefreiem Papier 106/3160/Re – 5 4 3 2 1 0

Vorwort

Liebe Kolleginnen und Kollegen,

es war eine Weile ungewiss, ob die renommierten und traditionsreichen Gießener Gynäkologischen Fortbildungstage weitergeführt würden. Die offizielle Amtszeit von Prof. Künzel war bereits verlängert und die Wahl des Nachfolgers längst erwartet. Als dann letztendlich im Juni/Juli 2002 die Berufungsverhandlungen abgeschlossen waren und ich somit ab 01.08.2002 die Tätigkeit in der Nachfolge von Prof. Künzel beginnen konnte, war die Vorbereitungszeit für die GGF sehr knapp geworden. Nur durch das großartige Engagement der GGF-Arbeitsgruppe um Frau Hedrich und Prof. Kirschbaum war es überhaupt möglich, den Kongress doch noch zu organisieren. Ihnen beiden und den vielen Helfern gilt mein ausserordentlicher Dank. Insbesondere, da Prof. Kirschbaum trotz eines Wechsels als Chefarzt nach Saarbrücken bis zum Abschluss des Kongresses in gewohnter Weise darauf achten wird, dass alles seinen rechten Gang nimmt. Und somit darf ich Sie, verehrte Kolleginnen und Kollegen, sehr herzlich begrüßen mit der Botschaft:

Wir werden die GGF in dem Sinne weiterführen wie bisher, nämlich als eine alle zwei Jahre stattfindende Veranstaltung, die es sich zum Anliegen macht, praxisrelevante Themen aus unserem Fachgebiet mit Gießener Würze vorzutragen und ausgiebig zu diskutieren.

Auch in diesem Jahr ist der Themenfächer weit geöffnet und wir beginnen am heutigen Tag mit aktuellen Reflektionen zu Menopause, Andropause und Mechanismen des Alterns sowie Anmerkungen zum ambulanten Operieren. Am Donnerstag vormittag stehen geburtshilfliche Themen auf der Tagesordnung und den Nachmittag teilen sich drei Vorträge zu aktuellen Fragen medizinischen Managements sowie der Endokrinologie. Am Freitag vormittag wird das große Thema Brusterkrankungen erörtert und am Nachmittag tummeln sich die Reproduktionsmediziner. An jedem der drei Vortragstage werden Sie zur besten Postprandialzeit mit Expertenmeinungen zu den großen Themen der Vorträge aufgewirbelt. Dieser Teil der Tagung ist für die Referenten/Experten eine besondere Herausforderung, da sie in kürzester Zeit und geringster Medienunterstützung eine klare Meinung formulieren müssen (und Sie alle wissen, wie schwierig das ist). Den Abschluss bilden am Sonnabend Seminare zu den unterschiedlichsten Themen. Damit Sie in dem winterlich schmuddeligen Gießen abends nicht völlig orientierungslos sind, haben wir zwei Themen für Sie vorgesehen: Gewissermaßen als Appetithäppchen das Thema „Liebe geht durch den Magen“, zu dem einige berühmte Männer, unter anderem ein Sternekoch, aus ihrem Fachbereich berichten und mit Ihnen diskutieren werden. Am Freitag folgt eine Darbietung von Herrn Ilg, einem ehemaligen Pfleger der Frauenklinik, der uns sicherlich von seinen Erfahrungen im Klinikum berichten wird.

Im Namen aller Mitarbeiter der Gießener Frauenklinik wünsche ich Ihnen einen angenehmen Kongress und hoffe, dass Sie mit vielen interessanten und relevanten Erfahrungen in Berührung kommen werden.

Gießen, im Oktober 2003

Prof. Dr. med. Hans-Rudolf Tinneberg

Begrüßung

K. Knorpp

Sehr geehrter, lieber Herr Tinneberg,
verehrte Kolleginnen und Kollegen,
meine sehr verehrten Damen und Herren,

als Ärztlicher Direktor des Universitätsklinikums Gießen begrüße ich Sie sehr herzlich in unserer Universitätsstadt und darf Ihnen zugleich auch die Grüße des Dekans unserer Medizinischen Fakultät, Herrn Professor Schulz, überbringen.

Die derzeitige Rechtslage mit ihrer strikten Trennung von Medizinischer Fakultät und Universitätsklinikum, dies ein wenig an Zustände des Spaltungs-Irre-Seins erinnernd, macht diese getrennte Begrüßung, die jedoch mit aller Herzlichkeit erfolgt, erforderlich.

Ich bin sicher, dass ich in Ihrer aller Namen sprechen darf, wenn ich Ihnen, Herr Professor Tinneberg, und wieder Ihrer ganzen Gruppe, den ärztlichen, den pflegerischen, den administrativen Mitarbeiterinnen und Mitarbeitern Ihrer Klinik im Namen der Kongressteilnehmerinnen und Kongressteilnehmern sehr herzlich für die konzeptionelle und organisatorische Ausrichtung dieser Fortbildungstage danke, eine Veranstaltung, mit der eine gute und lange, wie auch erfolgreiche Tradition weitergeführt, aber auch unverkennbar neu ausgerichtet wird.

Ich danke den Referentinnen und Referenten dieses Fortbildungskongresses, die neueste Erkenntnisse in kompakter, didaktisch wohlaufbereiteter Form mitbringen, und ich bin sicher, dass die beeindruckende Vielfalt der angesprochenen Themen, dies alles sehr anspruchsvoll zwar, aber gerade deswegen interessant und anregend, Ihnen, den Teilnehmerinnen und Teilnehmern an diesem Kongress, jene Informationen und jene Kompetenz vermitteln, die Ihre Patientinnen – auch deren Lebenspartner – im Beratungsgespräch und dann als begründete diagnostische und therapeutische Entscheidung von Ihnen erwarten.

Ihnen, den Kongressteilnehmerinnen und Kongressteilnehmern, gilt mein besonderer Dank.

Gegenwärtig und zeitlich noch eine ganze Weile in die Zukunft reichend im deutschen Gesundheitssystem auf der Seite der Patientenversorgung verantwortlich tätig zu sein, erfordert ein besonderes Maß an Leidensfähigkeit, Altruismus und eine an das nicht mehr Erfüllbare heranreichende Bereitschaft, festhalten zu können am gewählten, ja schönen Beruf, und dies im Interesse der uns anvertrauten Patientinnen und Patienten, obwohl die gesundheitspolitischen Verantwortlichen, aber auch die Vertreter der uns beherrschenden Funktionärskaste und die Vertreter der überbordenden Gesundheitsbürokratie, wie sie in manchen

Bereichen der Krankenkassen entstanden sind, obwohl also alle die zusammen nichts, aber auch gar nichts mehr auslassen, um das alltäglich sorgende Handeln für unsere Patienten so schwierig und so hindernisreich wie nur möglich zu machen.

Dass unsere jüngeren Kolleginnen und Kollegen voller Enttäuschung, ja Verzweiflung sich deswegen von dieser Art System abwenden, es verlassen und im Ausland bessere Bedingungen suchen und finden, führt schon jetzt und voraussagbar verschärft in naher Zukunft zu erheblichen Versorgungsproblemen, und noch gibt es keine angemessene Reaktion der Gesundheitspolitik darauf.

Dass Sie sich als Kongressteilnehmerinnen und Kongressteilnehmer – trotz dieser Rahmenbedingungen – in vorbildlicher Wahrnehmung Ihrer Weiter- und Fortbildungsverpflichtungen hier einfinden, um zu lernen, zu erfahren, das neueste und richtigste Wissen für Ihre Patienten verfügbar zu haben, dies zeichnet Sie aus und ist vorbildlich.

Durch nichts besser als gerade durch Ihre Anwesenheit, Ihr Mitwirken hier machen Sie sichtbar, worauf es Ihnen und uns allen ankommt, zeigen Sie, was richtig ist.

Diese Fortbildungsveranstaltung, der damit verbundene erhebliche von Ihnen erbrachte persönliche Aufwand und die mit dieser Teilnahme zum Ausdruck kommende Ernsthaftigkeit in der Wahrnehmung unserer Fortbildungsverpflichtungen, all dies Positive steht in härtestem Kontrast zur trostlosen Konzeptionslosigkeit der gegenwärtigen Gesundheitspolitik.

Ob, was jetzt z.B. mit der Rürup-Kommission in Gang kommt, wirklich zu etwas Besserem führt, ist zumindest gegenwärtig noch völlig offen.

Qualitätssicherung auch in der Politik, der Gesundheitspolitik vor allem, die Forderung nach Staatskunst – und nicht einseitig nur nach „Ärztlicher Kunst" – es ist angemessen, dies einzufordern und Mängel und Fehlentwicklungen mit den von uns im medizinischen Handeln geforderten diagnostischen Genauigkeitsstandards dann auch dort im Politikfeld zu benennen!

Man könnte an dieser Stelle Goethe zitieren:

„Der Irrtum wiederholt sich immerfort in der Tat, deswegen muss man das Wahre unermüdlich in Worten wiederholen".

Meine sehr verehrten Damen und Herren, lassen Sie mich noch etwas hinzufügen, was Professor Tinneberg selbst in seinen Begrüßungsworten so nicht sagen konnte und wollte.

Wir, unser Klinikum, unsere Fakultät, die Mitarbeiterinnen und Mitarbeiter der Frauenklinik, vor allem auch die Frauen sind dankbar und froh, dass es uns gelungen ist, Professor Tinneberg für Gießen zu gewinnen.

Und dies, obwohl die finanziellen Rahmenbedingungen, denn die hessische Hochschulmedizin hat eine schwierige Zeit der – fast hätte ich gesagt: brutalstmöglicher – Einsparungen hinter sich, obwohl wir nicht auf Rosen gebettet sind.

Professor Tinnebergs Bedingung für sein Herkommen waren also nicht Rosen, sondern unsere Bereitschaft, mit ihm zusammen eine konzeptionelle, organisatorische und bauliche Großbaustelle in der Frauenklinik einzurichten.

Dies bedeutet eine Modernisierung des Kreissaalbereichs, dies bedeutet die rasche Eröffnung einer neonatologischen Einrichtung in der Frauenklinik, also jetzt unser Mutter-Kind-Zentrum, dies bedeutet die Umrüstung des Operationsbereichs auch als ein mikrochirurgisches Kompetenz- und Trainingszentrum, dies bedeutet die Einrichtung eines Brust-Zentrums und, an diesem letzten Beispiel kann man dies besonders gut erläutern, dass alles zusammenwirken muss, Änderung der Organisation, Vornehmen wichtiger Investitionen, in diesem Fall eines Mammotoms, aber dies auch verknüpft mit der Hinzufügung personeller Kompetenz, dies in der Person von Professor Inthraphuvasak.

Erst, wenn dies alles zusammengeführt ist, und dies findet z. Z. statt, kann jene besondere Versorgungsqualität entstehen, um die es uns geht.

Hinzu wird kommen ein interdisziplinäres onkologisches Kompetenzzentrum am Standort Frauenklinik, dies nur als wichtige Stichworte genannt zu Entwicklungen, die schon in Bewegung gekommen sind.

Weiteres wird hinzutreten, so die Öffnung der Klinik für niedergelassene Hebammen, in Diskussion und Vorüberlegung auch die Öffnung der Klinik für an anderer Stelle tätige Frauenärzte und Geburtshelfer, dies wiederum nur genannt als weitere Elemente auf einem Weg in eine interessante, spannende und wie ich meine erfolgreiche Zukunft.

Wenn ich Professor Tinneberg etwa in einem zutreffenden Bild beschreiben wollte, dann ähnelt er ein wenig jenem Prinzen, der im Märchen vom Dornröschen das Gestrüpp und die Dornhecken von Bedenken, von Vorbehalten, von Ängstlichkeiten vor Veränderungen und vor Neuem überwinden konnte.

Aber an dieser Stelle verwandelt sich das Bild, denn Professor Tinneberg hat nicht wie im Märchen, diese Hindernisse mit dem Schwert durchhauen, nein Professor Tinneberg ist ein moderner Prinz ohne Schwert, er macht es mit Ideen, mit Vorschlägen, mit Beratungen und ansteckender Begeisterung – ungleich wirksamer als ein Schwert.

Und so finden Sie die Gießener Universitätsfrauenklinik z. Z. in einer Aufbruchstimmung, die der Bedeutung dieser Veränderungsaufgabe entspricht. Dass wir von Seiten des Klinikumsvorstands gerade dort viel mehr Unterstützung geben möchten, als es die Umstände z. Z. zulassen, sei erwähnt, aber bis ein Stück jenseits der Grenzen des Möglichen werden wir auf jeden Fall mitgehen.

Ich bin sicher, dass etwas von diesem neuen Geist, von dieser Begeisterung für Sie auch im diesjährigen Kongress spürbar werden wird, und allen Widrigkeiten zum Trotz teile ich Professor Tinnebergs Zuversicht, dass wir dies schaffen können. Eine Zuversicht, die Sie als Kongressteilnehmende gleichfalls tragen, weil Sie hier sind.

Denn wer, wenn nicht wir, sollte das Richtige und das Notwendige tun.

In diesem Sinne wünsche ich Ihnen einen erfolgreichen Kongressverlauf in Gießen und den gesundheitspolitischen Verantwortungsträgern Weisheit und Entschlusskraft für die anstehenden Entscheidungen im gesundheitspolitischen Bereich.

Inhaltsverzeichnis

Mitarbeiterverzeichnis

Bachmann, Georg, Prof. Dr.
Diagnostische Radiologie, Kerckhoff-Klinikum, Beneke-Strasse 2–8, 61231 Bad Nauheim

Beutel, Manfred, Prof. Dr.
Zentrum für Psychosomatische Medizin, Ludwigstraße 76, 35392 Gießen

Bock, Karin, Dr. med.,
Zentrum für Frauenheilkunde und Geburtshilfe, Pilgrimstein 3, 35037 Marburg

Braems, Geert A., Priv.-Doz. Dr. Dr.
Vrouwenkliniek, Universitair Ziekenhuis, De Pintelaan 185, B-9000 Gent

Brockerhoff, Peter, Prof. Dr.
Frauenklinik, Klinikum der Universität, Langenbeckstraße 1, 55101 Mainz

Di Liberto, Alexander, Dr. med.
Universitätsfrauenklinik, Kirrberger Straße, 66421 Homburg/Saar

Duncker, Hans-Rainer, Prof. em. Dr. Dr.
Institut für Anatomie und Zellbiologie, Justus-Liebig-Universität Gießen, Aulweg 123, 35392 Gießen

Eiermann, W., Prof. Dr. med.
Frauenklinik, Bayerisches Rotes Kreuz, Taxisstraße 3, 80637 München

Gips, Holger, Prof. Dr.
Max-Planck-Straße 36, 61381 Friedrichsdorf

Gonder, Ulrike, Dipl. oec. troph.
Taunusblick 21, 65510 Hünstetten

Grammer, Karl, Prof. Dr.
Ludwig-Boltzmann-Institut für Ethnologie, Althanstrasse 14, A-1090 Wien

Grüssner, Susanne, Dr. med.
Frauenklinik, Universitätsklinikum, Klinikstraße 32, 35392 Gießen

Hajimohammad, Amir, Dr. med.
Frauenklinik, Universitätsklinikum, Klinikstraße 32, 35392 Gießen

Hanf, Volker, Prof. Dr.
Universitätsfrauenklinik, Robert-Koch-Straße 40, 37075 Göttingen

Hermsteiner, Markus, Priv.-Doz. Dr. med.
Frauenklinik am Diakoniekrankenhaus, Elise-Averdieck-Straße 17, 27342 Rotenburg (Wümme)

Hoyme, Udo Bruno, Prof. Dr.
Klinik für Frauenheilkunde und Geburtshilfe, Helios-Klinikum Erfurt, Nordhäuser Str. 74, 99089 Erfurt

Inthraphuvasak, Jesda, Prof. Dr.
Frauenklinik, Universitätsklinikum, Klinikstraße 32, 35392 Gießen

JUNG, ANDREAS, DR. MED.
Zentrum für Dermatologie und Andrologie der Justus-Liebig-Universität, Gaffkystraße 14, 35392 Gießen

KIRSCHBAUM, MICHAEL, PROF. DR. DR.
Caritasklinik St. Theresia, Akademisches Lehrkrankenhaus der Universität des Saarlandes, Rheinstraße 2, 66113 Saarbrücken

KLEINSTEIN, JÜRGEN, PROF. DR. MED.
Klinik für Reproduktionsmedizin und Gynäkologische Endokrinologie, Gerhart-Hauptmann-Straße 35, 39018 Magdeburg

KÜNZEL, WOLFGANG, PROF. DR. MED.
em. Direktor der Frauenklinik, Universitätsklinikum Gießen, Klinikstraße 32, 35392 Gießen

LADEBECK, HANS-ERNST, DR. MED.
Abt. Gynäkologie und Geburtshilfe, Elisabeth-Krankenhaus, Moltkestr. 61, 45138 Essen

LANG, UWE, PROF. DR. MED.
Frauenklinik, Universitätsklinikum, Klinikstraße 32, 35392 Gießen

LENHARD, ANDREAS, DR. MED.
Frauenklinik, Universitätsklinikum, Klinikstraße 32, 35392 Gießen

LIPINSKA, IRIS, DR. MED.
Gadderbaumer Straße 14, 33602 Bielefeld

LOIBL, SIBYLLE, DR. MED.
Universitäts-Frauenklinik, Universität Frankfurt, Theodor-Stern Kai 7, 60590 Frankfurt

MANOLOPOULOS, KONSTANTINOS, DR. MED.
Frauenklinik, Universitätsklinikum, Klinikstraße 32, 35392 Gießen

MÜCK, ALFRED O., PRIV.-DOZ. DR. DR.
Universitätsfrauenklinik, Schleichstraße 4, 72076 Tübingen

MÜLLER, THOMAS, DR. MED.
Mittenheimer Str. 62, 85764 Oberschleißheim

MÜLLER-MARKFORT, EVA-MARIA, DIPL.-HEBAMME
Wallstraße 17, 59227 Ahlen/Westf.

MÜNSTEDT, KARSTEN, PRIV.-DOZ. DR.
Frauenklinik, Universitätsklinikum, Klinikstraße 32, 35392 Gießen

MUSSMANN, JÖRG, DR. MED.
Frauenklinik, Universitätsklinikum, Klinikstraße 32, 35392 Gießen

OEHMKE, FRANK, DR. MED.,
Frauenklinik, Universitätsklinikum, Klinikstraße 32, 35392 Gießen

PARWARESCH, REZA, PROF. DR. DR.
Institut für Hämatopathologie, Niemannsweg 11, 24105 Kiel

POPOVIC, MICHAEL, DR. MED.
Landesärztekammer Hessen, Im Vogelsgesang 3, 60488 Frankfurt am Main

RATZEL, RUDOLF, DR. JUR.
Anwaltskanzlei, Königinstr. 23/III, 80539 München

RIEDEL, HANS-HARALD, PROF. DR. MED.,
Carl-Thiem-Klinikum, Frauenklinik, Thiemstraße 111, 03048 Cottbus

ROTH, GABRIELE, DR. MED.
Frauenklinik, Universitätsklinikum, Klinikstraße 32, 35392 Gießen

RUDOLF, KLAUS, PROF. DR.
Praxisklinik Fischer, Naether, Rudolf, Speersort 4, 20095 Hamburg

SCHILL, WOLF-BERNHARD, PROF. DR. DR.
Zentrum für Dermatologie und Andrologie, Universitätsklinikum Gießen, Gaffkystraße 14, 35392 Gießen

SCHULZ-WENDTLAND, R., PROF. DR.
Institut für diagnostische Radiologie - Gynäkologische Radiologie, Universität Erlangen-Nürnberg, Universitätsstraße 21–23, 91054 Erlangen

SCHUPPE, HANS-CHRISTIAN, PD DR. MED.
Zentrum für Dermatologie und Andrologie, Universitätsklinikum Gießen, Gaffkystraße 14, 35385 Gießen

SPÄTLING, LUDWIG, PROF. DR.
Städtisches Klinikum Fulda, Frauenklinik, Pacelliallee 4, 36043 Fulda

STALF, THOMAS, DR. MED.
Frauenklinik, Universitätsklinikum, Klinikstraße 32, 35392 Gießen

STEINHARD, JOHANNES, DR. MED.
Klinik und Poliklinik für Frauenheilkunde und Geburtshilfe, Albert-Schweitzer-Straße 33, 48129 Münster

STILLGER, ROSI
Geschäftsstelle Qualitätssicherung Hessen, Frankfurter-Straße 10–14, 65760 Eschborn

STOLL, PETER H., DR. MED.
Institut für Zytodiagnostik, Königstraße 17, 90402 Nürnberg

TINNEBERG, HANS-RUDOLF, PROF. DR.
Frauenklinik, Universitätsklinikum, Klinikstraße 32, 35392 Gießen

VERHOEVEN, HUGO CHRISTIAN LEO, DR.
Frauenarztpraxis, Völklinger Straße 4, 40219 Düsseldorf

WOJCINSKI, MICHAEL, DR. MED.
Facharzt für Frauenheilkunde u. Geburtshilfe, Hauptstraße 99, 33647 Bielefeld

Menopause – Andropause

Die große Hormonblamage

A.O. Mück

MERKE

Es gibt sie nicht, obwohl getragen von verschiedenen Interessengruppen seit Jahrzehnten regelmäßig so beschrieben. Zum Beispiel 70er Jahre: Risiko Endometriumkarzinom – bei falscher Substitution (Estrogen-Monotherapie)! Letzter Anlass für die Medien: Abbruch WHI – vieles spricht auch hier für falsche Substitution. Abbruch war berechtigt, da wichtigstes Ziel – kardiovaskuläre Prävention – nicht erreicht wurde bzw. im Gegenteil erhöhtes Risiko für Thromboembolie, Herzinfarkt, und Insult sowie auch für Brustkrebs gesehen wurde. Das Ergebnis ist wichtig, aber keine „Hormonblamage":

1. Risiken in absoluten Zahlen: ca. 0,1% pro Jahr der in WHI behandelten Frauen! Aufgabe der Zukunft – wie einzelne gefährdete Frauen vor HRT screenen?
2. Venöses Thromboserisiko lange bekannt, arterielle Risiken mittlerweile vorauszusehen – in WHI v.a. ältere Frauen mit arteriosklerotischen Veränderungen (z.B. 50% Raucheranamnese, 36% Hypertonie, 34% stark adipös ...).
3. Brustkrebsrisiko in WHI nicht höher als in Oxford-Analyse von 51 Studien – Estrogen kann die Proliferation bereits vorhandener maligner Zellen bewirken, wobei Tumoren mit besserer Prognose entstehen.
4. WHI bestätigt Nutzen der HRT bezüglich Prävention von Osteoporose (auch Hüftfrakturen) und kolorektaler Karzinome. Unbestrittener Nutzen bezüglich klimakterischer und urogenitaler Beschwerden – Hormone bleiben beste Therapie. Weitere Studien bzgl. M. Alzheimer notwendig, obwohl Primärprävention wahrscheinlich ist.
5. Trotz erheblicher Mängel (z.B. vorzeitige Entblindung bei 40% und damit eine „Beobachtungsstudie") muss die WHI Konsequenzen haben: Keine HRT zur kardiovaskulären Prävention, Risiken durch Dosisreduktion und möglichst physiologische Substitution minimieren! Keine equinen Estrogene bei kardiovaskulärem Risiko. Kein Gestagen nach Hysterektomie. Strenge Indikationsstellung für Langzeittherapie – kein Zeitlimit, aber z.B. jährlich überprüfen (weitere praktische Hinweise s. Übersicht am Schluss des Beitrags)!

Einleitung

Um es vorwegzunehmen – eine „Hormonblamage" gibt es meiner Ansicht nach nicht. Dieser Titel für mein Referat anlässlich der „Gießener gynäkologischen Fortbildung 2002" wurde mir vorgegeben, sicher um bewusst zur provozieren. Er zielt auf das bislang als „Hormonersatztherapie (Hormone Replacement Therapy, HRT)" bezeichnete Therapiegebiet. Kreiert wurde dieses Unwort der beiden vergangenen Jahre durch den im „Spiegel" im Juli 2001 pseudofachlichen Versuch, mit eben diesem Titel die HRT auf eine unbedeutende Therapieoption zur kurzzeitigen, nur wenige Wochen dauernden Behandlung von Hitzewallungen zu reduzieren („Der Spiegel", 23. Juli 2001, Nr. 30, „Die große Hormonblamage"). Veranlasst war dieses journalistisch offensichtlich wohl geplante, d.h. zielorientierte Werk durch die in der Tat enttäuschenden Ergebnisse zur kardiovaskulären Sekundärprävention sowie durch die emotionalen Diskussionen zu scheinbar fehlenden Frakturdaten, wodurch sich auch zwanglos der osteoporosepräventive Effekt einer HRT in Frage stellen ließ.

Kritische Beurteilungen zur HRT hat es seit 40 Jahren immer wieder gegeben. Besondere „high-lights" für die Medien waren die Entdeckung des Risikos für ein Endometriumkarzinom um 1975, das in der Nurses Health Studie statistisch in 1995 nachgewiesene erhöhte Risiko für ein Mammakarzinom sowie das aus gleicher Studie nachgewiesene venöse Thromboembolierisiko (1996). Weitere verwertbare „bad news" waren, wie genannt, die fehlende kardiovaskuläre Sekundärprävention – erstmals 1998 mit der HERS-Studie nachgewiesen – und nun auch der scheinbare Nachweis einer fehlenden kardiovaskulären Primärprävention in der im Juli 2002 abgebrochenen WHI-Studie, bislang letzte Möglichkeit zur publizistischen Verwertung für die Verfechter einer „Hormonblamage".

Im folgenden wird aus der faszinierenden, 40-jährigen Geschichte der HRT selektiv nur auf die im „Spiegel" zitierten Studien eingegangen, da diese verschiedene potenzielle Indikationsbereiche der HRT betreffen und im Rahmen einer Nutzen/Risiko-Analyse an Aktualität nichts verloren haben, auch nach bzw. gerade auch nach dem Abbruch der WHI. Auf letztere Studie wird hier nur relativ kurz eingegangen, da Kommentare dazu in den letzten Wochen in praktisch allen gynäkologischen Journalen erfolgten (eigene ausführliche Stellungnahmen [25, 36, 37]) – die besondere Frage, die sich hier stellt, sind mögliche praktische Konsequenzen, die unter Berücksichtigung des ganzen Datenmateriales, inklusive experimenteller Forschung wie auch eigener Forschungsergebnisse, hier abschließend stichpunktartig gelistet werden.

Die kommentierten Studien wurden zweifellos in hochrangigen Journals publiziert, was jedoch nicht unbedingt für die Qualität einer Studie oder Publikation sprechen muss. Gerade die Publikation der WHI [44] lässt an den gängigen peer review Verfahren große Zweifel aufkommen: Die WHI ist *keine* Studie in „healthy patients" (Titel der Arbeit) und damit keine Studie zur Primärprävention. Damit ist bereits der Ansatz falsch; Thema und Ziel sind verfehlt. Es wurde viel Geld verschwendet und – vor allem – es wurden Patientinnen unnötig gefährdet – das ist die eigentliche „Hormonblamage".

Bewusst oder Unvermögen: Falsche Studieninterpretation

Eine ausführliche Stellungnahme zum genannten Spiegelartikel haben wir in der Arbeitsgruppe SIKUS für den Berufsverband der Frauenärzte innerhalb einer Woche mittels Telegramm [Nr.63/01] erstellt, wovon gekürzt hier einige wichtige Punkte wiedergegeben bzw. entsprechend der aktuellen Lage nach der WHI diskutiert werden. Nach dem Titelbild des Spiegelartikels war eine Fokusierung auf die Therapiegebiete KHK und Osteoporose zu erwarten, aber auf den folgenden Seiten wurde mittels (unvollständig oder falsch diskutierter) Publikationen insbesondere aus der renommierten Zeitschrift JAMA sowie durch Interview-Wiedergaben der Wert einer HRT für praktisch alle bekannten Indikationen in Frage gestellt. Soweit Kollegen oder auch eine Kollegin (Frau Professor Dören, Berlin) zitiert wurden, ist davon auszugehen, dass vorangegangene Interviews nur gekürzt und entsprechend ausgesucht wiedergegeben wurden, zumindest lässt sich dies aus eigenen Erfahrungen schließen: ich selbst konnte mich im Vorfeld dieser Spiegelveröffentlichung Telephonaten mit dem „Spiegel“ nicht entziehen – aus langen Gesprächen betreffend den ganzen Bereich der HRT wurde lediglich meine (bekannt) kritische Beurteilung zur Pharmakologie der in den Studien zumeist verwendeten konjugierten equinen Estrogene wiedergegeben [16, 25] – das passte eben gerade gut in das Spiegelkonzept.

Nach „Spiegel“ sollen „Hormone überhaupt nur gegen *Hitzewallungen*“ helfen. Diese sind in der Tat das Leitsymptom des Estradiolmangels, aber nur für die Prä- und Perimenopause. Auf das Leitsyndrom für die Postmenopause, die *urogenitalen Beschwerden*, wurde in der ganzen „Nutzen/Risiko-Analyse“ der Spiegelredakteure mit keinem Wort eingegangen, obwohl die Wirkungen der HRT zweifelsfrei belegt sind, bestätigt auch durch grosse Metaanalysen [4, 9]. Allgemein ist auffallend, dass diese wichtigste Indikation für eine HRT nicht nur von den Medien, sondern auch in der Fachpresse häufig „übersehen“ wird. Dabei ist für die Symptome der *Estrogenmangelkolpitis* (Brennen, Trockenheit, Rötung) auch nach eigenen klinischen Prüfungen durch ca. viermonatige Behandlungen in nahezu 90% fast völlige Beschwerdefreiheit zu erreichen, wobei wir initial die lokale und systemische Behandlung kombinieren und dann mit niedrig dosierter, z. B. transdermaler Estradiolbehandlung bei jährlicher Überprüfung der Indikation weiter behandeln [8]. Auch *urologische Symptome* (Pollakisurie, Dysurie, Brennen, Dranginkontinenz) werden, mit etwas geringeren Erfolgsraten, therapiert, wobei hier im allgemeinen nur die orale oder transdermale HRT in Frage kommt [8, 9].

Zum Thema „*Osteoporose*“ wurde vom „Spiegel“ die damals gerade neu in der JAMA erschienene Publikation von Torgerson et al. [43] zitiert, welche in der Tat die bis heute umfangreichste Meta-Analyse darstellt. Einbezogen sind in diese Publikation allerdings ausschließlich randomisierte Studien, die den HRT-Effekt auf nicht-vertebrale Frakturen auf der Basis einer Fraktur-Inzidenz-Analyse untersuchen, obwohl bekannt ist, dass sich der Nutzen einer HRT v. a. auf vertebrale Frakturen bezieht. Dennoch ergibt auch diese Analyse einen Benefit der HRT, der jedoch im Bericht nicht dargestellt wird:

Aus der Schlussfolgerung dieser Metaanalyse für 22 Einzelstudien mit insgesamt über 8.800 Frauen wurde vom „Spiegel“ isoliert als Ergebnis referiert, dass bei Frauen über 60 Jahren die osteoprotektive Estrogenwirkung nicht signifikant war. Die primäre Schlussforderung in der Originalarbeit lautet dagegen: „Our meta-analysis of randomised trials of HRT noted a statistically significant reduction in nonvertebral fractures“ [43]. Dieser Effekt bezogen auf alle Altersklassen wird nicht erwähnt, und der „Spiegel“ notiert auch nicht, dass für Frauen unter 60 eine 27%ige, signifikante Reduktion der Fraktur-Inzidenz festgestellt wurde, bezogen auf Hüft- und Radius-Frakturen betrug die Risikoreduktion sogar 40%. Demnach zeigt diese Analyse sogar für nicht-vertebrale Frakturen eine hohe Wirksamkeit, und man sollte eher fragen, welches die Gründe sind, dass die Effektivität bei älteren Frauen in diesem Ausmaß nicht nachweisbar ist. Daß Beginn und Dauer der Osteoporose-Prävention wichtig sind, ist nicht neu, womit sich zwanglos die verringerte Wirkung bei älteren Frauen erklären lässt.

Eine vergleichbare Evidenz, nachgewiesen nicht nur durch densitometrische, sondern ebenfalls durch Frakurinzidenz-Analysen, resultiert auch aus groß angelegten Beobachtungsstudien, zwei neuere seien genannt: In einer Fall-Kontrollstudie zeigte sich bei 1.327 Frauen mit Hüftfrakturen (Kontrolle 3.262 Frauen) eine signifikante, 73%ige Reduktion von Frakturen für Frauen, die länger als 5 Jahre eine HRT erhielten [19]. In einer kürzlich publizierten dänischen über 5 Jahre geführten Kohorten-

Studie mit über 2.000 Frauen ließ sich eine Reduktion von Frakturen durch HRT nachweisen, die in den verschiedenen Subgruppen zwischen 25 und 75% lag [20].

Die WHI hat diese Ergebnisse voll bestätigt [44] – signifikante Reduktion aller Frakturen, inklusive um 35% die Hüftfrakturen, die bekanntlich mit Raloxifen nicht verhindert werden können, und dies bei älteren Frauen (Durchschnittsalter um 65 Jahre). Damit ist für die angestammten Indikationen der HRT – klimakterische Symptome, vaginale, urologische postmenopausale Beschwerden und Osteoporose – irgendeine „Hormonblamage" beim besten Willen nicht zu ersehen!

Betreffend der anderen im „Spiegel" als Beleg herangezogenen Erkrankungen – *Morbus Alzheimer, Kolonkarzinom und Herzinfarkt* – sind mir für kein in Deutschland oder im Ausland eingeführtes HRT-Präparat Beipackzettel bekannt, in denen diese als gesicherte Indikationen für eine HRT gelistet sind, weder zur Therapie noch zur Primärprävention. Völlig unverständlich bleibt, wie man letzteres vermischen oder verwechseln kann – im Spiegelartikel wie häufig in den Medien wird dahingehend nicht unterschieden. Diese notwendige Differenzierung vorausgesetzt, sind auch die Daten betreffend dieser Erkrankungen keine „Blamage":

Der mögliche Nutzen einer HRT zur Prävention des *Morbus Alzheimer* wurde im Spiegelartikel wiederum durch eine in der JAMA publizierte Meta-Analyse in Frage gestellt [45], die in der Tat wie für die Osteoporose mit zu den bis dahin umfangreichsten Auswertungen zählt. Aber wiederum wurden die Daten verdreht oder nicht verstanden. In dieser Publikation wurden 10 Studien zur Demenz und 13 zur Bewertung von kognitiven Funktionen analysiert; eine 29%ige Risikoreduktion durch HRT hinsichtlich Demenz-Entwicklung auf der Basis von etwa 4.000 Patientinnen wurde festgestellt. Bei strenger Auslegung der Kriterien für die Diagnose des Morbus Alzheimers betrug die Risikoreduktion 52% – alle Ergebnisse signifikant!

Die eigentliche, mittlerweile allerdings obligate Schlussfolgerung auch dieser Meta-Analyse ist die, dass man randomisierte Prospektiv-Studien durchführen möchte bzw. sollte. Des weiteren sprechen praktisch alle vorliegenden experimentellen Arbeiten für Estradiol als einen der sicher zahlreichen Schutzfaktoren, wobei sehr unterschiedliche Wirkmechanismen zur Geltung kommen können [40]. Eine Differenzierung zwischen Primär- und Sekundärprävention wird im „Spiegel" nicht durchgeführt. Daß bei bereits vorliegendem Alzheimer Behandlungserfolge innerhalb von Studien mit bislang ausschließlich drei- bis maximal 12-monatiger Dauer *nicht* nachgewiesen werden können [13, 38], wird wohl niemanden überraschen – ich selbst hätte nie solche Studien durchgeführt, und mir ist auch nicht bekannt, dass Kollegen in der Praxis eine HRT für diese Indikation über so kurze Zeitspannen verschreiben.

Bislang wird wohl auch kaum jemand auf den Gedanken kommen, eine HRT ausschließlich zum Zwecke einer Prävention hinsichtlich *Kolonkarzinom* zu verordnen – nach Bestätigung der präventiven Wirkung nun auch in der WHI wird man allerdings die Diskussion wohl führen müssen, sollten weitere Studien diesen Benefit beweisen. Die im Spiegel-Artikel zu diesem Thema als Expertin zitierte Frau Professor Mühlhauser aus Hamburg (ich finde keine einzige Publikation zur HRT und/oder Kolonkarzinom) hält eine mögliche Prävention hinsichtlich des Kolon-Karzinomes für „pures Wunschdenken". Entgegen gehalten sei, dass primär die Epidemiologen auf einen solchen Zusammenhang aufmerksam gemacht haben: in mindestens drei großen Meta-Analysen wird eine Risiko-Reduktion um 30% festgestellt [12, 18, 39]. So wurde kürzlich von der Arbeitsgruppe Grodstein und Stampfer aus der Harvard School, Boston, an deren Kompetenz wohl kaum zu zweifeln ist, auf Basis von 18 epidemiologischen Studien eine Risiko-Reduktion um 34% bei Verwendung von HRT festgestellt, signifikant bei engem Konfidenz-Intervall [12].

Von möglichen Einflussfaktoren auf das Risiko von kolorektalem Karzinom ist basierend auf Studien der Nutzeffekt einer HRT mittlerweile mit am besten belegt. Zum Beispiel gibt es hinsichtlich des Einflusses von Lebens- und Ernährungsweise bis heute keine randomisierten Interventions-Studien. Mit HRT liegt eine solche nun vor: In der WHI lag die Risikoreduktion bei 37% [44]. Auf Basis dieser Evidenz sind wir nahezu gezwungen, auch Patientinnen darauf aufmerksam zu machen, dass ein diesbezüglicher Nutzen bestehen kann – die kolorektalen Karzinome sind auch für die Frau die zweithäufigsten Karzinome!

Die hinsichtlich Morbidität und Mortalität auch für Frauen häufigsten Erkrankungen sind *koronare Herzerkrankungen* – im Zusammenhang mit Nutzen oder Risiken unter HRT von weit größerer Bedeutung auch im Vergleich mit Brustkrebs und Endometriumkarzinom [17] (Abb. 1). In der bisherigen Beurteilung sind wir in der Tat davon ausgegangen, dass die Estrogenbehandlung zu positiven Veränderungen im metabolischen Stoffwechsel sowie auch zu günstigen vaskulären und kardialen Wirkungen führt, die hinsichtlich einer Primärprävention wirksam werden können [27]. Unklar war jedoch die Gestagenwirkung, und kontrovers wurde die Möglichkeit der Sekundärprävention bewertet. Ich selbst habe 1996 (also lange vor HERS) bei Round-Table Gesprächen anlässlich der Jahrestagung der Dt. Menopause-Gesellschaft und auch der Dt. Gesellschaft für Gynäkologie und Geburtshilfe dafür plädiert, den akuten Herzinfarkt, die instabile Angina pectoris sowie den frischen Hirninsult mit in die Kontraindikationen aufzunehmen [21, 29], und zwar aufgrund experimenteller Daten. Probleme sah und sehe ich v. a. in der Gestagenkomponente, allerdings nur bei entgleistem metabolischem Stoffwechsel (z. B. bei metabolischem Syndrom) bzw. bei vorgeschädigten arteriosklerotischen Gefäßen (25, 30a). Gesunde Systeme können sich adequat gegen ungünstige Effekte wehren, etwa durch schnelle Freisetzung von Vasodilatatoren wie Stickoxid als schnelle Antwort auf gestagene Vasokonstriktion [30a, 33]. Dies begründet fehlende negative Gestageneffekte in Studien zur kardiovaskulären Primärprävention.

Die vom „Spiegel" beschworene „Blamage", primär dokumentiert durch die HERS-(Heart and Estrogen/progestin Replacement) Studie [15], der ersten randomisierten Studie zur Sekundärprävention, kann nur für die unter uns gelten, die verlernt haben, logisch zu denken, obwohl die naturwissenschaftliche Ausbildung auch heute noch für jeden Mediziner obligat ist. Dies gilt leider noch mehr nach der WHI-Studie. Die Biochemie, (Molekular-)Biologie, Pharmakologie etc. sind (auch) Wissenschaften, die (mindestens) gleichrangig mit der Epidemiologie im ärztlichen Handeln berücksichtigt werden sollten, insbesondere wenn nur wenige klinische Endpunktstudien vorliegen, zumal die Statistik nur korreliert und kausale Zusammenhänge nicht erklären kann.

Dazu kommt für die HRT im Gegensatz zu den meisten anderen Arzneimitteln noch das spezielle Problem der vorzeitigen Entblindung primär plazebokontrolliert angelegter Studien:

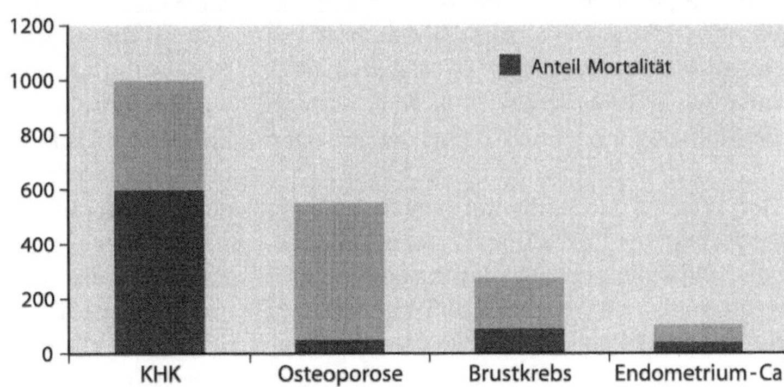

Abb. 1. Morbidität und Mortalität postmenopausaler Frauen. Jährliche Inzidenz/ 100.000 Frauen (USA). (Mod. nach [17])

Weder HERS noch WHI sind die gewünschten „Doppelblind-Studien" – mit einer HRT lassen sich solche Studien nicht durchführen – Patientinnen wie Gynäkologen können innerhalb weniger Tage bis Wochen die Hormonwirkungen erkennen! Für HERS wurde die Quote der vorzeitigen Entblindung nicht angegeben [15]; in der Publikation für WHI [44] ist sie einem kleinen Nebensatz, nicht weiter kommentiert, zu entnehmen – 6,8% unter Placebo im Vergleich zu 40,5% unter HRT! Damit ist die Qualität nur sehr fraglich höher einzuschätzen als für eine gut geplante Fall/Kontroll- oder Kohortenstudie.

WHI – weitgehend nicht unerwartete Ergebnisse

Am 31.Mai 2002 wurde die Teilstudie der WHI mit konjugierten equinen Estrogenen (CEE) 0.625 mg/die kombiniert mit Medroxyprogesteronacetat (MPA) 2.5 mg/die nach einer mittleren Dauer von 5,2 Jahren vorzeitig abgebrochen [44], mit der wesentlichen Begründung eines erhöhten Brustkrebsrisikos, wobei andererseits das Hauptziel dieser Studie, eine kardiovaskuläre Prävention bis dahin nicht erreicht wurde. Es wurde im Gegenteil eine Risikoerhöhung gesehen. Demgegenüber wurden erwartungsgemäß sowohl osteoporotische Wirbelkörper- als auch Hüftfrakturen sowie auch das Risiko für ein kolorektales Karzinom signifikant reduziert und auch die Häufigkeit des Endometriumkarzinoms sank. Hinsichtlich Mortalität zeigten sich im Vergleich zu Placebo keine signifikanten Unterschiede. Die Teilstudie der WHI mit Estrogen-Monotherapie bei hysterektomierten Frauen wird weitergeführt, „da die Nutzen/Risiko-Relation hier noch nicht abzuschätzen sei".

Der Abbruch der Studie war berechtigt, da in einer primär zur Prüfung auf Prävention angelegten Studie die beobachteten Risiken zu gravierend sind. Auch konnte bei Weiterführung nicht damit gerechnet werden, dass das Studienziel einer kardiovaskulären Prävention hätte erreicht werden können. Dies ergibt sich v. a. aufgrund der neuen Erkenntnisse der vaskulären Forschung sowie auch aufgrund der Ergebnisse aus HERS. Auch in HERS wurde bekanntlich CEE/MPA geprüft und im ersten Jahr eine Risikozunahme für v. a. Re-Infarkte gesehen; nach vier- (HERS I, 1998) bzw. siebenjähriger (HERS II, 2002) Studie ergab sich insgesamt keine Prävention, wobei HERS II aufgrund offener Studiendurchführung in nur noch einem Drittel des ursprünglichen Kollektives nur sehr bedingt aussagekräftig ist [11, 15, 26].

In der WHI wurde ein Kollektiv im mittleren Alter von 63 Jahren (20% >70 Jahre) geprüft, mit überwiegend bereits arteriosklerotischen Veränderungen bzw. mit den wichtigsten kardiovaskulären Risikofaktoren (50% Raucherinnen, 36% Hypertonie, 34% extreme Adipositas u. a.), wobei auch Hochrisikopatientinnen in die Studie aufgenommen waren, mit Diabetes, Angina pectoris, nach Venenthrombosen, Lungenembolien, Herzinfarkt, Bypass-Op und Angioplastie. Somit hat die WHI die HERS-Studie bestätigt: keine Prävention mit CEE/MPA, sondern initial ein erhöhtes Risiko, für Patientinnen mit vorbestehenden kardiovaskulären Erkrankungen bzw. mit dafür stark erhöhtem Risiko.

Das *Brustkrebsrisiko* lag in der WHI bei 1.26, war noch nicht signifikant und niedriger als in der großen Oxford-Reanalyse von 51 Studien [6], in dem nach fünfjähriger Behandlung ein Risiko von 1.35 ermittelt wurde, bei gleichzeitig besserer Prognose mit nur ausnahmsweise Metastasierungen und mit verringerter Mortalität. In dieser Re-Analyse, vergleichend 52.705 Frauen mit vs. 108.411 Frauen ohne Brustkrebs, wurde erstmals nachgewiesen, dass in absoluten Zahlen die Risiken gering sind (Abb. 2): Beginnt man bei 1000 Frauen im Alter von 50 Jahren mit einer HRT und führt die Behandlung über 5 Jahre durch, so steigt die Anzahl der bis zum 75. Lebensjahr diagnostizierten Mammakarzinome um 2 Fälle. Wurde die HRT über 10 Jahre durchgeführt, so nimmt die Fallzahl um 6 zu. Vergleichbar niedrig ergeben sich die absoluten

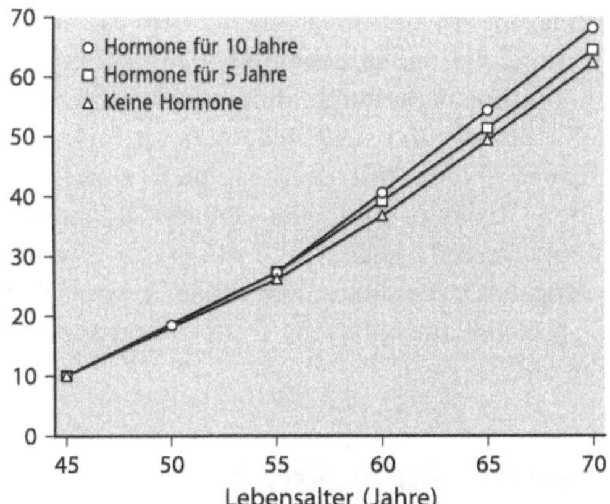

Abb. 2. Brustkrebsrisiko unter HRT – Oxford-Reanalyse von 51 Studien. Zusätzliche Fälle/1000 Frauen bei Behandlung ab dem 50. Lebensjahr (vgl. Text). (Mod. nach [6])

Zahlen in der WHI, unter Berücksichtigung des hohen Durchschnittsalters von 63 Jahren, obwohl ein Grossteil des Gesamtkollektives die bekannten Risikofaktoren hatte (z. B. Familienanamnese Brustkrebs 15%, starke Adipositas in 34%). Ein relatives Risiko zeigte sich dabei ab dem 4. Jahr und nur für die 26% Frauen, die bereits vor der Studie mit einer HRT vorbehandelt waren. Dies weist darauf hin, dass kein Brustkrebs ausgelöst wird, sondern unter gewissen Bedingungen präexistente maligne Zellen bei entsprechend langer Behandlung stimuliert werden können, möglicherweise aufgrund toxischer Estrogenmetabolite besonders auch bei Raucherinnen (50% in der WHI!) [24, 32, 34].

Die Ergebnisse der WHI sind somit nicht neu, wie erwähnt, auch was die Bestätigung der Prävention von Osteoporose und kolorektalem Karzinom betrifft – dennoch hat diese bislang größte Interventionsstudie zu einer kritischeren Bewertung der HRT geführt. Ergänzende Nachanalysen sind angekündigt, Laienpresse und Medien werden auch weiterhin zu einer Verunsicherung beitragen. Die wesentlichen Kritikpunkte, wie sie auch in Nachberichterstattung und Experten-Meetings der letzten Wochen festgestellt wurden (Menopause/Kardiologie-Gesellschaften Europa/USA, FDA-Hearing, Arzneimittelkommissionen ...), lassen sich stichpunktartig wie folgt zusammenfassen:

Untypisches Kollektiv (hohes Alter); hohes kardiovaskuläres Risiko – Studie zur kardiovaskulären Sekundär- nicht Primärprävention; später Behandlungsbeginn (im Mittel nach 15jährigem Estrogendefizit); nur ein Präparat, in einer Fixdosis; Problematik Gestageneffekte überhaupt und speziell mit MPA (Estrogen-Monoarm weiter laufend!); Risikoerhöhung prozentual relativ hoch (Infarkte, Insulte, Brustkrebs 25–40%), aber absolute Risiken gering (ca. 0.1% der behandelten Frauen pro Jahr); unklar derzeit noch individuelle Risiken (z. B. APC-Resistenz); herbe Kritik an Anlage der Studie wie fehlende Placebokontrolle durch vorzeitige Entblindung für fast die Hälfte des Kollektives (47,3%), hohe Vorselektion (373.092 Frauen gescreent, davon nur 4,5% rekrutiert), hohe Abbruchrate (42/38%), Kritik an Statistik – z. B. wird bei der sonst üblichen Verwendung adjustierter Konfidenzintervalle nur das Risiko venöser Thromboembolien und die osteopräventive Wirkung signifikant, bereits lang bekannte Hormonwirkungen!

Soviel Diskussionsstoff muss zur kontroversen Beurteilung führen. Da die Studie unterschiedlichste Interessengruppen betrifft, ist auch nachzuvollziehen, dass sich so viele zu Wort melden. Dabei erscheint legitim, dass es konträre Ansatzpunkte gibt – so ziehe ich klinische Folgerungen nur aus einer Studie, wenn die Ergebnisse auch naturwissenschaftlich logisch, d. h. durch verschiedenartige (klinisch-) experimentelle Studien abgesichert und reproduzierbar sind – nur so lässt sich Kausalität nachweisen. Mein Ansatz ist der von Trudy Bush, die auf einem ihrer letzten großen Vorträge formuliert hat [3]: „*Science is the process of discovering the TRUTH, and 'truth' is sampled each time we do a study. The results from all studies will be distributed around the truth*" (North American Menopause Society, 1999).

Die wohl bekannteste und kompetenteste Epidemiologin auf dem Gebiet der HRT hat dabei ausdrücklich auch experimentelle Studien mit einbezogen, wie wir sie auf dem Gebiet der HRT mit über 1000 Arbeiten haben. Diese Studien (kontrolliert durchgeführt: Evidence based Medicine Level 1!) liefern Hinweise auf Wirkmechanismen wie Estrogen- und Gestageneffekte, Abhängigkeit von Dosis, Spitzenkonzentrationen, Funktion der Arterien, Dauer der Einwirkung usw., d. h. gerade für praktische Belange wichtige Fragestellungen [23, 25, 30a,b], die in den klinischen Studien kaum beantwortet werden, da zumeist nur ein Präparat in einer Dosis geprüft wird.

Bislang gibt es zur Wirkung einer HRT im kardiovaskulären System an primär plazebokontrollierten Interventionsstudien mit klinischen Endpunkten (wie Infarktrate, Mortalität) nur HERS I (nicht HERS II), WHI, WEST, PHASE, WHISP und zuletzt ESPRIT – alle mit Mängel wie hohe Abbruchraten, vorzeitige Entblindung (fehlende Placebokontrolle), häufige Begleitmedikation, zu kleine Fallzahlen in statistisch entscheidenden Subgruppen u. a. [23, 26]. Placebokontrollierte klinisch-experimentelle Studien, d. h. mit Sekundär- (Surrogate-) Endpunkten (Angiographie, Intima media Dicke, Blood Flow …), sind ERA, WAVE, PHOREA, EPAT und aktuell die HERS B-Mode (Sono)-Study [26, 28].

Fasst man die Ergebnisse zusammen, so bestätigen sie, dass ein kardiovaskulärer Benefit einer Estrogenbehandlung bei bereits vorliegenden arteriosklerotischen Veränderungen nicht erwartet werden kann, sondern im Gegenteil für einzelne Patientinnen mit einem höheren Risiko zu rechnen ist. Praktisch wichtig erscheint, dass durch Kombination mit Statinen dieses Risiko signifikant verringert werden kann – wie wir in einer Reihe eigener Arbeiten nachweisen konnten, gibt es kardiovaskulär unterschiedliche additiv positive Effekte [14, 31]. Hinsichtlich einer Primärprävention ist nach wie vor von protektiven Wirkungen einer HRT auszugehen, wenn frühzeitig mit adäquater HRT begonnen wird [5, 26]. Bis weitere Studien vorliegen, sollte jedoch keine HRT zum ausschließlichen Zwecke einer möglichen kardiovaskulären Prävention erfolgen. Dies ist auch das Ergebnis entsprechender Empfehlungen bzw. Konsensus-Stellungnahmen [1, 10, 22, 27, 28, 36]. Kardiovaskulär stellt sich derzeit primär die Aufgabe, Frauen mit diesbezüglich vorbestehenden Risiken möglichst sicher zu therapieren. Derzeit liegen allerdings zu dieser wichtigsten Frage die immer wieder gewünschten plazebokontrollierten Doppelblindstudien nicht vor.

Datenbasis für praktische Empfehlungen

In der klinischen Praxis können wir uns keinen Nihilismus oder Wunschdenken leisten, wir müssen eine Medizin finden, die auf vorhandene Evidence beruht, und in diesem Sinne wurde der Begriff „Evidence based Medicine" auch definiert: „die Nutzung der jeweils besten Evidenz bei Entscheidungen für die Versorgung individueller Patienten. Sie beinhaltet die Integration individueller klinischer Kenntnisse und die relevante klinische Forschung …" [41]. Evidenz ist somit nicht nur an Studien mit „klinischen Endpunkten" (wie Infarktrate, Mortalität) gebunden, insbesondere wenn für Fragestellungen (Bsp. Beurteilung der Gestagenkomponente) keine entsprechend vergleichende Studien zur Verfügung stehen. Häufig wird völlig vergessen, dass epidemiologische Daten ohne sinnvolle physiologische Zusammenhänge und Plausibilität mit experimentell gefundenen Ergebnissen nicht interpretiert werden können. Diesbezüglich zählen Sexualsteroide zu den am besten erforschten Substanzen.

Evidenz ist auch nicht an bestimmte Studientypen gebunden. Evidenz kann in sog. „Beobachtungsstudien" gesucht werden, bzw. muss, wenn keine anderen Studien zur Verfügung stehen oder/und, wenn Anlage und Aussage entsprechender Interventionsstudien fraglich sind. Dabei steht keinesfalls fest, dass die prospektiv randomisiert doppelblind geführte Studie der beste Typ für alle Fragestellungen ist. So umfassen „Beobachtungsstudien" meist wesentlich größere Kollektive und längere Behandlungszeiten. So wurden im „New England Journal of Medicine" kürzlich zwei unabhängige Analysen (betreffend 99 bzw. 136 Publikationen) vorgelegt, in denen für verschiedene bekannte Therapie-Regime vorliegende randomisierte Studien mit Fall-Kontroll bzw. Kohorten-Studien zur gleichen Fragestellung verglichen wurden [2, 7]. Sie fanden in der Aussage keinen Unterschied.

Sehr auffallend ist, dass für alle primär, d. h. vor Studienbeginn, definierten Ziele der WHI die Ergebnisse von „Beobachtungsstudien" bestätigt werden – Benefit hinsichtlich Osteroporose und kolorektalem Karzinom (Nutzen für klimakterische und urogenitale Beschwerden wurden in der WHI nicht überprüft!), kein Risiko für Endometriumkarzinom, aber für Brustkrebs, Insulte, Venenthrombosen und Lungenembolien. Nur bezüglich des Infarktrisikos scheint die WHI 40 Fall/Kontrollstudien und Kohortenstudien zu widerlegen – die Erklärung liegt nahe: die WHI überprüft keine Primärprävention!

Die Ergebnisse einer Studie wie WHI dürfen sicher nicht auf andere Präparate oder Kollektive übertragen werden, wie dies derzeit insbesondere von den Behörden angestrebt wird, um – wie allgemein in den Texten für Beipackzettel – eine möglichst breite juristische Absicherung zu erreichen. Selbst die ansonsten wenig selbstkritischen Autoren der WHI stellen fest, dass ihre Ergebnisse nur für CEE/MPA in den angewandten Dosen gelten, „nicht für niedrigere Dosierungen, nicht für andere orale Estrogene oder Gestagene und nicht für die transdermale Applikation" [44]. Die Diskussion zur Übertragung der Ergebnisse auf die ganze HRT ist völlig unsinnig und widerspricht bereits Grundlagen der Pharmakologie, vergleicht man insbesondere die in den Studien zumeist verwendeten equinen Estrogene (Gemische bis 200 Komponenten, z. T. in variabler Dosis oder undefinierten Konzentrationen) mit dem humanem Estrogen, das bislang in USA kaum verwendet wurde [16, 25]. Ganz offensichtlich ist auch, dass wir in der HRT ganz unterschiedliche Gestagene verwenden, für die sich z. T. konträre kardiovaskuläre Wirkungen nachweisen ließen [25, 30a, 35, 42].

Wer nur gemäß plazebokontrollierten Studien mit klinischen Endpunkten handeln möchte (wie viele diesbezüglich verwöhnte Kardiologen), muss (weitere 10 Jahre) warten, bis mit anderen Präparaten, in anderen Kollektiven, entsprechende Daten vorliegen. Dies mag Budgets entlasten – wir sollten jedoch auch nach der WHI unsere Patientinnen nicht im Stich lassen, zumal wir ihnen über Jahre hinweg erklärt haben, welchen Nutzen sie davon haben können. Die WHI hat die HRT erschwert; wir werden noch mehr Zeit für die Patientenaufklärung benötigen, und die Hinweise in den Beipackzetteln werden in Zahl und inhaltlichem Gewicht zunehmen. Wir sollten diese Hinweise insbesondere aus forensischen Gründen beachten. Dennoch bleibt eine große Spanne für eine differenzierte und individualisierte Therapie: tabellarisch finden sich anbei Empfehlungen zur HRT zusammengestellt, resultierend unter Einbeziehung auch von eigenen Forschungsergebnissen.

Praktische Hinweise

PRAKTISCHE EMPFEHLUNGEN ZUR HRT

- Gesicherte Indikationen: klimakterisch vasomotorische und psychonervöse Beschwerden; vaginale und urologische Estrogenmangelsymptome; Postmenopausen-Osteoporose (Prävention Wirbel- und Hüftfrakturen) (s. nachstehende Anmerkungen [1]).
- Derzeit keine, aber mögliche Indikationen: kolorektale Karzinome, Morbus Alzheimer und andere neurodegenerative Erkrankungen; bestimmte Bindegewebserkrankungen (Ulcus cruris, Decubitus), Haut-, Augenerkrankungen u. a.; Primärprävention KHK! (s. nachstehende Anmerkungen [2]).
- Risiko Endometriumkarzinom: durch adäquate Gestagenzugabe vermeidbar; bei

kontinuierlicher Kombination besser zu kontrollieren (Blutungen, Sono); bei sequentiellem Schema Gestagen monatlich für mindestens 12 Tage; keine „langen Zyklen“ (s. nachstehende Anmerkungen [3].
- Risiko Brustkrebs: vorhandene maligne Zellen können proliferiert werden, klinisch nach ca. 5 Jahre HRT sichtbar, absolutes Risiko gering. Gestageneffekte derzeit *nicht* zu bewerten, Risikoerhöhung wie auch -verringerung möglich (s. nachstehende Anmerkungen [4].
- Kardiovaskuläres Risiko: Bei vorbestehendem Risiko kein CEE/MPA! Für jegliche HRT ist bei bereits vorliegenden kardiovaskulären Veränderungen (Vorerkrankungen, Arteriosklerose) dosisabhängig jedoch ein initial erhöhtes Risiko möglich.
- Dauer der HRT: So lange wie notwendig (nicht etwa Beschränkung auf 5 Jahre!). Die Indikationsstellung soll regelmässig, z. B. jährlich überprüft werden (Empfehlungen USA).
- Gestagenwahl: muss differenziert und individualisiert erfolgen, primär nach endometrialer Effektivität, sekundär nach spezifischen Eigenschaften (z. B. antiandrogen wirksame Gestagene bei Hyperandrogenämie). Mit allen Gestagenen dosisabhängig kardiovaskulär negative Effekte möglich, vermutlich jedoch nur bei bereits erhöhtem Risiko relevant (z. B. Raucherinnen). Derzeit keine Gestagenempfehlung nach Hysterektomie (s. nachstehende Anmerkungen [5].
- Estrogenwahl: Sämtliche Indikationen für HRT betreffen Mangel von Estradiol, nicht von Equinen (CEE), pflanzlichen Estrogenen, Tibolon oder Raloxifen! Wirksamkeit wird in 80 % bereits mit transdermal 0,025 mg oder oral 1 mg Estradiol/die erreicht (s. nachstehende Anmerkungen [6].
- Alternativen: keine besseren Wirkungen! Ob Risiken wie Brustkrebs im Vergleich zu menschlichem Estradiol verringert sind, bleibt auch für pflanzliche Präparate und Tibolon noch weiter nachzuweisen. Raloxifen als Alternative zur Prävention vertebraler Frakturen (nicht Hüftfrakturen), besser verträglich als Bisphosphonate (s. nachstehende Anmerkungen [7].

Anmerkungen

Die Anmerkungen beziehen sich auf die vorstehende Übersicht und auf eigene (publizierte) Originalarbeiten (Literatur beim Verfasser):

1. *Indikationen*: In ca. 20 klinischen Prüfungen mit über 15.000 klimakterischen Frauen fanden wir für verschiedene HRT-Regime > 50 % völlige Beseitigung psychovegetativer Symptome innerhalb 8 Wochen; Estrogenmangelkolpitis (Brennen, Trockenheit, Rötung) sowie Pollakisurie, Dysurie u. ä. wurden innerhalb 4 Monate zu 80 % beseitigt. Densitometrisch konnten wir osteoporosepräventive Effekte auch für Estradiolspiegel < 60 pg/ml beobachten.
2. *Kardiovaskulärer Nutzen:* In > 25 Publikationen konnten wir verschiedenste positive Estrogeneffekte nachweisen, wie Verbesserung metabolischer (Lipide, Kohlenhydrate, Gerinnung) und arterieller Funktionen, antioxidative/Stressabschirmende Effekte u. a. Die Wirkmechanismen zielen auf Verhinderung der Arteriosklerose-Initiation, nicht Progression – präventive Effekte daher nur bei frühem Behandlungsbeginn!
3. *Endometrium*: Problemlos drei eigene Studien mit 2- und 3-monatlicher Gestagenzugabe (hochdosiert, nur Pat. ab 4. Jahr postmenopausal). Demgegenüber wurde eine skandinavische Studie (ab Perimenopause) wegen erhöhtem Karzinomrisiko abgebrochen, daher keine Empfehlung aus forensischen Gründen und weil sich die Gestagendosis so insgesamt nicht reduzieren lässt.
4. *Brust*: In Kulturen mit humanen Brustkrebszellen finden wir dosisabhängige Stimulation durch Estradiol, weitgehend autonom, durch Stroma nicht wesentlich beeinflusst (im Ggs. zu

gesundem Gewebe). Erstmalig systematischer Vergleich von 8 zur HRT eingesetzten Gestagenen: unterschiedliche Proliferationshemmung bei kontinuierlicher Kombination, mit sequentiellem Gestagen im therapeutischen Bereich jedoch keine positiven Effekte: Wirkunterschiede zwischen Gestagenen und in Abhängigkeit des Therapieschemas möglich!

5. *Gestagen*: In Dosis/Wirkungsstudien konnten wir besonders hohe endometriale Sicherheit mit Dienogest und Norethisteron nachweisen (Biopsien, Blutungen). Kardiovaskulär ließen sich dosisabhängig selbst mit Progesteron negative Effekte sicher dokumentieren, nur bei vorgeschädigten Gefässen relevant: Bei KHK fanden wird starke Einschränkung der Endothelreserve, während gesunde Frauen auf vasokonstriktorischen Stress adäquat reagierten (plazebo-kontrollierte Cross-over Untersuchungen!). Neg. Gestageneffekte von Konzentrationsspitzen abhängig, die sich durch Spitting der Dosen und v. a. durch transdermale Applikation vermeiden lassen.
6. *Estrogen*: Durch Erhöhung der Estrogendosis keine Wirkverstärkung, sondern Risikoerhöhung, z. B. durch proinflammatorisch/prokoagulatorische Wirkungen Thromboserisiko und Mobilisierung arteriosklerotischer Plaques. Für MPA fanden wir Wirkmechanismen, die das verhindern könnten, therapeutisch wegen anderer (negativer) Wirkungen jedoch nicht nutzbar.
7. *Alternativen:* In Gegenwart von Estradiol (Situation Brustgewebe!) beobachteten wir mit Tibolon eine *Verstärkung* der Proliferation menschlicher Brustkrebszellen. Auch kardiovaskulär zeigt Tibolon vergleichbare (jedoch schwächere) Wirkungen wie Estradiol, d. h. zumeist präventiv. Unklare Effekte mit Phytoestrogenen.

Literatur

1. American Heart Association (AHA) (2001) Science advisory. Hormone replacement therapy and cardiovascular disease. Circulation 104: 499–550
2. Benson K, Hartz AJ (2000) A comparison of observational studies and randomized, controlled trials. N Engl J Med 342: 1878–1886
3. Bush TL (1999) Some (not so) random thoughts on randomized clinical trials. Menopause 6: 316
4. Cardozo I, Bachmann G, McClish D et al. (1998) Meta-analysis of estrogen therapy in the management of urogenital atrophy in postmenopausal women: second report of the Hormones and Urogenital Therapy Committee. Obstet Gynecol 92: 722–727
5. Clarkson TB (2002) The new conundrum: do estrogens have any cardiovascular benefits? Int J Fert 47: 61–68
6. Collaborative Group on Hormonal Factors in Breast Cancer (1997) Breast cancer and hormone replacement therapy: collaborative reanalysis of data from 51 epidemiological studies of 52.705 women with breast cancer and 108.411 women without breast cancer. Lancet 350: 1047–1059
7. Concato J, Shah N, Horwitz RI (2000) Randomized, controlled trials, observational studies, and the hierarchy of research designs. N Engl J Med 342: 1887–1892
8. Eicher W, Mueck AO (1996) Die Behandlung östrogenmangel-induzierter Sexualstörungen. Gynäkol Geburtsh Rundsch 36: 83–89
9. Fantl JA, Cardozo LA, McClish DK, and the Hormones and the Urogenital Therapy Committee (1994) Estrogen therapy in the management of urinary incontinence in postmenopausal women: a meta-analysis. First report of the Hormones and Urogenital Therapy Committee. Obstet Gynecol 83: 112–128
10. Gohlke-Bärwolf C, Regitz-Zagrosek V, Mueck AO, Strasser RH (2002) Stellenwert der Hormonersatztherapie zur Prävention der Koronaren Herzerkrankung bei Frauen – Leitlinie und Empfehlungen des Vorstandes der Dt. Gesellschaft für Kardiologie – Herz/Kreislaufforschung und der Nationalen Herz-Kreislauf-Konferenz. Z Kardiol 91: 430–435
11. Grady D, Herrington D, Bittner R et al. (2002) Cardiovascular disease outcomes during 6.8 years of hormone therapy. Heart and Estrogen/progestin Replacement Study Follop-up (HERS II). JAMA 288: 49–57
12. Grodstein F, Newcomb PA, Stampfer MJ (1999) Postmenopausal hormone therapy and the risk of colorectal cancer: a review an meta-analysis. Am J Med 106: 574–582
13. Henderson VW, Paganini-Hill A, Miller BL et al. (2000) Estrogen for Alzheimer's disease. Neurology 54: 295–301

14. HERS Study Group (2002) Statin therapy, cardiovascular events, and total mortality in the Heart and Estrogen/progestin Replacement Study (HERS). Circulation 105: 2962–2967
15. Hulley S, Grady D, Bush T, Furberg C et al. (1998) Randomized trial of estrogen plus progestin for secondary prevention of coronary heart disease in postmenopausal women. JAMA 280: 605–613
16. Lippert TH, Seeger H, Mueck AO (1999) Klinisch-pharmakologische Besonderheiten der konjugierten equinen Östrogene: Ist ihre Anwendung zur postmenopausalen Hormonsubstitution noch zeitgemäß? Arzneimitteltherapie 17: 362–364
17. Lobo RA (1995) Benefits and risks of estrogen replacement therapy. Am J Obstet Gynecol 173: 982–985
18. MacLennan SC, MacLennan AH, Ryan P (1995) Colorectal cancer and oestrogen replacement therapy. A meta-analysis of epidemiologic studies. Med J Aust 162: 491–493
19. Michaelsson K, Baron JA, Farahmand BY et al. (1998) Hormone replacement therapy and risk of hip fracture: population based case-control study. BMJ 316: 1858–1863
20. Mosekilde L, Beck-Nielsen H, Sorensen OH et al. (2000) Hormone replacement therapy reduces forearm fracture incidence in recent postmenopausal women – results of the Danish Osteoporosis Prevention Study. Maturitas 36: 181–193
21. Mueck AO (1997) Therapeutische Regime und Applikationsformen in der Hormonsubstitution. Podiumsdiskussion anlässlich des 51. Kongresses der Deutschen Gesellschaft für Gynäkologie und Geburtshilfe in Dresden, 3. Okt. 1996. Arch Gynecol 261 [Suppl]: 446–456
22. Mueck AO (2001) Östrogene schützen nicht vor Herzinfarkt oder Schlaganfall. Stellungnahme der Dt. Gesellschaft für Endokrinologie. Kommentar. Geburtsh Frauenheilkd 61: 812–814
23. Mueck AO (2002) Arteriosklerose und Hormonsubstitution – Nutzen oder Risiken. Gynäkologe 35: 965–974
24. Mueck AO (2002) Hormonersatztherapie und Brustkrebs. Med Mschr Pharm 25: 337–347
25. Mueck AO (2002) Hormonsubstitution nach Abbruch der WHI – wie weitere „Überraschungen" vermeiden? Horme 15: 17–24
26. Mueck AO (2003) Primär- und Sekundärprävention kardiovaskulärer Erkrankungen durch Hormonsubstitution. Gynäkologe, im Druck (März)
27. Mueck AO (für die Dt. Menopause-Gesellschaft) (2001) Profitiert das Herz von den Hormonen. Frauenarzt 42: 744–745
28. Mueck AO (für die Dt. Menopause-Gesellschaft) (2002) Hormonsubstitution zur Prävention des Herzinfarktes? J Menopause 9: 7–18
29. Mueck AO, Lippert TH (1997) Hormonsubstitution in der Peri- und Postmenopause bei gleichzeitigem Vorliegen internistischer Erkrankungen. Münch Med Wochenschr 35: 495–499
30. Mueck AO, Römer T (2002) Stoffwechsel und Hormonsubstitution. Thieme, Stuttgart New York, a) S 9–17, 45–86; b) S 159–193
31. Mueck AO, Seeger H (2002) Hormone und Statine – was spricht für eine Kombination. J Menopause 9: 10–20
32. Mueck AO, Seeger H (2003) Smoking, estradiol metabolism and hormone replacement therapy. Drug Research 53: 1–11
33. Mueck AO, Seeger H, Haasis R et al. (1999) Effect of oral vs. transdermal estradiol on cGMP during exercise in women with coronary artery disease – randomized, double-blind, placebo-controlled cross over study. Circulation 100 [suppl 18]: 1386
34. Mueck AO, Seeger H, Lippert TH (2002) Estradiol metabolism and malignant disease – review. Maturitas 43: 1–10
35. Mueck AO, Seeger H, Wallwiener D (2002) Medroxyprogesterone acetate vs. norethisterone: effect on estradiol induced changes of markers for endothelial function and atherosclerotic plaque characteristics in human female coronary endothelial cell cultures. Menopause 9: 273–281
36. Mueck AO, Teichmann AT (für Berufsverband der Frauenärzte) (2002) Brustkrebs – welchen Einfluss haben Hormone? Addendum WHI-Studie. Frauenarzt 43: 1208–1215
37. Mueck AO, Wallwiener D (2002) Abbruch der Women's Health Initiative berechtigt – Begründung nur bedingt nachzuvollziehen. Geburtsh Frauenheilkd 62: 914–916
38. Mulnard RA, Cotman CW, Kawas C et al. (2000) Estrogen replacement therapy for treatment of mild to moderate Alzheimer disease. JAMA 283: 1007–1015
39. Nanda K, Bastian LA, Hasselblad V, Simel DL (1999) Hormone replacement therapy and the risk of colorectal cancer: a meta-analysis. Obstet Gynecol 93: 880–888
40. Paganini-Hill A (1997) Does estrogen replacement therapy protect against Alzheimer's disease? Osteoporosis Int [suppl 1]: S12–17
41. Sacket DL (1996) Evidence-based medicine: what it is and what it isn't. Brit Med J 312: 71–72
42. Seeger H, Wallwiener D, Mueck AO (2001) Effect of medroxyprogesterone acetate and norethisterone acetate on serum-stimulated and estradiol-

inhibited proliferation of human vascular smooth muscle cells. Menopause 8: 5–9

43. Torgerson DJ, Bell-Syer SEM (2001). Hormone replacement therapy and prevention of nonvertebral fractures. A meta-analysis of randomized trials. JAMA 285: 2891–2897
44. Women's Health Initiative Writing Group (2002) Risks and benefits of estrogen plus progestin in healthy postmenopausal women. Principal results from the Women's Health Initiative randomized controlled trial. JAMA 288: 321–333
45. Yaffe K, Sawaya G, Lieberburg I, Grady D (1998) Estrogen therapy in postmenopausal women. Effects on cognitive function and dementia. JAMA 279: 688–695

Enzympolymorphismen als Indikation einer hormone replacement therapy (HRT)

G. Roth

MERKE

- Die Ergebnisse der WHI- und HERS-Studie entfachten die Diskussion über einen sinnvollen Einsatz einer Hormonersatztherapie neu.
- Können die Kenntnisse über Enzympolymorphismen hilfreich sein für eine individualisierte HRT? Sollten die Dosen der HRT verändert werden? Welche Rolle spielt die Auswahl des Gestagens?
- Statements und kritische Stellungnahme zum Menopause-, Andropause- und Anti-Aging-Kongress in Wien vom 5.–7. Dezember 2002.

Die Diskussion über die HRT hat sich an der vorzeitig beendeten Women's Health Initiative (WHI)-Studie erneut entfacht [1, 2, 3, 4, 5, 21, 22, 24].

In der randomisierten Doppelblindstudie sollte an insgesamt über 16000 postmenopausalen Frauen (Alter 50–79 Jahre) unter anderem die primäre Prävention von kardiovaskulären Erkrankungen und des Mammakarzinoms unter Hormonersatztherapie untersucht werden [2, 9, 17, 24]. Dabei wurden zwei Gruppen mit jeweils über 8000 postmenopausalen Frauen entweder kontinuierlich mit Placebo oder mit 0,625 mg konjugierten Östrogenen + 2,5 mg Medroxyprogesteronacetat (CEE/MPA) therapiert [2, 9, 17, 24]. Wegen der deutlich erhöhten Rate von kardiovaskulären und thromboembolischen Ereignissen in der Gruppe unter HRT wurde die Studie nach 5 Jahren frühzeitig abgebrochen [2, 9, 17]. Als positive Effekte der HRT konnten eine Reduktion des kolorektalen Karzinoms, des Endometriumkarzinoms und der Hüftfrakturen beobachtet werden [2, 9, 24].

Aus diesem Grund werden immer mehr Überlegungen angestellt, die Hormonersatztherapie zu individualisieren [10, 16]. Unter anderem soll die Enzympolymorphismendiagnostik zur Früherkennung genetischer Risikokonstellationen vor Einsatz der HRT in Zukunft einen entscheidenden Beitrag leisten [10, 11, 14, 19].

Enzympolymorphismen

Enzympolymorphismen sind SNP's („single nucleotid polymorphism"), sog. Punktmutationen in einer Gensequenz, die für ein bestimmtes Enzym kodiert [8]. Dadurch können Enzyme, die in der Regel für bestimmte chemische Reaktionen Katalysatoren sind, in ihrer Funktion verändert werden. Dies kann eine Erhöhung oder Erniedrigung der Reaktionsprodukte oder der Reaktionspartner zur Folge haben.

Enzympolymorphismenbestimmung am Beispiel des Fem*Sensor*[Pro]

Bei diesem Test handelt es sich um einen derzeit auf dem Markt verfügbaren Test. Als Untersuchungsmaterial dient ein Mundschleimhautabstrich. Insgesamt werden im Fem*Sensor*[Pro] 15 Enzympolymorphismen analysiert [11, 19].

Die Kenntnis von Enzympolymorphismen soll v. a. in 4 Bereichen der HRT zusätzliche Informationen für eine individuelle Beratung liefern [11, 14, 19]:

- Langzeitöstrogenbelastung/Mammakarzinomrisiko,
- Risiko für Thromboembolien,
- kardiovaskuläres Risiko,
- Knochenstoffwechsel.

Um diesem Anspruch gerecht zu werden, können die untersuchten Enzympolymorphismen des Fem*Sensor*[Pro] in 5 verschiedene Untergruppen eingeteilt werden:

1) Gerinnungssystem
   - Prothrombin (Faktor II),
   - Faktor V Leiden (Faktor V),
   - Plasminogen Aktivator Inhibitor Typ I (PAI-I);
2) Gefässendothel
   - endotheliale Stickoxydsynthase (NOS3);
3) Wasserhaushalt
   - Angiotensinogen (AGT);
4) Stoffwechsel
   - Apolipoprotein E (APO-E),
   - Vitamin-D-Rezeptor (VDR);
5) Biosynthese/Metabolismus von Sexualhormonen
   - Catechol-O-Methyltransferase (COMT),
   - 17α-Hydroxylase (CYP 17),
   - Aromatase (CYP 19),
   - Cytochrom P450 1A1 (CYP 1A1),
   - Cytochrom P450 1B1 (CYP 1B1),
   - 17β-Steroiddehydrogenase (HSD 17B1),
   - Steroid-5α-Reduktase Typ II (SRD5A2),
   - Östrogen-Rezeptor-α (ER-α).

Der derzeit am meisten zu beachtende Enzympolymorphismen ist der Östrogenrezeptor-α [10, 12]. Dieser scheint im Hinblick auf das kardiovaskuläre Risiko eine wichtige Bedeutung zu haben. Eine neuere Studie belegt, dass Trägerinnen des Genotyps IVS1–401 C/C des Östrogenrezeptors-α einen deutlichen Anstieg des HDL-Cholesterins nach mehr als dreijähriger Hormonersatztherapie erfahren, unabhängig davon, ob die Hormonersatztherapie mit einem Östrogen alleine oder in Kombination mit einem Gestagen durchgeführt wird. Jede 5. Frau ist Trägerin dieser Genotyp-Variante [10,12].

Zeitgemäße Hormonersatztherapie

Das Auftreten klimakterischer Beschwerden ist weiterhin eine eindeutige Indikation für den Einsatz einer Hormonersatztherapie [1, 3, 4, 5, 7, 15, 20]. Vor Therapiebeginn sollte jede Patientin gynäkologisch untersucht und ein Hormonstatus erhoben werden. In Zukunft soll den inter- und intraindividuellen Risiken mehr Aufmerksamkeit gewidmet werden, v. a. unter Berücksichtigung des individuellen Pharmakometabolismus von Sexualhormonen [10, 16, 22].

Grundsätzlich werden heute niedrig-dosierte Hormonersatztherapien und beschwerdeassoziierte Dosissteigerungen empfohlen. Unter einer „low dose" – HRT versteht man den Einsatz von 1 mg 17β-Östradiol oder 0,3 mg konjugierten Östrogenen oder 25 mg transdermalen Östrogenen. Noch niedrigere Dosen werden bei der „ultra low dose"-HRT appliziert, 0,5 mg 17β Östradiol. Offen bleibt, ob unter diesen niedrig dosierten Therapieschemata eine Osteoprotektion in gleicher Weise wie unter höheren Dosen gewährleistet werden kann [22]. Desweiteren muss abgeklärt werden, ob eine niedrig dosierte Hormonersatztherapie auch bei nicht hysterektomierten Patientinnen in jedem Fall durch eine Gestagenkombination zu ergänzen ist, nicht zuletzt wegen der immer größer werdenden Diskussion über die Bedeutung des Gestagens [17, 21]. Gestagene mit glukokortikoider Partialwirkung spielen bei der Entstehung arterieller und venöser Erkrankungen eine wichtige Rolle und sind aus diesem Grund in der Hormonersatztherapie zu vermeiden [17].

Ausblick

Die Enzympolymorphismendiagnostik wird in Zukunft an Bedeutung gewinnen und bei der Erstellung eines individuellen Risikoprofils helfen können [10, 11, 13, 14, 19]. Inwieweit Therapieprinizipien davon beeinflusst werden, gilt abzuwarten. Zum jetzigen Zeitpunkt übersteigen meiner Ansicht nach die Erwartungen noch die Realität. Vor dem unkritischen Einsatz von Gentests muss gewarnt werden [6, 18]. Wichtig wäre eine gemeinsame Betreuung solcher Testpersonen durch einen Arzt, einen Humangenetiker und dem analysierenden Labor [18].

Mit Spannung dürfen die Ergebnisse des fortgeführten östrogenen Arms der WHI-Studie erwartet werden. Das Kollektiv von hysterektomierten Frauen wird ausschließlich mit 0,625 mg konjugierten Östrogenen (CEE) ohne Gestagenzusatz behandelt [4, 17, 24].

Eine interessante Alternative in der Hormonersatztherapie stellen die Phytoöstrogene als natürliche Selektive Östrogen (Estrogen) Rezeptor Modulatoren (SERM) oder Selektive Enzymmodulatoren (SEM) dar [14]. Als ein Beispiel aus der Gruppe der sekundären Pflanzeninhaltsstoffe sind die Isoflavone zu erwähnen. Die Isoflavone, z. B. Rotklee, hemmen selektiv an der Sexualhormonsynthese beteiligte Enzyme wie die Aromatase, die 5α-Reduktase und die Sulfatase. Desweitern beeinflussen sie den Östrogen-, den Androgen- und den Progesteronrezeptor. Gerade weil der Wirkungsmechanismus noch nicht exakt beschrieben ist, sind weitere Studien zu fordern.

Fazit

- Voraussetzung für den Einsatz einer Hormonersatztherapie ist eine beschwerdeassoziierte Indikationsstellung.
- Mit Hilfe der Enzympolymorphismendiagnostik soll in Zukunft die Erstellung eines individuellen Risikoprofils unterstützt werden. Eine Therapieentscheidung zum jetzigen Zeitpunkt davon abhängig zu machen, wäre jedoch verfrüht.
- Besondere Bedeutung im Hinblick auf das kardiovaskuläre Risiko ist auf den Östrogenrezeptor-α-Enzympolymorphismus zu richten.
- Vor dem unkritischen Einsatz von Gentests muss generell gewarnt werden.
- Niedrig-dosierte Hormonersatztherapien sollen präferiert werden.
- Die Ergebnisse der Fortsetzung des östrogenen Arms der WHI-Studie müssen abgewartet werden.
- Phytoöstrogene, z. B. Isoflavone stellen eine interessante Alternative in der HRT dar.

Literatur

1. Ärzte Zeitung (2002) Bei KHK plus Hitzewallungen weiter Hormone!
2. Ärzte Zeitung (2002) Schützt HRT doch nicht das Herz?
3. Ärzte Zeitung (2002) Hormonersatz für Patientinnen weiter wichtig
4. Ärzte Zeitung (2002) HRT bleibt eine Option für Frauen mit starken klimakterischen Beschwerden
5. Bender HG (2002) HRT im Klimakterium kann fortgesetzt werden. Ärzte Zeitung
6. Berth H (2002) Gentests im Internet-Entwicklung mit Risiken. Dtsch Ärztebl 99(40): 2218–2221
7. Birkhäuser M, Braendle W, Breckwoldt M, Keller PJ, Kiesel L, Kuhl H (2002) Hormontherapie – 27. Arbeitstreffen des „Züricher Gesprächskreises“, Oktober 2001. Frauenarzt 43: 1–6
8. Cichon S, Freudenberg J, Propping P, Nöthen MM (2002) Variabilität im menschlichen Genom. Dtsch Ärztebl 99(46): 2615–2621
9. Deutsches Ärzteblatt (2002) Hormonersatztherapie-Studie abgebrochen. Dtsch Ärtzebl 99(28–29): 1525

10. Fath R (2002) Hormonersatztherapie künftig nach genetischem Screening? Geburtsh Frauenheilkd 62: 947
11. Genosense diagnostics (2002) Femsensor – Molekulare Diagnostik für die Frauenheilkunde, S 1–14
12. Herrington DM et al. (2002) Estrogen-rezeptor polymorphisms and effects of estrogen replacement on high-density lipoprotein cholesterol in women with coronary disease. N Engl J Med 346: 967–974
13. Jachertz N (2002) Genetische Forschung – Bankgeheimnis neuer Art. Dtsch Ärztebl 99(45): 2519–2520
14. Journal für Menopause (2002) Menopause Andropause Anti-Aging 2002. Abstractband 9(2): 1–15
15. Keck C, Neulen J, Behre HM, Breckwoldt M (2002) Endokrinologie – Reproduktionsmedizin – Andrologie, 2. Aufl. Thieme, Stuttgart
16. Krauss RM (2002) Individualized hormone-replacement therapy? N Engl J Med 346: 1017–1018
17. Kuhl H (2002) Wissenschaftliches Update zur Bedeutung der verschiedenen Gestagene bei der Hormonsubstitution. Scientific Information, S 1–7
18. Langenbeck U (2002) Zur Anwendung von prädiktiven genetischen Tests. Hess Ärztebl 6: 331–333
19. Tempfer C, Schneeberger C, Huber JC (2002) Aktuelle Datenlage zur Beratung von Frauen mit postmenpausaler Hormonersatztherapie unter Berücksichtigung der Diagnostik polymorpher Mutationen. Genosense diagnostics, S 1–22
20. Venis S (2002) Mixed benefits of hormone replacement therapy. Lancet 359: 501
21. Windler E (2002) Die Diskussion um den Nutzen der Hormonsubstitution zur KHK-Prävention ist noch nicht beendet. Ärzte Zeitung
22. Windler E (2002) Östrogene bremsen Gewichtszunahme nach der Menopause. Ärzte Zeitung
23. Wolff J (2002) Präventivmedizin und molekulargenetische Diagnostik in der Medizin. Hess Ärztebl 6: 334–335
24. Writing Group for the Women's Health Initiative Investigators (2002) Risks and benefits of estrogen plus progestin in healthy postmenopausal women. JAMA 288: 321–333

Sexualität mit 60?

A. Jung, W.-B. Schill

MERKE

1. Der Wunsch nach sexuellen Kontakten und die Fähigkeit, Sexualität zu erleben, sind auch in der Lebensphase ab 60 Jahren bei Mann und Frau unverändert vorhanden.
2. Der Phasen des sexuellen Reaktionszyklus laufen protrahierter ab.
3. Die Möglichkeit Sexualität zu erleben hängt wesentlich von dem Vorhandensein einer stabilen Partnerschaft sowie dem Auftreten von chronischen Erkrankungen und deren medikamentöser Therapie ab.
4. Ein manifester Hypogonadismus sollte bei fehlenden Kontraindikationen aufgrund der Gefahr eines okkulten Prostatakarzinoms mit kurzfristig absetztbaren Testosteronpräparaten (Pflaster oder Gel) erfolgen. Zur Vermeidung von Nebenwirkungen sollte der Testosteronspiegel bei der Substitution niemals in supraphysiologische Bereiche angehoben werden.
5. Die Häufigkeit der erektilen Dysfunktion nimmt ab dem 60. Lebensjahr progredient zu. Besonders die Einführung der Phosphodiesterase-V-Inhibitoren hat eine wesentliche Erweiterung der Therapieoptionen erbracht.

Die sexuelle Revolution des letzten Jahrhunderts führte zur Enttabuisierung der Sexualität in weiten Teilen der Bevölkerung. Die Durchführung von Geschlechtsverkehr auch unabhängig vom Ziel dadurch Nachkommen zu zeugen, wurde allgemein akzeptiert und der Auslebung von sexuellen Wünschen ein hoher Stellenwert zugesprochen. Die Masturbation wurde von ihrer moralischen Stigmatisierung befreit. Die frühkindliche Sexualität wurde als Realität akzeptiert. Im Gegensatz dazu wird Menschen, die 60 Jahre oder älter sind, auch heute eher der Status von Großeltern zugesprochen, einem Vorstellungsbild, das mit gelebter Sexualität nur marginal vereinbar erscheint. Erwachsenen Kindern fällt es oft schwer eine neue Partnerschaft eines Elternteils zu akzeptieren und mit der Vorstellung von erfüllter Sexualität in Einklang zu bringen (Marandola et al. 2002).

Orgasmus

Besonders die Massachusetts Male Aging Study (MMSA; McKinlay u. Feldman 1994) machte deutlich, dass Männer, die 60 Jahre oder älter sind, in einem hohen Prozentsatz weiterhin sexuelle Wünsche haben und sexuell aktiv sind. Die Phasen des sexuellen Reaktionszyklus beim Geschlechtsverkehr laufen mit zunehmendem Alter meist protrahierter ab. Männer brauchen im Durchschnitt eine stärkere Stimulation bei verminderter Sensibilität während der Erregungsphase zur Erlangung einer vollständigen Erektion. Die Plateauphase ist verlängert und der Drang zum Orgasmus weniger stark ausgeprägt. Die Orgasmusphase ist verkürzt mit weniger Kontraktionen der Beckenbodenmuskulatur und einer schwächeren Ejakulation als bei jungen Männern. Die Rückbildung der Erektion nach dem Orgasmus erfolgt meist schneller und die anschließende Refraktärphase hält häufig länger an (Kandeel et al. 2001).

In einer kürzlich publizierten Repräsentativerhebung in Deutschland (Beutel et al. 2002) konnten über 1000 Männer hinsichtlich ihrer sexuellen Aktivität und ihrer sexuellen sowie partnerschaftlichen Zufriedenheit befragt werden. Der Anteil sexuell aktiver Männer war bis zum Alter von 60 Jahren mit 84–85% konstant und zeigte dann einen Abfall auf 51% bei über 60-jährigen. Ältere Männer über 60 Jahren ohne Partnerin waren erwartungsgemäß nur in 17% sexuell aktiv. Darüber hinaus kam es zu einem altersabgängigen Abfall der sexuellen Zufriedenheit, die erwartungsgemäß von der fehlenden sexuellen Aktivität abhängig war. Interessanterweise nahm die partnerschaftliche Zufriedenheit mit dem Alter leicht zu. Die Angabe von gesundheitlichen Problemen korrelierte mit einer geringeren sexuellen Aktivität und partnerschaftlichen Zufriedenheit.

Erektile Dysfunktion

Die MMAS zeigte mittels einer longitudinalen Datenerhebung an über 800 Männern, die bei der Ersterhebung keine Erektionsprobleme hatten, einen deutlichen Inzidenzanstieg der erektile Dysfunktion mit dem Alter (Johannes et al. 2000). Die Inzidenzrate stieg von 12 Fällen pro 1000 Männerjahre bei 40–49-jährigen auf 30 bei 50–59-jährigen und auf 46 bei 60–69-jährigen. In der Altersgruppe von 60–69 Jahren entwickelt somit ungefähr jeder 22. Mann ohne vorbestehende Erektionsstörung innerhalb eines Jahres eine erektile Dysfunktion. Die Rate wird neben dem zunehmenden Alter ungünstig beeinflusst durch ein geringeres Bildungsniveau und darüber hinaus durch bestehende weitere Erkrankungen wie Diabetes, Herzerkrankungen und Bluthochdruck sowie deren medikamentöse Therapie.

Ältere Männer mit einer erektilen Dysfunktion nehmen nach wie vor nur zu einem geringen Prozentsatz ärztliche Hilfe in Anspruch, beispielsweise 15% der 70-jährigen (Brandenburg et al. 2002). Seit der Einführung des spezifischen Phosphodiesterase-V-Inhibitors Sildenafil 1998 in die Therapie der erektilen Dysfunktion wurden über 20 Millionen Männer weltweit damit behandelt. Fast unabhängig von der zugrunde liegenden Ursache der erektilen Dysfunktion bietet es für viele Patienten eine leicht und sicher anwendbare Therapieoption. Die Akzeptanz und Erfolgsrate liegt deutlich über der von Prostaglandin E1 zur Autoinjektionstherapie oder von Vakuumpumpen. Als wesentliche Kontraindikation der Therapie gilt eine Herz-Kreislauf-Erkrankung, die eine Nitratbehandlung erfordert. Die unter Einnahme von Sildenafil aufgetretenen Todesfälle sind nicht dem Präparat an sich, sondern der sonstigen Komorbidität, besonders im Bereich des Herz-Kreislauf-Systems anzulasten (Padma-Nathan et al. 2002).

Hypogonadismus

Die klinische Symptomatik, die mit dem Syndrom des „alternden Mannes“ einher geht, besteht aus eher unspezifischen Beschwerden wie Libidomangel mit verminderter sexueller Aktivität und Erektionsfähigkeit des Penis, Stimmungsschwankungen mit einer Neigung zu Depression, Müdigkeit, Reizbarkeit, verminderter Muskelmasse und -kraft bei vermehrtem viszeralem Fett, Osteoporose sowie vermindertem Haarwachstum und Hautalterung. Nach dem 50. Lebensjahr sinkt der Serumtestosteronspiegel um etwa 1% pro Jahr. Da es gleichzeitig zu einem Anstieg des Sexualhormon bindenden Globulins (SHBG) kommt, das Testosteron überwiegend bindet, führt dies zu einer zusätzlichen Verminderung des freien und biologisch aktiven Testosterons (Kaufman 1999; Harman et al. 2001). Bei Werten von unter 11 nMol/l Serumtestosteron bzw. 0,255 nMol/l freiem Testosteron kann auch bei älteren Männern von einem Hypogonadismus ausgegangen werden. Nur bei Zusammentreffen des Testosteronmangels und der beschriebenen klinischen Symptomatik sowie fehlenden sonstigen Erkrankungen, die als alternative und behandelbare Erklärung in Betracht kommen, sollte eine Testosteronsubstitution angegangen werden (Deutsche Gesellschaft für Andrologie 2000; Morales u. Lunenfeld 2001). Bei bestehender klinischer Symptomatik aber normwertigem Testosteron muss von einer zusätzlichen Substitution im Sinne einer „Verjüngungstherapie" dringend abgeraten werden. Vor der Anwendung von DHEA, Melatonin oder Wachstumshormon (GH) muss ebenfalls bei fehlenden diesen Ansatz stützenden Studienergebnissen eindringlich gewarnt werden.

Die Testosteronsubstitution sollte vor dem Hintergrund der Gefahr ein okkultes vorbestehendes Prostatakarzinom zu stimulieren, nur mit abrupt absetzbaren und kurz wirksamen Präparaten erfolgen. Hierzu eignet sich besonders Testosterongel, das für Deutschland kurz vor der Zulassung steht. Das Gel kann morgens auf die Haut im Schulter-/Oberarmbereich aufgebracht werden. Zur Vermeidung einer Übertragung auf die Partnerin kann es nach der bisherigen Datenlage bereits nach etwa 10 Minuten abgewaschen werden (Rolf et al. 2002). Intramuskuläre Injektionen von Testosteronestern sollten bei älteren Männern vermieden werden, da sie primär zu supraphysiologischen Serumkonzentrationen führen mit erhöhtem Nebenwirkungsprofil, beispielsweise Induktion einer Polyglobulie und ungüstigem Serumlipidprofil. Eine weitere Alternative zur Testosteronsubstitution besteht in der Anwendung von Testosteronpflastern, wobei das noch auf dem deutschen Markt erhältliche Androderm® mit dem Problem einer hohen Hautirritationsrate behaftet ist, was häufig zu einem Therapieabbruch führt. Zur obligaten andrologischen Abklärung vor Substitutionsbeginn muss neben der Bestimmung des prostataspezifischen Antigens (PSA) auch eine Prostatapalpation und eine rektale Prostatasonographie gehören. Während der Therapie ist eine Wiederholung dieser Untersuchungen alle 3 bis 6 Monate unerlässlich.

Fertilität

Im Gegensatz zu den dramatischen Veränderungen der Fertilität während der Menopause, kommt es nach dem 50. Lebensjahr des Mannes zu keinen abrupten Veränderungen der Spermatogeneseaktivität. Dennoch findet sich eine altersabhängige Verminderung der täglichen Spermatozoenproduktion besonders bei Männern nach dem 60. Lebensjahr. Ähnlich wie bei anderen Organsystemen besteht hierbei eine beachtliche intraindividuelle Variationsbreite der Veränderungen (Holstein 1986). $^1/_3$ der Männer über 60 Jahren und 50% derjenigen über 80 Jahren sind vollständig infertil. Andererseits können Spermatogenese und Fertilität bis ins hohe Alter aufrechterhalten bleiben (Silber 1991).

Verschiedene Untersuchungen hinsichtlich des Zusammenhangs zwischen Alter und Fertilität konnten einen signifikanten Abfall der Fertilität nur bei höherem Alter der Frau nachweisen. Das Alter des Mannes spielt bei infertilen Paaren keine signifikante Rolle. Diese Einschätzung wird durch eine Untersuchung von Rolf et al. (1996) gestützt, bei der die Fertilität von Männern über 50 Jahren mit der von Männern unter 30 Jahren bei vergleichbarem Alter der Partnerin verglichen wurde. Ein signifikanter Unterschied zwischen jüngeren und älteren Männern ließ sich nicht feststellen. Diese Einschätzung wird auch von einer kürzlichen Metaanalyse gestützt (Kidd et al. 2001). In 4 von 9 untersuchten Studien fiel die Schwangerschaftsrate mit steigendem Alter des Mannes zwar ab. Das Alter der Frau als wesentliche Störvariable war jedoch lediglich in einer einzigen Studien kontrolliert worden! Die Metaanalyse ergab damit keinen klaren Anhalt für einen Abfall der

Schwangerschaftsraten mit steigendem Alter des Mannes.

Bei Betrachtung der Spermatogenese kommt der Arbeit von Holstein (1986), der Hodenhistologien von 200 Patienten, die 65 bis 93 Jahre alt waren, untersuchte, nach wie vor wesentliche Bedeutung zu. Er konnte in 90% der Hoden eine qualitativ intakte Spermatogenese mit der Entwicklung von reifen Spermatiden nachweisen. Andererseits fand sich eine reduzierte Spermiogoniogenese, gestörte Meiose und Spermatidenmalformationen, die von einer hoch signifikanten Verminderung der täglichen Spermaotozoenproduktion begleitet wurden. Diese Beeinträchtigungen der Spermatogenese weisen auf einen graduellen Abfall des männlichen reproduktiven Potentials im höheren Alter hin. Im Unterschied dazu lässt sich in der Altersgruppe der 50–65-jährigen eine Einschränkung der täglichen Spermatozoenproduktion nicht nachweisen. In dieser Altersgruppe kommt es aber bereits zur Verschlechterung der Spermatozoenmotilität und des Anteils normal geformter Spermatozoen (Jung et al. 2002). Die nachweisbare verminderte Testosteronstimulation in den akzessorischen Geschlechtsdrüsen und den Nebenhoden dürfte zu deren Funktionsbeeinträchtigung mit nachfolgend eingeschränkter Spermatozoenausreifung führen. Im Gegensatz hierzu wäre der weiterhin hohe intratestikuläre Testosteronspiegel für eine ungestörte Spermatozoenproduktion in der Altersgruppe bis 65 Jahren noch ausreichend.

Zum Vergleich der Fertilisierungskapazität von Spermatozoen älterer und junger Männer wurden die Spermatozoenfunktionsparameter, die eine positive Korrelation zur Fertilisationsrate besitzen analysiert: Progressivmotilität, Akrosinaktivität, Induzierbarkeit der Akrosomenreaktion und Chromatinkondensation (Haidl et al. 1996). Bis auf die niedrigere Spermatozoenmotilität fanden sich keine altersabhängigen signifikanten Unterschiede. Nieschlag et al. (1982) benützte den Hamster-Ovum-Penetrationstest als Funktionskriterium für das Fusionsverhalten der Spermatozoen mit der Eizelle und fand ebenfalls keine altersabhängigen Unterschiede.

Genetische Risiken bei Kinderwunsch

Besonders gesunde Männer mit 60 Jahren, die in einer neuen Partnerschaft mit einer deutlich jüngeren Frau leben, stellen häufig die Frage nach einem möglichen paternalen genetischen Altersrisiko für ein gemeinsames Kind. Aus theoretischer Sicht macht die im Vergleich zur Oogenese hohe Anzahl prämeiotischer mitotischer Zellteilungen der Spermatogenese und deren deutliche Zunahme mit dem Alter des Mannes ein genetisches Risiko für Kinder älterer Väter plausibel (Crow 1997). Klinische Studien liefern allerdings keinen Anhalt dafür, dass numerische oder strukturelle chromosomale Anomalien einem ungünstigen paternalen Alterseffekt unterliegen. Andererseits konnte für mehrere autosomal dominant vererbte Erkrankungen, die 3 spezifische Gene betreffen (Fibroblasten-Wachstumsfaktor-Rezeptor 2 und 3 sowie das RET-Protoonkogen), wiederholt ein ungünstiger Einfluss eines höheren väterlichen Alters zum Zeitpunkt der Zeugung nachgewiesen werden (Wilkin et al. 1998; Wilkie et al. 1995; Schuffenecker et al. 1997). Für andere autosomal dominante, X-chromosomal dominante oder rezessive Erkankungen liefern die verfügbaren Daten keinen ausreichenden Anhalt für eine positive Korrelation zwischen paternalem Alter und de novo Genmutationen. Zur sicheren Abklärung sind dringend weitere Analysen geeigneter Gensequenzen bei betroffenen Kindern und deren Eltern erforderlich (Crow 2000). Die Bedeutung des väterlichen Alters zum Zeitpunkt der Zeugung für Erkrankungen mit komplexem genetischem Hintergrund wird kontrovers diskutiert. Es gibt bisher lediglich vage Hinweise für paternale Alterseinflusse bei nichtfamiliären Formen der folgenden Erkrankungen: Morbus Alzheimer, kongenitale Herzerkrankungen, Schizophrenie, akute lymphatische Leukämie und Prostatakarzinom. Zusammenfassend kann derzeit bis auf wenige, sehr seltene, autosomal dominant vererbte Erkrankungen nicht von einem erhöhten genetischen Risiko für Kinder älterer Männer ausgegangen werden.

Literatur

Beutel ME, Schumacher J, Weidner W, Brähler E (2002) Sexual activity, sexual and partnership satisfaction in ageing men - results from a German representative community study. Andrologia 34: 22–28

Brandenburg U, Sperling H, Hartmann U, Truß MC, Stief C (2002) Sexualität im Alter. Urologe A 41: 346–349

Crow JF (1997) The high spontaneous mutation rate: is it a health risk? Proc Natl Acad Sci 94: 8380–8386

Crow JF (2000) The origins, patterns and implications of human spontaneous mutation. Nat Rev Genet 1: 40–47

Deutsche Gesellschaft für Andrologie (2000) Konsensuspapier „Der alternde Mann". Reproduktionsmedizin 16: 439–440

Haidl G, Jung A, Schill WB (1996) Ageing and sperm function. Hum Reprod 11: 558–560

Harman SM, Metter EJ, Tobin JD, Pearson J, Blackman MR (2001) Longitudinal effects of aging on serum total and free testosterone levels in healthy men. J Clin Endorcinol Metab 86: 724–731

Holstein AF (1986) Spermatogenesis in the aged - a borderland between normal and pathologic anatomy. Urologe A 25: 130–137

Johannes CB, Araujo AB, Feldman HA, Derby CA, Kleinman KP, McKinlay JB (2000) Incidence of erectile dysfunction in men 40 to 69 years old: longitudinal results from the Massachusetts Male Aging Study. J Urol 163: 460–463

Jung A, Schuppe HC, Schill WB (2002) Comparison of semen quality in older and younger men attending an andrology clinic. Andrologia 34: 116–122

Kandeel FR, Koussa VKT, Swerdloff RS (2001) Male sexual function and its disorders: physiology, pathophysiology, clinical investigation, and treatment. Endocr Rev 22: 342–388

Kaufman JM (1999) Hypothalamo-pituitary-gonadal function in aging men. Aging Male 2: 157–165

Kidd SA, Eskenazi B, Wyrobek AJ (2001) Effects of male age on semen quality and fertility: a review of the literature. Fertil Steril 75: 237–248

Marandola P, Musitelli S, Noseda R et al. (2002) Love and sexuality in aging. Aging Male 5: 103–113

McKinlay JB, Feldman HA (1994) Age-related variation in sexual activity and interest in normal men: results from the Massachusetts Male Aging Study. In: Rossi AS (ed) Sexuality across the lifecourse. University of Chicago Press, pp 261–285

Morales A, Lunenfeld B (2001) Androgen replacement therapy in aging men with secondary hypogonadism. Aging Male 4: 151–162

Nieschlag E, Lammers U, Freischem CW, Langer E, Wickings EJ (1982) Reproductive functions in young fathers and grandfathers. J Clin Endocrinol Metab 55: 676–681

Padma-Nathan H, Eardley I, Kloner RA, Laties AM, Montorsi F (2002) A 4-year update on the safety of sildenafil citrate (viagra). Urology 60 [suppl 2B]: 67–90

Rolf C, Behre HM, Nieschlag E (1996) Reproductive parameters of older compared to younger men of infertile couples. Int J Androl 19: 135–142

Rolf C, Kemper S, Lemmnitz G, Eickenberg U, Nieschlag E (2002) Pharmacokinetics of a new transdermal testosterone gel in gonadotrophin-suppressed normal men. Eur J Endocrinol 146: 673–679

Schuffenecker I, Ginet N, Goldgar D et al., le groupe d' étude des tumeurs à calcitonine (1997) Prevalence and parental origin of de novo RET mutations in multiple endocrine neoplasia type 2A and familial medullary thyroid karzinoma. Am J Hum Genet 60: 233–237

Silber SJ (1991) Effects of age on male fertility. Semin Reprod Endocrinol 9: 241–248

Wilkie AOM, Slaney SF, Oldridge M et al. (1995) Apert syndrome results from localized mutations of FGFR2 and is allelic with Crouzon syndrome. Nature Genet 9: 165–172

Wilkin DJ, Szabo JK, Cameron R et al. (1998) Mutations in fibroblast growth-factor receptor 3 in sporadic cases of achondroplasia occur exclusively on the paternally derived chromosome. Am J Hum Genet 63: 711–716

Klimakterium nach gynäkologischem Eingriff?

H.-H. Riedel

Einleitung

Nachdem 1878 durch *Freund* in Breslau die erste erfolgreiche abdominale Hysterektomie im deutschsprachigen Raum publiziert wurde, war es bereits 1889 der Kieler Ordinarius für Gynäkologie und Geburtshilfe Richard *Werth*, der erste Arbeiten zum Thema ovarielle Ausfallserscheinungen nach Hysterektomie publizierte. Das untersuchte Patientengut war zwischen 23 und 42 Jahre alt und wurde abdominal unter Belassung zumindestens einer Adnexe hysterektomiert. In den Folgejahren publizierten zwischen 1896 und 1902 seine Schüler *Mond* und *Glaevecke* zu diesem Themenkomplex zahlreiche Arbeiten. Auch erste Therapieversuche mit bovinen Ovarialextrakten wurden von *Glaevecke* 1896 dargestellt.

Unter ovariellen Ausfallserscheinungen verstand *Werth* 1902 einen Symptomenkomplex bestehend aus psychischen und vegetativen Veränderungen der Patientin sowie morphologisch nachweisbaren atrophischen Degenerationen der Ovarien (Abb. 1).

Auch heute haben die genannten Symptome in der Literatur noch einen relativ großen Raum. Eine Medline-Recherche von Januar 2003 ergab 3350 Beiträge zum sog. „Post tubal ligation syndrom" und 8050 Beiträge zum „Ovarin failure syndrome after hysterectomy". Dabei variieren in den Literaturangaben die Zahlen der ovariellen Ausfallserscheinungen in den Kollektiven zwischen 4% und 83% (Tabelle 1). Publikationen zu diesem Themenkreis finden sich inzwischen weltweit und umfassen ein großes Spektrum unterschiedlicher Daten.

Bereits *Werth* hat als Ursache der ovariellen Ausfallserscheinungen nach Hysterektomien, Unterbrechungen in der Gefäßzufuhr zu den Ovarien vermutet (Abb. 2). Als erster war es *Keitler* 1904, der an Leichenpräparaten nach prä- und postoperativer Kunststoffinjektion feststellte, dass die Hauptblutzufuhr zu den Ovarien zumeist über Äste der A. uterina verlief (Abb. 3 und 4). Wie aus den beiden folgenden Abbildungen zu entnehmen ist, wurden durch destruktive Eileitersterilisationstechniken, insbesondere durch monopolare HF-Verfahren, aber auch durch bipolare Techniken (sofern hohe Stromleistungen Einsatz fanden) ausgedehnte Destruktionen der Mesosalpinx erreicht. Dabei wurden der Ramus tubarius und der Ramus ovaricus der A. uterina im allgemeinen komplett zerstört. Gleiches gilt selbstverständlich auch für die Hysterektomie unter Belassung beider Ovarien. Hier wird zusätzlich natürlich auch der Ramus descendens der A. uterina unterbunden.

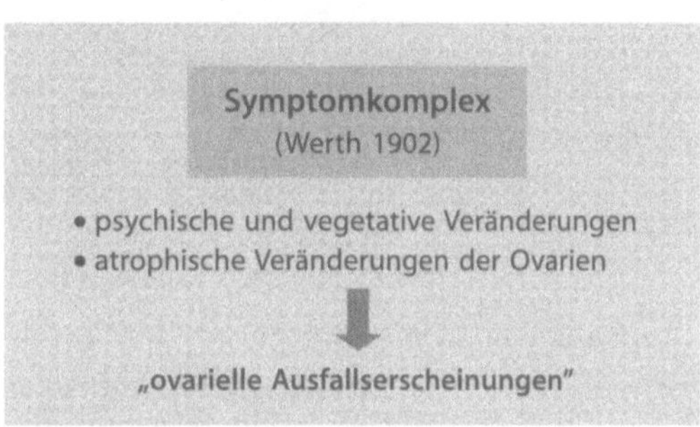

Abb. 1. Definition des Symptomkomplexes „Ovarielle Ausfallserscheinungen"

Tabelle 1. Publizierte Daten „Ovarielle Ausfallserscheinungen in der Weltliteratur". Inzidenz ovarieller Ausfallserscheinungen unter Belassung von mindestens einem Ovar

Autor	Jahr	Patientenanzahl	Inzidenz (%)
Werth	1899	17	29
Leopold/Ehrenfreund	1903	43	25
Mandl/Bürger	1904	96	68
Dickinson	1912	131	20
Maxwell	1934	85	42
Kraul	1926	48	15
Erdmann	1927	22	73
Lecence/D'Allaines	1927	130	12
Steinhard	1927	12	83
Sessums/Murphy	1932	40	44
Winter	1932	52	15
Tamis	1934	12	50
Bancroft/Livingston	1954	16	16
McCall et al.	1966	27	4
DeNeef/Hollenbeck	1966	108	38
Kaiser et al.	1977	48	35
Monnier/Motte-Pouyol	1984	43	21
Riedel et al.	1986	164	39

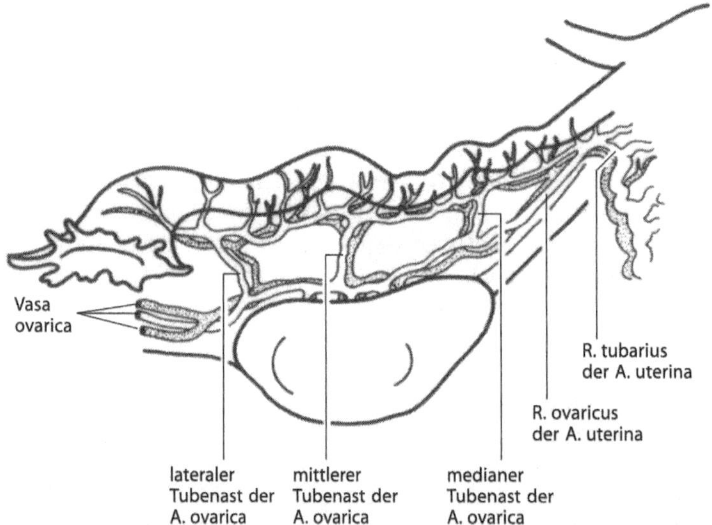

Abb. 2. Blutversorgung von Eileiter und Ovar

Auch die von *Semm* propagierte *CISH*-Technik macht es durch das supracervikale Absetzen des Corpus uteri natürlich nötig, dass die aufsteigenden Äste der A. uterina ligiert werden. Ovarielle Ausfallserscheinungen werden daher auch durch diese Operationstechnik nicht vermieden (Abb. 4).

1985 wurden dann in umfangreichen Untersuchungen, ebenfalls an Leichen, durch *Wydrzynski* festgestellt, dass etwa 57% der ovariellen

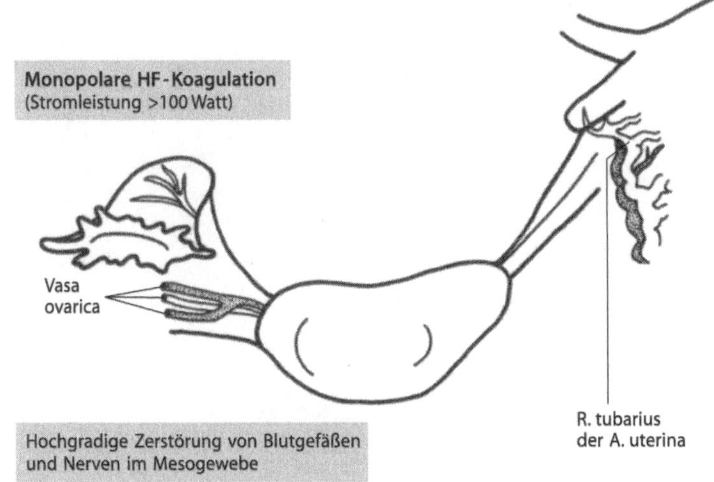

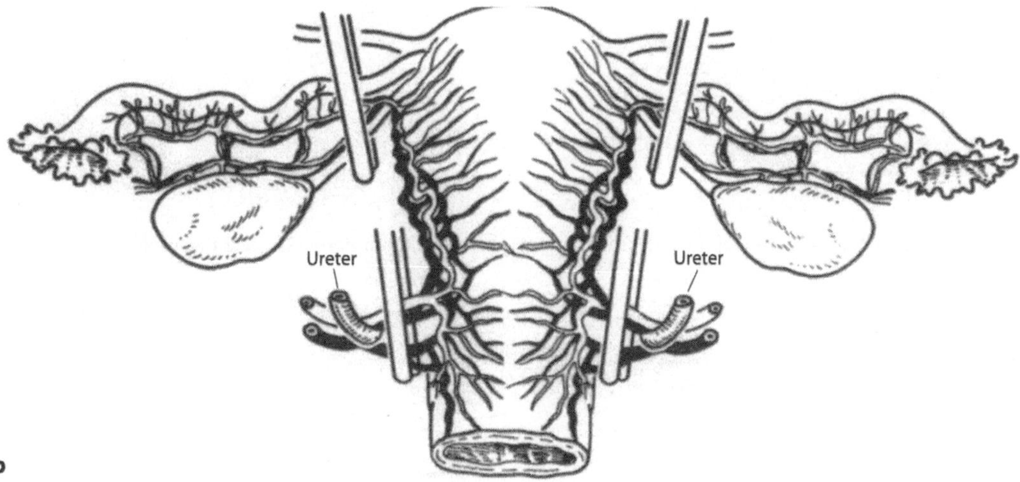

Abb. 3. a Situation nach durchgeführter monopolarer HF-Sterilisation im Bereich der Mesosalpinx, **b** Situation nach Hysterektomie unter Belassung beider Adnexe

Blutversorgung gleichermaßen über Äste der A. uterina und A. ovarica verlaufen, in 42% der Fälle aber überwiegend die A. uterina für die Versorgung der Ovarien und nur in 1% die A. ovarica verantwortlich zeichnet.

Ovarian failure syndrome

Bei eigenen Untersuchungen an 164 Frauen, die zum Zeitpunkt der Nachuntersuchung unter 42 Jahre alt waren und zuvor unter verschiedenen Indikationen bei Belassung von zumindestens einem Ovar hysterektomiert wurden,

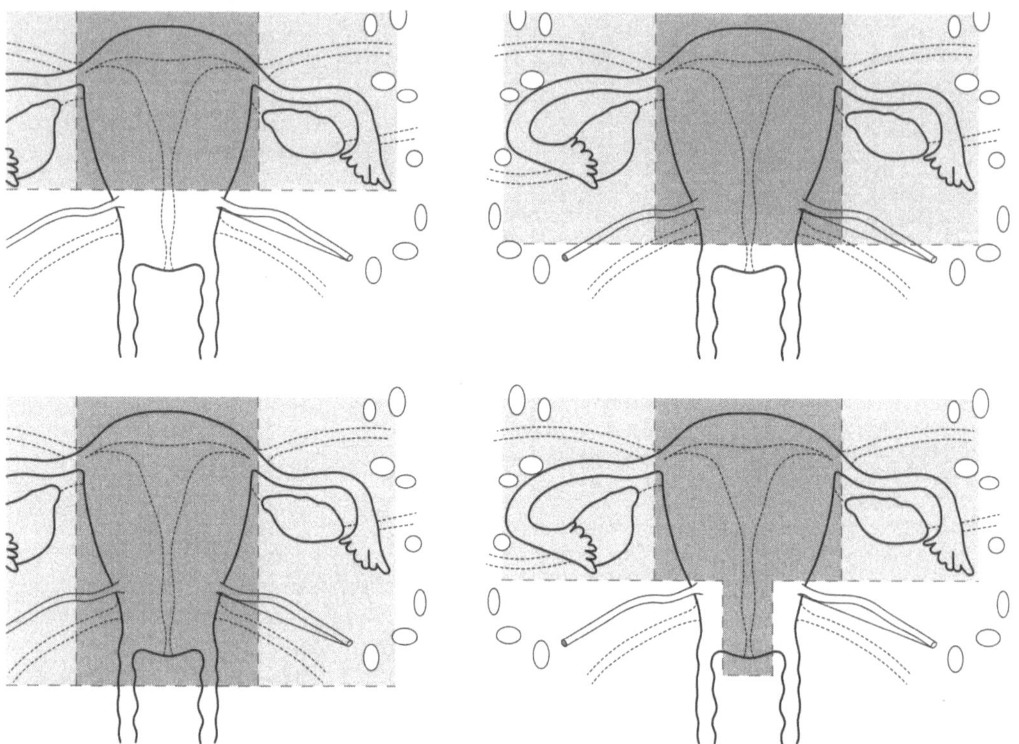

Abb. 4. Absetzen der uterinen Gefäße anlässlich einer Hysterektomie in der CISH-Technik nach Semm

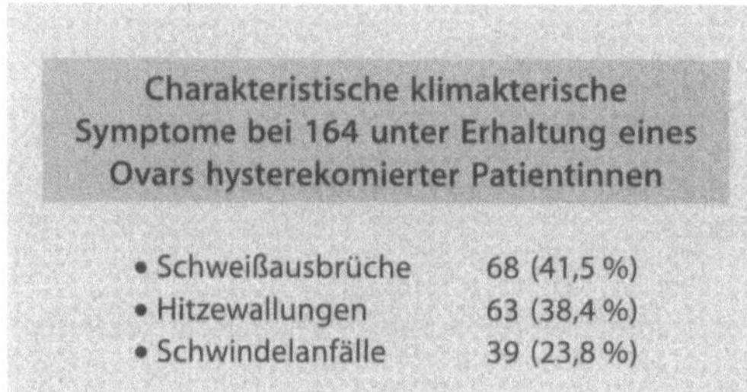

Charakteristische klimakterische Symptome bei 164 unter Erhaltung eines Ovars hysterekomierter Patientinnen

• Schweißausbrüche	68 (41,5 %)
• Hitzewallungen	63 (38,4 %)
• Schwindelanfälle	39 (23,8 %)

Abb. 5. Auftreten der Symptomtrias bei Patientinnen mit ovariellen Ausfallserscheinungen

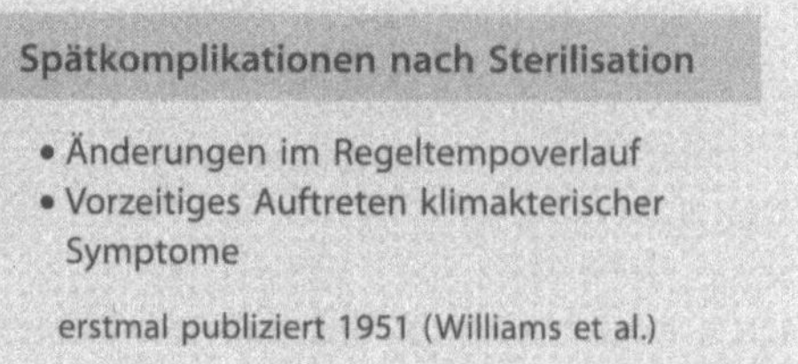

Spätkomplikationen nach Sterilisation

- Änderungen im Regeltempoverlauf
- Vorzeitiges Auftreten klimakterischer Symptome

erstmal publiziert 1951 (Williams et al.)

Abb. 6. Definition des Post tubal ligation syndroms oder auch der Spätkomplikation nach Eileitersterilisation

konnten wir 1987 bei 64 Frauen (39 %) ovarielle Ausfallserscheinungen beschreiben.

Diese waren insbesondere durch die Trias Hitzewallungen, Schweißausbrüche und Schwindelanfälle gekennzeichnet. Ihre prozentuale Häufigkeit ist der folgenden Abbildung zu entnehmen.(Abb. 5).

Grundsätzlich wurden von den Patientinnen anamnestisch eine Reihe von subjektiven Erscheinungen, wie Schwindelanfälle, Schlaflosigkeit, Nervosität, Depressionen, aber auch objektive Symptome, wie Gewichtszunahme, Hitzewallungen, Schweißausbrüche etc. berichtet (Tabelle 2).

Tabelle 2. Häufigkeit (%) subjektiver und objektiver Symptome ovarieller Ausfallserscheinungen nach Hysterektomie unter Erhaltung mindestens eines Ovars. Angegebene Beschwerden von 164 Patienten nach HE unter Erhaltung mindestens eines Ovars

Subjektiv		Objektiv	
Schwindelanfälle	23,8	Gewichtszunahme	37,8
Schlaflosigkeit	22,0	Gewichtsverlust	12,2
Depressionen	27,4	Erhöhter Blutdruck	12,2
Nervosität	43,9	Krampfadern	17,1
Reizbarkeit	20,8	Haarausfall	12,2
Angstgefühle	15,1	Durchblutungsstörungen der Arme	14,6
Kopfschmerzen	33,5	Brüchige Fingernägel	23,8
Gelenkschmerzen	18,9	Hitzewallungen	38,4
Knochenschmerzen	33,5	Schweißausbrüche	41,5
Muskelschmerzen	12,2	Mundtrockenheit	18,3
Dyspareunie	17,7	Fettige Haut	4,9
Andere	21,4	Hautausschläge	11,0

Tabelle 3. Serumhormonkonzentrationen 3 Jahre nach Hysterektomie ohne Adnektomie bei insgesamt 30 Patientinnen mit und ohne ovarielle Ausfallserscheinungen

	Frühe Proliferationsphase	Mittlere Lutealphase
Keine Beschwerden (n=15)		
Progesteron	2,01±1,17 ng/ml	9,19±3,72 ng/ml
E_2	53,77±21,19 pg/ml	71,85±32,52 pg/ml
FSH	10,72±5,07 mU/ml	15,36±10,28 mU/ml
LH	12,77±9,95 mU/ml	19,77±10,28 mU/ml
Mit Beschwerden n=15		
Progesteron	2,15±1,05 ng/ml	7,87±4,28 ng/ml
E_2	38,97±22,09 pg/ml	65,19±19,77 pg/ml
FSH	16,76±9,83 mU/ml	17,91±16,25 mU/ml
LH	19,22±13,07 mU/ml	25,97±17,51 mU/ml

Endokrinologische Kontrolluntersuchungen bei 30 Patientinnen jeweils 15 mit und 15 ohne ovarielle Ausfallserscheinungen ergaben bei Hormonkontrollen, die über drei Monate durchgeführt wurden, leicht verminderte Östradiol- sowie deutlich reduzierte Progesteronwerte und leicht erhöhte Gonadotropine, insbesondere galt dies für die Gruppe mit ovariellen Ausfallserscheinungen (Tabelle 3).

1990 wurde in Kiel im Rahmen einer Dissertation durch *Meyer-Tecklenburg* in einer ähnlichen Untersuchung bei 171 jungen Frauen ovarielle Ausfallserscheinungen in einer Größenordnung von 40,6% ermittelt.

In einer zweiten Studie, die 1995 publiziert wurde (in den neuen Bundesländern durchgeführt), wurden 245 Frauen, die zum Zeitpunkt der Nachuntersuchung unter 42 Jahre waren und nach verschiedenen Techniken unter Erhaltung zumindestens einer Adnexe hysterektomiert wurden, untersucht (Tabelle 4). In dieser Gruppe wurden ovarielle Ausfallserscheinungen in 26,1% beschrieben. Auch hier waren insbesondere die Trias Schweißausbrüche, Hitzewal-

Tabelle 4. Häufigkeit (%) subjektiver und objektiver Beschwerden bei 245 Frauen nach Hysterektomie

Subjektiv		Objektiv	
Schwindelanfälle	26,9	Schweißausbrüche	31,4
Kopfschmerz/Migräne	23,3	Hitzewallungen	28,2
Reizbarkeit	20,8	Gewichtszunahme	26,5
Angstgefühle	15,1	Haarausfall	15,1
Herzklopfen	15,9	Brüchige Fingernägel	11,8
Schlaflosigkeit	14,7	Hautausschlag	8,2
Müdigkeit	14,3	Gewichtsabnahme	7,8
Rückenschmerzen	14,3	Fettige Haut	4,9
Depressionen	14,3	–	–
Dyspareunie	13,9	–	–
Unterleibschmerzen	3,3	–	–
Keine Beschwerden	36,7	Andere Beschwerden	8,9

lungen und Schwindelanfälle führend vertreten. Aber auch Gewichtszunahmen mit immerhin einer Häufigkeit von 26,5% sind hier speziell zu erwähnen. Es ist auch noch darauf aufmerksam zu machen, dass bei unilateralen Adnexektomien ovarielle Ausfallserscheinungen hier in 42,4% auftraten, während bei Erhaltung beider Ovarien diese nur in 23,6% zu verzeichnen sind. In unserer 1987 publizierten Studie waren dies 52% bzw. 37%.

In seinen Untersuchungen, die 1987 publiziert wurden, weisen *Siddle* und Mitarbeiter darauf hin, dass ovarielle Ausfallserscheinungen nach Hysterektomien in 34% der untersuchten Patientinnen innerhalb eines Zeitraumes von zwei Jahren post operationem auftraten. Dabei waren konstant messbare Beschwerden frühestens nach 6–8 Monaten festzustellen. Die Untersucher haben in diesem Kollektiv auch nachweisen können, dass bei hysterektomierten Frauen die Symptome einer Menopause um etwa vier Jahre früher auftraten, als in einem gleichalten Kontrollkollektiv.

Post tubal ligation syndrome

Das „Post tubal ligation syndrom" oder sog. Spätkomplikationen nach Eileitersterilisation wurden in Größenordnungen zwischen 2,5% und 56% in der Literatur angegeben (Abb. 6). Neben vorzeitigem Auftreten klimakterischer Beschwerden sublimiert dieses Syndrom auch das Auftreten von Regeltempostörungen.

Aus der Literatur ist bekannt, wie vorstehend auch bereits durch Zahlen verdeutlicht, dass Spätkomplikationen auch nach Eileitersterilisationen als ein sog. „post tubal ligation syndrome" immer wieder dargestellt werden. Erstmals publizierte 1951 Williams solchte Daten. Es ging dabei in der Regel um Änderungen im Regeltempoablauf und um das vorzeitige Auftreten klimaterischer Symptome (Tabelle 5).

Auch neuere Daten von Jelovsek, aus dem Jahre 2000 beschreiben das Auftreten von Regeltempostörungen in Größenordnungen bis zu 25% nach Eileitersterilisation. Eindeutig nachgewiesene Abfälle des Serum-Progesteronspiegels in der mittleren Lutealphase mit Werten von < 10 ng/ml durch destruktive Eileitersterilisationstechniken konnten in der Literatur mehrfach bestätigt werden (Abb. 7).

Bei endokrinologischen Studien, die 1984/1985 bei insgesamt 68 Frauen, die zwischen 1972 und 1978 mittels monopolarer HF-Technik oder die Endokoagulation nach *Semm* sterilisiert wurden, erbrachten über drei Monate durchgeführte endokrinologische Kontrollen, insbesondere für die beiden Gruppen mit Regeltempostörungen und/oder ovariellen Ausfallser-

Tabelle 5. Häufigkeit des Auftretens von Regeltempostörungen nach Einsatz unterschiedlicher Eileitersterilisationstechniken – ein Überblick über Daten der Weltliteratur

Autoren	Jahr	Komplikationsrate (%)
Williams et al.	1951	16,5
Powell	1962	28,0
Adams	1964	27,8
Rakshit	1966	51,6
Lu u. Chun	1967	51,8
Lang und Richardson	1968	2,5
Black u. Sclare	1968	3,5
Haynes u. Wolfe	1970	36,2
Whitehouse	1971	45,0
Smith u. Symmonds	1971	4,5
Muldoon	1972	25,3
Roe et al.	1972	11,9
Chaimberlain/Foulkes	1975	56,1
Neil et al.	1975	39,0
Edgerton	1976	14,3
Stock	1978	6,0
Babenerd u. Flehr	1979	14,0

scheinungen, ein deutliches Absinken der mittleren Progesteronkonzentration, insbesondere in der Lutealphase sowie ein leichtes Ansteigen der Gonadotropin. Östrogenwerte waren ebenfalls gegenüber den beschwerdefreien Kollektiven geringgradig erniedrigt (Tabelle 6).

Zusammenfassende Wertung

Gründe für die Differenzen in den Ergebnissen bei endokrinologischen Untersuchungen nach Hysterektomien sind insbesondere die unterschiedlich großen Patientenkollektive, dass nicht einheitlich nach oben begrenzte Lebensalter der Untersuchungsgruppen, ein Wechseln des Intervalls zwischen Operation und Beobachtungszeitraum sowie unterschiedliche Anteile einseitig adnektomierter Patientinnen. Auch die Subjektivität der klimakterischen Symptome und die unterschiedliche Indolenz der Frauen geht in diese Daten ein (Tabelle 7).

Anhand vorliegender Zahlen und aufgrund der bekannten Gefäßversorgung zu den Ovarien muss davon ausgegangen werden, dass

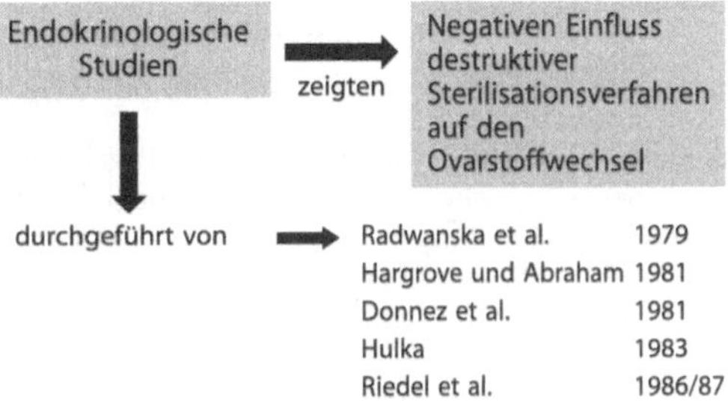

Abb. 7. In der Literatur nachgewiesene negative Einflüsse destruktiver Eileitersterilisationstechniken auf die Serumhormonkonzentration in der Lutealphase

durch destruktive Sterilisationstechniken, wie aber auch durch Hysterektomien bei jungen Frauen in etwa 30–40% ovarielle Ausfallserscheinungen auftreten können.

Ein nicht zu verantwortender Fehler ist es daher auch, zu glauben, dass durch destruktive Eileitersterilisationstechniken eine höhere Sicherheit hinsichtlich der zu erwartenden Versagerrate zu erreichen ist. Auch wenn Nachuntersuchungsergebnisse von Lücken und Kolmorgen zeigen, dass in ihren Kollektiven post

Tabelle 6. Serumhormonkonzentration bei insgesamt 68 nach unterschiedlich destruktiven Techniken sterilisierten Patientinnen

		Proliferationsphase (4.–8. Zyklustag)	Lutealphase (17.–21. Zyklustag)
Endokoagulation, keine Beschwerden, n=12	Progesteron	2,87±0,94 ng/ml	17,86±4,22 ng/ml
	E_2	91,91±10,92 pg/ml	136,45±15,63 pg/ml
	FSH	4,10±1,55 mU/ml	6,79±1,88 mU/ml
	LH	6,63±3,24 mU/ml	14,25±3,37 mU/ml
Endokoagulation, mit Beschwerden, n=21	Progesteron	2,53±1,03 ng/ml	10,79±4,78 ng/ml
	E_2	67,08±23,86 pg/ml	108,69±33,29 pg/ml
	FSH	13,55±6,56 mU/ml	16,63±8,09 mU/ml
	LH	16,60±7,05 mU/ml	19,91±7,20 mU/ml
Monopolare H-Koagulation, keine Beschwerden, n=10	Progesteron	2,49±1,21 ng/ml	12,53±3,97 ng/ml
	E_2	77,79±20,78 pg/ml	115,87±22,92 pg/ml
	FSH	10,95±4,39 mU/ml	15,74±10,09 mU/ml
	LH	14,81±6,07 mU/ml	19,51±8,10 mU/ml
Monopolare HF-Koagulation, mit Beschwerden, n=25	Progesteron	2,38±1,43 ng/ml	10,17±4,95 ng/ml
	E_2	43,93±17,30 pg/ml	81,50±24,26 pg/ml
	FSH	15,64±14,34 mU/ml	18,03±15,29 mU/ml
	LH	17,85±14,66 mU/ml	23,05±16,55 mU/ml

Tabelle 7. Ursachen für unterschiedliche Ergebnisse bei endokrinologischen Untersuchungen bei ovariellen Ausfallserscheinungen

- Patientenkollektive relativ klein (n < 30)
- Lebensalter nicht einheitlich nach oben begrenzt
- Intervall zwischen Operation und Beobachtung sehr unterschiedlich gewählt
- Unterschiedliche Anteile einseitig adnektomierter Frauen
- Subjektivität der klimakterischen Symptome sowie unterschiedliche Indolenz der Frauen

sterilisationem Schwangerschaftsraten in Größenordnungen von bis zu 1% auftraten, beweist das nicht, dass durch destruktivere Techniken diese Komplikationen zu vermeiden gewesen wären. Aus den von Riedel et al.publizierten Umfragestatistiken in Deutschland geht eindeutig hervor, dass gerade sehr destruktive Verfahren, wie die früher häufig eingesetzte monopolare HF-Technik (mit völliger Zerstörung der Mesosalpinx und der darin verlaufenden Nerven und Gefäße) besonders hohe Versagerraten hatten.

Es ist auch ein Trugschluss, wenn man Daten leugnet, die seit fast 100 Jahren aufgrund morphologischer Untersuchungen – später aber auch durch Arteriographien, Phlebographien und durch die Dopplersonographie bestätigt – ignoriert und glaubt, dass allein durch die A. ovarica eine ausreichende Blutversorgung zu den Ovarien möglich ist. Für mindestens 40% der Frauen gilt dies sicher nicht und würde hier nur zu unnötigen ovariellen Ausfallserscheinungen führen. Auch neuere Literaturzusammenstellungen von Jelovsek et al. aus dem Jahre 2000 beweisen dies eindeutig.

Eine z.Z. an meiner Klinik durchgeführte Studie an 583 wegen gutartiger Krankheiten nach unterschiedlichen Techniken hysterektomierten Frauen zeigte, dass nach ihrer Anamnese 170 (34,3%) nach unterschiedlich destruktiven Techniken zuvor sterilisiert wurden.

Aus den Literaturdaten ist zu entnehmen, dass bei Frauen, die vor dem Eintritt des natürlichen Klimakteriums hysterektomiert wurden, die natürliche Menopause vorzeitig eintrat. Deshalb ist das Osteoporoserisiko und das Risiko kardiovaskulärer Erkrankungen hier auch deutlich erhöht, da es frühzeitiger als in den Kontrollkollektiven zu Östrogenmangel und deren Folgeerscheinungen kommen kann. Im Interesse der Patientin sollte bei Auftreten von ovariellen Ausfallserscheinungen eine effiziente und individuell abgestimmte Hormontherapie eingeleitet werden. Bei strenger Indikationsstellung und Beobachtung der Kontraindikation können somit die Spätfolgen eines Östrogenmangels verhindert werden.

Literatur

Bergmann G (1954) Über die Bestimmung der Ovarialtätigkeit nach Entfernung des Erfolgsorganes mit Hilfe der Basaltemperaturkurve. Zentralbl Gynäkol 36: 1643–1649

Borell U, Fernström I (1953) The adnexal branches of the uterine artery. Acta Radiol 40: 561–582

Borell U, Fernström I, Westmann A (1953) Hormonal influence on the uterine arteries. Acta Obstet Gynecol Scand 32: 271–284

Brehm H (1961) Wann darf man ohne nachteilige Folgen die Ovarien entfernen? Arch Gynäkol 195: 240–244

Cohen BM (1982) Tubal anatomy and physiology in relation to oviduct surgery. In: American Association of Gynecologic Laparoscopists (ed) Abstracts, 22. Annual Meetin Clinical Symposium on Lgynecologic Endoscopy, 10.-14.11.1982, San Diego, pp 1–8

DeNeef JC, Hollenbeck ZJR (1966) The fate of ovaries preserved at the time of hysterectomy. Am J Obstet Gynecol 96: 1088–1097

Dördelmann P, Wölker H (1968) Die Funktion der Ovarien nach Uterusexstirpation. Münch Med Wochenschr 110: 2061–2067

Doyle LL, Barclay DL, Duncan GW, Kitton KT (1971) Human luteal function following hysterectomy as assessed by plasma progestin. Am J Obstet Gynecol 110: 92–97

Glaevecke L (1889) Körperliche und geistige Veränderungen im weiblichen Körper nach künstlichem Verlust der Ovarien einerseits und des Uterus andererseits. Arch Gynäkol 35: 1–88

Husslein H, Schüller E, Fink H (1953) Folgezustände nach Hysterektomie. Klin Med 8: 205–215

Kaiser R, Geiger W, Künzig HJ (1977a) Hormonanalystische und klinische Untersuchungen bei Frauen nach Hysterektomie in der Geschlechtsreife. Gynäkol Geburtsh 2: 678–681

Kaiser R, Geiger W, Künzig HJ (1977b) Hormonanalytische Untersuchungen bei Zyklen in der Prämenopause. Arch Gynäkol 223: 213–220

Kaiser R, Geiger W, Künzig HJ (1978) Hormonstatus bei Frauen nach Hysterektomie im Vergleich zu Kontrollen. Arch Gynäkol 226: 363–368

Kaiser R, Geiger W, Künzig HJ (1979) Ovarialfunktion und vegetavie Symptomatik nach Hysterektomie in der Geschlechtsreife. Geburtshilfe Frauenheilkd 39: 282–285

Keitler H (1904) Über das anatomische und funktionelle Verhalten der belassenen Ovarien nach Exstirpation des Uterus. Monatsschr Geburtshilfe Gynäkol 20: 686–753

Lehmann-Willenbrock E (1988) Endokronologische Untersuchungen zur Diagnostik ovarieller Ausfallserscheinungen nach Sterilisation oder Hysterektomie. Med. Diss. Kiel

Lehmann-Willenbrock E, Riedel HH, Semm K (1987) Die Therapie ovarieller Ausfallserscheinungen nach Sterilisation oder Hysterektomie. Kongressband der 46. Tagung der Deutschen Gesellschaft für Gynäkologie und Geburtshilfe. Bergmann, München

Manzanilla-Sevilla R, Gonzales-Iniguez R, Casanova-Alvarez N, Martinez-Alcala F (1978) Tubal sterilization and ovarian perfusion: selective arteriography in vivo and in vitro. Int J Gynecol Obstet 16: 137–143

Maxwell AF (1924) Fate and function of the ovaries after hysterectomy. J Am Med Assoc 1924: 662–666

Meyer-Tecklenburg AK (1990) Das Auftreten und die Häufigkeit ovarieller Ausfallserscheinungen nach Hysterektomie unter Belassung der Adnexe. Med Diss, Kiel

Mond R (1896) Kurze Mitteilungen über die Behandlung der Beschwerden bei natürlicher oder durch Operationen veranlasster Amenorrhoen mit Eierstocksconserven. (Ovariin Merck). Münch Med Wochenschr 14: 314–316

Muth H (1953) Die ovarielle Funktion nach Entfernung des Corpus uteri. Zentralbl Gynäkol 75: 1733–1777

Prill HJ (1985) Beschwerden nach Hysterektomie. Med Klin 80: 127–130

Radwanska E, Berger GS, Hammond J (1979) Luteal deficiency among women wirth normal menstrual cycles, requesting reversal of tubal sterilization. Obstet Gynecol 54: 189–192

Riedel HH (1986) Die Anwendung verschiedener Koagulationstechniken zur Eileitersterilisation und ihre Bedeutung für das Auftreten von ovariellen Ausfallserscheinungen. Habilitationsschrift, Kiel

Riedel HH (1987) Diagnostik und Therapie ovarieller Ausfallserscheinungen. Fortschritte der Fertilitätsforschung. FDF 15. Grosse, Berlin

Riedel HH, Lehmann-Willenbrock E (1987) Ovarielle Ausfallserscheinungen nach Hysterektomie und destruktiven Eileiter-Sterilisaitonsverfahren. Zentralbl Gynäkol 109: 755–770

Riedel HH, Lehmann-WillenbrockI, Semm K (1987) Auftreten von ovariellen Ausfallserscheinungen nach Hysterektomie und destruktiven Eileitersterilisationsverfahren. Zentralbl Gynäkol 109: 755–770

Schofield MJ, Bennet A, Redman S, Walters WA, Sonson-Fisher RW (1991) Self-reported long-term outcomes of hysterectomy. Br J Obstet Gynecol 98: 1129–1136

Seidenschnur G, Beck H, Uplegger W, Werner H, Kolmorgen K (1989) Zum Befinden und Sexualverhalten nach Hysterektomie. Zentralbl Gynäkol 111: 53–59

Sessusm JV, Murphy DP (1932) Hysterectomy and the artificial menopause. Surg Gynecol Obstet 55: 286–289

Siddle N, Sarrel P, Whitehead M (1987) The effect of hysterectomy on the age at ovarian failure: identification of a subgroup of women with premature loss of ovarian function and literature review. Fertil Steril 47: 94–100

Steinhardt RJ (1978) Evaluation of sequelae of tubal ligation. Fertil Steril 29: 169–174

Stone SC, Dickey RP, Mickal A (1975) The acute effect of hysterectomy on ovarian function. Am J Obstet Gynecol 121: 193–197

Tamis AB (1934) „Menopausal symptoms“ and ovarian function following hyterectomy. Am J Obstet Gynecol 28: 48–60

Werth R (1899) Über Ausfallserscheinungen nach abdominaler Mysomotomie mit Zurückbelassung der Ovarien. Verhandlung der Deutschen Gesellschaft für Gynäkologie. 8. Kongreß, Berlin, S 140–147

Werth R (1902) Untersuchungen über den Einfluss der Erhaltung des Eierstocks auf das spätere Befinden der Operierten nach der supravaginalen Amputation und vaginaler Totalexstirpation des Uterus. Klin Jahrb 9: 529–602

Wydrzynski M (1985) Anatomical principles of microsurgery of the tubal arteries. Anat Clin 7: 233–236

Molekulare Grundlagen der Alterung

R. Parwaresch

MERKE

Der Alterungsvorgang wird individualspezifisch durch ein kompliziertes Netzwerk von biologischen Mechanismen auf drei Ebenen geregelt:

1. Auf zellulärer Ebene kontrollieren die Ereignisse des Zellzyklus das Wachstum, die Zellteilung und die terminale Seneszenz.
2. Auf einer klonalen Ebene bestimmen die chromosomalen Endsegmente, die sog. Telomere, die Endlichkeit der Teilungsfähigkeit und Lebensdauer eines normalen Zellklons, aus dem alle Gewebearten bestehen.
3. Auf einer organismischen Ebene sind es die nur partiell erkannten „Mastergene", die Alterungsvorgänge regeln. Diese sind für Hefe, Caenorhabditis elegans und Maus bekannt, für Menschen jedoch in Arbeit.

Der Alterungsvorgang wird durch ein Reaktionsnetz von komplexen Mechanismen gesteuert. Zellen und Organismen durchlaufen eine Proliferations- und Wachstumsepisode, die im Terminalstadium in Seneszenz endet. Die Alterung von lebenden Organismen wird ganz grob auf drei Ebenen gesteuert. Diese umfassen die *zelluläre*, *klonale* und *organismische* Ebenen. *„Mastergene"* übernehmen in den einzelnen Lebensphasen eine Leit- und Steuerfunktion. Diese sind am besten bei Pilzen, Caenorhabditis elegans und Mäusen untersucht worden. Den humanen Homologen fehlen funktionelle Korrelate, sodass beim Menschen echte „Mastergene" zur Steuerung der Alterung noch nicht sicher definiert worden sind.

In Subklonierungsversuchen unter Selektion von Hefezellen, die extreme Temperaturen überstanden, wurden 4 neue Gene entdeckt und funktionell definiert. Diese differenziell exprimierten SIR 1–4 Gene steuern die Lebensdauer und die alterungsassoziierten Expressionen in den Pilzzellen. Mutationen in diesen Gensequenzen führen zum vorzeitigen Absterben und zur Expression des sog. *„High-Age-Phenotype"*. Trunkierte Genprodukte vermittelten alten Hefekulturen einen sog. *„Low-Age-Phenotype"* und führten zu einer Verlängerung der Lebensdauer. Pilze, die nach 16 Teilungen abstarben, zeigten eine mediane Generationszeit von 25.

In vergleichbaren Experimenten an Caenorhabditis elegans konnten die Gene AGE-1, DAUER und DAF2,23 identifiziert werden, die sowohl den Alters-Phänotyp als auch die Lebenserwartung wesentlich beeinflussten. Wie andere Organismen lassen sich auch bei Caenorhabditis elegans die drei Phasen Jugendzeit oder Wachstumszeit, Erwachsenenalter und Seneszenz unterscheiden. Die Seneszenz führt über einer Zeitdauer eingeschränkter Lebensfunktionen zum Tode des Organismus. Die Wachstumszeit ist variable und der Temperatur und dem Nahrungsangebot angepasst. Die Erwachsenenzeitdauer beläuft sich im Median auf 14 Tage und mündet unter physiologischen Bedingungen in Seneszenz. Mutationen in dem Gen AGE-1 steigern die Funktion des Genproduktes und führen zu einer Verlängerung der Lebenserwartung um 60% in dem die Seneszenzgene inaktiviert werden. Obwohl das Mastergen AGE-1 auch funktionell hinreichend beleuchtet wurde, führten erst die Befunde an Mäusen zu einer umfassenden Akzeptanz dieses Konzeptes. Das vergleichbare Mastergen in der Maus wurde KLOTHO genannt nach der griechischen Göttin des Schicksals, die an einer Spindel die Lebensfäden spinnt. Es waren auch die Befunde an diesem Gen, die diese Forschungsrichtung umwandelte und das allgemeine Interesse auf solche Gene mit umfassenden Auswirkungen auf die Alterungsvorgänge des Individuums lenkte.

Die Steuerung der Alterung auf einer organismischen Ebene ist nicht die einzige bekannte Regulation. Auf einer klonalen Ebene wird die Lebenserwartung sehr streng kontrolliert. Wir wissen, dass Organe und Gewebearten aus homologen Zelltypen mit identischer Funktion bestehen. Diese setzten sich aus einzelnen Zellklonen zusammen. In der Haut oder in der Mukosa des Gastrointestinaltrakts ist diese klonale Zusammensetzung des Gewebes besonders leicht wahrnehmbar. Die Schleimhautkrypten bestehen aus einem einzigen Zellklon. Die Stammzelle residiert im Kryptengrund. Als Stammzellen werden Zellen mit 3 wichtigen Merkmalen definiert:

- die Fähigkeit zur Selbsterneuerung,
- die Fähigkeit zu einer asymmetrischen Differenzierung und
- die Fähigkeit, das Gen der Telomerase zu aktivieren (Telomerasekompetenz).

Der Kryptengrund und Kryptenhals tragen die proliferierenden Zellen. Der Oberflächenteil der Krypten enthält ausschließlich seneszente Zellen, die keine Proliferation mehr aufweisen. Die Untersuchungen der letzten 5 Jahre haben gezeigt, dass jede Stammzelle eine vorbestimmte Anzahl von Teilungen durchlaufen kann. Die Zahl der möglichen Zellteilungen wird durch die Länge der Telomere festgelegt. Die Telomere sind Tandem-Repeat-DNA-Sequenzen aus (TTAGGG) x ~2500 Basenpaaren mit einem etwa 200 Basenpaar 3'-Ende-Überhang, der beide Seiten der Chromosomen-DNA flankiert. In allen Eukaryonten werden die Chromosomen beidseits durch Telomere begrenzt. Bei allen Vertebraten herrscht die gleiche Sequenz. Die somatischen Zellen können das Telomer-synthetisierende Enzym (Telomerase) nicht aktivieren. Bei jeder Teilung werden die Telomere um ca. 200 Basenpaare kürzer. Dies ist dadurch zu erklären, dass die eukaryontische DNA-abhängige DNA-Polymerase das 5'-Ende der Chromosomen nicht vollständig synthetisieren kann. Der Telomerverlust setzt sich von den Stammzellen bis zu den letzten Tochterzellen fort, bis eine kritische Kürze eingetreten ist. Die Aktivierung der Apoptose führt dann zum Zelltod. Eine kritische Verkürzung der Telomere führt zu einer chromosomalen Instabilität, die mit einer gesteigerten Mutationsrate einhergeht. Gleichzeitig kommt es vermehrt zu chromosomalen Brüchen und illegitimen Fusionen. Diese ist auch die einzige bisher anerkannte Erklärung für das häufigere Auftreten von Neoplasien mit zunehmendem Alter. Die kritische Kürze der Telomere führt zur Aktivierung von DNA-*„Damage-Sensoren“* und zur Aktivierung der Zellzyklus-Inhibitoren wie p53, p21, p57, Retinoblastomprotein, p16, p15 und p27. Telomerverkürzte M1-Zellen werden seneszent. Onkogene Ereignisse, die mit einer Überaktivierung des Zellzyklus oder mit einer Inaktivierung der Zellzyklus-Inhibitoren sowie solchen, die zu der Störung der Apoptose-Maschinerie führen, können selten einmal zu einer Überwindung der M2-Krise führen. Solche aberranten Zellen sind imstande, das Telomerase-Gen zu reaktivieren und damit die Immortalität der neoplastischen Zellen bedingen.

Die Alterung wird auch auf einer zellulären Ebene gesteuert. Hierfür sind die molekularen Komponenten des Zellzyklus verantwortlich. Etwa 12% unseres Genoms ist direkt oder indirekt an dem regelhaften Ablaufs des Zellzyklus beteiligt. In der G0-Phase verhalten sich die Zellen dormant oder quieszent. Die quieszenten Zellen der G0-Phase können erneut in die G1-Phase des Zellzyklus eintreten, obwohl die meisten über eine Seneszenzphase absterben. Zahlreiche funktionell wichtige Proteine steuern die Abläufe des Zellzyklus und damit bestimmen sie die Kinetik der Zellteilung. Die Kinetik der Interphase und des Zellzyklus zusammen mit den Steuermechanismen der Telomerlänge und der organismischen Mastergene gestalten ein komplexes Netzwerk von Mechanismen, die die Lebenserwartung des Individuums bestimmen.

Die Beleuchtung der relevanten Mechanismen auf den 3 Ebenen der Steuerung der Alterung eröffnen neue Perspektiven in der modernen Biologie und Medizin.

Die funktionelle Entwicklung des menschlichen Gehirns und seine altersabhängigen Leistungen

H.-R. Duncker

Einleitung

Der moderne Mensch hat in den 2,5 Mio. Jahren seiner evolutiven Entwicklung, von den Australopithecinen ausgehend, eine Reihe grundlegender Veränderung im Aufbau seines Körpers und im Ablauf seines Wachstums erfahren. Bei dem schon vorher entwickelten aufrechten Gang mit der Freisetzung der Hände wurde durch die neu hinzugefügte pubertäre Wachstumsphase die Höhe seines Rumpfes und die Länge seiner Arme und Beine entscheidend vergrößert. Die erreichten Rumpf- und Extremitätenproportionen befähigten ihn zu langzeitigem Gehen und Laufen und damit zur erfolgreichen Besiedlung der sich entwickelnden Savannen. Dabei gewährleistete die gleichzeitig ausgebildete Reduktion der Körperbehaarung und die Ausdehnung der Schweißdrüsen über die gesamte Körperoberfläche stets eine wirksame Regulation einer erhöhten Körpertemperatur. Die entstandene Nacktheit ermöglichte aber zugleich im Zusammenspiel mit der Großhirnentwicklung eine wesentliche Sensibilitätssteigerung für intensive Hautkontakte mit der Mutter und engen Sozialpartnern, die für eine gesunde Entwicklung von Emotionalität, Bindungsfähigkeit, Körper- und Selbstbewusstsein unverzichtbar wurden. Zusammen mit der umfangreichen Ausbildung des geschlechtsspezifisch verteilten subkutanen Fettgewebes gewinnt der nackte Körper über die optische Attraktivität für das andere Geschlecht hinaus hochdifferenzierte, individualspezifische Ausdrucksmöglichkeiten, die besonders bei allen Körperbewegungen den Ausdruck von Mimik und Gestik entscheidend ergänzen.

Das dominierende Organ in der menschlichen Evolution ist jedoch das Gehirn. Wenn es nur entsprechend der Vergrößerung der Körpermasse mitgewachsen wäre, hätte es das 1,5fache Gewicht eines Australopithecinengehirns (das der Größe eines Schimpansengehirns entspricht) einnehmen müssen. Das Gehirn des modernen Menschen erreichte jedoch das 3,5fache Gewicht, und die Oberflächenausdehnung seines Großhirns nahm sogar auf den 4fachen Wert zu. Dabei vergrößerte sich aber die Großhirnrinde nicht gleichmäßig: Die primären sensorischen Areale der Seh- und Hörrinde und der Körperfühlsphäre sowie die primäre motorische Rinde wurden kaum vergrößert, während die umliegenden sekundären Assoziationsareale an Größe stark zunahmen (Abb. 1). Die zwischen ihnen ausgebildeten großen tertiären Assoziationsareale, welche die Leistungen des menschlichen Gehirns so entscheidend bestimmen, wurden fast gänzlich neu entwickelt. Beim Neugeborenen ist das menschliche Stammhirn einschließlich der frontalen Riechrinde weitgehend ausdifferenziert und steuert alle seine Funktionen. Die übrige Großhirnrinde wächst jedoch in den ca. 20 Jahren bis zum Erwachsenenalter auf die doppelte Dicke und die 4fache Flächenausdehnung heran (Abb. 2). Diese strukturelle Entwicklung ist direkt mit der schrittweisen funktionellen Ausbildung und Differenzierung der spezifischen menschlichen Großhirnleistungen verknüpft. Bei der Geburt sind alle Nervenzellen der Großhirnrinde ausdifferenziert, ihr Wachstum betrifft v. a. die enorme Vergrößerung ihrer apikalen und basalen Dendriten

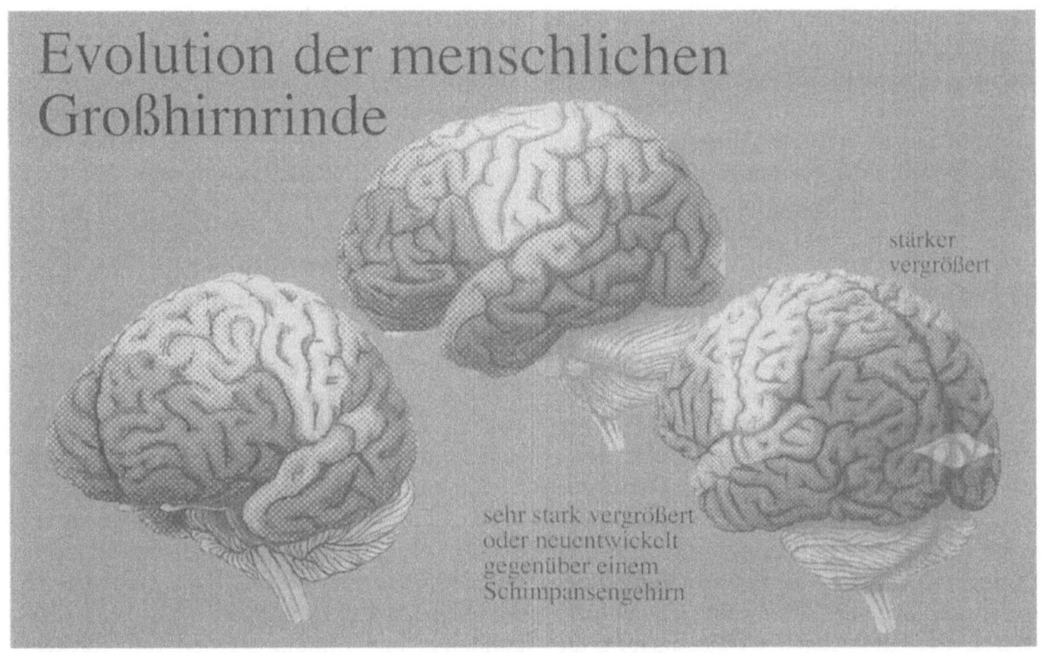

Abb. 1. Evolution der menschlichen Großhirnrinde. (Aus Duncker 1998)

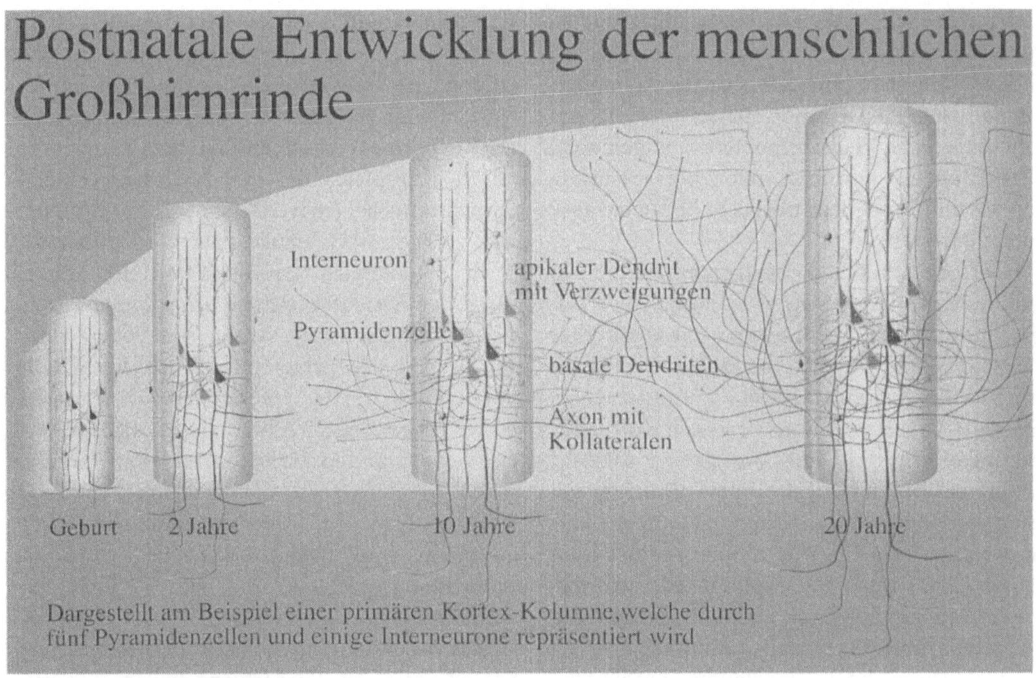

Abb. 2. Postnatale Entwicklung der menschlichen Großhirnrinde. (Aus Duncker 1998)

und ihrer intrakortikalen Axonkollateralen, wodurch sie bis zum Ende der Pubertät fortschreitend neue Verknüpfungsmöglichkeiten für sich neu entwickelnde Leistungen zur Verfügung stellen. In einem geringen Ausmaß setzt sich dieses Wachstum der kortikalen Neurone sogar bis über das 45. Lebensjahr fort.

Die Entwicklung der motorischen Funktionen

Die Ausbildung der motorischen Fähigkeiten des Menschen, speziell seiner vielen Bewegungsabläufe, die zur Handhabung aller seiner kulturellen Artefakte von den verschiedensten Spiel- und Werkzeugen bis hin zu den komplizierten Instrumenten und Apparaten erforderlich sind, erfolgt im Wesentlichen während der Wachstumsphase des Körpers bis zum Ende der Pubertät. Das gilt in gleicher Weise auch für die funktionelle Entwicklung des Sprachapparates, also für den Erwerb des kompetenten Sprechens der Muttersprache und das akzentfreie Erlernen anderer Sprachen bis zur muttersprachlichen Perfektion. Dagegen unterliegt die Verarbeitung aller Sinneswahrnehmungen zu den aufeinander aufbauenden Gefühlen für die verschiedensten sozialen und kulturellen Beziehungen nicht dieser Begrenzung durch eine Altersabhängigkeit, sie findet vielmehr bis ins hohe Lebensalter kompetent statt.

Dem menschlichen Neugeborenen fehlen nun bemerkenswerterweise die hochentwickelten motorischen Fähigkeiten neugeborener Menschenaffen, die sich nach der Geburt an ihre Mutter anklammern können und sehr bald eine gute Beherrschung der eigenen Körperbewegungen erlangen. Im Gegensatz dazu zeigt das menschlichen Neugeborene trotz seiner um fast zwei Monate verlängerten Schwangerschaft eine starke Retardierung seiner motorischen Fähigkeiten: es ist als „Tragling" darauf angewiesen, mehr als ein halbes Jahr lang vollständig von seiner Mutter versorgt und mitgetragen zu werden. Diese hoch abgeleitete motorische Retardierung stellt eine spezielle Anpassung an das Erlernen der überwiegenden Anzahl aller motorischen Abläufe in Form eines sozialen Modell-Lernens dar, einschließlich des Erwerbs der spezifisch menschlichen aufrechten Fortbewegung mit der Freisetzung der Hände zum ausschließlichen Werkzeuggebrauch.

Der hierarchische Aufbau der menschlichen Motorik

Die hochentwickelte menschliche Willkürmotorik, die von der so mächtig entfalteten motorischen Rinde des frontalen Großhirns und seinen großen Basalganglien gesteuert wird, beruht auf einem außerordentlich reich gestuften Aufbau der Motorik des gesamten menschlichen Körpers. Die Bewegungen des Rumpfes und der proximalen Extremitäten einschließlich der vegetativen Funktionen wie Nahrungsaufnahme und Atmung werden vom Rückenmark und Stammhirn innerviert, die dazu eine reich hierarchisch gestufte Steuerung ausgebildet haben. Darauf baut die menschliche Willkürmotorik auf, die bevorzugt die Muskulatur der Hände für allen Werkzeuggebrauch und für eine reiche Gestik sowie die Muskulatur des Gesichts für die Mimik sowie des Mund- und Rachenraumes einschließlich der Zunge und des Kehlkopfes für die hochdifferenzierte Sprachmotorik steuert. Dieser Schwerpunkt der menschlichen Willkürmotorik wird durch die überdimensionale Repräsentation der Hände sowie des Gesichtes und des Sprachapparates in der Großhirnrinde sowohl der Körperfühlsphäre wie der primären motorischen Rinde dokumentiert. Hinzu kommen die sekundär motorischen Rindenfelder sowie die großen, weitgehend neuentwickelten tertiären motorischen Areale, welche die Sprachmotorik und die Gestik steuern, aber ebenso für die weitergehenden sprachlichen Assoziations- und Koordinierungsaufgaben und die Planung und Durchführung von Handlungen zuständig sind. Diese großen motorischen und prämotorischen Kortexareale des Vorderhirns haben sich zusammen mit der gewaltigen Entfaltung der aus Vorder- und Zwischenhirn entstandenen Basalganglien entwickelt. Ihr funktionelles Zusammenspiel ermöglicht das Einüben und kompetente Beherrschen der vielfältigen menschlichen Willkürbewegungen, die dann über die großen motorischen Kerne des Mittelhirns im ständigen Zusammenwirken mit dem Kleinhirn zur Ausführung gelangen.

Die Bedeutung des imitatorischen Bewegungslernens

Das Erlernen der motorischen Muster, die den vielfältigen Bewegungen von der Beherrschung des eigenen Körpers bis zum Umgang mit den zahlreichen kulturellen Gegenständen und Werkzeugen zugrundeliegen, beruht auf ganz besonderen funktionellen Fähigkeiten. Bei höheren, sozial lebenden Affen wurden folgende Abläufe aufgedeckt: Sehen sie bei einem Mitglied ihrer Gemeinschaft eine Bewegung, die für sie bedeutsam ist und die sie nachahmen wollen, so nehmen sie diesen Bewegungsablauf nicht nur mit ihrem visuellen System wahr, sondern zugleich erzeugen sie in ihrem motorischen System ein Innervationsmuster, das es ihnen gestattet, mit einer leichten Steigerung der Erregung der beteiligten Nervenzellen die gesehene Bewegung imitatorisch nachzuvollziehen. Diese von den Neurophysiologen mit dem Begriff der „Spiegelneurone" herausgestellte Lernfähigkeit ist nun beim Menschen exponentiell weiterentwickelt worden als Grundlage des Erlernens von Bewegungsabläufen in der Form des sozialen Modell-Lernens. Eine wahrgenommene Bewegung kann auf diese Weise in ihrem groben Ablauf unmittelbar nachvollzogen werden, zur perfekten Beherrschung ihrer feinmotorischen Steuerung müssen jedoch eine große Zahl von Übungsabläufen initiiert werden. Diese Bewegungsversuche gehen von der motorischen Großhirnrinde aus, beziehen die Basalganglien ein und werden über Thalamuskerne in die prämotorische Rinde und von dort in die verschiedenen motorischen Areale des Frontalhirns und von denen in die Basalganglien zurückgeschaltet. Dieser Erregungskreis wird vielfach durchlaufen, wobei die Vektor- und Frequenzkomponenten der für die intendierte Bewegung synergistisch zusammenwirkenden Muskelgruppen ausgeformt werden. So wird von Bewegungsversuch zu Bewegungsversuch die feinmotorische Steuerung verbessert, bis ein harmonisch fließender Bewegungsablauf erreicht wird, wie eindrucksvoll für das Erlernen des Schreibens dargestellt wurde. Das Ergebnis dieser vielfachen Versuche ist dann die feste Abspeicherung dieses feinmotorisch ausgeformten Bewegungsablaufes in den verschiedenen motorischen und prämotorischen Großhirnarealen und in den Basalganglien, sodass diese erlernte Bewegung dann unmittelbar abgerufen werden kann, und das ein Leben lang.

Alle in dieser Weise initiiert und dann erlernten Bewegungen werden in einer ganz bestimmten Abfolge vom Nervensystem ausgeführt: Dabei werden die generierten Bewegungsimpulse über das Kleinhirn in die direkten Innervationsmuster der synergistisch zusammenwirkenden Muskeln umgesetzt. Dazu ordnet das Kleinhirn die generierten Impulse der intendierten Willkürbewegung in die kontinuierlich ablaufenden, reflektorisch gesteuerten Halte- und Bewegungsabfolgen des Rumpfes und der Extremitäten ein, um so einen harmonischen Ablauf der intendierten Bewegung zu erreichen. Dem Pyramidenbahnsystem kommt bei der Bewegungsausführung vorrangig die Aufgabe zu, in der für diese Willkürbewegung verantwortlichen Stammhirn- oder Rückenmarksregion die reflektorisch ablaufenden Bewegungssteuerungen soweit zu inhibieren, dass die über das Kleinhirn gesteuerte extrapyramidale Innervation die intendierte Willkürbewegung ausführen kann. Außerdem besitzt beim Menschen die extrapyramidale Ausführung einer Willkürbewegung eine hochentwickelte Abwandlungsmöglichkeit dieser bereits ablaufenden Bewegung: Ein erheblicher Anteil der extrapyramidalen Bewegungsimpulse wird über den großen Kern der unteren Olive in das Kleinhirn zurückgeschaltet und gestattet damit die Modifikationen der bereits laufenden Willkürbewegung, wodurch sie verzögert oder feinmotorisch weiter differenziert werden kann. Dadurch vermag der Mensch die Ausführung seiner Willkürbewegungen zu optimieren und deren Ausdruckscharakteristik weiter zu steigern. Alle hochentwickelten handwerklichen Leistungen und virtuosen künstlerischen Ausdrucksmöglichkeiten beruhen auf dieser Feinabstimmung laufender Willkürbewegungen. Diese Fähigkeiten zur speziellen feinmotorischen Abwandlung einmal erlernter Bewegungsabläufe bleiben in der Regel bis ins hohe Lebensalter erhalten, was durch die sich bis ins Alter weiterentwickelnden Fertigkeiten von Handwerkern und Ausdruckssteigerungen von Künstlern belegt wird.

Die Altersabhängigkeit des motorischen Lernens

So erlernt ein Mensch von der Geburt an und fortschreitend aufeinander aufbauend die große Zahl seiner verschiedensten Bewegungsmöglichkeiten. Solange sein Körper wächst, also bis zum Abschluss der Pubertät, kann ein Mensch sich in großem Umfang ganz neue motorische Muster aneignen, eine außerordentlich große Zahl sehr verschiedener Bewegungsabläufe neu erlernen einschließlich ihrer feinmotorischen Beherrschung. Diese Fähigkeit schwindet dann im dritten Lebensjahrzehnt stark, wobei es aber auch für dieses motorische Lernen außerordentlich große Begabungsunterschiede gibt. Das betrifft sowohl die Anzahl der erlernbaren Bewegungsabläufe und den erreichten Grad ihrer feinmotorischen Beherrschung als auch die Dauer der Fähigkeiten zum Erlernen neuer Bewegungen. Nicht umsonst ist die Zeit des pubertären Wachstumsschubes die klassische Lehrlingsphase aller handwerklichen Berufe. Aber selbst bei hoher motorischer Begabung nehmen die Fähigkeiten zum Erlernen ganz neuer Sportarten, Berufstätigkeiten, Sprachen und Musikinstrumente zum Ende des dritten Lebensjahrzehnts deutlich ab. Die v. a. in der Jugend erlernten Bewegungsabläufe bleiben bei kontinuierlichem Gebrauch mit ihrem präzisen Ablauf bis ins hohe Lebensalter erhalten, besonders wenn sie unter wechselnden Bedingungen eingesetzt und ihnen angepasst werden. Dabei konnte durch einzelne Untersuchungen nachgewiesen werden, dass dieser funktionellen Konstanz offensichtlich eine erstaunliche Flexibilität der kortikalen Strukturen zugrunde liegt. So wurde gezeigt, als sich bei einem Geiger einer der die Saiten greifenden Finger versteifte, dass sowohl dessen sensorisches wie motorisches Kortexareal von den Arealen der benachbarten Finger mit übernommen wurden, die auch die Funktionen dieses Fingers kompensatorisch einnahmen. So erhalten sich bei einem aktiven, abwechslungsreichen Gebrauch der Bewegungen zumindest in bestimmten Bereichen des Kortex die funktionell wichtigen Verschaltungen dynamisch in ständiger Konkurrenz um ihre Verknüpfungsmöglichkeiten. Schwindet jedoch die motorische Aktivität einer Person mit zunehmendem Alter, macht sie nur noch in begrenztem Ausmaß von ihren erlernten Bewegungen Gebrauch, so schwinden auch die Abwandlungs- und Anpassungsmöglichkeiten dieser Bewegungen sehr stark. Kommt es zudem bei einer solchen Person mit fortschreitendem Alter zu einer Reduktion der Wahrnehmungsfähigkeit ihrer großen Sinnesorgane, so reduzieren sich ihre Aktivitäten auf stereotype Abläufe in der bekannten Umgebung. Wird diese Person dann aus ihrer vertrauten Umgebung herausgerissen, kann sie sich in neuer Umgebung weder zurechtfinden noch ihre lebensnotwendigen motorischen Abläufe auf die neuen Gegebenheiten anpassen, sie erscheint plötzlich altersdement.

Die Ausbildung der Sinneswahrnehmungen und deren Verarbeitung zu Gefühlen

Das Neugeborene nimmt seine Welt, zunächst seine Mutter und seine unmittelbare Umgebung, durch seine Tastempfindungen, sein hochentwickeltes Geruchsvermögen und seinen sehr differenzierten Gehörsinn wahr, besonders eindrücklich, wenn alle drei Sinne gleichzeitig angesprochen werden. So lernt das Neugeborene nicht nur seine Mutter haptisch, olfaktorisch und akustisch zu erkennen, sondern es erlernt zugleich die spezifische Melodik und Rhythmik seiner Muttersprache und wird so auf sie geprägt, dass es sie fortan, auch bei anderen Sprechern, von allen anderen Sprachen zu unterscheiden vermag. Dabei werden alle diese Wahrnehmungen primär von seinem Stammhirn zusammen mit dem frontalen Riechhirn verarbeitet. Das Stammhirn ist auch für alle Reaktionen und Verhaltensäußerungen des Neugeborenen einschließlich seiner emotionalen Reaktionen und Lautäußerungen verantwortlich. In den ständigen Interaktion mit seiner Mutter reguliert der Säugling durch eigenständige Zu- und Abwendungen seine Wahrnehmungen und den Erregungszustand seines Gehirns, zugleich stimmt es mit seinen Reaktionen auf die Handlungen seiner Mutter nicht nur seine vegetativen Rhythmen schrittweise auf die seiner Familie ab, sondern es gleicht auch sein Temperament den mütterlichen Erwartungen an. In diesem Wechselspiel konstituiert es die Grundlagen seiner sozialen Beziehungen und Reaktionen, aber auch die ersten Schritte der Erfassung seiner sozialen und dinglichen Umwelt und damit den Beginn seiner kognitiven Entwicklung. Für die Ausbildung seiner Wahrnehmungen ist wichtig, dass das Neugeborene bei seiner Geburt visuell noch nichts erkennen kann. Seine optische Wahrnehmungsfähigkeit entwickelt sich in der ersten 2–3 Lebensmonaten unter der ständigen Aufnahme und Verarbeitung seiner reich strukturierten und bewegten Umwelt, erst dann vermag der Säugling seine Mutter und alle ihre Äußerungen sowie seine Umgebung auch optisch zu erkennen.

Tastsinn und Propriozeption als führende Sinnessysteme

Die Entwicklung der Sinneswahrnehmungen des Säuglings, speziell seines Gehör- und Gesichtssinnes, wird geleitet von der Entwicklung seiner Tastempfindungen, sowohl aus der Haut wie aus der Propriozeption des Bewegungsapparates. Dazu setzt der Säugling zuerst in der sog. „oralen Phase", die überhaupt noch nichts mit Sexualität tun hat, seine Lippen und seine Zunge ein. Sie dienen primär zusammen mit dem Geruchssinn dem Finden der Mutter und ihrer Brust, dem Saugen und den weiteren vegetativen Funktionen, die alle vom Stammhirn gesteuert werden. Mit diesem tastenden Erfassen seiner Mutter und aller übrigen Objekte beginnt aber auch die Differenzierung des für die Tastwahrnehmungen zuständigen Areals der Großhirnrinde, der so großen Repräsentation von Lippen, Gesicht und Zunge in der Körperfühlsphäre. Durch diese haptische Wahrnehmung werden sowohl die dreidimensionale Struktur aller sozialen und dinglichen Objekte wie deren Oberflächenbeschaffenheit erfasst und erkannt. Sie werden gleichzeitig auch mit dem sich entwickelnden Gesichtssinn wahrgenommen, und haptische und visuelle Wahrnehmung werden schrittweise zur Deckung gebracht, sodass in Zukunft die haptisch bekannten Objekte mit dem Fernsinnesorgan Auge alleine erkannt und identifiziert werden können. Mit der wachsenden Beherrschung der Handbewegungen übernehmen die Hände dann das tastende Erfassen aller Objekte der Welt des Kindes, die gleichzeitig auch visuell und akustisch wahrgenommen werden. Diese primär haptische Objektwahrnehmung und die anschließende Gleichsetzung mit der visuellen und akustischen Erkennung dieses Objekte erfolgt lebenslang in dieser Sequenz. Dabei liefert die primäre tastende und propriorezeptive Wahrnehmung aller Objekte und des eigenen Körpers lebenslang unserem Gehirn auch kontinuierlich die Voraussetzungen, die Größe, Intensität und Entfernung aller visuell und akustisch wahrgenommenen Objekte präzise abschätzen zu können. Dieses Primat der haptischen Objektwahrnehmungen wird besonders deutlich, wenn Kleinkinder laufen lernen und alle für sie neuen Objekte anfassen müssen. Aber auch alle Erwachsenen besitzen den Drang, unbekannte Objekt zuerst zu betasten. Nicht umsonst steht an allen frei zugänglichen Objekten in Museen: „Berühren verboten".

Die biographische Verankerung aller Gefühlsentwicklungen

Die Verarbeitung der Wahrnehmungen des Menschen mit seinen so großen tertiären Assoziationsarealen seiner parietalen, temporalen und okzipitalen Großhirnabschnitte ist nun nicht auf das fühlende, sehende und hörende Erkennen von Mitmenschen und Objekten sowie auf das Erfassen ihrer räumlichen und zeitlichen Beziehungen zueinander beschränkt. Menschen sind vielmehr dadurch ausgezeichnet, dass sie zu ihren Sozialmitgliedern und den kulturellen und natürlichen Objekten ihrer Umgebung vielfältige, reich differenzierte Beziehungen entwickeln. Die Entstehung dieser vielschichtigen Beziehungen drückt sich in der Ausbildung der reich bewerteten Gefühle für diese verschiedenartigsten Beziehungen aus, die sich in der Kindheits- und Jugendentwicklung eines Menschen schrittweise aufeinander aufbauend vollziehen. Diese Ausbildung von Gefühlen setzt sich, wenngleich langsamer, bis ins hohe Lebensalter fort. So entwickeln sich beim Säugling zuerst intensive Gefühle für die Beziehungen zu seinen unmittelbaren Bezugspersonen und den von ihm geliebten Puppen, Tieren und Gegenständen, zu seinen „Bezugsobjekten". Fortschreitend werden Beziehungen zu weiteren Spiel- und Werkzeugen sowie zu den vielfältigen Kulturgegenständen ausgebildet und durch die sie begleitenden Gefühle dauerhaft verankert.

Diese Entwicklung von Beziehungen zu bestimmten Objekten stellt auch die Grundlage aller Eigentumsvorstellungen dar, die von dem Bedürfnis der freien Verfügbarkeit über solche Objekte ausgeht, die essenziell für die Durchführung eigenbestimmter sozialer oder kultureller Handlungen sind. Diese Gegenstände werden als ein existentiell wichtiger Bestandteil der Aktivitäten der eigener Person empfunden, als ein extrakorporaler Teil von ihr, ohne den diese für das Selbstverständnis wichtigen Handlungen nicht möglich sind. Mit der fortschreitendem sozialen und kulturellen Entwicklung der aufwachsenden Menschen entwickeln sich dann die Gefühle für die Beziehungen zur eigenen Sprache, zu den Vorstellungen und dem Denken der eigenen Gemeinschaft, zu dem Lebensraum und der Landschaft, in dem ein Mensch aufwächst, zu seinen erlernten Fertigkeiten und Tätigkeiten, zu den vertrauten sozialen und kulturellen Einrichtungen, zum angestrebten oder ausgeübten Beruf, zu Kunstwerken und künstlerischen Tätigkeiten, zu den sozialen Festen und religiösen Feiern seiner Gemeinschaft, zu der eigenen Glaubenswelt. Die Entwicklung der Gefühle für diese verschiedenartigen, aufeinander aufbauenden Beziehungen ist für jeden Menschen durch eine kaum nachzuvollziehende Zahl entscheidender biographischer Verknüpfungen bestimmt, die sowohl durch ihre Vielzahl wie durch ihre nicht wiederholbare Einmaligkeit die Biographie einer Person determinieren, die ihre Personalität prägen.

Die Entwicklung der vielstufigen Gefühlsebenen mit der führenden Rolle der haptischen Wahrnehmungen durch die Berührungssensibilität der Haut und das propriozeptive Sinnessystem besitzt zwei für den Menschen außerordentlich charakteristische Konsequenzen. Die großflächigen Berührungen des nackten Körpers, wie sie bei der Pflege des Säuglings durch die Mutter und den intensiven Kontakten mit ihrem Körper stattfinden, stellen die entscheidende Grundlage der Entwicklung seiner Emotionalität, seines Vertrauens und seiner Beziehungsfähigkeiten sowie seines gesunden Körper- und Selbstbewusstseins dar. Dabei besitzen diese intensiven Hautberührungen für den aufwachsenden Menschen von Anfang an eine entscheidende biographische Bedeutung, sie sind unmittelbar mit den spezifischen Bindungen an die jeweilige Bezugsperson verknüpft. Das ist der wesentliche Grund dafür, dass diese intensiven Hautkontakte und großflächigen Körperberührungen nur jeweils mit ganz bestimmten, engen Bezugspersonen ausgetauscht werden, in der Kindheit mit direkten

Familienangehörigen, in der Adoleszenz mit engen gleichgeschlechtlichen Freunden und von der Pubertät an in der Regel nur mit einem bestimmten Sexualpartner. Diese biographische Bedeutung großflächiger, intensiver Hautkontakte führt dazu, dass diese Hautkontakte nur mit den genannten engen Bezugspersonen ausgetauscht werden. So entstanden in allen menschlichen Kulturen für alle anderen Personen die strikten sozialen Hautberührungstabus.

Die spezifisch menschliche Sexualität als Grundlage einer exponentiell gesteigerten Sozialität

Diese Ausbildung der hochdifferenzierten menschlichen Hautsensibilität und die darauf beruhende Entwicklung nur ganz bestimmter enger Personalbeziehungen bestimmt dann die spezifische Form der menschlichen Sexualität. Sie ist in allen Kulturen in der Regel auf eine Paarbeziehung eingeschränkt. Das wird auch von den Abweichungen, die in einzelnen Gesellschaften aus sozialen oder wirtschaftlichen Gründen zu finden sind, nicht widerlegt. Diese spezifische Form der menschlichen Sexualität wird entscheidend auch durch das Faktum einer erstaunlichen Lockerung zwischen der Ausbildung des körperlichen Geschlechts und der Steuerung der sexuellen Verhaltensweisen getragen, wie sie bei sozial lebenden höheren Affen und Menschenaffen unbekannt ist. Bei ihnen besteht die dominierende Aufgabe der erwachsenen Männchen in dem Erkämpfen und Erhalten eines Harems. Die Konzentration des menschlichen Sexualverhaltens auf die Paarbeziehung führte zu einer entscheidenden Änderung des männlichen Sozialverhaltens: Nicht miteinander verwandte Männer entwickeln in allen Kulturgemeinschaften intensive soziale Kooperationen, die in dieser Weise bei höheren Säugetieren nur im weiblichen Geschlecht zu finden sind. Neben den gegebenen weiblichen Kooperationen ermöglichen diese Kooperationen der Männer wechselnd große Sozialgemeinschaften, deren Größe dann v. a. von ökologisch-ökonomischen Bedingungen bestimmt wird. Diese Ausbildung intensiver männlicher Kooperativität und größerer Sozialverbände wurde zur entscheidenden Grundlage aller menschlichen Kulturentwicklungen.

Die Verknüpfung von Gefühlsausbildung, motorischem Lernen und kognitiver Entwicklung

Mit der schrittweisen funktionellen Ausreifung der verschiedenen sensorischen und assoziativen Großhirnareale entwickeln sich die Wahrnehmungen unter Ausbildung der Gefühle in aufeinander aufbauenden Ebenen. In diesen Gefühlsebenen drücken sich unserer vielfältigen Beziehungen zu unseren Mitmenschen, zu unserer kulturellen Welt, zu unseren sozialen und kulturellen Einrichtungen sowie zu unserem Lebensraum und der uns umgebenden Natur aus. Diese Entwicklung unserer Gefühle läuft jedoch nicht isoliert ab, sie ist vielmehr intensiv mit der Ausbildung unserer motorischen Fertigkeiten und unserer sozialen Kompetenz verbunden, und beide sind nicht von der Entwicklung unserer kognitiven Fähigkeiten zu trennen. Diese kognitiven Fähigkeiten entwickeln sich von der angeborenen sensomotorischen Intelligenz über die Entwicklung zusammenfassender Begriffs- und Handlungskategorien von einem anschaulichen Denken schrittweise zu weitergehenden formalen Denkoperationen, die im Alter von 8–10 Jahren zum Beginn der Ausbildung des für den Menschen so typischen formal-abstrakten Denkens führen, das im Alter von 14–16 Jahren voll beherrscht wird. Mit diesem Denken dringen Menschen aller Kulturgemeinschaften über die Grenzen des erfahrbaren Raumes und der erfahrbaren Zeit hinaus und entwickeln Vorstellungen über die eigene Herkunft und die Herkunft der Welt, in der sie leben: Sie entwickeln über ihre Herkunft und ihren Ort in dieser Welt kosmologisch-religiöse Gedankengebäude, aus denen sie dann für das Leben in ihrer Sozialgemeinschaft die kulturspezifischen Wert- und

Ordnungsvorstellungen ableiten. Aus diesem Weltbild leiten sie dann ihre moralischen und ethischen Grundvorstellungen ab, die nicht nur ihre sozialen Handlungsnormen bestimmen, sondern bei Verstößen auch zur Festlegung von Sanktionen mit Strafen und Tabus führen.

Die unterschiedlichen Funktionen der beiden Großhirnhemisphären

Diese Entwicklung des Fühlens und Denkens bis hin zur Entwicklung kosmologischer Vorstellungen geht einher mit einer sehr bemerkenswerten, unterschiedlichen Differenzierung der Funktionen der beiden Großhirnhemisphären (Abb. 3). Funktionsunterschiede zwischen den beiden Hemisphären sind in einem bestimmten Ausmaß schon bei anderen Säugetieren anzutreffen, bei denen die rechte Hemisphäre bevorzugt komplexe Muster simultan zu analysieren vermag, was zum momentanen Wiedererkennen anderer Lebewesen und Individuen oder spezifischer geographisch-landschaftlicher Situationen notwendig ist. Die linke Hemisphäre dagegen ist mit ihren Funktionen stärker darauf ausgerichtet, sequentielle Vorgänge in ihrem zeitlichen Ablauf zu analysieren und daraus Prognosen für die zu erwartenden Folgen zu ziehen, wie bei der Jagd von Beute oder der Flucht vor Fressfeinden. Von diesen uns vererbten Ausgangsbedingungen aus, die beim Neugeborenen erst mit sehr geringen Funktionsunterschieden zwischen den beiden Hemisphären ausgebildet sind, differenzieren sich deren Funktionen fortschreitend bis zum 18. Lebensjahr außerordentlich verschieden. So werden in der neuronalen Verarbeitung komplexer, simultaner Wahrnehmungen und ihrer Entwicklung zu Gefühlen in der rechten Hemisphäre sowie in der sequentiellen Analyse von Abfolgen und der Erzeugung von Bewegungsmustern in der linken Hemisphäre gegensätzliche Funktionsprinzipien zu ihrer höchsten Entfaltung entwickelt. Die hohe Leistungsfähigkeit des menschlichen Gehirns beruht nun darauf,

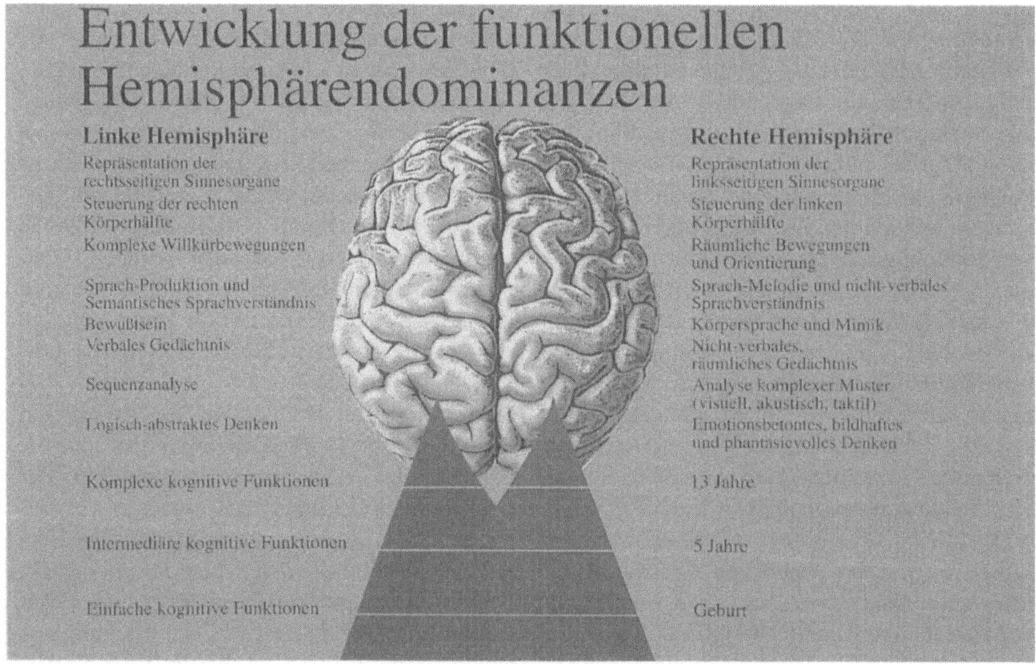

Abb. 3. Entwicklung der funktionellen Hemisphärendominanzen. (Aus Duncker 1998)

dass diese beiden so unterschiedlich differenzierten und arbeitenden Großhirnhemisphären mit allen ihren verschiedenen Kortexarealen durch das große Kommissurensystem des Balkens intensiv miteinander verbunden sind und bei allen Aufgaben in jeweils spezifisch wechselndem Ausmaß zusammenwirken.

Die rechte Hemisphäre, die primär die Sinnesorgane der linken Körperseite repräsentiert und ihre Motorik steuert, ist auf die simultane Analyse komplexer Muster ausgerichtet, wie sie zum augenblicklichen Erfassen spezifischer räumlicher Anordnungen wie beim Wiedererkennen von Gesichtern, Gegenständen oder Landschaften erforderlich ist. Diese komplexen Muster können sowohl mit dem Tastsinn wie beim Sehen erkannt werden, aber auch beim Hören mit dem Erkennen von Melodien. Mit diesen Fähigkeiten ist die rechte Hemisphäre dann für alle räumlichen Orientierungen und für die Steuerung der Bewegungen des Körpers im Raum zuständig. Mit ihrer Analyse von komplexen Lauten und Lautmodulationen ist sie nicht nur für die Erkennung und Deutung der Sprachmelodie und für das gesamte nichtverbale Sprachverständnis verantwortlich, sondern sie bestimmt auch bei jedem Sprechen dessen spezifischen sprachmelodischen Ausdruck. Weit darüber hinaus gestaltet die rechte Hemisphäre sämtliche Ausdrucksbewegungen des Körpers von der Mimik und Gestik bis zur Körpersprache, die ja unwillkürlich allen Körperbewegungen und insbesondere aller Willkürmotorik überlagert werden. Diese Funktionen der rechten Hemisphäre bestimmen alle Formen des Ausdrucks von den bildenden bis zu denen darstellenden Künsten, besonders eindrucksvoll beim Gesang, dem Spiel von Instrumenten und alle Formen des Theaterspiels und Tanzes. Diese Leistungen sind eingebettet in das bildhafte, emotionsbetonte und phantasievolle Denken, das die rechte Hemisphäre trägt, und das nur ein bestimmter Anteil des mythisch-mystischen Denkens einer Person ist. Unmittelbar damit hängt auch zusammen, dass die rechte Hemisphäre der Ort aller religiösen Erfahrungen und Vorstellungen ist. Dieses bildhafte und phantasievolle Denken einschließlich seiner mystischen und religiösen Komponenten trägt auch das unbestimmte Ich-Gefühl der Person mit seinen Übergängen in ein ebenso unbestimmtes Du- und Wir-Gefühl, das dann zur Grundlage gemeinsamer Verhaltensweisen werden kann.

Die Funktionen der linken Hemisphäre gehen aus von der Repräsentation der Sinnesorgane der rechten Körperseite und der Steuerung ihrer Motorik. Darauf baut auf, dass sie die Steuerung aller intendierten komplexen Willkürbewegungen übernimmt, auch bei der überwiegenden Zahl der Linkshänder. Mit der linken Hemisphäre unternehmen wir alle Sequenzanalysen, also das Erkennen von zeitlichen Abfolgen, Bewegungen und Ereignissen. Aus der Weiterentwicklung dieser Fähigkeiten entstand dann in der Ausbildung komplexer kognitiver Funktionen das für den Menschen so typische logisch-abstrakte Denken. Die Steuerung komplexer intendierter Willkürbewegungen gerade auch als sequentielle Abfolge wurde dann eingesetzt zur Gestaltung einer Gestik als Gebärdensprache und zur Steuerung der Sprachmotorik bei der Produktion von Lautsprache. Sie zusammen stellen die kortikalen Grundlagen der Ausbildung des Sprechens und der Entwicklung der Sprachen des modernen Menschen dar. Damit verbunden ist die Entwicklung des syntaktischen und semantischen Sprachverständnisses, das ebenso wie das verbale Gedächtnis linkshemisphärisch lokalisiert ist. Ausgehend von der Steuerung der Willkürmotorik und den logisch-abstrakten Denkoperationen wurde die linke Hemisphäre zum Träger eines scharf umrissenen Selbstbewusstseins und damit des Bewusstseins einer Person im wachen Zustand von sich selber, das unauflösbar an die volle Funktionsfähigkeit dieser Hemisphäre gebunden ist.

Das Entstehen eines „Wissens vom anderen Selbst" und einer kortikalen Weltrepräsentation

Der Mensch unterscheidet sich vom Schimpansen grundlegend nicht nur durch die Entwicklung seiner Sprachfähigkeit. Einzig unter allen Menschenaffen entwickeln Schimpansen ein klares Selbstbewusstsein, das sie sich selbst erkennen lässt. Ein scharf abgegrenztes Bewusstsein seiner Selbst bildet sich ebenso beim Menschen aus, das sich aber in seiner sozialen und kulturellen Entwicklung mit dem wachsenden Bewusstsein aller seiner Handlungsmöglichkeiten entscheidend weiter entfaltet. Der Mensch ist jedoch darüber hinaus grundsätzlich dadurch ausgezeichnet, dass sich bei ihm ein Wissens ausbildet von mit einem gleichartigen Selbstbewusstsein ausgestatteten Mitmenschen, das in der Literatur als Entwicklung einer „theory of mind" benannt wird (Abb. 4). Im Alter von 3–4 Jahren bildet sich aus der Verarbeitung der sozialen Erfahrungen das Wissen heraus, dass Familienmitglieder und andere Personen ganz unabhängig von einem selbst in identischer Weise empfinden, denken und handeln. Es entwickelt sich die Einsicht, dass deren Einstellungen und Entscheidungen nur zu verstehen sind, wenn man ihnen ein gleiches Erleben, Fühlen und Handeln unterstellt, wie man es von sich selber kennt. Hinzu kommt, dass auch viele andere Gegebenheiten der sozialen und kulturellen Umwelt als ganz unabhängig von einem selbst erkannt werden. Sie bilden sich im Sinne des Begriffes als „Weltrepräsentation" im Gehirn eines aufwachsenden Menschen aus, welche sich entsprechend seiner eigenen Entwicklung immer weiter entfaltet.

Die Grundlagen der Handlungsfähigkeit

Diese weitgehend linkshemisphärische Ausbildung einer Weltrepräsentation und eines „Wissens um andere Selbst" ist eine der folgenreichsten Entwicklungen, welche durch die Evolution des menschlichen Großhirns möglich wurde. Unmittelbar damit verbunden ist die Ausbildung von Gefühlen der Verantwortlichkeit für

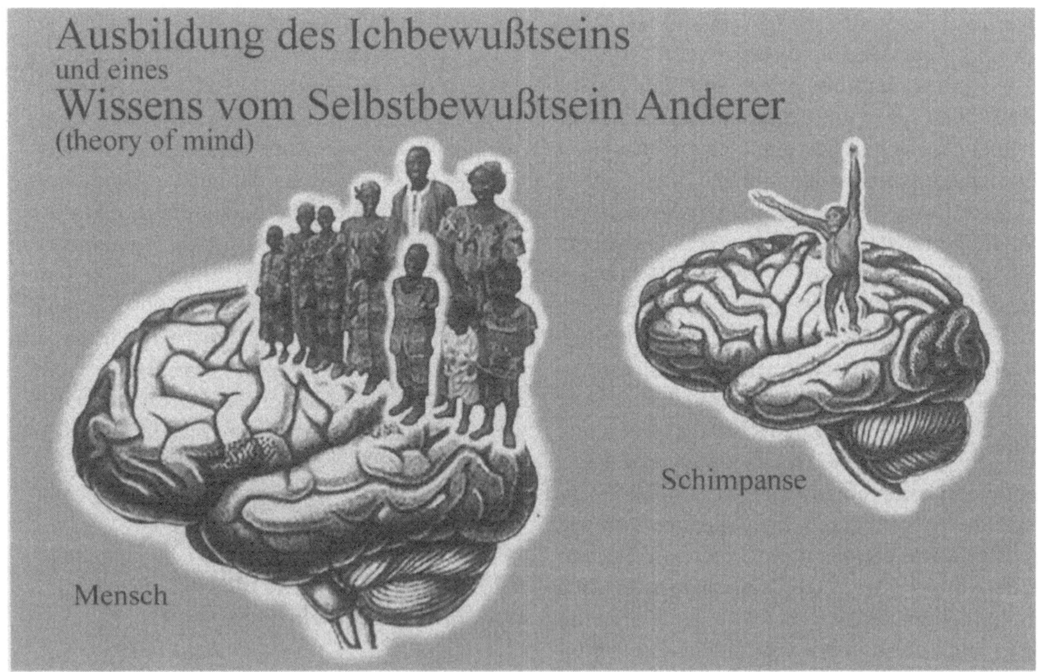

Abb. 4. Ausbildung des Ichbewusstseins und eines Wissens vom Selbstbewusstsein anderer

alle Handlungen, mit denen der aufwachsende Mensch beeinflussend und verändernd auf seine soziale, kulturelle und natürliche Umwelt einwirkt. Das Entstehen von gewollten, aber auch von ungewollten Handlungsfolgen mit oft nicht beabsichtigten Auswirkungen führt über das Empfinden von Verantwortung hinaus auch zum Entstehen von Schuldgefühlen. Diese Verantwortlichkeit für seine Handlungen und die daraus resultierende Schuldfähigkeit bestimmen ein wesentliches Element allen religiösen Denkens. Um diese Zusammenhänge voll zu verstehen, müssen wir uns mit jenen Funktionen des frontobasalen Großhirnkortex befassen, die grundsätzlich über die Initiierung, das Erlernen und das Abspeichern der vielfältigen Abläufe der menschlichen Willkürmotorik hinausgehen. Sie umfassen die Konzeption, Planung und Ausführung aller menschlichen Handlungen, und das nicht nur in Form der unmittelbaren Kurzzeitplanungen, sondern über Langzeitplanungen hinaus bis zur Entwicklung von Konzepten für den gesamten eigenen Lebensablauf. Diese Fähigkeiten des Menschen zur Entwicklung von Handlungen mit ihren mehr oder weniger zweckrationalen Ausrichtungen unterscheidet ihn grundsätzlich von allen Tieren, die nur zu weitgehend unbewussten Verhaltensweisen fähig sind. Die Konzeption, Planung und Ausführung von Handlungen mit ihren so reichen Kurzzeit- und Langzeitaspekten bestimmen die Aktivitäten eines Menschen so essenziell, dass sie dessen Personalität auf eine einmalige und unverwechselbare Weise prägen. Das wird am deutlichsten, wenn durch einen Schlaganfall oder eine Alzheimer-Erkrankung diese Aktivitäten verloren gehen: Mit ihnen verliert ein Mensch stärker als durch jede andere Großhirnschädigung seine persönliche Charakteristik.

Die komplexe Struktur menschlicher Handlungen

Dieser frontobasale Großhirnkortex ist der am stärksten entfaltete und wohl noch in der jüngsten menschlichen Stammesgeschichte deutlich vergrößerte Anteil des menschlichen Großhirns. Das gilt insbesondere für die vor den motorischen und prämotorischen Arealen liegenden großen Rindenabschnitten, die v. a. die gesamte Unterseite des Frontalhirns einnehmen. Die außerordentliche Komplexität der Initiierung, Planung und Durchführung von Handlungen mit ihren notwendigen sozialen und sachlichen Einordnungen wurde in den letzten Jahren von der philosophischen Handlungstheorie verständlich gemacht. Handlungen werden initiiert, um bestimmte vorgestellte Zwecke zu erreichen. Dazu müssen den Handlungsplanungen die generellen Maximen der eigenen Sozialgemeinschaft zugrundegelegt werden, denn nur in deren Rahmen werden mögliche Handlungen überhaupt von der Gemeinschaft akzeptiert. Bei diesen Handlungsplanungen müssen dann die aus den religiösen und sozialen Vorstellungen resultierenden Handlungsnormen eingehalten werden. Sodann müssen die speziellen sozialen, kulturellen und natürlichen Gegebenheiten, auf welche die geplante Handlung einwirken soll, einbezogen und ausreichend berücksichtigt werden, um eine Vorstellung davon zu entwickeln, zu welcher zukünftigen Form oder welchem Ablauf diese Gegebenheiten verändert werden sollen. Weiter ist es erforderlich, die für diese Handlung notwendigen Mittel, Werkzeuge oder Maßnahmen auszuwählen und speziell ihre Situationsangemessenheit kritisch zu überprüfen. Besonders müssen dann die zu erwartenden Veränderungen und ihre Nebenfolgen abgeschätzt werden und ggf. die Handlung aus dieser Bewertung heraus verändert oder gar nicht ausgeführt werden. Diese komplexen Abwägungen von vorgesehenen Handlungen vergrößern sich fast exponentiell, wenn nicht nur unmittelbar initiierte und konzipierte Handlungen ausgeführt werden sollen, sondern wenn Menschen, nicht selten für lange Zeiträume, ganze Handlungsabfolgen mit ihren aufeinander aufbauenden Zwecken und vielschichtigen Prognosen planen, bis hin zu der Entwicklung ganzer Lebensentwürfe.

Konsequenzen der Handlungsfähigkeit: Verantwortungsbewusstsein und Schuldfähigkeit

Bei allen kurz- und langzeitigen Planung von Handlungen und der Abschätzung ihrer Folgen besitzen die Prognosen der zu erwartenden positiven und negativen Nebenfolgen eine herausragende Bedeutung, besonders aber auch der Versuch der Berücksichtigung möglicher unerwünschter Nebenfolgen. Bei diesen Prognosen einer Handlung oder Handlungsabfolge und der Abschätzung ihrer Auswirkungen werden zwangsläufig das Wissen um andere Selbst und Aspekte der Weltrepräsentation der handelnden Person mit einbezogen. Damit kommt die für den Menschen so einzigartige Kategorie der Verantwortlichkeit zum Tragen. Sie entwickelt sich in der einzelnen Person, wesentlich durch die übernommenen Tradierungen ihrer Kulturgemeinschaft geprägt, jedoch in einer sehr individualspezifischen Ausformung, die entscheidend den Charakter einer Person formt. Diese individuell so unterschiedlich ausgeprägte Verantwortlichkeit veranlasst die Person dann, vorgestellte und geplante Handlungen auszuführen oder sie zu unterlassen. Bei der Prognose der Auswirkungen einer Handlung, insbesondere bei der Abschätzung möglicher unerwünschter Nebenwirkungen, werden die zu treffenden Entscheidungen dann auch durch die zweite, beim Menschen aus dem Wissen um andere Selbst und aus seiner Weltrepräsentation resultierende, ebenfalls neuartige Kategorie der Schuld bestimmt, die der Handelnde möglicherweise auf sich lädt. Ein volles Bewusstsein dieser Zusammenhänge bildet sich erst nach dem Abschluss der Pubertät heraus. Erst ein dann verantwortungsbewusst Handelnder ist ein sozial kompetenter Erwachsener.

Die menschliche Personalität wird bestimmt durch Planungsaktivitäten und Hoffnungen

Die für den modernen Menschen so charakteristischen Fähigkeiten zur Planung und Durchführung von Handlungen ist, insbesondere mit allen Langzeitplanungen und Lebensentwürfen, noch mit einem dritten Aspekt verbunden: Diese Planungen und Lebensentwürfe werden entscheidend von Hoffnungen getragen. Eine Person erlebt mit dem Entwerfen und der Ausführung von Handlungen, mit denen sie auf ihre soziale und kulturelle Umwelt einzuwirken versucht, ihre individualspezifischen Aktivitäten in Form dieser ebenfalls neuen, menschenspezifischen Kategorie der Hoffnung. Die auf dem großen frontobasalen Kortex des modernen Menschen beruhenden Fähigkeiten zur Planung und Durchführung von Handlungen bestimmen sein lebenslanges Wirken, seine unablässigen Aktivitäten, seinen Lebensmut. Die außerordentliche Komplexität und die Vielschichtigkeit der Planungen und Gestaltungen menschlicher Handlungen bedingen zugleich aber auch die vielfältigen Möglichkeiten, die eine Person in der individuellen Planung und Durchführung ihrer Handlungen besitzt. Diese Möglichkeiten werden in der Kindheits- und Jugendentwicklung ganz individualspezifisch entfaltet, um dann das einmalige Aktivitätsspektrum eines Menschen, seine Personalität zu prägen.

Die Voraussetzungen der motorischen Sprachproduktion und die Entwicklung der menschlichen Sprachen

Alle Vokalisationen, die in 30 bis 40 unterschiedlichen Formen bei höheren Affen und Menschenaffen zur sozialen Verständigung über drohende Feinde, neue Nahrungsangebote oder gemeinsame Aktionen ausgebildet sind, werden ausschließlich von motorischen Zentren der Formatio reticularis des Stammhirns innerviert. Alle diese Vokalisationen zeichnen sich durch eine jeweils relativ lange zeitliche Dauer und einen ganz einheitlichen Informationsgehalt aus. Diese Vokalisationen werden vom Atemapparat zusammen mit dem Kehlkopf produziert, und die anschließenden oberen Luftwege aus Rachen, Mund- und Nasenhöhle bilden durch die Innervation ihrer Muskulatur dann die für die einzelne Vokalisation jeweils spezifisch geformte Ansatzrohr und entsprechenden Resonanzraum. Der Mensch verfügt ebenfalls über solche Vokalisationen, die er in seiner nichtsprachlichen Kommunikation einsetzt. Bei ihm sind diese von Stammhirn innervierten Lautäußerungen sogar um 2 spezifisch menschliche Formen ergänzt worden, nämlich um das Lachen und das Weinen. Die Entwicklung der Sprachfähigkeit des Menschen und die Ausbildung seiner Sprachen als Verständigungsmittel ist nun im Gegensatz zu der vielfältig vertretenen Auffassung keine Weiterentwicklung der angesprochenen Vokalisationen, sondern eine vollständige Neuentwicklung sowohl des Apparates für die Sprachproduktion wie der Steuerung allen Sprechens durch neuentwickelte, tertiäre Kortexareale.

Die Entwicklung des motorischen Sprachapparates

Für die Sprachproduktion wurde das obere Ansatzrohr des Atemapparates beim modernen Menschen entscheidend weiterentwickelt. Bei allen Säugetieren dienen die Schleimhäute von Rachen, Zunge, Mund- und Nasenhöhle auch sehr wirksam zur Regulation der Körpertemperatur bei starker muskulärer Leistung. Diese Schleimhäute können mit ihrer starken Sekretion eines dünnflüssigen Schleimes und der Verdunstung dieser Flüssigkeit eine sehr starke Wärmeabgabe bewirken. Dazu sind diese Schleimhäute mit mächtigen Venenplexus dicht unterlagert, die bei Wärmebelastung mit einer enorm vergrößerten Blutmenge durchströmt werden, die sie dann wirksam kühlen. Beim Menschen wurde in Anpassung an sein langzeitiges Laufen diese Temperaturregulation von den über die ganz Hautoberfläche ausgebreiteten Schweißdrüsen übernommen, und die Venenplexus der Mund-, Zungen- und Gaumenschleimhäute wurden vollständig zurückgebildet. Mit der Reduktion der Dicke der Schleimhautdicke erlangten die Strukturen von Rachen, Mundhöhle, weichem Gaumen, Zunge und Lippen einschließlich des Unterkiefers und Mundbodens mit ihrer Muskulatur eine sehr hohe Beweglichkeit, die sehr schnelle Form- und Lageänderungen dieser Strukturen zueinander ermöglichen. Diese Form- und Lageänderungen können von den motorischen Sprachzentren des Gehirns außerordentlich feindifferenziert gesteuert werden. Der Ausatmungsluftstrom mit seinen vom Kehlkopf erzeugten Schwingungen wird für die Bildung der verschiedenen Konsonanten in jeweils ganz spezifischer Weise abgewandelt. Das geschieht durch eine jeweils spezifische Stellung der Lippen und der Zahnreihen zueinander zusammen mit der spezifischen Wölbung der Zunge und ihrer spezifischen Anlagerung an den Gaumen sowie durch die Stellung des weichen Gaumens und die Öffnungsweite des Rachens. Die Vokale werden dagegen durch unterschiedliche Weiten des Rachen-Mundraumes erzeugt, die jeweils spezifische Obertonbildungen ermöglichen. So ist dieser motorische Sprachapparat fähig, ganz schnelle Abfolgen verschiedener Konsonanten und Vokale von jeweils nur wenigen Millisekunden Dauer zu produzieren und damit die hohe Informationsdichte einer Sprache zu erzeugen. Dieser sprachmotorische Apparat des modernen Menschen erlangt die für eine Sprachproduktion notwendigen Dimensionen mit dem entscheidenden Tiefertreten des Kehlkopfes erst am Ende des 1. Lebensjahres. Das Neugeborene besitzt noch die Proportionen eines Schimpansen, bei dem der Kehldeckel dem weichen Gaumen aufliegt und so problemlos ein gleichzeitiges Trinken und Atmen ermöglicht.

Die Grundstruktur von Sprachen

Jede Sprache wird aus 2 verschiedenen Komponenten aufgebaut, der Syntax und Grammatik einerseits sowie der Semantik. Die Syntax bestimmt dabei durch die Stellung der verschiedenen Worte zueinander, im Grundmuster also von Subjekt, Verb und Objekt, sowie durch die Konjugation der Verben und durch die Deklination der Substantive die mit dem Satz auszudrückenden räumlichen und zeitlichen Beziehungen der angesprochenen Objekte, also der zu bezeichnenden Personen, der zu beschreibenden Gegenstände oder der zu schildernden Abläufe. Die Semantik bestimmt dann durch die spezifische Wahl der einzelnen Substantive und Verben, der Adjektive und Adverbien die Präzision der sprachlichen Aussage. Dabei werden die syntaktischen Grundstrukturen dominierend von den motorischen Sprachzentren bestimmt und innerviert, während bei der Festlegung der semantisch bestimmten Wortwahl die sensorischen Sprachzentren führend sind. Das bei allen Sprachbildungen unauflösbare Zusammenwirken dieser verschiedenen Sprachzentren erfolgt jedoch in einer spezifischen zeitlichen Abfolge: Zuerst werden, ausgehend von den motorischen Zentren, die syntaktischen Strukturen eines Satzes generiert, die dann unmittelbar anschließend mit geringem zeitlichen Abstand ihre semantische Präzisierung und Ausführung erfahren. Bemerkenswerter Weise erfolgt die Sprachrezeption in der gleichen zeitlichen Abfolge, zuerst wird die syntaktische Struktur eines Satzes aufgeschlüsselt und dann seine semantische Aussage analysiert. Diese wenigen Bemerkungen kennzeichnen jedoch nur die ganz groben Grundstrukturen der Bildung von Sätzen beim Sprechen sowie der Spracherkennung bei der Rezeption wahrgenommener Sprache. Dabei werden jeweils diese angesprochenen Grundstrukturen in vielfältigster Weise mit den kortikalen Regionen für Wort- und Sprachgedächtnis sowie Sprachverständnis und Sprachmelodie zu außerordentlich komplexen Netzwerken verknüpft, die erst in ihren Zusammenwirken die typische Produktion von Sprache ergeben. Entsprechendes gilt für die Sprachrezeption und die dabei erforderliche Verknüpfung mit den aufnehmenden Sinnesorganen, vom Gehör über das Auge bis zum Tastsinn. Zumindest die Einbeziehung des Gehörs als kontrollierendes Sinnesorgan ist eine essenzielle Voraussetzung jeder Produktion von Lautsprache, weshalb Taube keine Lautsprache entwickeln können.

Die soziale Abstimmung der symbolhaften kortikalen Verarbeitungen und ihres symbolhaften gestischen und lautsprachlichen Ausdrucks

Die Ausbildung des motorischen Sprachapparates und der motorischen und sensorischen Kortexareale stellen jedoch nur einen Teil der notwendigen Vorbedingungen menschlicher Sprachentwicklung dar. Darüber hinaus bildeten die exponentielle Steigerung der Kommunikationsintensität des modernen Menschen ebenso wie die soziale Abstimmung seiner kortikalen Wahrnehmungsverarbeitungen unabdingbare Voraussetzungen seiner Sprachentwicklung. Dazu gehören die spezielle Form der menschlichen Sexualität mit ihrer dominierenden langzeitigen Paarbindung mit der darin eingeschlossenen langzeitigen Betreuung und Anleitung der aufwachsenden Kinder und Jugendlichen einschließlich der Entstehung der Großelterngeneration. Ebenso essenziell wurden neben den ererbten Kooperationen der Frauen v. a. die neuentwickelten intensiven Kooperationen der nicht miteinander verwandten Männer zur Grundlage der exponentiell gesteigerten Kommunikationen in den sich stark vergrößernden, reich strukturierten Gruppen. Durch diese intensiven Kommunikationen konnten die Beteiligten die kortikalen Verarbeitungen ihrer Wahrnehmungen der sozialen und natürlichen Welt untereinander so abstimmen, dass sich deren symbolhafte Repräsentationen in ihren assoziativen Kortexarealen vergleichbar ausbildeten. Diese fortschreitende Abstimmung der symbolhaften Repräsentationen konnten sich nur in der kontinuierlichen Wechselwirkung mit der schrittweisen Ausbildung jeweils spezifischer symbolhafter Gesten und Laute für die einzelnen kortikalen Repräsentationen der Wahrnehmung gleicher Phänomene entwickeln. Erst diese beim modernen Menschen ganz neuartige Parallelentwicklung der Abstimmung symbolhafter kortikaler Repräsentationen gleicher Wahrnehmungen mit der Ausbildung definierter Gesten und Lautsymbole für diese abgestimmten Wahrnehmungsrepräsentationen bildete die Grundlage aller Sprachentwicklungen des Menschen. Die gemeinsame Entwicklung der Gesten mit den Lautäußerungen geht von der räumlichen Nachbarschaft der tertiär-motorischen Kortexareale für Hand- und Augenbewegungen sowie Mimik mit den motorischen Sprachareal en des Frontalhirns aus. Diese Beziehungen zwischen Gestik, Mimik und Lautsprache bestimmen auch heute beim Sprechen direkt von Person zu Person die Vielschichtigkeit der sprachlichen Kommunikation, und sie bildet bei Taubstummen die Grundlage ihrer Gebärdensprache. So entwickelte sich in jeder abgeschlossenen Gemeinschaft des modernen Menschen durch diese exponentiell gesteigerte Kommunikation mit der Abstimmung der symbolhaften kortikalen Repräsentationen und der parallelen Ausbildung von Gesten und Lautsymbolen die jeweils spezifische Sprache dieser Kulturgemeinschaft. Die soziale Abstimmung der Wahrnehmungsverarbeitungen beinhaltet darüber hinaus aber auch die Entwicklung eines gemeinsamen Denkens und Handelns mit der Ausbildung gemeinsamer Vorstellungen und Weltinterpretationen: Auf diesem gemeinsamen Denken und Handeln beruht die Ausbildung der spezifischen Kultur einer Gemeinschaft mit ihrer einzigartigen Sprache sowie ihren speziellen Strukturen, Leistungen und kulturellen Erzeugnissen.

Die Entwicklung der Sprachfähigkeit bei Kindern

Diese sich jetzt herauskristallisierenden Vorstellungen über die Grundprinzipien der Entstehung menschlicher Sprachen machen auch die Ausbildung der Sprachfähigkeit eines aufwachsenden Kindes besser verständlich. Im Wachzustand konstituiert der Säugling in der kontinuierlichen Kommunikation mit seiner Mutter von seinen ersten Lebenstagen an seine sozialen Beziehungen und die Ausbildung des Erkennens seiner sozialen und dinglichen Umwelt, die sich in der Entwicklung seiner motorischen und kognitiven Fähigkeiten ausdrücken. Dabei bestimmt ein wesentlicher Differenzierungsprozess die strukturelle und funktionelle Entwicklung der Großhirnrinde des Säuglings: In der Kommunikation mit seiner Mutter und später auch mit anderen Familienmitgliedern, die zunehmend von der Sprache getragen wird, lernt der Säugling zuerst die Bedeutung einzelner Worte, später auch ganzer Sätze kennen, lange bevor seine eigene Sprachfähigkeit ausgebildet ist. Dabei übernimmt er nicht einfach nominal die Bedeutung von Worten und Sätzen, sondern er stimmt seine sich schrittweise ausbildenden kortikalen Wahrnehmungsverarbeitungen zu symbolhaften Repräsentationen auf die durch die Sprache seiner Mutter und ihre Handlungen ausgedrückten Wahrnehmungsstrukturen und Denkweisen ab. So werden die kortikalen Verarbeitungen seiner Wahrnehmungen durch das Abstimmen auf die sprachlichen und mimisch-gestischen Äußerungen seiner Mutter so geprägt, dass der Säugling gleiche symbolhafte Repräsentationen der Wahrnehmung aller sozialen und dinglichen Objekte und ihrer räumlichen und zeitlichen Beziehungen ausbildet. Zugleich wird auch sein sich schrittweise ausbildender fühlender und denkender Umgang mit seinen Wahrnehmungen von dem Fühlen und Denken seiner Mutter geprägt durch eine kontinuierliche Anpassung an die mit ihren Reaktionen ausgedrückten Erwartungen. Entscheidend trägt dazu bei, dass der ältere Säugling und das Kleinkind nicht nur einzelne Worte und Sätze aufnehmen, sondern zunehmend auch Erzählungen ganzer Geschichten, die seine sich ausbildenden Gefühle und Vorstellungen spezifisch durch die damit vermittelten Vorstellungsinhalte seiner Kulturgemeinschaft formen, die aber zugleich auch durch die unausweichliche Übernahme der Denkweisen seiner Muttersprache seine eigenen Denkvorgänge prägen.

Das Kleinkind beginnt dann in der Regel im 2. Lebensjahr nach der erfolgten Ausreifung seines motorischen Sprachapparates zunächst einzelne Worte zu bilden und sich mit ihrer referenziellen Bedeutung zu verständigen. Mit der Weiterentwicklung seiner Wahrnehmungen und seines Sprachverstehens, v. a. mit dem Erfassen seiner mannigfaltigen Sozialbeziehungen und der Kategorien und Abläufe seiner dinglichen Umwelt mit ihren vielfältigen räumlich-zeitlichen Ordnungen übernimmt das Kleinkind dann auch die Denkstrukturen seiner Gemeinschaft für diese räumlich-zeitlichen Beziehungen und stimmt seine symbolhaften kortikalen Repräsentationen darauf ab. In diesem Entwicklungsprozess eröffnet sich ihm dann an einem bestimmten Zeitpunkt unbewusst die Einsicht, dass seine kortikalen Repräsentationen der Beziehungsstrukturen, die es mit seinem noch relativ einfachen Denken erfassen kann, mit den syntaktischen Strukturen seiner Muttersprache deckungsgleich sind, sodass sie sich in Sätzen ausdrücken lassen: Das Kind beginnt seine ersten Sätze zu formulieren. Überraschend ist dabei die Sicherheit, mit der Kinder von Anfang an die syntaktischen Strukturen ihrer Muttersprache beherrschen, also die durch die Wortstellungen sowie die Deklination der Substantive und die Zeitformen der Verben ausgedrückten Beziehungen korrekt formulieren. Dagegen benötigen sie für einen semantisch präzisen Sprachgebrauch eine lange Lernphase. So haben sie die Konjugation regelmäßiger Verben erfasst und gebrauchen sicher deren verschiedene Zeitformen, während sie die selteneren unregelmäßigen Verben oft zunächst wie regelmäßige konjugieren. Das Erwerben einer vollen Sprachkompetenz setzt sich schrittweise mit dem Erlernen der verschiedensten sozialen Fähigkeiten und kulturellen Fertigkeiten, und v. a. mit der fortschreitenden kognitiven Entwicklung, bis ins Erwachsenenalter hinein fort.

Die gegenseitigen Abhängigkeiten in der Entwicklung der verschiedenen kortikalen Funktionen

In der Entwicklung eines Neugeborenen läuft von der Geburt an eine Reihe sehr verschiedener Wachstums- und Differenzierungsprozesse ab, die vielfach isoliert betrachtet werden, obwohl sie auf das Innigste miteinander verknüpft sind. Die fortschreitenden strukturellen und funktionellen Differenzierungen seiner Großhirnrinde manifestieren sich in der Konstituierung der Beziehungen des Neugeborenen zu seinen Sozialmitgliedern und seiner dinglichen Umwelt, in der Ausbildung seiner Emotionalität, seiner Vertrauens- und Beziehungsfähigkeiten, aber auch in der Entwicklung seines Körper- und Selbstbewusstseins. Durch die kontinuierlichen Kommunikationen und Abgleichungsprozessen, die diese Entwicklungen tragen, werden zugleich die symbolhaften kortikalen Verarbeitungen seiner Wahrnehmungen geprägt und damit die Grundlagen für die Übernahme der Muttersprache gelegt, aber das aufwachsende Kind eignet sich so auch die Denk- und Vorstellungsweisen seiner Gemeinschaft an. Diese Entwicklungen sind unmittelbar verwoben mit der Ausbildung der hochdifferenzierten Sprachmotorik und die Entfaltung der vielfältigen motorischen Fähigkeiten einschließlich des Werkzeuggebrauchs und der künstlerischen Tätigkeiten. Alle diese Entwicklungsabläufe sind innig verknüpft mit der Entfaltung seiner Erkenntnismöglichkeiten und seine weitere kognitive Entwicklung bis zur Ausbildung seines logisch-abstrakten Denkens. Mit dem Hineinwachsen in seine soziale und kulturelle Welt und der Ausbildung seiner Handlungsfähigkeiten erwerben das ältere Kind und der Jugendliche dann schrittweise ihre soziale und kulturelle Kompetenz. Diese so verschieden benannten und isoliert beschriebenen Entwicklungsabläufe sind nicht nur auf das engste miteinander verwoben, sondern sie stellen nur einzelne herausgegriffene Aspekte eines ganzheitlichen Differenzierungsgeschehens im Aufwachsen eines Menschen dar. Die Differenzierungsabläufe dieser verschiedenen menschlichen Fähigkeiten sind von der Geburt an in unterschiedlicher Weise voneinander abhängig sind. Die Störung irgendeiner der geschilderten Entwicklungslinien hat schwerwiegende Auswirkungen auf viele andere der skizzierten Differenzierungsabläufe. In ihrem Zusammenwirken konstituieren die in den ersten Lebensjahren ablaufenden Entwicklungsvorgänge auf der Grundlage der muttersprachlichen Prägung der kortikalen Wahrnehmungsverarbeitungen die Voraussetzungen des Spracherwerbs und der Denkfähigkeiten Kindes. Die Aneignung der Muttersprache und ihres Denkens bestimmen dann zusammen mit der Übernahme der Mythen, religiösen Vorstellungen und historischen Erinnerungen einer Gemeinschaft die kulturelle Identität eines aufwachsenden Menschen. Auf diese Weise wird das gesamte Fühlen, Glauben und Denken eines Menschen durch seine Sprach- und Kulturgemeinschaft für sein ganzes Leben geprägt.

Abschließende Bemerkungen

Die biologischen Grundlagen der Evolution des menschlichen Körpers

Die Funktionen des menschlichen Gehirns, insbesondere die für den modernen Menschen so spezifischen hochdifferenzierten Fähigkeiten zur Entwicklung seiner Sprachen und aller seiner kulturellen Leistungen, beruhen auf den speziellen funktionellen Möglichkeiten seines Großhirns (Abb. 5). Der Mensch hat sich mit seinem speziellen Körperbau einschließlich seines Gehirns in einer biologischen Evolution heraus-

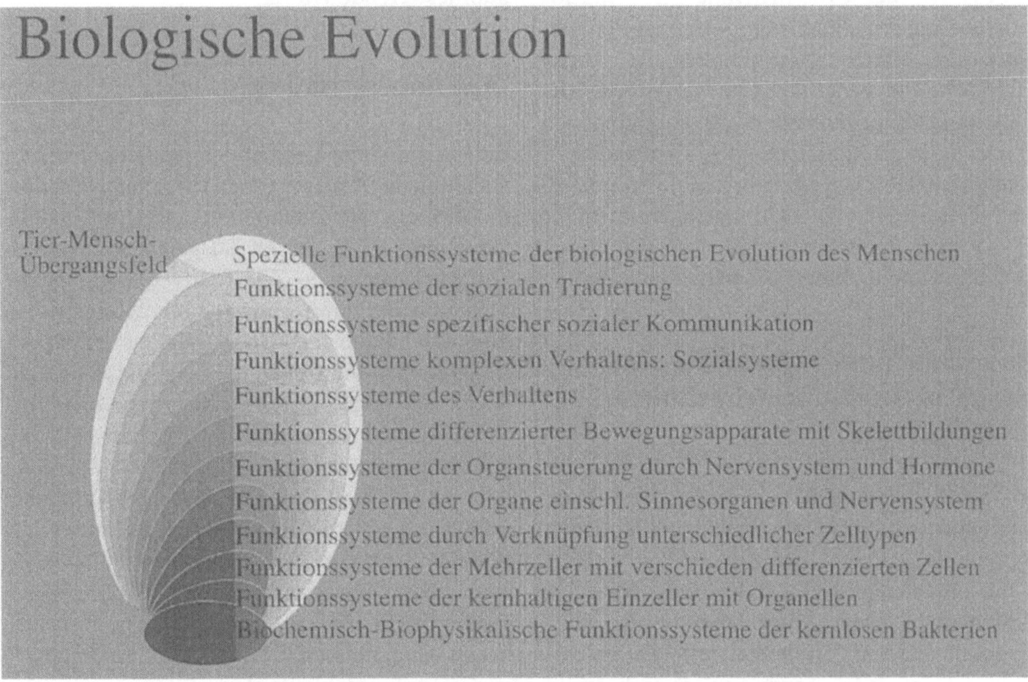

Abb. 5. Biologische Evolution. (Aus Duncker 2000a)

gebildet, die sich kontinuierlich an die Evolution der übrigen Organismen, und im Einzelnen an die der Säugetiere und der höheren Affen anschließt. Der Bau des menschlichen Körpers und seines Gehirns ist wie der aller übrigen Organismen vollständig genetisch determiniert, er wird in jeder Ontogenese aus seinem genetischen Programm heraus vollständig neu aufgebaut. Dabei werden nicht nur alle Strukturen des Körpers und des Gehirns in ihrer Ausbildung genetisch determiniert, sondern die Funktionen der meisten Körperorgane werden ebenso durch genetisch bestimmte Regulationssysteme gesteuert. Das gilt auch für große Teile des Gehirns, vollständig für das Rückenmark und das gesamte Stammhirn sowie weitergehend für die strukturelle Entwicklung des Großhirns und seiner Basalganglien. Die funktionelle Differenzierung der großen sensorischen Primärareale der Sehrinde, der Hörrinde und der Rinde der Körperfühlsphäre erfolgt durch Aufnahme der vielfältigen Reize über die entsprechenden Sinnesorganen, wodurch diese Sinnesareale der Großhirnrinde ihre funktionell bestimmten Wahrnehmungsverarbeitungen in den ersten Lebensmonaten bis -jahren ausbilden. Die genetisch gesteuerte Entwicklung der gewaltig vergrößerten sekundären und tertiären Assoziationsareale der menschlichen Großhirnrinde stellt dagegen mit ihrer ontogenetischen Strukturentwicklung in ihrem mehr als 20 Jahre dauernden Wachstum nur deren Funktionsmöglichkeiten zur Verfügung.

Die soziokulturelle Geschichte aller Sprach- und Kulturgemeinschaften des Menschen

Die qualitative Ausbildung dieser Funktionsmöglichkeiten zu den spezifisch menschlichen Großhirnfunktionen wird dagegen nicht mehr genetisch determiniert, sondern ausschließlich durch soziale Lernvorgänge. Diese werden während der langen Kindheits- und Jugendentwicklung in jeder einzelnen Sprach- und Kulturgemeinschaft von deren ganz spezifisch differenzierten Tradierungs- und Erziehungsmethoden bestimmt (Abb. 6 und 7). So prägt jede Gemeinschaft das Fühlen, Denken, Glauben, Sprechen und Handeln ihrer aufwachsenden Mitglieder in ganz eigenständiger Weise und tradiert damit ihre spezifische Sprache und Kultur mit ihrer jeweils eigenen Sozialordnung, ihren spezifischen religiösen Vorstellungen und Weltinterpretationen. Durch diese sprach- und kulturspezifischen Ausbildungen der Großhirnfunktionen, die dem Menschen durch die gewaltige Entfaltung seiner Großhirnrinde möglich wurden, entwickelte der genetisch so einheitliche moderne Mensch den ungeheuren Reichtum seiner Kulturen mit ihren jeweils eigenen Glaubens- und Denkweisen in ursprünglich mehr als 6800 verschiedenen Sprach- und Kulturgemeinschaften. Mehr als alle genetischen Determinierungen bestimmen diese kulturspezifischen Entwicklungs- und Differenzierungsprozesse der menschlichen Großhirnfunktionen das Wesen des modernen Menschen, seine sich in dieser unglaublichen kulturellen Vielfalt manifestierende Würde.

Zusammenfassung

Eine starke Retardierung der motorischen Entwicklung des Neugeborenen charakterisiert den modernen Menschen als „Tragling“. Diese Retardierung ist darauf ausgerichtet, dass er den überwiegenden Teil seiner Bewegungsabläufe von der aufrechten Fortbewegung bis zu den verschiedensten Handhabungen von Werkzeugen und kulturellen Gegenständen in der Form des sozialen Modell-Lernens erwirbt. Diese Ausbildung seiner motorischen Leistungen, insbesondere der außerordentlichen Vielfalt seiner kulturspezifischen Bewegungen, erfolgt in großem Umfang durch imitatorische Nachahmung der von Sozialmitgliedern vorgemachten Bewegungen, also durch soziale Tradierung. Zur perfekten feinmotorischen Beherrschung müssen diese neuen Bewegungs- und Handlungsabläufe dann intensiv eingeübt werden. In großem Umfang werden neue Bewe-

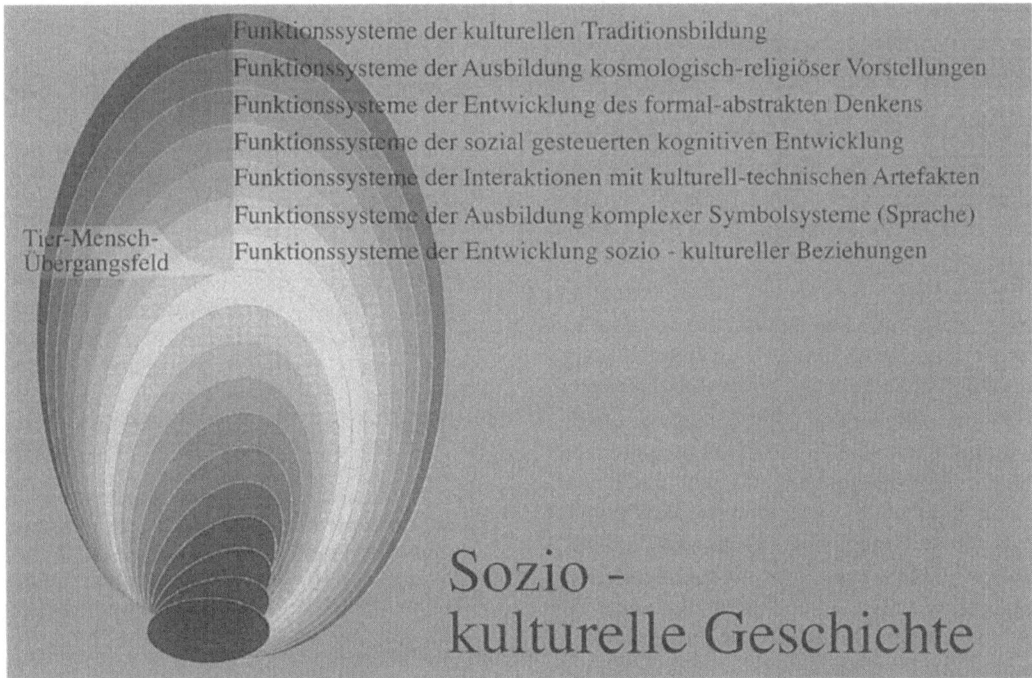

Abb. 6. Soziokulturelle Geschichte. (Aus Duncker 2000b)

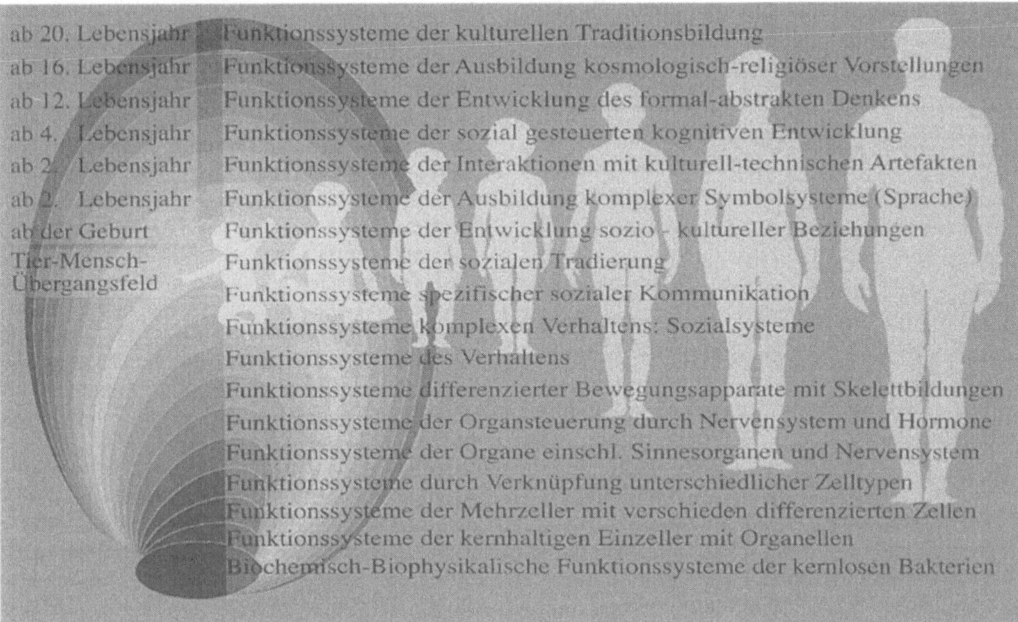

Abb. 7. Altersentwicklung der soziokulturellen Funktionssysteme. (Nach Duncker 2002)

gungsweisen in den ersten 2 Lebensjahrzehnten erworben, solange der Körper wächst. Dieses imitatorische Lernen neuer Bewegungen wurde in der Evolution des modernen Menschen exponentiell erweitert und damit zur Grundlage der funktionellen Differenzierung seines motorischen Systems, die in den einzelnen Kulturgemeinschaften in jeweils kulturspezifischer Weise genutzt wird.

In einer ebenso neuentwickelten Weise werden in jeder Sprachgemeinschaft bei den aufwachsenden Kindern von der Geburt an deren kortikale Wahrnehmungsverarbeitungen zu symbolhaften Repräsentationen kulturspezifisch ausgebildet. Diese kulturelle Prägung der kortikalen Verarbeitungen ermöglichte die Entwicklung einer Kommunikation durch exakt zugeordnete symbolhafte Gesten und Lautäußerungen: Auf dieser kulturell ausgebildeten Parallelisierung von kortikalen Repräsentationen und deren Ausdruck durch symbolhafte Gesten und Lautäußerungen beruht die Entstehung sprachlicher Kommunikation. Die hohe Informationsdichte einer Sprache gestattete in großem Umfang den Austausch der vielschichtigen Wahrnehmungsverarbeitungen, Denkprozesse, Vorstellungen und Einsichten, die sich in einer Sprachgemeinschaft ausbildeten und historisch ansammelten. Erst das Zusammenwirken dieser intensive sprachlichen Kommunikation mit der Vielzahl kulturspezifisch erlernter Bewegungsabläufe zum Werkzeuggebrauch schuf die Voraussetzungen für alle kulturellen Leistungen. Das mit dem hochentwickelten Fühlen und Denken ausgebildete Selbstbewusstsein und das Wissen um andere Selbst und um eine vom Ich unabhängige Welt bestimmen alle Planungen und Durchführungen von Handlungen mit dem für den Menschen so charakteristischen Entstehen von Verantwortungsbewusstsein, Schuldfähigkeit und Hoffnung. So entwickelte jede Sprach- und Kulturgemeinschaft ihre eigene soziokulturelle Geschichte, ihre eigenen Denk- und Glaubensweisen und ihre spezifische Weltinterpretation.

Literatur

Armstrong DF, Stokoe WC, Wilcox SE (1995) Gesture and the nature of language. Cambridge University Press, Cambridge

Birbaumer N, Schmidt RF (1996) Biologische Psychologie, 3. Aufl. Springer, Berlin Heidelberg New York

Bischof N (1996) Das Kraftfeld der Mythen. Piper, München

Deacon TW (1997) The symbolic species. The co-evolution of language and the brain. Norton, New York

Duncker H-R (1998) Evolutionsbiologische Neubewertung der stammesgeschichtlichen Entwicklung des Menschen und seiner Ontogenese. Steiner, Stuttgart

Duncker HR (2000a) Die Kulturfähigkeit des Menschen. Spiegel der Forschung, Wissenschaftsmagazin der J-L-Universität Gießen 17: 22–39

Duncker HR (2000b) The biological fundamentals of human cultural developments and their unique functional integrations. In: Grunwald A, Gutmann M, Neumann-Held EM (eds) On human nature (Wissenschaftsethik und Technikfolgenbeurteilung Bd 15). Springer, Berlin Heidelberg New York, S 53–72

Friederici AD (1999) Sprachrezeption. Enzyklopädie der Psychologie Bd. 2. Hogrefe, Göttingen

Grossberg S, Paine RW (2000) A neural model of cortico-cerebellar interactions during attentive imitation and predictive learning of sequential handwriting movements. Neural Networks 13: 999–1046

Grunwald A (2000) Handeln und Planen. Fink, München

Jones S, Martin R, Pilbeam D (1992) The Cambridge encyclopedia of human evolution. Cambridge University Press, Cambridge

Kolb B, Whishaw IQ (1996) Neuropsychologie, 2. Aufl. Spektrum Akademischer Verlag, Heidelberg

Nicolaisen B (1994) Die Konstruktion der sozialen Welt. Westdeutscher Verlag, Opladen

Taylor C (2002) Die Formen des Religiösen in der Gegenwart. Suhrkamp, Frankfurt

Tomasello M (2002) Die kulturelle Entwicklung des menschlichen Denkens. Suhrkamp, Frankfurt

Trepel M (1999) Neuroanatomie. Struktur und Funktion. 2. Aufl. Urban & Fischer, München

Ulijaszek SJ, Johnston FE, Preece MA (1998) The Cambridge encyclopedia of human growth and development. Cambridge University Press, Cambridge

Valerius KP (1998) Sozialstruktur, Sexualität und Intelligenz in der menschlichen Stammesgeschichte. Tectum, Marburg

Expertenmeinungen Endokrinologie

Steroide fördern Brustkrebs

K. Münstedt, R. von Georgi

MERKE

1. Der ursächliche Einfluss der Steroide im Rahmen des Mammakarzinoms bleibt unklar.
2. Seit einiger Zeit werden Polymorphismen im Zytochrom P450 und die damit verbundenen Veränderungen des Steroidstoffwechsels verdächtig. Diese spielen im Prozess der Tumorinitation und -promotion eine wichtige Rolle.
3. Die entstehenden Metabolite sind möglicherweise auch in den Prozess der Karzinogenese involviert.

Das Mammakarzinom lässt sich bekanntermaßen durch hormonelle und antihormonelle Maßnahmen therapeutisch beeinflussen. Dabei stellt die Steroidhormonrezeptorkombination (ER+PR+, ER+PR-, ER-PR+, ER-PR-) einen wichtigen prädiktiven Faktor hinsichtlich des Ansprechens von endokriner Therapie als auch einen prognostischen Faktor dar (Bastert 1990; Keshgegian u. Cnaan 1996).

Unter dem Oberbegriff der Steroide werden Anabolika, Androgene, Gestagene, Glukokortikoide, Mineralokortikoide und Östrogene zusammengefasst. Im Folgenden soll erläutert werden, ob und in welchem Ausmaß Steroide an der Entstehung von Brustkrebs beteiligt sind.

Glukokortikoide

Zur Karzinogenese der Glukokortikoide gibt es keine Daten. Es werden jedoch schon seit länger Zeit immer wieder Bedenken geäußert, wonach sie das Tumorwachstum beschleunigen (Haid 1981), zu einer vermehrten Häufigkeit von Fernmetastasen führen (Sherlock u. Hartmann 1962), oder das Abtöten von Tumorzellen beeinträchtigen könnten (Powell et al. 1990). Leider fehlen klare Studien, die bestätigen oder widerlegen, dass Glukokortikoide einen negativen Einfluss auf die Tumorprozesse haben. Im Hinblick auf die großzügige Anwendung, z. B. im Bereich der Antiemetikatherapie, erscheinen derartige Studien dringend erforderlich.

Mineralokortikoide

Eine Recherche ergibt keine Hinweise dafür, dass Mineralokortikoide in den Prozess der Karzinogenese beim Mammakarzinom involviert sind.

Anabolika

Auch im Hinblick auf Anabolika liegen in der Literatur keine Erkenntnisse über deren mögliche Bedeutung für den Prozess der Karzinogenese vor.

Androgene

Androgene hingegen werden als potenziell karzinogen betrachtet. Dieser Verdacht leitet sich aus der Beobachtung ab, dass die Brustkrebsinzidenz bei postmenopausalen Frauen mit hohen Androgenspiegel erhöht ist. Prämenopausale Frauen weisen ebenfalls eine erhöhte Mammakarzinominzidenz auf, wenn sie niedrige Progesteronspiegel aufweisen. Auch wurde eine Risikosteigerung bei Frauen beobachtet, die im Rahmen der Therapie von Zysten Androgene erhielten und schließlich unterscheiden sich Japanerinnen, die bekanntermaßen seltener an Mammakarzinomen leiden, von US-Amerikanerinnen durch niedrigere Plasma-Androgen-Spiegel (Xie et al. 1999). In jüngeren tierexperimentellen Untersuchungen wurden synergistische karzinogene Effekte zwischen Östrogen und Androgenen beobachtet (Wong u. Xie 2001), wobei möglicherweise sogar den Androgenen die größere Rolle zukommt (Xie et al. 1999).

Gestagene

Gestagene allein sind im Hinblick auf ihren kanzerogenen Einfluss kaum untersucht. Veränderungen im Verhältnis der beiden Progesteronrezeptoren A und B hingegen könnten im Prozess der Kanzerogenese eine wichtige Rolle spielen (Mote et al. 2002).Auch zeigen Beobachtungen, dass bei gemeinsamer Gabe von Gestagenen mit Östrogenen das Brustkrebsrisiko deutlich steigt (Pike u. Spicer 2000). Im Tierexperiment fand sich bei dieser Kombination eine 9fach erhöhte Proliferationsrate (Raafat et al. 2001), sodass die Kombination von Östrogenen mit Gestagenen bei der Hormonersatztherapie kritisch zu betrachten ist. Epidemiologische Studien zeigen eine Risikoerhöhung durch Gestagene um ca. 30% bei 5-jähriger Einnahme. Im Gegensatz dazu gibt es bei der Einnahme der Pille keine Risikoerhöhung, da gezeigt werden konnte, dass sich die Proliferationsrate des Brustdrüsengewebes unter Pilleneinnahme nicht verändert (Pike u. Spicer 2000).

Östrogene

Verschiedene epidemiologische und experimentelle Analysen legen den Verdacht nahe, dass Östrogene zur Induktion maligner Tumoren führt (Nandi et al. 1995). Zu den epidemiologischen Hinweisen zählen die bekannten Risikofaktoren wie Alter bei Menarche, Alter bei erster Schwangerschaft, Alter bei der Menopause, die Langzeitanwendung oraler Kontrazeptiva und schließlich die Auswirkungen der Hormonersatztherapie. Umgekehrt konnte durch Entfernung der Ovarien sowie der Gabe von Anti-Östrogenen eine Reduktion der Inzidenz von Mammakarzinomen erreicht werden (Xie et al. 1999). Allerdings scheint die Inzidenz keiner einfachen Dosis-Wirkungs-Beziehung zu unterliegen, denn eine kurzfristige, hochdosierte Gabe von Östrogen und Progesteron, die Serumkonzentrationen erreicht, die in etwa der Schwangerschaft entsprechen, ergab in tierexperimentellen Untersuchungen einen protektiven Effekt (Rajkumar et al. 2001; Guzman et al. 1999).

Zusammenfassung

Der ursächliche Einfluss der Steroide im Rahmen der Entstehung des Mammakarzinoms bleibt unklar. Seit einiger Zeit werden auch Polymorphismen im Zytochrome P450 (P450) und die damit verbundenen Veränderungen des Steroidstoffwechsels verdächtigt, im Prozess der Tumorinitiation und -promotion eine wichtige Rolle zu spielen (Friedberg 2001). Die entstehenden Metabolite, über die heute nur wenig bekannt ist, sind möglicherweise auch in den Prozess der Karzinogenese involviert (Lippert et al. 2000), sodass, wie beim Ovarialkarzinom, von einem mulfifaktoriellen Modell auszugehen ist (von Georgi u. Münstedt 2002). Wahrscheinlich sind die protektiven Effekte, die z. B. Omega-3-Fettsäuren und Lignane auf die Brustkrebsentstehung haben, in der Beeinflussung dieses Steroidstoffwechsels begründet (Lord et al. 2002).

Literatur

Bastert G (1990) Malignome der Mamma. In: Schmidt-Mathiesen H (Hrsg) Klinik der Frauenheilkunde und Geburtshilfe, vol 12. Spezielle gynäkologische Onkologie II. Urban & Schwarzenberg, München, S 173

Flototto T, Djahansouzi S, Glaser M, Hanstein B, Niederacher D, Brumm C, Beckmann MW (2001) Hormones and hormone antagonists: mechanisms of action in carcinogenesis of endometrial and breast cancer. Horm Metab Res 33: 451–457

Friedberg T (2001) Cytochrome P450 polymorphisms as risk factors for steroid hormone-related cancers. Am J Pharmacogenomics 10: 83–91

Haid M (1981) Steroid antiemesis may be harmful. N Engl J Med 304: 1237

Keshgegian AA, Cnaan A (1996) Estrogen receptor-negative, progesterone receptor-positive breast karzinoma: poor clinical outcome. Arch Pathol Lab Med 120: 970–973

Liehr JG (2001) Genotoxicity of the steroidal oestrogens oestrone and oestradiol: possible mechanism of uterine and mammary cancer development. Hum Reprod Update 7: 273–281

Lippert TH, Seeger H, Mueck AO (2000) The impact of endogenous estradiol metabolites on carcinogenesis. Steroids 65: 357–369

Lord RS, Bongiovanni B, Bralley JA (2002) Estrogen metabolites and the diet-cancer connection: rationale for asessing the ratio of urinary hydroxylated estrogen metabolites. Altern Med Rev 7: 112–129

Massobrio M, Migliardi M, Cassoni P, Menzaghi C, Revelli A, Cenderelli G (1994) Steroid gradients across the cancerous breast: an index of altered steroid metabolism in breast cancer? J Steroid Biochem Mol Biol 51: 175–181

Mote PA, Bartow S, Tran N, Clarke CL (2002) Loss of co-ordinate expression of progesterone receptors A and B is an early event in breast carcinogenesis. Breast Cancer Res Treat 72: 163–172

Nandi S, Guzma RC, Yang J (1995) Hormones and mammary carcinogenesis in mice, rats, and humans: a unifying hypothesis. Proc Natl Acad Sci USA 92: 3650–3657

Pike MC, Spicer DV (2000) Hormonal contraception and chemoprevention of female cancers. Endocr Relat Cancer 7: 73–83

Powell CB, Mutch DG, Kao M-S, Wen-Yun J, Perry DL, Westphale E, Collins (1990) Dexamethasone used as an antiemetic in chemotherapy protocols inhibits natural cytotoxic (NC) cell activity. Cancer 65: 466–472

Raafat AM, Hofseth LJ, Haslam SZ (2001) Proliferative effects of combination estrogen and progesterone replacement therapy on the normal postmenopausal mammary gland in a murine model. Am J Obstet Gynecol 184: 340–349

Rajkumar L, Guzman RC, Yang J, Thordarson G, Talamantes F, Nandi S (2001) Short-term exposure to pregnancy levels of estrogen prevents mammary carcinogenesis. Proc Natl Acad Sci USA 98: 11755–11759

Schneider HP, Jackisch C (1998) Potential benefits of estrogens and progestogens on breast cancer. Int J Fertil Womens Med 43: 278–285

Sherlock M, Hartmann WH (1962) Adrenal steroids and the pattern of metastases of breast cancer. J Am Med Assoc (JAMA) 181: 313–317

Tesarik J, Garrigosa L, Mendoza C (1999) Estradiol modulates breast cancer cell apoptosis: a novel nongenomic steroid action relevant to carcinogenesis. Steroids 64: 22–27

Von Georgi R, Münstedt K (2002) Ein multifaktorielles Modell zur Entstehung des Ovarialkarzinoms. Geburtsh Frauenheilkd 62: 1053–1059

Wong YC, Xie B (2001) The role of androgens in mammary carcinogenesis. Ital J Anat Embryol 106 (2) [suppl 1]:111–125

Erhöhen orale Antidiabetika die Schwangerschaftsrate?

K. Rudolf

MERKE

1. Etwa 4–6% der Frauen im fertilen Alter leiden am Syndrom Polyzystischer Ovarien (PCOS), das in 50 bis 70% mit Insuslinresistenz, Hyperandrogenämie, Hyperinsulinämie und Glukoseintoleranz unterschiedlichem Ausmaßes vergesellschaftet ist, die über multiple Mechanismen zu einer gestörten Ovarialfunktion führen.
2. Orale Antidiabetika – am besten wurde bisher Metformin untersucht – verbessern die Gewebsempfindlichkeit gegenüber Insulin und normalisieren die Insulinspiegel; beim PCOS geht dies mit einer Reduktion der primär erhöhten LH-Spiegel und der vermehrten ovariellen Androgenproduktion einher.
3. Orale Antidiabetika ermöglichen somit durch Behebung der Insulinresistenz und deren Folgeerscheinungen am Ovar das Ingangkommen spontaner oder nach ovarieller Stimulation induzierter Ovulationen und führen hierdurch zu höheren Schwangerschaftsraten als bei Nichtbehandelten.

Die heterogene Gruppe polyzystischer Ovarien (PCO) ist durch chronische Anovulation und Hyperandrogenämie charakterisiert. Etwa 5–10% der Frauen im reproduktiven Alter sind hiervon betroffen [5]. Die Ätiologie dieser Störung ist nach wie vor unbekannt [2]. Bei Sterilitätspatientinnen mit ovariell bedingter Sterilität liegen in etwa 75% der Fälle polyzystische Ovarien vor, als deren Folge eine Anovulation resultiert.

Die genetischen Veränderungen, die polyzystischen Ovarien zugrunde liegen, sind bisher nicht bekannt. Fest steht jedoch, daß der Insulinresistenz mit nachfolgender Hyperinsulinämie pathophysiologische Bedeutung für die Entstehung der Hyperandrogenämie zukommt. Die Ausbildung einer Insulinresistenz, die aufgrund der reduzierten Empfindlichkeit der Organe Insulin gegenüber entsteht, wird in erster Linie bei übergewichtigen Patientinnen mit polyzystischen Ovarien nachgewiesen, tritt aber auch bei normalgewichtigen Frauen mit PCO auf [3].

Für die endokrinen Veränderungen bei Frauen mit polyzystischen Ovarien besitzt die Hyperinsulinämie kausale Bedeutung. Außer der erhöhten ovariellen Androgen-Biosynthese erfolgt über eine Reduktion der SHBG-Synthese in der Leber eine Zunahme des Anteils biologisch freier Androgene. Kontrovers wird diskutiert, ob die Hyperandrogenämie direkt zu einer Beeinflussung von Hyperthalamus und/oder Hypophyse führt und hierdurch für die chronisch erhöhten LH-Spiegel beim PCO verantwortlich ist, durch die letztlich die Androgenbildung in den Theca-Zellen der Ovarien wiederum stimuliert wird. So könnten neben anderen, hier nicht zu diskutierenden Faktoren, die erhöhten Androgenspiegel selbst für eine Irritation des hypothalamischen GnRH-Puls-Generators verantwortlich sein, als dessen Folge eine verstärkte GnRH-Sekretion mit nachfolgend LH-Sekretion und gestörter LH/FSH-Relation entsteht. Weitere Effekte der Hyperinsulinämie könnten sich direkt auf die Follikelbildung erstrecken.

Außer der Beeinflussung der Fertilität bei Frauen mit PCO und Hyperinsulinämie ist langfristig mit einem erhöhten Risiko für die Ausbildung eines Diabetes mellitus Typ II, einer Dyslipoprotenämie, kardiovaskulärer Erkrankungen sowie hormonabhängiger neoplastischer Veränderungen rechnen [6].

Der Einsatz von Medikamenten mit follikelstimulierender Wirkung, wie Clomifen oder Gonadotropinen, führt bei polyzystischen Ovarien oft zu einer inadäquaten Reaktion, die sich einerseits als eine unzureichende Follikelstimulation oder andererseits als Überstimulation manifestieren kann. Der therapeutische Einsatz von Antidiabetika beim PCO erfolgt vor dem Hintergrund der zentralen Rolle der Insulinresistenz und der Hyperinsulinämie mit deren Folgen. Durch orale Antidiabetika, am besten untersucht ist bisher Metformin [7, 8], wird die Insulinempfindlichkeit der Gewebe erhöht und damit die Insulinresistenz behoben. Hierdurch resultiert eine Normalisierung der Glukoseaufnahme und Utilisation in den peripheren Geweben [4]. Die gestörten endokrinen Veränderungen, wie erhöhter LH-Spiegel und Hyperandrogenämie normalisieren sich, sodass die Ovarialfunktion nunmehr wieder ungestört ablaufen kann [6].

Die empfohlenen Dosen werden unterschiedlich hoch angegeben. 3-mal 500 mg Metformin reichen im Allgemeinen zur Behebung der Insulinresistenz aus. Nebenwirkungen, wie in erster Linie Übelkeit und Erbrechen sowie Diarrhö treten vornehmlich in den ersten beiden Wochen der Anwendung auf und sistieren dann wieder.

Die Ergebnisse von 30 publizierten Studien zum Einsatz von Metformin lassen sich wie folgt zusammenfassen [1]:

Nach einer Behandlungsdauer von 3–6 Monaten mit Metformin treten bei Frauen mit PCO, Zyklusstörungen und Anovulation in 60% reguläre Zyklen mit Ovulationen auf. Daten über die Häufigkeit des Auftretens von Schwangerschaften liegen für diese Frauen nicht vor. Die Behandlung mit Metformin in Verbindung mit Clomifen führt nach 8- bis 9-monatiger Therapie in bei etwa 66% zur Ovulation mit nachfolgenden Schwangerschaften in 34%. Diese Befunde wurden in erster Linie an Frauen mit Übergewicht und polyzystischen Ovarien erhoben. Bislang existieren keine ausreichenden Daten, um einen Nutzen von Metformin bei normalgewichtigen PCO-Patientinnen nachzuweisen.

Für den zusätzlichen Einsatz von Metformin bei IVF-Zyklen (Stimulation mit FSH) liegen bisher noch unzureichende Daten vor. Es könnte zu einer Reduktion multifollikulärer Reaktionen und damit einer Vermeidung ovarieller Überstimulationen kommen. Einzelbeobachtungen geben auch Anlass zu der Annahme, dass Metformin bei der IVF-Behandlung zu höheren klinischen Schwangerschaftsraten führt.

Zusammengefasst lässt sich feststellen, dass sowohl vom theoretischen Ansatz her als auch aufgrund des vorliegenden geringen Datenmaterials bei Patientinnen mit polyzystischen Ovarien und Hyperinsulinämie die Anwendung des oralen Antidiabetikums Metformin geeignet erscheint, die Insulinresistenz und deren endokrine Folgen zu durchbrechen, sodass nachfolgend eine Normalisierung des Zyklusgeschehens und das Auftreten von Ovulationen erfolgen kann.

Sowohl bei Clomifen-resistenten als auch mit Clomifen-stimulierbaren Patientinnen mit PCO kann durch die zusätzliche Metformingabe die Ovulations- und Schwangerschaftsrate erhöht werden. Auch bei der IVF-Behandlung ist durch Metformin für Frauen mit PCO und Insulinresistenz ein Benefit zu erwarten. Eine generelle Anwendung von Metformin bei PCO- Patientinnen und Kinderwunsch sollte trotz der anzunehmenden Vorteile bis zum Vorliegen aussagekräftiger randomisierter Studien nicht erfolgen.

Literatur

1. Costello MF, Eden JA (2003) A systematic review of the reproductive system effects of metformin in patients with polycystic ovary syndrome. Fertil Steril 79: 1–13
2. Dunaif A (1997) Insulin resistance and the polycycstic ovary syndrome: mechanism and implications for pathogenesis. Endocr Rev 18:774–800
3. Dunaif A (1994) Molecular mechanisms of insulin resistance in the polycystic ovary syndrome. Semin Reprod Endrocrinol 12:15–20
4. Dunn CJ, Peters DH (1995) Metformin: a review of its pharmacological properties and therapeutic uses in non-insulin dependent diabetes. Drugs 49:721–749
5. Frank S (1995) Polycystic ovary syndrome. N Engl J Med 333: 853–861
6. Futterweit W (1999) Polycystic ovary syndrome: clinical perspectives and management. Obstet Gynaecol Surv 54: 403–413
7. Nestler JE, StovallD, Akhter N, Iuorno MJ, Jakubowicz MJ (2002) Strategies for the use of insulin-sensitizing drugs to teat infertility in women with polycystic ovary syndrome. Fertil Steril 77: 2090–2015
8. Seli E, Duleba AJ (2002) Optimizing ovulation induction in women with polycystic ovary syndrome. Curr Opin Obstet Gynaecol 14: 245–254

Hormone beim Jetlag: Die Beurteilung von Melatonin

A.O. Mück, C. Bartsch

MERKE

Bislang ist nur für *Melatonin* eine Wirkung hinsichtlich der Verminderung eines Jetlags nachgewiesen:

1. Nach einer Reise über 5 oder mehr Zeitzonen kann die Einnahme von Melatonin (0,5–5 mg) zur Zeit des Schlafengehens am Zielort den Jetlag vermindern.
2. Die Wirkung ist umso besser, je mehr Zeitzonen während des Flugs überstrichen wurden.
3. Bessere Wirkungen werden bei Flügen in östlicher als in westlicher Richtung erzielt, was sich aus der Interaktion zwischen exogenem und dem mit dem Kerntemperaturrhythmus in tagesperiodischer Phasenbeziehung stehendem endogenem Melatonin erklärt.
4. Die Wirkung gilt nach 9 von 10 kontrollierten Studien als gesichert. Es fehlen jedoch systematische Dosis-Wirkungs-Kurven; unsicher ist des Weiteren die Bioverfügbarkeit der bislang in Deutschland nicht eingeführten unterschiedlich galenisch aufbereiteten Präparate.
5. Das Nutzen-Risiko-Profil jeglicher Form der Melatoninanwendung ist unzureichend geklärt. Daher wird derzeit von einer Einnahme abgeraten, obwohl eine große therapeutische Breite sehr wahrscheinlich ist.

Seit ca. 20 Jahren wird von Transatlantik- als auch von anderen Fernreisenden bei Flügen entlang der Breitengrade Melatonin in der Form einer Selbstmedikation verwendet, um den sog. „Jetlag" zu mindern. Bei derartigen Flügen ist eine Neueinstellung tagesperiodischer Körperprozesse an die neue Zeitzone erforderlich. Bis dieser Anpassungsvorgang vollständig erfolgt ist, zeigt der Reisende die Jetlagsymptomatik, die mit Müdigkeit, Erregbarkeit sowie Störungen verschiedener vegetativer Funktionen verbunden ist.

Im Gegensatz zu anderen, insbesondere in der Laienpresse angepriesenen Wirkpotenzialen wie Anwendung zur Karzinomprophylaxe und -therapie, Verbesserung der sexuellen Vitalität oder Einsatz als „Anti-aging-Hormon" gilt bei korrekter Einnahme von Melatonin die Wirkung beim Jetlag bzw. die Schlafinduktion durch die positiven Ergebnisse in mindestens 8 von 9 prospektiv, randomisiert doppelblind placebokontrolliert durchgeführten klinischen Studien als erwiesen. Auch die Wirkmechanismen konnten in umfangreicher experimenteller Forschung weitgehend geklärt werden. Melatonin ist jedoch als Arzneimittel in Deutschland nicht zugelassen und ist auch hinsichtlich dieser Indikation eher kritisch zu beurteilen.

Physiologische Grundlagen für eine Jetlag-mindernde Wirkung des Melatonins

Das Melatonin ist das Haupthormon der Zirbeldrüse. Es leitet sich von der Aminosäure Tryptophan ab; in seiner Bildung wird Melatonin im Wesentlichen durch den Nucleus suprachiasmaticus (NSC) im Hypothalamus gesteuert. Dabei erreichen efferente Bahnen, welche vom oberen Halsganglion ausgehen, das Pinealorgan in der Form postganglionärer sympathischer Fasern und erhöhen die Aktivität der Arylalkylamin-N-Acetyltransferase (früher Serotonin-N-Acetyltransferase), Schrittmacherenzym der Melatoninbiosynthese (Reiter 1988). Dadurch kommt es bei allen Säugetieren zu einem nächtlichen Sekretionsschub des Melatonins.

Der NSC ist der Sitz der zentralen inneren Uhr, welche eine endogene Oszillation von 23,5–24,5 h besitzt, und dem Melatonin in Abwesenheit afferenter synchronisierender Signale einen „freilaufenden" zirkadianen Rhythmus verleiht, der nicht mit dem natürlichen Tag-Nacht-Wechsel übereinstimmt (Moore u. Klein 1974). Das wichtigste Synchronisationssignal des NSC ist Licht, welches retinal über die Ganglionzellen wahrgenommen wird und dann über die Fasern des sog. retinohypothalamischen an den NSC weitergeleitet werden, wodurch nicht nur dieser, sondern auch der Melatoninrhythmus, präzise auf den exogenen Tag-Nacht-Wechsel synchronisiert wird (Abb. 1).

Die zentrale biologische Funktion des Melatonins besteht nach heutiger Sicht darin, als chemisches Signal der Dunkelheit zu fungieren, welches aufgrund seiner Sekretion in den Blutstrom und seiner lipophilen chemischen Natur praktisch alle Kompartimente des Körpers erreicht und auf diese Weise zentrale sowie periphere tagesperiodische Prozesse beeinflussen kann (Arendt 1988). Im zentralen Bereich sind die Steuerung des Schlaf-Wach-Rhythmus sowie der Körperkerntemperatur besonders erwähnenswert. Melatonin wirkt schlafauslösend und senkt die Körperkerntemperatur.

Außerdem beeinflusst Melatonin die tagesperiodische Oszillation des NSC. Dies bedeutet, dass Melatonin das Hauptsteuerelement seiner eigenen Bildung, nämlich den NSC, seinerseits reguliert, wodurch es seine eigene tagesperiodische Oszillation stabilisiert wird. Die Tatsache einer doppelten Synchronisation des NSC durch sowohl Licht also auch durch Melatonin (als chemischem Signal der Dunkelheit) unterstreicht die hohe physiologische Bedeutung des NSC für den Organismus. Die Wirkung von sowohl Licht als auch Melatonin auf die Oszillation des NSC hängt entscheidend vom Zeitpunkt der Verabreichung dieser Signale ab und

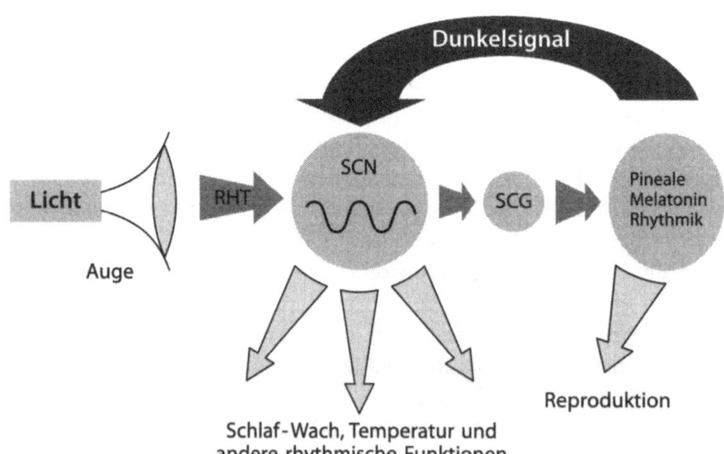

Abb. 1. Kontrolle der Biosynthese des Melatonins durch die zentrale innere Uhr im SCN sowie seine Rückkopplung zum SCN. *SCN* Nucleus suprachiasmaticus, *SCG* superiores zervikales Ganglion, *RHT* retinohypothalamischer Trakt

wird durch eine sog. „Phase-response-Kurve" charakterisiert (Levy et al. 1992): z. B. wird die Applikation von Melatonin am späten Nachmittag zu einem einstündigen Phasenvorlauf des endogenen Melatoninrhythmus, während eine Gabe am Morgen eine etwa einstündige Phasenverzögerung bewirkt.

Die Tatsache, dass exogenes Melatonin den Melatoninrhythmus und damit die Oszillation der zentralen Inneren Uhr im NSC gemäß der genannten „Phase-response-Beziehung" zu beeinflussen vermag, ist die wissenschaftliche Grundlage für eine positive Wirkung des Zirbeldrüsenhormons auf erzwungene Phasenverschiebungen des Organismus durch z. B. Schichtarbeit oder eben auch durch Jetlag.

Untersuchungen zur Jetlag-vermindernden Wirkung des Melatonins

Erste Untersuchungen zur Wirkung des Melatonins hinsichtlich einer Verminderung des „Jetlags" erfolgten in Selbstmedikation jener Forscher, die sich mit dem Melatonin und seiner Wirkung auf die Tagesperiodik des Körpers beschäftigten. Basierend auf die dabei gewonnenen positiven Erfahrungen initiierte Josephine Arendt in der 2. Hälfte der 80er Jahre zwei erste doppelt-verblindete Studien. Bei der einen Untersuchung erfolgte ein Flug in östlicher Richtung von San Franzisko bzw. Los Angeles nach London über acht Zeitzonen, wobei 17 Probanden untersucht wurden (Arendt 1987). Bei der anderen Untersuchung wurden 52 Probanden auf dem Flug von London nach Neuseeland sowie rückwärtig untersucht (Arendt u. Aldhous 1988). In beiden Fällen wurde zur Bestimmung des Jetlags eine subjektive visuelle Analogskala verwendet, mit Hilfe derer sich die Probanden selbst bewerten konnten. In beiden Fällen konnte eine Verminderung des Jetlags beobachtet werden, dies galt für die 2. Studie für beide Flugrichtungen.

Petrie et al. (1989) untersuchten dann die Wirkung des Melatonins bei 20 Probanden beim Flug über 12 Zeitzonen von Neuseeland nach London und 3 Wochen danach in umgekehrter Richtung. Auch bei dieser doppelt verblindeten Studie wurde eine Linderung des Jetlags (gemessen anhand einer subjektiven Analogskala) unter Melatonin gegenüber Placebo beobachtet. Im Jahr 1991 veröffentlichten Nickelsen und Kollegen eine Untersuchung, in der Melatonin 36 Probanden verabreicht wurde, die von Frankfurt nach den USA flogen und zwei Wochen später wiederum zurückkehrten. Claustrat et al. (1992) untersuchten bei 30 Probanden die Wirkung von Melatonin bei einem Flug von Nordamerika nach Frankreich. In den beiden genannten Studien zeigte Melatonin einen hemmenden Effekt auf die subjektiv abgeschätzte Jetlag-Symptomatik. Petrie et al. (1993) testeten die Wirkung des Zirbeldrüsenhormons bei der Besatzung von Flugzeugen auf dem Rückweg nach Neuseeland von London über Los Angeles und erzielten damit positive Resultate.

Spitzer et al. (1998) prüften die Wirkung von Melatonin auf Jetlag bei 257 Freiwilligen, die über sechs Zeitzonen in östlicher Richtung den Atlantik überquerten und konnten keine Wirkung erzielen, höchstwahrscheinlich deshalb, weil die Reisenden ursprünglich von Europa her kommend noch nicht genügend an die Umgebungsbedingungen des Abflugsortes adjustiert gewesen waren. Suhner et al. führten 2 Transatlantikstudien in östlicher Richtung durch, zunächst an 160 Freiwilligen (1988), wobei Melatonin die selbst abgeschätzte Schlafqualität erhöhte, die Schlaflatenz verkürzte und die Müdigkeit während des Tages herabsetzte. In einer Folgestudie an 320 Freiwilligen verglichen Suhner et al. (1998) verschiedene Melatoninpräparationen (0.5 oder 5 mg *fast release* oder 2 mg *slow release*).

Neben diesen Untersuchungen wurde eine Reihe weiterer Studien durchgeführt, welche aber gemäß der jüngsten Evaluierung der einschlägigen Studien von Herxheimer und Petrie (2002) keiner kritischen Betrachtung standhalten und deshalb auch hier nicht erwähnt seien. Danach genügten die neun oben genannten Studien strengen Begutachtungskriterien und erlaubten eine zusammenfassende Bewertung der möglichen Jetlag-vermindernden Wirkung des Melatonins. Es zeigte sich bei 8 Studien (ausgenommen jener von Spitzer et al. 1998), dass Melatonin bei Reisen über 5 oder mehr Zeitzonen einen Jetlag-vermindernden Effekt unterschiedlichen Grades zeigt.

Basierend auf den beschriebenen theoretischen Grundlagen zur Wirkung des Melatonins sowie gemäss der Meinung einiger Experimentatoren gibt es Hinweise darauf, dass Melatonin den Jetlag bei Flügen in östlicher Richtung besser zu beheben vermag als in umgekehrter Richtung, ein diesbezüglich gesicherter Nachweis steht jedoch noch aus (Tabelle 1).

Praktische Empfehlungen und Schlussfolgerungen

Soweit eine Selbstmedikation mit der bestehenden Unsicherheit nicht zugelassener wirksamer Substanzen durchgeführt wird, lassen sich aus den vorliegenden Studien einige wichtige praktische Empfehlungen ableiten. Die verwendeten Melatonindosen lagen im Bereich von 0,5–5 mg mit im Allgemeinen vergleichbarer Wirkung, d. h. Dosis-Wirkungs-Beziehungen sind aus den zitierten Studien nicht zu entnehmen. Die für die meisten Erwachsenen zutreffende optimale Dosis dürfte im Bereich von 2–3 mg liegen, wobei unerwünschte hypnotische Effekte kaum auftreten. Bezüglich des zeitlichen Einnahmeschemas besteht der Konsens, dass Melatonin nach der Ankunft am Zielort für zwei bis fünf Tage z. Z. des Schlafengehens genommen werden sollte. Entgegen ursprünglicher Annahmen erscheint eine Einnahme von Melatonin *vor* Beginn der Reise *bei Flügen in östlicher Richtung nicht* von besonderem Vorteil zu sein (Arendt et al. 1987).

Hinsichtlich der Verträglichkeit kann gesagt werden, dass die kurzzeitige Verwendung von Melatonin zur Verminderung des Jetlags bei Erwachsenen ohne besondere Nebenwirkungen sein dürfte. Es sollte allerdings darauf geachtet werden, dass es tatsächlich zur richtigen Tageszeit genommen wird, da es andernfalls aufgrund der Schlafauslösenden Wirkung des Melatonins (Zhadanova et al. 1997) zu unerwünschter Schläfrigkeit kommen kann, im Fall der Piloten mit möglichen fatalen Folgen. Epileptiker sollten Melatonin meiden. Vorsicht ist auch geboten, wenn Antikoagulanzien eingenommen werden.

Da zu Melatonin immer noch klinisch-pharmakologische Daten fehlen, wären dringend weitere Studien erforderlich, um Melatonin zur Minderung des Jetlags sicher einsetzen zu können. Die Realisierung derartiger Studien gestaltet sich allerdings als schwierig, da es sich beim Melatonin um eine nicht patentierbare Substanz handelt, sodass die dafür erforderlichen finanziellen Investitionen sich offensichtlich für pharmazeutische Unternehmen nicht amortisieren. Bemühungen, z. B. retardierbare Verabreichungen zu entwickeln, die patentiert werden könnten, sind bislang gescheitert. In jüngster Zeit gibt es allerdings Hinweise darauf, dass synthetische Melatoninanaloga, z. B. der Firma Lilly eine Jetlag-vermindernde Wirkung haben (Nickelsen et al. 2002) könnten. Es ist denkbar, dass mit diesen Präparaten und den entsprechend durchgeführten klinischen Prüfungen in Zukunft neue Medikamente auf Basis von Melatoninwirkungen zur Behebung des Jetlags zur Verfügung stehen können.

Zusammenfassend kann die Wirkung von Melatonin zur Minderung des Jetlags als gesichert gelten; Unwirksamkeit in Studien sind vermutlich durch individuelle Konstellationen bzw. bei kurzfristig mehrfachen Fernreisen durch eine zu kurze Anpassung an die Umgebung des Abflugsortes begründet. Dennoch gibt es klinisch-pharmakologische Bedenken, die z. T. im Ausland frei verkäufliche Substanz für diese oder auch andere angepriesene Indikationen zu empfehlen. Es liegen keine systematische Dosis-Wirkungs-Untersuchungen vor, die Bioverfügbarkeit der galenisch unterschiedlich aufbereiteten Präparate ist unsicher bzw. nicht untersucht, insgesamt ist das Nutzen/Risiko Profil unzureichend geklärt (Lippert u. Mueck

Tabelle 1. Doppelblinde placebokontrollierte Studien zum Nachweis einer Wirkung des Melatonins hinsichtlich einer Verminderung des „Jetlags“

Studie	Verwendete Methode	Probanden/ Art des Flugs	Melatoningabe	Messparameter	Globale Jetlagbestimmug gemäß der visuellen Analogskala (VAS): Unterschiede zwischen Melatonin und Placebo
Arendt et al. 1987	Doppelblind, placebokontrolliert	n = 17, von Kalifornien nach London in östlicher Richtung	5 mg um 18 Uhr am Abflugtag und 2 Tage zuvor sowie nach Ankunft um 22–24 Uhr	Aktigrafie, orale Temperatur, subjektive Abschätzung der Stimmung sowie des Jetlags, Bestimmung von Melatonin und Kortisolmetaboliten im Urin	−45,6
Arendt u. Aldous 1988	Doppelblind und crossover, placebokontrolliert	n = 61 (davon 52 in beiden Richtungen) von Großbritannien nach Australien/ Neuseeeland	5 mg oder Placebo. *Östlich:* 2 Tage vor dem Abflug um 2 Uhr und 4 Tage am Zielort zur Schlafengehenszeit. *Westlich:* 4 Tage am Zielort zur Schlafengehenszeit	Subjektive Abschätzung des Jetlags (VAS-Methode)	−22,6
Petrie et al. 1989	Doppelblind und crossover, placebokontrolliert	n = 20, von Neuseelandnach London in östlicher Richtung und nach 3 Wochen zurück	5 mg oder Placebo randomisiert in östlicher oder in westlicher Richtung). Um 10–12 Uhr für 3 Tage vor dem Abflug/am Abflugstag und um 22–24 Uhr für 3 Tage am Zielort	Subjektive Abschätzung des Jetlags (Analogskala)	−20,9
Nickelsen et al. 1991	Doppelblind, placebokontrolliert	n = 36, von Deutschland nach den USA und nach 2 Wochen zurück	5 mg oder Placebo. *Westlich*: nach der Ankunft für 7 Tage zur Schlafengehenszeit, *östlich:* nach der Ankunft für 5 Tage zum Schlafengehen	subjektive Abschätzung der eigenen Schläfrigkeit (Stanford-Methode); Aufzeichnung des Ruhe-/ Aktivitätsschemas	−14

Tabelle 1. Doppelblinde placebokontrollierte Studien zum Nachweis einer Wirkung des Melatonins hinsichtlich einer Verminderung des „Jetlags" (Fortsetzung)

Studie	Verwendete Methode	Probanden/ Art des Flugs	Melatoningabe	Messparameter	Globale Jetlagbestimmug gemäß der visuellen Analogskala (VAS): Unterschiede zwischen Melatonin und Placebo
Claustrat et al. 1992	Doppelblind, placebokontrolliert	n = 30, von Nordamerika nach Frankreich	8 mg oder Placebo am Abflugstag sowie 3 Tage nach der Ankunft zur Schlafengehenszeit	Aufzeichnung der Schläfrigkeit, Stimmung, des Schlafs, der Arbeitseffizienz u. a. Parameter	–19,7
Petrie et al. 1993	Doppelblind, placebokontrolliert	n = 52 (Flugpersonal) von London über Kalifornien nach Neuseeland	5 mg oder Placebo, 3 unterschiedliche Zeitschemata	Subjektive Abschätzung des Jetlags (VAS), Stanford-Schläfrigkeitsskala (SSS),Bestimmung der Stimmungsschwankungen	Trend zur Minderung des Jetlags
Suhner et al. 1998	Doppelblind mit Computerrandomisierung placebokontrolliert	n = 160, Flüge in östlicher Richtung von Amerika nach der Schweiz über 6–9 Zeitzonen	10 mg allein oder mit 10 mg Zolpidem, verglichen mit 10 mg Zolpidem oder mit Placebo, 17–21 Uhr am Abflugstag und dann 4 Tage nach der Ankunft zur Schlafengehenszeit	Bestimmung der Schlafqualität sowie der Stimmungsschwankungen, Feststellung der subjektiven Jetlagsymptomatik	Gute Wirkung (andere Messmethode verwendet)
Suhner et al. 1998	Doppelblind, placebokontrolliert	n = 320, Flüge in östlicher Richtung über 6 Zeitzonen	0,5 bzw. 5 mg oder 2 mg *s low-release* nach der Ankunft für 4 Tage zur Schlafengehenszeit	Bestimmung der Schlafqualität sowie der Schläfrigkeit während des Tages (Karolinska-Skala) anhand von Fragebögen	Ähnlich positive Wirkungen bei allen Dosen? (andere Messmethode verwendet)
Spitzer et al. 1999	Doppelblind, placebokontrolliert	n = 257, Flug in östlicher Richtung über 6 Zeitzonen	5 oder 0,5 mg am Abflugstag zur Schlafengehenszeit bzw. am frühen Abend sowie 5 Tage nach der Ankunft	Bestimmung der Jetlagsymptomatik gemäß der Columbia-Jetlagskala	Keine Wirkung auf den Jetlag (andere Messmethode verwendet)

1998). Daher wird derzeit von einer Einnahme außerhalb kontrollierter Studien ausdrücklich abgeraten, obwohl eine große therapeutische Breite sehr wahrscheinlich ist.

Literatur

Arendt J (1988) Melatonin and the human circadian system. In: Miles A, Philbrick DRS, Thompson C (eds) Melatonin - clinical perspectives. Oxford Medical Publications, Oxford. pp 43–61

Arendt J (1995) Light-dark control of melatonin synthesis. In: Arendt J (ed) Melatonin and the mammalian pineal gland. Chapman & Hall, London, pp 66–109

Arendt J, Aldhous M (1988) Further evaluation of the treatment of jet lag by melatonin: a double blind crossover study. Ann Rev Chronopharmacol 5: 53–55

Arendt J, Aldous M, English J, Marks V, Arendt JH, Marks M, Folkard S (1987) Some effects of jet-lag and their alleviation by melatonin. Ergonomics 30: 1379–1393

Claustrat B, Brun J, David M, Sassolas G, Chazot G (1992) Melatonin and jet-lag: confirmatory result using a simplified protocol. Biol Psychiat 32: 705–711

Edwards BJ, Atkinson G, Waterhouse J, Reilly T, Godfrey R, Budgett R (2000) Use of melatonin in recovery from jet-lag following an eastward flight across 10 time-zones. Ergonomics 43: 1501–1513

Herxheimer A, Petrie KJ (2002) Melatonin for preventing and treating jet lag. Cochrane Data Syst Rev CD001520

Lewy AJ, Ahmed S, Jackson JM, Sack RK (1992) Melatonin shifts human circadian rhythms according to a phase response curve. Chronobiol Int 9: 380–392

Lippert TH, Mueck AO (1998) Traum und Realität in der Melatoninforschung. Dtsch Ärztebl 95: A-1791–1793; Leserbriefe, Diskussion und Schlusswort. Dtsch Ärztebl 1999; 96: B-43

Moore RY, Klein DC (1974) Visual pathways and the central neural control of a circadian rhythm in pineal serotonin N-acetyltransferase. Brain Res 71: 17–33

Nickelsen T, Lang A, Bergau L (1991) The effect of 6-, 9- and 11-hour time shifts on circadian rhythms: adaptation of sleep parameters and hormonal patterns following the intake of melatonin or placebo. In: Arendt J, Pevet P (eds) Advances in pineal research, vol 5. Libbey, pp 303–306

Nickelsen T, Samel A, Vejvoda M, Wenzel J, Smith B, Gerzer R (2002) Chronobiotic effects of melatonin agonist LY 156735 following a simulated time shift: results of a placebo-controlled trial. Chronobiol Int 19: 915–936

Petrie K, Conaglen JV, Thompson L, Chamberlain K (1989) Effect of melatonin on jet lag after long haul flights. British Med J 298: 705–707

Petrie K, Dawson AG, Thompson L, Brook R (1993) A double-blind trial of melatonin as a treatment for jet lag in international cabin crew. Biol Psychiat 33: 526–530

Reiter RJ (1988) Neuroendocrinology of melatonin. In: Miles A, Philbrick DRS, Thompson C (eds) Melatonin - clinical perspectives. Oxford Medical Publications, Oxford, pp 1–42

Spitzer RL, Terman M, Williams JB, Terman JS, Malt UF, Singer F, Lewy AJ (1999) Jet lag: clinical features, validation of a new syndrome-specific scale, and lack of response to melatonin in a randomized double-blind trial. Am J Psychiat 156: 1392–1396

Suhner A, Schlagenauf P, Hoefer I, Johnson R, Tschopp A, Steffen R (1988) Efficacy and tolerability of melatonin and zolpidem for the alleviation of of jet-lag. In: Suhner A (ed) Melatonin and jet-lag. Dissertation ETH No. 12823, Zurich, Switzerland, Swiss Federal Institute of Technology, pp 85–106

Suhner A, Schlagenauf P, Johnson R, Tschopp A, Steffen R (1998) Comparative study to determine the optimal melatonin dosage form for the alleviation of jet lag. Chronobiol Int 15: 655–666

Zhadanova IV, Lynch HJ, Wurtman RJ (1997) Melatonin: a sleep-promoting hormone. Sleep 20: 899–907

Androgene für die Steigerung der weiblichen Libido?

H. Gips

Symptome, die bei der Frau mit einem Androgendefizit einhergehen und die Therapie dieses weiblichen Androgendefizitsyndroms erfahren in den letzten Jahren eine zunehmende Beachtung, wobei die Entwicklung von niedrig dosierten Testosteronpräparaten für die Frau, insbesondere für die transdermale Therapie, noch in den Anfängen steckt.

Gehäuft auftretendes Symptom beim weiblichen Androgenmangel ist die Verminderung der Libido, verbunden mit einer Verminderung der sexuellen Phantasie. Zusätzlich zeigt sich häufig eine Antriebsarmut, permanente Müdigkeit, ein insgesamt beeinträchtigtes Wohlbefinden, eine Motivationslosigkeit, zusätzlich eine Verminderung der Muskelstärke sowie ein partieller Ausfall der Schambehaarung (Braunstein 2002).

Die Ursache des Androgendefizitsyndroms ist zum einen der altersabhängige Abfall der ovariellen und adrenalen Androgenproduktion.

Das DHEAS wird ausschließlich von der Zona reticularis der Nebennierenrinde produziert. Die Serumkonzentration zeigt einen Anstieg im Alter von 7–8 Jahren (Adrenarche), die Maximalkonzentrationen zeigen sich im Alter von 20–30 Jahren, mit einem dann folgenden Abfall, wobei die Konzentration bei der 70-jährigen Frau nur noch 20% des Maximums der Frau zwischen dem 20. und 30. Lebensjahr beträgt. Der altersentsprechende Abfall der adrenalen Androgensekretion wird als Adrenopause bezeichnet.

DHEAS und DHEA sind wichtige Präkursoren der peripheren Biosynthese des Testosterons, auch der Östrogene. Da das Androstendion zu 50% ebenfalls in der Zona fasciculata der Nebennierenrinde produziert wird und das Testosteron zu 25%, führt die Adrenopause ebenfalls mit steigendem Alter zu einem Abfall der Serumkonzentrationen dieser Androgene.

Das Gesamttestosteron, auch das freie Testosteron, zeigen zwischen dem Alter von 20 und 40–45 Jahren ebenfalls einen Abfall der Serumkonzentrationen um nahezu 50%. Eine prä- und auch postmenopausale Ovarektomie führt zu einem Fall der Testosteronserumkonzentration um 50% (Judd et al. 1974). Der weitere Abfall des Testosterons in der Prä- und Postmenopause ist dann nur noch gering (Burger et al. 2000). Insbesondere durch das hohe LH kommt es zu einer erhöhten Stimulation der Thekazellen, auch des Stroma, mit entsprechend kompensatorischer Testosteronproduktion. Zusätzlich zeigt sich ein Abfall der SHBG-Fraktion, hervorgerufen durch das Östrogendefizit, mit hieraus resultierender Erhöhung der freien Testosteronfraktion.

Weitere Ursachen der Androgenmangelsymptomatik ist die hypogonadotrope Ovarialinsuffizienz, z. B. hervorgerufen durch eine Hyperprolaktinämie oder bei der Anorexie, therapeutisch bedingt auch durch den Einsatz von GnRH-Analoga, z. B. bei der Endometriose. Die hypergonadotrope Ovarialinsuffizienz, z. B. autoimmunologisch bedingt oder beim Turner-Syndrom, auch bedingt durch eine vorausgegangene Chemotherapie oder Bestrahlung, geht ebenfalls mit einem Androgendefizit hervor, ebenso wie die primäre und sekundäre Nebennierenrindeninsuffizienz sowie die therapeutische Suppression der adrenalen Androgenproduktion durch den Einsatz von Glukokortikoiden.

Zu erwähnen ist auch, dass die Einnahme oraler Kontrazeptiva (Östrogen-/Gestagenpräparate) mit Suppression der ovariellen Androgenproduktion und Erhöhung der SHBG-Konzentration mit vermehrter Bindung des freien Testosterons, ein Androgenmangelsyndrom induzieren kann, ebenso die orale Östrogensubstitutionstherapie in der Postmenopause mit Erhöhung der SHBG-Biosynthese und vermehrter Bindung des freien Testosterons. Dieser Effekt zeigt sich nicht bei einer transdermalen Östrogentherapie.

Bei der Diagnostik des Androgenmangels sollten primär das Gesamttestosteron und das SHBG im Serum gemessen werden, hieraus kann dann der freie Androgenindex (FAI) kalkuliert werden (Tx100:SHBG). Auch die Messung des DHEAS ist sinnvoll, um die Einwirkung der Adrenopause hierdurch beurteilen zu können. Eine weitere Komponente wäre das Androstendion. Die biochemische Diagnostik der Androgenmangelsymptomatik ist erschwert durch fehlende, dem Altersverlauf entsprechende Normbereiche (Bachmann 2002).

Insbesondere bei einer verminderten adrenalen Androgenproduktion, hervorgerufen durch eine primäre/sekundäre Nebennierenrindeninsuffizienz, auch unter einer Gluokortikoidtherapie, ebenso bei niedrigen Konzentrationen, physiologisch hervorgerufen durch die Adrenopause, bietet sich eine Therapie mit 50 mg DHEA/Tag an. Neben einem Anstieg des DHEAS im Serum zeigte sich auch ein Anstieg der Testosteronkonzentration, sogar mit einer Steigerung der Libido bei über 70-jährigen Frauen. Zusätzlich kommt es zu einem Anstieg der Hauthydratation sowie der Knochendichte, ebenfalls zu einer Verminderung der Hautpigmentierung (Spark 2002; Arlt et al. 1999).

Da eine orale Östrogensubstitutionstherapie zu einem Anstieg des SHBG führt, mit vermehrter Bindung des freien Testosterons, mit folgender Verminderung des freien Androgenindex, ist der Wechsel auf eine transdermale Östrogentherapie sinnvoll und effektiv. Eine orale Therapie mit Tibolon kann ebenfalls, bedingt durch die androgene Partialwirkung dieses Präparates, zu einer Verminderung der Androgenmangelsymptomatik führen, mit Steigerung der Libido (Castelow-Branco et al. 2000).

Eine Therapie des Androgenmangelsyndroms mit Testosteron ist derzeit noch problematisch, da die im Handel befindlichen Präparate für die Substitutionstherapie beim Mann entwickelt wurden und somit bei der Frau unphysiologisch erhöhte Testosteronkonzentrationen hervorrufen, mit störenden Nebenwirkungen wie Hirsutismus, Akne, Haarausfall, Stimmvertiefung, Klitorishypertrophie, auch dann mit einer überproportional störenden Libidosteigerung.

Die ideale Therapieform ist die transdermale Pflaster- oder Gel-Testosterontherapie, niedrig dosiert für die Frau, mit folgenden physiologischen Serumkonzentrationen, geringen Konzentrationsschwankungen, ohne Leberbelastung und Lipidveränderung (Shifren et al. 2000; Slater et al. 2001).

Diese Präparate sind in Deutschland noch nicht im Handel, befinden sich jedoch in der klinischen Prüfung. DHEA ist in Deutschland derzeit nicht erhältlich, kann jedoch über die Internationale Apotheke bezogen werden, wobei jedoch darauf hinzuweisen ist, dass in den Präparationen häufig höhere oder auch niedrigere Konzentrationen enthalten sind, wie angegeben. Auch die individuelle Herstellung durch eine Apotheke in Deutschland kann erfragt werden.

Die libidosteigernde Wirkung der Androgene ist zum einen zentral bedingt durch die Erhöhung prosexueller Transmitter, wie Dopamin, Oxytocin und Noradrenalin, wohl bedingt über den Testosteronrezeptor, zum anderen auch über den Östrogenrezeptor, nach Konversion des Testosterons in Estradiol-17β (Redoute et al. 2000). Diese zentrale Wirkung führt zur sexuellen Erregung bzw. Phantasie. In der Vagina wurde eine Relaxation der glatten Muskulatur nachgewiesen, ebenso eine Perfusion der Klitoris (Traish et al. 2002), mit direkter libidosteigernder Wirkung am Genitale.

Literatur

Arlt W, Callies F, van Vlijmen JC (1999) Dehydroepiandrosterone replacement in women with adrenal insufficiency. N Engl J Med 341: 1013–1020

Bachmann GA (2002) The hypoandrogenic woman: pathophysiologic overview. Fertil Steril 77: 72–76

Braunstein GD (2002) Androgen insufficiency in women: summary of critical issues. Fertil Steril 77: 94–99

Burger HG, Dudley EC, Cui J, Dennerstein L, Hopper JL (2000) A prospective longitudinal study of serum testosterone dehydroepiandrosterone sulphate and sex hormone binding globulin levels through the menopause transition. J Clin Endocrinol Metab 85: 2832–2938

Castelow-Branco C, Vicente JJ, Figueras F (2000) Comparative effects of estrogens plus androgens and tibolone on bone, lipid pattern and sexuality in postmenopausal women. Maturitas 34: 161–168

Judd HL, Lucas WE, Yen SCS (1974) Effect of oophorectomy on circulating testosterone and androstenedione levels in patients with endometrial cancer. Am J Obstet Gynecol 118: 793–798

Redouté J, Stoléru S, Grégoire MC (2000) Brain processing of visual sexual stimuli in human males. Hum Brain Mapping 11: 162–177

Shifren JL, Braunstein GD, Simon JA (2000) Transdermal testosterone treatment in women with impaired sexual function after oophorectomy. N Engl J Med 343: 682–688

Slater CC, Souter I, Zhang C (2001) Pharmacokinetics of testosterone after percutaneous gel or buccal administration. Fertil Steril 76: 32–37

Spark RF (2002) Dehydroepiandrosterone: a springboard hormone for female sexuality. Fertil Steril 77: 19–25

Traish AM, Kim N, Kweonsik M, Munarriz R, Goldstein I (2002) Role of androgens in female genital sexual arousal: receptor expression, structure, and function. Fertil Steril 77: 11–18

Ambulantes Operieren – ein Auslaufmodell?

Ambulantes Operieren im Krankenhaus – in der Praxis

H.-E. Ladebeck

MERKE

1. Ambulantes Operieren im Krankenhaus ist im Sinne des Gesetzgebers eine Institutsleistung.
2. Die Abrechnung erfolgt nach EBM zwischen Krankenhaus und der jeweiligen Krankenkasse.
3. Organisation innerhalb des Krankenhauses.
4. Operation und weiterer zeitlicher Ablauf.
5. Patientenakzeptanz: Das Ergebnis einer postoperativen anonymen Patientenbefragung.
6. Der Vorteil des Krankenhauses gegenüber der Praxisklinik.

Mit Inkrafttreten des Gesundheitsstrukturgesetzes 01. Januar 1993 wurde es den Krankenhäusern ermöglicht, ambulantes Operieren als Institutsleistung anzubieten. Die Abrechnung der erbrachten ambulanten operativen Leistung erfolgt nach EBM, direkt mit der jeweiligen Krankenkasse des behandelten Patienten. Nach organisatorischer Vorbereitung begann im Juli 1993 die Gynäkologische Abteilung des Elisabeth-Krankenhauses Essen ambulante Operationen anzubieten. Zweimal wöchentlich wurde eine Nachmittagssprechstunde eingerichtet, die primär vom leitenden Oberarzt der Abteilung abgehalten wurde. Zeitgleich wurde eine anästhesiologische Sprechstunde abgehalten, die immer von einem Oberarzt oder Facharzt besetzt war. Die Patienten wurden vom einweisenden Arzt mit einem Überweisungsschein vorgestellt. Dieser diente nachfolgend zur Abrechnung des Krankenhauses mit der jeweiligen Krankenkasse. Nach Indikationsbestätigung und OP-Aufklärung erfolgt die Terminierung zum vorgesehenen ambulanten operativen Eingriff. Daraufhin erfolgt die Vorstellung beim Anästhesisten. Diese Sprechstunde ist jeweils von einem Oberarzt oder Facharzt abzuhalten. Der die gynäkologische Sprechstunde abhaltende Oberarzt ist später auch der jeweilige Operateur! Der die Anästhesie durchführende Arzt muss immer ein Facharzt sein. Innerhalb der gynäkologischen Abteilung wurde ein Dreibettpatientenzimmer zur Tagesklinik umfunktioniert. Diese 3 Betten wurden aus dem Bettenplan der Abteilung herausgenommen. Die Versorgung der ambulanten Patientinnen wird von der Station mit durchgeführt. Am vereinbarten OP-Tag kommt die Patientin magennüchtern mit normaler Straßenkleidung um 7.30 Uhr in die Klinik. Sie werden vorrangig nacheinander vom Oberarzt, der die Diagnosebestätigung und OP-Aufklärung durchgeführt hatte, operiert. Bei der Entlassungsvisite zwischen 13.00 und 14.00 Uhr werden die Patientinnen über den durchgeführten Eingriff mündlich ausführlich unterrichtet und über Verhaltensmaßregeln in den nächsten

Tagen informiert. Der schriftliche OP-Bericht mit nochmalig schriftlich fixierten Verhaltensmaßregeln wird den Patientinnen als offener Brief für den überweisenden Arzt ausgehändigt. Falls notwendig, werden den Patienten Medikamente und Verbandsmaterialien für 3 postoperative Tage mitgegeben. Bei anfallender Histologie werden die Befunde dem überweisenden Arzt vom pathologischen Institut als Kopie direkt zugesandt. Eine postoperative Wiedervorstellung in der Klinik wird nur in wenigen Ausnahmefällen empfohlen. Grundsätzlich findet die Nachbetreuung durch den überweisenden Vertragsarzt statt, der anhand des der Patienten mitgegebenen OP-Berichtes mit den entsprechenden Verhaltensmaßregeln umfassend informiert ist. Eine anonym durchgeführte postoperative Patientenbefragung ergab ein eindrucksvolles Ergebnis zugunsten des Krankenhauses. 93% der befragten Patientinnen würden sich uneingeschränkt noch einmal ambulant im Krankenhaus operieren lassen. 6% würden evtl. auch eine ambulante Operation in einer Praxisklinik in Erwägung ziehen und nur 1% würde sich im Wiederholungsfall in einer Praxis-Klinik operieren lassen. 98% der Patienten, die sich für eine ambulante Operation im Krankenhaus entscheiden würden, würden nochmals unsere Abteilung auswählen. Der Vorteil des ambulanten Operierens im Krankenhaus gegenüber der Praxisklinik liegt im Sicherheitsbedürfnis der Patienten begründet. Der Übergang in stationäre Weiterbetreuung ist ggf. jeder Zeit problemlos möglich.

Derzeit wird 1/3 aller gynäkologischen Operationen in unserer Abteilung ambulant durchgeführt. Bevor eine Abteilung innerhalb eines Krankenhauses das ambulante Operieren beginnt, muss darüber die Versicherung des Krankenhauses informiert werden!

Endometriumablation vs. Hysterektomie

G. Braems

MERKE

1. Heute kann bei Blutungsstörungen die übliche Diagnostik mit einer Kürettage unter Narkose problemlos durch eine ambulante Hysteroskopie mit Biopsie ersetzt werden. Dieser Eingriff ohne Narkose fordert eine geeignete Ausbildung, ein spezielles Instrumentarium und räumliche Voraussetzungen, wird aber durch die Patientinnen sehr geschätzt.
2. Bei den therapeutischen Möglichkeiten sollten nicht nur die Gabe von Hormonpräparaten und die Hysterektomie angeboten werden, sondern auch das gestagenfreisetzende IUP (Mirena) und die hysteroskopische Endometriumablation (keine Myome, 90% Erfolg).
3. Die beiden genannten neuen hysteroskopischen Möglichkeiten gehören im europäischen Ausland bereits zu den üblichen Verfahren.

Blutungen

Vaginale Blutungen treten in jedem Lebensabschnitt häufig auf und erfordern eine adäquate diagnostische Abklärung, um nicht nur schwerwiegende Ursachen erkennen zu können, aber auch durch eine geeignete Therapie eine bessere Lebensqualität zu ermöglichen.

Während der Schwangerschaft wird die klinische Untersuchung vorzugsweise durch Ultraschall ergänzt. Während der Postmenopause oder bei Zyklusstörungen, wie Meno- und Metrorrhagien, ist eine invasive Diagnostik mit anatomopathologischer Sicherung der Diagnose der heutige Standard der Gynäkologie.

Diese diagnostischen Möglichkeiten haben sich in den letzten Jahren weiter entwickelt, sodass sich für Praxis und Klinik neue Ansätze ergeben haben.

Die Ursachen umfassen unter andere Karzinome und deren Vorstadien, intrauterine Ursachen, wie Myome, und funktionelle Ursachen. Die therapeutischen Möglichkeiten der funktionellen Blutungen werden heute weiter entwickelt und umfassen nicht mehr nur die hormonelle Therapie und Hysterektomie.

Diagnostik

Die klassische invasive diagnostische Abklärung der Blutung umfasst die Kürettage und wurde in den letzten Jahren durch die Hysteroskopie ergänzt. Die Hysteroskopie war ein logischer Schritt beim „blinden" kürettieren und hat sich zu einer Selbstverständlichkeit in der Diagnostik entwickelt. Neuerdings ist jedoch die Hysteroskopie als ambulantes Verfahren völlig in den Vordergrund getreten. Die Kürettage wird durch die gezielte Biopsie ersetzt. Bei geeigneter Indikation kann die ambulante Hysteroskopie mit Biopsie die Kürettage komplett ersetzen.

Die ambulante Hysteroskopie fordert keine Narkose, auch keine lokale. Die Instrumente sind relativ schmal und können in der Mehrzahl der Fälle problemlos vorgeschoben werden. Bettochi berichtet, dass nur wenig ambulante Hysteroskopien erfolglos versucht wurden. Nach einer geeigneten Vorbereitung war bei diesen Patientinnen mit einem erfolglosen Versuch die Hysteroskopie in zweitem Ansatz doch möglich. Zu seinem eigenen Erstaunen war die Komplikationsrate trotz kritischer Bewertung null, etwas was er nicht für möglich gehalten hatte.

Das praktische Vorgehen umfasst, dass die Patientin sich auf dem gynäkologischen Stuhl hinlegt. Das Hysteroskop wird direkt in die Scheide eingeführt, ohne Spekulum, ohne Desinfektion. Als Distensionsmedium wird vorgewärmte Kochsalzlösung genommen. Der Kurve der Scheide wird gefolgt und im hinteren Scheidengewölbe wird das Ostium externum aufgesucht. Das Hysteroskop wird etwas zurückgezogen und in die Richtung des Ostiums bewogen. Falls doch ein Spekulum verwendet wurde, dann kann diese jetzt spätestens entfernt werden, um keine Schmerzen bei der nichtanästhesierten Patientin zu verursachen. Da der Sichtblick der Optik meistens einen leichten Winkel nach oben hat, soll der Zervikalkanal sich bei 6 Uhr befinden, sodass ein Vorschieben ohne Wiederstand möglich ist. Nach Erreichen des Kavums erfolgt die Inspektion durch Rotieren des Skops um seine eigene Achse. Das bewegen der Optik nach links oder rechts, oben oder unten ist für die Patientin schmerzhaft und soll deshalb unterlassen werden. Die etwas dickeren Modelle haben ebenfalls einen Operationsschacht, welche das Einführen eines Instrumentes für eine Biopsie ermöglicht. Dieser Vorgang dauert nur wenige Minuten, muss aber gelernt sein. Die Instrumente sind für die normale Praxis relativ teuer. Es hängt natürlich davon ab, wie viel in neues Material investiert werden muss. Eine alte Lichtquelle reicht meistens völlig aus und bietet die Möglichkeit einer größeren Besparung. Weiterhin müssen die Voraussetzungen für ambulantes Operieren gegeben sein. Dagegen wissen die Patientinnen dieses Verfahren sehr zu schätzen. Für die Kliniken gibt es noch ein Vorteil: die Entlastung des OP-Programms, wodurch mehr Zeit für größere Eingriffe vorhanden ist.

Therapie

Bei funktionellen Blutungen, nach Ausschluss eines Karzinoms oder eines Myoms, ist der Versuch einer hormonellen Therapie berechtigt. Die zyklische Gabe eines hormonellen Präparates führt zu einem regelmäßigen Zyklus in den meisten Fällen. Eine ausreichende und am besten kontinuierliche Dosierung des Gestagens verringert die Endometriumdicke und so die Blutungsstärke.

Eine viel elegantere Lösung ist jedoch das intrauterine Pessar mit Levonorgestrel-Freisetzung (Mirena). Die Intensität und die Dauer der Blutungen wird durch Mirena reduziert. Meistens sind jedoch einige Monate notwendig bevor dieser Effekt erreicht wird und es gibt außerdem individuelle Unterschiede. Mirena wird durch die Patientinnen gut vertragen. Manchmal treten am Anfang unregelmäßige Blutungen auf. Die Freisetzung der Gestagene ist jedoch dermaßen gering, dass relativ wenig systemische Nebenwirkungen auftreten. Mirena ist sogar bei einer Thromboembolie nicht kontraindiziert, was m. E. ein sehr wichtiger Fakt ist, da 15% der Bevölkerung eine thrombophile Prädisposition hat.

Eine weitere, nicht-hormonelle Möglichkeit der Therapie ist die Endometriumablation. Die hysteroskopische Endometriumablation ist die meist gängige und bietet nach geeigneter Vorbereitung einen Erfolgsprozentsatz von über 90%. Das Endometrium wird durch monopolare Koagulation zum größten Teil destruiert, wodurch die Blutungen abnehmen. Die Elektrode ist meistens vom Typ „Roller Ball", manche Autoren bevorzugen jedoch die „Resektionsschlinge". Die Elektrode mit „Zahnrädchen" hat jedoch eine größere Tiefenwirkung, sodass nach Vorbereitung mit Gestagenen oder

GnRH-Analoga dieses einfachere Verfahren problemlos eingesetzt werden kann. Bei der hysteroskopischen Endometriumablation wird ein sehr technisches Verfahren durchgeführt, welches ein hohes Maß an Übung fordert.

Die Zervix wird mit einer Kugelzange angehakt, dilatiert, der Schacht eingeführt und anschließend das Operationshysteroskop mit Kamera, Lichtkabel und Schläuche für An- und Abfuhr einer nichtionisierten Lösung, wie Purisole, verbunden. Es wird durch die Pumpe und durch die Regulierung mit den Wasserhähnchen darauf geachtet, dass das Kavum sich ausreichend entfaltet, damit eine Übersicht möglich ist. Die Elektrode des Operationshysteroskops wird ein wenig außerhalb des Skops vorgeschoben und die Vorderwand des Uterus wird schrittweise koaguliert. Es handelt sich hierbei nicht um ein Koagulieren wie bei der Laparotomie, wobei manchmal eine Karbonisierung erreicht wird. Ein Weißverfärbung wird angestrebt. Nach der Vorderseite wird die Rückseite koaguliert. Eventuelle Luftblasen können über das Hysteroskop abgesaugt werden. Die beiden Tubenwinkel werden durch ein vorsichtiges Aufsetzen der Elektrode koaguliert. Die Elektrode soll nicht in den Tubenwinkel gebohrt werden, weil die Gefahr einer Perforation dann gegeben ist. Die Zervix wird nicht koaguliert. Nach einer hysteroskopischen Endometriumablation entstehen normalerweise keine intrauterine Verwachsungen.

Die Endometriumablation wird durch den großen Bedarf an Übersicht gekennzeichnet. Der Eingriff muss daher entweder früh im Zyklus oder nach Vorbehandlung mit Gestagenen oder GnRH-Analoga erfolgen. Der Dauer des Eingriffes ist limitiert. Ein Teil der Spüllösung wird resorbiert und kann eine Hyponatriämie, Lungenödem und Hirnödem verursachen. Ein System für die Differenzberechnung von Ein- und Ausfuhr gehört zur Ausstattung. Die Endometriosis interna ist durch die tiefe Einnistung des Endometriums ein Grund für ein Versagen des Verfahrens. Beim Austreten von brauntingiertem, dickflüssigem Blut wird die betroffene Stelle zusätzlich koaguliert. Das Postablationssyndrom ist gekennzeichnet durch intratuterine Verwachsungen, die das Abfließen von Blut aus nichtkoagulierten Stellen, und das ist meistens der Tubenwinkel, verhindert. Eine Hysterektomie ist dann notwendig.

Andere Systeme der Endometriumablation, wie Thermachoice, sind seit einiger Zeit kommerzialisiert. Mit einer intrauterin vorgeschobenen Probe erfolgt durch Erhitzung die Koagulation des Endometriums. Dieses Verfahren hat ebenfalls einen Erfolgsprozentsatz von über 90%, ist aber wesentlich einfacher in der Handhabung und hat wenig Komplikationen. Es wird daher als eine sichere Methode für die Behandlung von Menorrhagien angegeben. Die Kostenerstattung ist jedoch in mehreren Ländern durch die Krankenkassen nicht geregelt.

Im Vergleich der Methoden ist beim Thermachoice-Verfahren die kürzeste Anästhesiezeit vorhanden (8 min) mit einer lokalen, regionalen oder Vollnarkose. Die Hysterektomie dauert am längsten (1–2 h) und die Endometriumablation liegt um die 20–30 min. Beide letztere fordern eine Vollnarkose. Beim Thermachoice-Verfahren kann der Eingriff ambulant durchgeführt werden, genauso die Endometriumablation. Meistens bleibt die Patientin jedoch übernacht. Die Hysterektomie hat die längste Verbleibsdauer, bietet aber eine fast 100%ige Erfolgsrate. Sie hat aber auch die höchste Morbidität (3–10% durch Infektionen und Blutungen) und Mortalität (5–10/10.000). Bei der Endometriumablation ist die Morbidität noch immer 4–6% (Blutungen, Resorption von Spülflüssigkeit, Perforationen und thermische Schaden) und die Mortalität 2–3/10.000. Thermachoice hat nur in 2–3% eher kleinere Komplikationen, wie Infektionen und Blutungen. Die Kosten liegen vielleicht etwas im Vorteil der Endometriumablation und sind am höchsten für die Hysterektomie, wobei die Endometriumablation ein hohes Maß an Übung voraussetzt.

Heute haben sich neue Methoden bei der Diagnostik und Therapie von funktionellen Blutungsstörungen durchgesetzt und dies hauptsächlich im europäischen Ausland. Hierzu gehören die ambulante Hysteroskopie mit Biopsie, das IUP mit Levonorgestrel, die hysteroskopische Endometriumablation und ähnliche Methoden, wie Thermachoice. Das geeignete Verfahren, in geübter Hand ist der Weg mit Verstand bei dieser Problematik.

Office-Laparaskopie – Transvaginale Hydrolaparoskopie in der Praxis

H.C. Verhoeven

MERKE

1. Die moderne Medizin sucht nach hochqualitativen, diagnostischen Verfahren, die minimalinvasiv, kostengünstig, wenig aufwendig, patientenfreundlich und ambulant durchführbar sind.
2. Die klassische, transumbilikale Laparoskopie gilt weiterhin als der goldene Standard für die endoskopische Abklärung der tuboovariellen Strukturen. Diese Technik ist aber teuer, aufwendig und nicht gefahrlos, wie internationale Studien belegen.
3. Weniger invasive Verfahren zur Abklärung der Eileiterdurchgängigkeit (z. B. die Hysterosalpingographie) bieten ungenaue und unvollständige Informationen, sodass später eine klassische Laparoskopie notwendig wird.
4. Die transvaginale Hydrolaparoskopie ermöglicht die vollständige Abklärung des inneren Genitale und entspricht allen Anforderungen der modernen Medizin (siehe Pkt. 1).
5. Wie wird eine transvaginale Hydrolaparoskopie durchgeführt? Indikationen und Kontraindikationen? Vorteile und Nachteile? Risiken und Komplikationen? Kosten?

Auswertung von 500 Eingriffen.

Einleitung

Diagnostische und operative Eingriffe im Bereich der Sterilitätstherapie müssen einfach, kostensparend, minimal invasiv, ambulant und ohne Vollnarkose durchführbar sein. Weltweit achtet die Medizin auf Kostensenkung, ohne Qualitätseinbußen hinnehmen zu müssen.

Entsprechend findet die Technik der transvaginalen Hydrolaparoskopie (THL) derzeit weltweit großes Interesse. Auf internationalen Kongressen werden erste große Multicenterstudien vorgestellt.

Es ist uns aufgefallen, dass 79% der kinderlosen Patientinnen ohne zu erwartende Pathologie bei der klassischen transumbilikalen Laparoskopie normale Befunde oder Pathologien zweifelhafter klinischer Relevanz zeigten. Die traditionelle transumbilikale Laparoskopie muss als größerer operativer Eingriff betrachtet werden, ist teuer und, wie in vielen internationalen Studien belegt, keinesfalls harmlos. Zwischen 1980 und 1999 wurden in den USA wegen Nadel- und Trokarverletzungen 246-mal Haftpflichtversicherungen aufgrund von Klagen seitens der Patientinnen in Anspruch genommen.

51 Patientinnen starben nach Darm- und Gefäßverletzungen. Auch in Frankreich starben 1997 sieben Frauen nach diagnostischen Laparoskopien aufgrund von Verletzungen durch Nadel- oder Trokareinstichen.

Daher wurden in unserem Zentrum in Düsseldorf folgende Entscheidungen getroffen:

- Bei Patientinnen ohne zu erwartende Pathologie wurde die diagnostische Laparoskopie auf einen späteren Zeitpunkt verschoben. Bei der verspäteten Diagnostik wurde dann bei 21% der Patientinnen doch eine unerwartete Pathologie diagnostiziert. Bis zu diesem Zeitpunkt wurden aber bei diesen Patientinnen durchaus beträchtliche finanzielle Mittel zur Sterilitätstherapie angewandt.
- Second-look-Laparoskopien, um einen Therapieeffekt oder Spontanremission abzuklären, wurden aufgeschoben oder gar nicht durchgeführt.
- Zur Abklärung des tubaren Faktors wurden weniger invasive Methoden eingesetzt. Dadurch fehlten aber wichtige Informationen über die tuboovariellen Beziehungen und Morphologie sowie über das Vorhandensein von Adhäsionen und Endometriose.

So suchten wir nach einer Möglichkeit die tuboovarielle Einheit bei Patientinnen ohne offensichtliche Pathologie frühzeitig abzuklären. Hierbei sollten die Vorteile der Laparoskopie, Hysterosalpingographie und Kontrastsonographie miteinander kombiniert werden unter gleichzeitiger Ausschaltung der Nachteile.

Die klassische Laparoskopie ist nicht die ideale Technik, um tuboovarielle Strukturen zu begutachten. Der umbilikale Zugang erlaubt nicht den idealen Winkel zur Inspektion der ovariellen Strukturen. Erst die Trendelenburg-Lagerung und ein CO_2-Pneumoperitoneum erlauben einen Einblick. Um Ovar und Eileiter manipulieren zu können, braucht man einen 2. Trokar (zusätzliches Trauma). Fimbrien und avaskuläre Adhäsionen sind unter Wasser viel besser zu begutachten, was aber in der Trendelenburg-Lagerung nicht durchführbar ist.

Die Technik der transvaginalen Hydrolaparoskopie (Abb. 1) entsprach von Beginn an unseren Erwartungen. Die Idee war einfach: Da die transvaginale Eizellgewinnung heute Standard ist, warum sollte es dann nicht möglich sein, ein Miniskop durch die Vagina in den Douglas-Raum einzuführen, um die tuboovariellen Strukturen begutachten zu können? Die Wiedergeburt der Kuldoskopie war aber nur möglich durch die Entwicklung neuer, extrem dünner und panoramischer Optiken, zunächst durch die Firma Circon, USA, jetzt auch durch die Firma Storz, Tuttlingen.

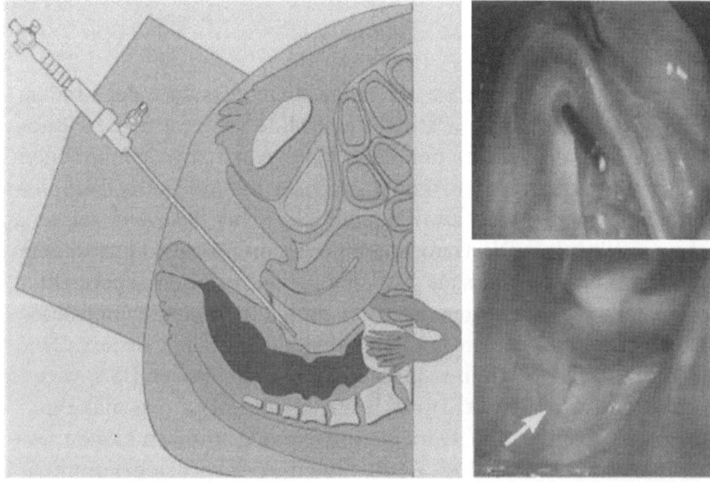

Abb. 1. Technik der transvaginalen Hydrolaparoskopie

Methode der transvaginalen Hydrolaparoskopie (THL)

Verhaltensregeln für die Patientin: Die Patientin sollte am Vortag der Untersuchung ein darmreinigendes Laxanz, z. B. X-Prep® einnehmen und ab 22:00 Uhr nichts mehr essen.

Zunächst erfolgt die Lagerung der Patientin in Steinschnittlage, nicht in Trendelenburg-Position.

Eine Vollnarkose ist nicht erforderlich. Die Gruppe um Rudi Campo bevorzugt die lokale Betäubung der Scheidenhinterwand unterhalb der hinteren Muttermundslippe. Wir hingegen bevorzugen die Durchführung mit Hilfe eines Dämmerschlafs. Hierbei werden die gleichen Anästhetika eingesetzt, die wir bereits in den letzten 8 Jahren bei mehr als 10.000 Eizellentnahmen verwendet haben. Die Medikamente der Wahl sind hierbei ebenfalls Midazolam, Alfentanyl und Propofol. Wenige Minuten vor OP-Beginn werden 1,0 mg Midazolam und 0,5 mg Alfentanyl injiziert. Danach folgt die Induktion des Dämmerschlafs mit Hilfe einer Injektion von Propofol, zunächst 80 mg, später in Abhängigkeit von der OP-Dauer ggf. Injektion weiterer 30 mg. Um eine bessere Analgesie zu erzielen, kann eine ansteigende Dosis von Alfentanyl noch hinzugefügt werden. Assistierte Beatmung kann ebenfalls erforderlich sein. Nach dem 10- bis 20-minütigen Eingriff ist ein sofortiges Aufstehen und ein eigenmächtiges Laufen zum Aufwachraum bereits ohne große Hilfe möglich. Mit einer Begleitperson verlassen die Patienten ca. 30 min bis zu 1 h nach OP-Ende die Praxis.

Ein Spekulum wird eingeführt, die Vagina desinfiziert und eine Kugelzange im Bereich der vorderen Muttermundslippe angebracht.

Eine diagnostische Hysteroskopie wird routinemäßig durchgeführt.

Ein kleiner Foley-Katheter wird im Bereich des Uteruskavums platziert und anschließend der Ballon insuffliert. Während der transvaginalen Hydrolaparoskopie erfolgt die Überprüfung der Durchgängigkeit beider Eileiter mittels Injektion von Methylenblau.

Die Kugelzange wird von der vorderen Muttermundslippe entfernt und anschließend an die hintere Muttermundslippe versetzt.

Das CIRCON®-THL-System wird eingeführt. Es besteht aus insgesamt 3 Teilen: Eine Veressnadel, einem Dilatator und einer äußeren Kanüle mit einem Außendurchmesser von 3,6 mm. Die Veressnadel ist 15 mm länger als der Dilatator. Das THL-System wird in der Mittellinie platziert, ca. 10–15 mm unterhalb der hinteren Muttermundslippe. Nach der Platzierung des THL-Systems gegen die Scheidenwand, wird nun die Veressnadel unter leichtem Druck in den Douglas-Raum eingeführt, der Längsachse der Vagina folgend. Der Dilatator und die äußere Kanüle werden vorsichtig über die Veressnadel ebenfalls in den Douglas-Raum eingebracht. Anschließend werden die Veressnadel, der Dilatator und das Spekulum entfernt.

Die Videokamera wird an eine 2,7 mm-30°-Optik angeschlossen und die auf 37 °C vorgewärmte Kochsalzlösung mit dem übrigen System verbunden.

Das starre Endoskop wird durch den Trokar eingebracht und die Instillation von 100 ml Kochsalzlösung erfolgt.

Während des gesamten Vorgangs ist das kontinuierliche Einbringen von warmer NaCl-Lösung erforderlich.

Zunächst erfolgt die Darstellung der hinteren Gebärmutterwand. Wir benutzen hierbei eine panoramische Optik, wodurch die Adnexe in ihrer Totalität beobachtet werden können.

Die tuboovarialen Strukturen werden unter Drehen des Endoskops inspiziert, wobei die Hinterseite des Uterus stets als Orientierungspunkt dient.

Die Darstellung der Oberfläche des Ovars beginnt am Lig. ovarium proprium. Anschließend wird das Endoskop langsam um das Ovar herum bewegt, dabei wird das Endoskop – falls notwendig – gedreht. Anschließend erfolgt eine sorgfältige Inspektion der Vorderseite des Ovars sowie der Fossa ovarica.

Neben dem Lig. ovarium proprium kann der Eileiter deutlich dargestellt werden, meistens im Bereich des isthmoampullaren Überganges. Der

Eileiter wird weiter verfolgt in Richtung Fimbrientrichter.

Die kontralaterale Seite wird in gleicher Weise untersucht.

Mit der gleichen Optik wird eine Salpingoskopie und Mikrosalpingoskopie durchgeführt. Diese ist in 80% der Fälle ohne Manipulation oder Angreifen des Fimbrientrichters möglich und bietet eine optimale Darstellung der ampullären Mukosa sowie der Wand.

Durch Einbringen von Methylenblau wird anschließend eine Durchgängigkeitsüberprüfung beider Eileiter durchgeführt.

Für den gesamten Vorgang sind insgesamt 500 ml Kochsalzlösung erforderlich. Schließlich wird das Endoskop von der äußeren Zugangskanüle entfernt, um somit ein Abfließen der Kochsalzlösung zu ermöglichen. Der Trokar wird ebenfalls entfernt. Die Einstichstelle wird auf eventuelle Blutungen kontrolliert, in den meisten Fällen wird die Wunde durch eine Einzelknopfnaht verschlossen.

Auch operative Eingriffe können transvaginal durchgeführt werden wie z. B. die Koagulation von Endometrioseherden, das Lösen von Verwachsungen sowie das Ovarian Drilling. Hierbei ist jedoch die Verwendung eines Operationstrokars sowie entsprechender Instrumente erforderlich (Abb. 2).

Vor- und Nachteile der transvaginalen Hydrolaparaskopie (THL)

Die Vorteile der transvaginalen Hydrolaparoskopie:

- Die Technik ist einfach zu handhaben, kostengünstig, kann in Dämmerschlaf und sogar in Lokalanästhesie durchgeführt werden.
- Ein CO_2-Pneumoperitoneum ist nicht erforderlich.
- Als Dilatationsmedium wird Kochsalz verwendet, somit wird der postoperative Schulterschmerz erheblich reduziert.
- Durch die Nadeltechnik ist das Risiko einer Infektion oder Blutung sehr gering.
- Die komplette Begutachtung der tuboovariellen Strukturen und der Fossa ovarica ist ohne Manipulation der Organe möglich.
- Die kombinierte Hysteroskopie, transvaginale Hydrolaparoskopie und Salpingoskopie (Abb. 3) sind mit ein und derselben Optik durchführbar.

Die Nachteile der transvaginalen Hydrolaparoskopie:

- Die Technik ist nur geeignet für Patientinnen ohne offensichtliche Pathologie.

Abb. 2. THL, optimaler Situs

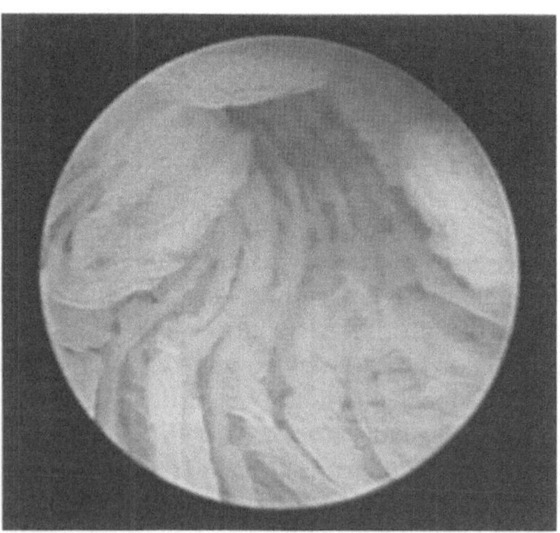

Abb. 3. Transvaginale Salpingoskopie

- Der ungewohnte Sichtwinkel verlangt Gewöhnung.
- Operative Maßnahmen sind nur begrenzt möglich. So gehören Koagulation von Endometrioseherde, Adhäsiolyse, Zystenentfernungen und Fimbrientrichtererweiterungen zur Routine. Größere Eingriffe wie ausgedehnte Adhäsiolysen oder Reanastomosen sind nicht möglich.

Kontraindikationen und Komplikationen der transvaginalen Hydrolaparoskopie (THL)

Kontraindikationen:

- Infektionen des Genitaltrakts,
- Obliterationen des Unterbauches,
- fixierter retrovertierter Uterus.

Komplikationen:

- Blutungen an der Einstichstelle der Nadel, im Uterushinterwandbereich, im Bereich des Parametriums oder an der ovariellen Oberfläche,
- Rektum- und Darmverletzungen,
- Infektionen.

Auswertung von 400 Eingriffen und Schlussfolgerungen

Bis Ende 2000 wurde in unserem Zentrum in Düsseldorf eine transvaginale Hydrolaparoskopie bei 400 Sterilitätspatientinnen ohne zu erwartende Pathologie durchgeführt. Bei 380 Patientinnen (95,0%) konnte der Eingriff beendet werden. Bei 5 Patientinnen war ein Eindringen in den Douglas-Raum nicht möglich, bei 15 Patientinnen konnte das innere Genitale aus technischen Gründen nicht begutachtet werden.

Bei den beendeten transvaginalen Hydrolaparoskopien wurden bei 304 (76%) Patientinnen keinerlei Veränderungen oder nur Pathologien von minimaler Bedeutung festgestellt. 96 Patientinnen (24,0%) jedoch wiesen unerwartet schwerwiegende Pathologien auf. Leider kam es bei 5 Patientinnen zu einer Rektumperforation. Diese traten ausschließlich während den ersten 20 Eingriffen auf, sodass man hier von einem Lerneffekt sprechen kann. Eine konservative Therapie führte zu keinen weiteren Komplikationen, operative Korrekturen waren niemals notwendig.

Von den 96 Patientinnen, die unerwartet schwerwiegende Veränderungen aufzeigten, wurden 15 anschließend operativ laparoskopisch behandelt. 81 entschieden sich für eine medikamentöse Behandlung oder eine In-vitro-Fertilisation.

Dies bedeutet, dass eine traditionelle transumbilikale Laparoskopie bei 365 von 400 Patientinnen (91,25%) vermieden werden konnte.

Unsere Ergebnisse werden durch viele internationale Studien bestätigt. Wir sind davon überzeugt, dass die traditionelle transumbilikale diagnostische Laparoskopie zur Abklärung von Patientinnen ohne bekannte Pathologie nicht mehr angewandt werden sollte. Hier ist die transvaginale Hydrolaparoskopie sicherlich die Methode der Wahl.

Geburtshilfe

Sterilisation via Hysteroskopie – die Sicherheit und die Wirksamkeit einer neuen hysteroskopischen Methode zur permanenten Empfängnisverhütung

M. Kirschbaum, U. Lang, R. Stillger

MERKE

- Essure ist eine neuartige Methode zur permanenten Empfängnisverhütung; sie wird ohne Narkose eingesetzt.
- Die Essure-Mikrospirale besteht aus einer Nickel-Titan-Legierung und Dacronfasern.
- Die Essure-Mikrospirale wird unter hysteroskopischer Sicht in die Eileiter eingeführt und verhindert durch bindegewebigen Verschluß der Tuben eine Empfängnis.
- Bei nachgewiesen orthotopem Sitz der Mikrospirale ist der Pearl-Index (noch) null.

Überblick und Wirkungsmechanismus

Das Essure-Applikationssystem besteht aus einem Spezialhandgriff mit einem Einführungskatheter, der an seiner Spitze eine gespannte Spiralfeder trägt (Abb. 1). Diese eng gewickelte Spirale wird mittels Flüssigkeits-Hysteroskopie in das innere Tubenlumen plaziert. Dort wird die Spiralfeder ausgelöst, sodass das System im Tubenlumen aufspringt und arretiert (Abb. 2). Im Innern des Spiralsystems liegen Dacronfasern (Abb. 3 und 4), die in der Folgezeit eine Bindegewebsbildung induzieren und innerhalb von drei Monaten zu einem Verschluss der Tube führen. Der *histologische* Nachweis des bindegewebigen Verschlusses wurde drei Monate nach Implantation an freiwilligen Hysterektomie-Patientinnen geführt. Der *klinische* Nachweis erfolgt durch Hysterosalpingographie (Abb. 5).

Ergebnisse

Die Ergebnisse wurden in den üblichen 4 Stufen der Neueinführung eines medizinischen Verfahrens gewonnen:

In der Phase 1a wurde an freiwilligen Hysterektomie-Patientinnen die *technische* Funk-

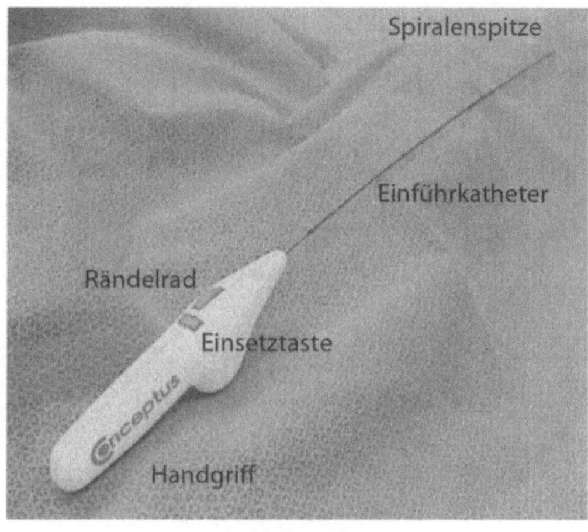

Abb. 1. Handgriff mit Katheter

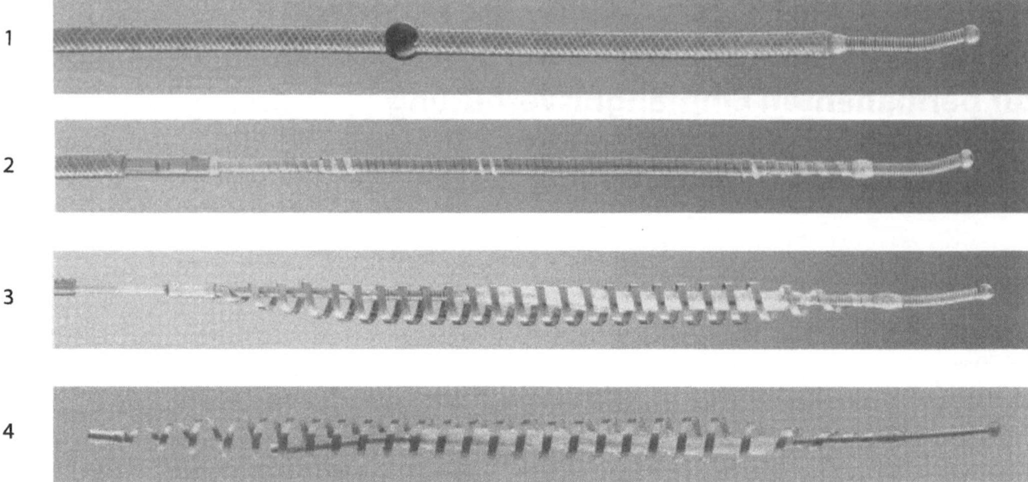

Abb. 2. *1* Mikrospirale mit Hüllkatheter wird in das Tubenlumen eingeführt; *2* der Hüllkatheter wird in das Cavum uteri zurückgezogen; *3* der Auslösemechanismus wird betätigt und die Spiralfeder springt im Tubenlumen auf; *4* der innere Führungsdraht wird gelöst, die Mikrospirale ist im Tubenlumen arretiert

Durchmesser fest gewickelt 0,8 mm
Durchmesser gedehnt 1,5 mm bis 2,0 mm
Länge der Mikrospirale 4 cm

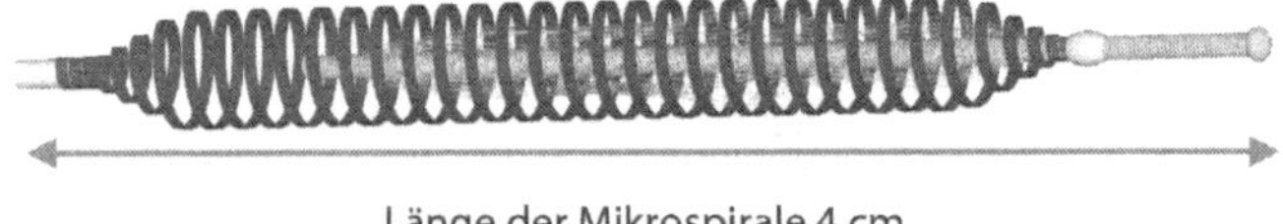

Abb. 3. Mikrospirale mit aufgesprungener Spiralfeder

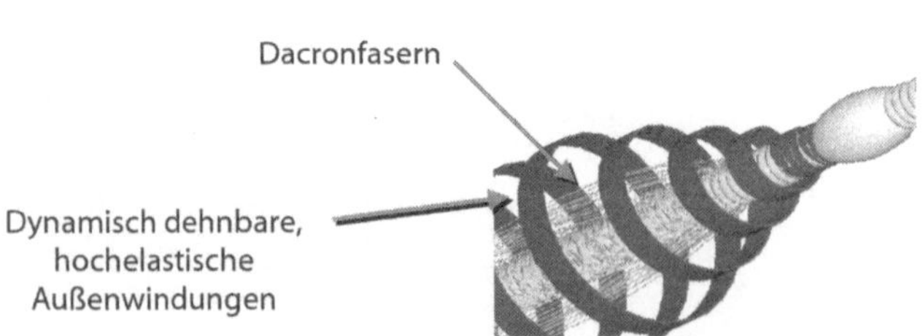

Abb. 4. Durch Aktivierung des Auslösemechanismus springt die äußere Spiralfeder (im Tubenlumen) auf; die inneren Dacronfasern werden sichtbar. Die Dacronfasern induzieren die Bindegewebebildung, die das Tubenlumen innerhalb von 3 Monaten verschließt

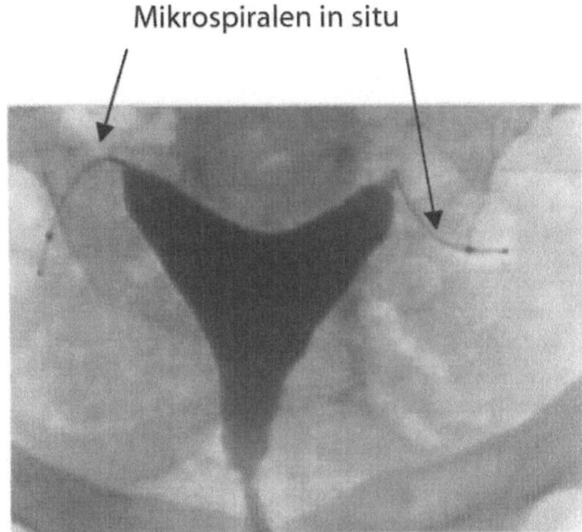

Abb. 5. Bestätigung des Eileiterverschlusses durch Hysterosalpingographie (HSG) nach 3 Monaten

Tabelle 1. Ergebnisse nach Einsetzen der Mikrospirale; Phase-II- und Multizenterstudie

	Phase II	Multizentrisch
Bilaterales Einsetzen	88% (n=200)	90% (n=466)[a]
Unilaterales Einsetzen	3% (n=6)	2% (n=10)
Nicht zustande gekommenes Einsetzen	9% (n=21)	8% (n=42)
Dauer des Eingriffs	18 min	13 min
Gute bis ausgezeichnete Verträglichkeit des Eingriffs	89%	88%

[a] 2 Patientinnen hatten einen einseitig verhornten Uterus, sodass die Mikrospirale nur in einen Eileiter eingesetzt wurde

tionstüchtigkeit des Systems geprüft. In der Phase 1b wurde – ebenfalls bei Hysterektomie-Patientinnen – die *biologische* Wirkungsweise, also der bindegewebige Tubenverschluß und die Fremdkörperreaktion geprüft; hier wurde im Intervall nach Implantation der Mikroimplantate die Hysterektomie durchgeführt und die Tuben histologisch untersucht. Ziel war die Bewertung von Sicherheit und Verträglichkeit während und nach Einlage des Essure-Mikroimplantats sowie die Darstellung der histologischen Reaktion auf die Implantation. Bei 43 Frauen, bei denen eine Hysterektomie bei benigner Erkrankung indiziert war (meistens Myome), sollte vor der Hysterektomie die Implantation vorgenommen werden. Die Mikroimplantate konnten hysteroskopisch bei 33 Frauen plaziert werden, die sie dann zwischen 1 und 30 Wochen trugen. Vor der Hysterektomie wurde der Tubenverschluss durch HSG beurteilt und Proben für die histologische Beurteilung entnommen. 47 Eileiter bei 27 Patientinnen konnten beurteilt werden:

Das Tubenepitel war verschwunden, die Lamina propria durchbrochen. Die Dacronfasern riefen eine starke polymorphe Entzündungsreaktion und Fibrose hervor (neutrophile Lymphozyten, Makrophagen, Plasmazellen und Fremdkörperriesenzellen). Man fand sowohl lockeres als auch faseriges Bindegewebe. In einigen Fällen ließen sich glatte Muskelzellen zwischen der inneren und äußeren Spiralfeder nachweisen. Die Gewebereaktion war auf die inneren Anteile der Tubenwand beschränkt. Sie erstreckte sich nicht bis zur Serosa. Es fand sich eine normale Histologie auf Schnitten distal des Mikroimplantatendes. Die maximale Gewebereaktion wurde nach 12 Wochen gesehen; zu diesem Zeitpunkt ließ sich per HSG auch der Tubenverschluss nachweisen.

In der Phase-II-Studie wurde die Wirksamkeit hinsichtlich der Kontrazeption an 227 Patientinnen geprüft. Die noch andauernde Multizenterstudie umfaßt mittlerweile 518 Patientinnen (Stand 12/01).

Nicht in allen Fällen war die Einlage der Mikrospiralen möglich (Tabelle 1); dies lag unter anderem an der fehlenden Darstellbarkeit der inneren Tubenostien und an anatomischen Gegebenheiten (z. B. submuköse Myome) (Tabelle 2). Zur Implantation reichte in der überwiegenden Zahl der Fälle eine kombinierte präoperative/intraoperative Analgesie aus (Tabelle 3). In wenigen Fällen wurde die

Tabelle 2. Gründe für das Scheitern des Einsetzens; Phase-II- und Multizenterstudie

Phase II	Multizentrisch
Anatomisch	
n=13 (48%): Verengte Eileiter; laterale Eileiter	n=57 (82,6%): verengte Eileiter; laterale Eileiter; Ostium nicht sichtbar/Narbenbildung; Anhaftung am Uterus
Eingriffsbedingt	
n=6 (22%): mögliche Perforation; keine Kanülierung des Eileiters möglich	n=11 (15,9%): Eileiterkrämpfe; Sichtverhältnisse
Produktbedingt	
n=5 (18%)	n=1 (1,4%)
Unbekannt: 3 (12%)	–

Tabelle 3. Anästhesieformen der Phase-II- und Multizenterstudie

	Phase II [%]	Multizentrisch [%]
Einnahme von nichtsteroiden Antiphlogistika vor dem Eingriff	70	84
Vorwiegend verwendete Anästhesie		
Intravenöse Beruhigungs- und/oder Schmerzmittel	52,0	40,8
Lokale	41,1	52
Allgemeine	4,4	0,2
Keine	2,2	7,0
Örtliche	0,4	0

Tabelle 4. Ergebnisse der Hysterosalpingographien nach Implantation; Phase-II- und Multizenterstudie

	Phase II	Multizentrisch
	n=200	n=456
Akzeptable Lage der Mikrospirale nach 3 Monaten	97% (n=194/200)	96%[a] (n=437/456)
Bilateraler Verschluss nach 3 Monaten (bei Patientinnen mit akzeptabler Lage der Mikrospirale)	96,4% (n=187/194)	96% (n=420/437)
Bilateraler Verschluss nach 6–7 Monaten (bei Patientinnen mit akzeptabler Lage der Mikrospirale)	100% (n=194/194)	99,8% (n=436/437)
Positionierung und Verschluss akzeptabel nach erneutem Einsetzen der ausgestoßenen Mikrospirale	Nicht zutreffend	100% (n=9/9)

[a] Bei 9 Patientinnen erfolgte eine Ausstoßung durch falsche Positionierung, ein erneuter Versuch war erfolgreich, doch sind diese Fälle hier nicht als zufrieden stellend erfasst

optimale Positionierung erst nach einem zweiten Eingriff erzielt (Tabelle 4). In etwa 4% traten Nebenwirkungen (Ausstoßung, Perforation) auf, die die Empfängnisverhütung verhinderten (Tabelle 5). In 3875 Frauenmonaten trat bei alleiniger Anwendung des Essure-Systems als empfängnisverhütendes Agens keine Schwangerschaft auf (Tabelle 6). Die Zufriedenheit der Patientinnen mit der Methode blieb über die bisherige Beobachtungszeit von 24 Monaten konstant hoch (Tabelle 7–10). 60% der Patientinnen fühlten sich 1 Tag nach dem Eingriff wie-

Tabelle 5. Unerwünschte Wirkungen während und nach der Einlage; Phase-II- und Multizenterstudie

	Phase II	Multizentrisch
Prozentzahl der Patientinnen, bei denen Nebenwirkungen auftraten, die eine sichere Empfängnisverhütung mit Essure verhinderten	5,7% (13/227)	3,9% (20/518)
Art der Nebenwirkungen[b]		
Ausstoßung	0,4% (n=1)	2,9% (n=14)[a]
Perforation	1,8% (n=4)	<1% (n=4)
Falsche Lage der Mikrospirale	1,3% (n=3)	<1% (n=2)

[a] Bei 14 Patientinnen erfolgte eine Ausstoßung der Mikrospirale, davon ließen 9 die Mikrospirale erneut und erfolgreich einsetzen. [b]Andere Nebenwirkungen am Tag des Eingriffs waren vasovagale Reaktion, Hypervolämie und Blutungen

Tabelle 6. Anwendungszeit und Wirksamkeit; Phase-II- und Multizenterstudie

	Phase II	Multizentrisch
Frauenmonate nach dem Einsetzen	>4800	>5200
Frauenmonate der Empfängnisverhütung	4116	3875
Anzahl der Frauen, die Essure seit >1 Jahr verwenden	194	68
Anzahl der Frauen, die Essure seit >18 Monaten verwenden	115	Nicht zutreffend
Anzahl der Frauen, die Essure seit >2 Jahren verwenden	46	Nicht zutreffend
Anzahl der Schwangerschaften	0	0

Tabelle 7. Zufriedenheit nach Einsetzen der Mikrospirale; Phase-II-Studie; 3–24 Monate nach Einsetzen

	Zufriedenheit der Patientinnen			
Dauer der Nachsorge (Monate)	Ausgezeichnet	Sehr gut	Gut	Ausreichend
3	88% (178)	9% (18)	2% (4)	1% (2)
6	91% (179)	7% (13)	2% (4)	1% (1)
12	88% (138)	8% (13)	3% (4)	0
18	90% (63)	9% (6)	1% (1)	0
24	90% (9)	10% (1)	0	0

Tabelle 8. Rekonvaleszent nach dem Eingriff; Multizenterstudie

Nach dem Eingriff waren die Frauen innnerhalb der folgenden Zeitspanne wieder voll leistungsfähig	60% nach maximal 1 Tag 76% nach maximal 2 Tagen 92%: nach maximal 4 Tagen
Arbeitsunfähigkeit (in Tagen) nach dem Eingriff (ohne den Tag des Eingriffs)	92% waren maximal 1 Tag arbeitsunfähig 97% waren maximal 2 Tage arbeitsunfähig 99% waren maximal 3 Tage arbeitsunfähig

Tabelle 9. Subjektive Bewertung der Patientinnen nach dem Eingriff; Multizenterstudie

95%	der Frauen waren nach einer Woche sehr zufrieden (82%) oder relativ zufrieden (13%) mit ihrer Erholungszeit
96%	bewerteten den Tragekomfort der Mikrospirale nach einer Wochte mit „gut“ bis „ausgezeichnet“
94%	der Frauen waren mit der Mikrospirale insgesamt sehr (84%) oder relativ zufrieden (13%)
96%	waren nach einer Woche mit ihrer Entscheidung sehr (85%) oder relativ (11%) zufrieden
95%	würden den Eingriff einer Freundin mit Sicherheit (83%) oder wahrscheinlich (13%) empfehlen

der voll leistungsfähig, 76% nach ≤ 2 Tagen und 92% der Patientinnen nach ≤ 4 Tagen. Eine Arbeitsunfähigkeit bestand bei 92% der Patientinnen für 1 Tag (Tabelle 8). 96% der Patientinnen bewerteten die Methode nach einer Woche als ausgezeichnet (Tabelle 9).

Kontraindikationen

Aus dem vorlaufend Erwähnten und der Art der Applikation ergib sich folgende Liste der Kontraindikationen:

- Unsicherheit der Patientin über die sicher abgeschlossene Familienplanung,
- Schwangerschaft oder vermutete Schwangerschaft,
- Geburt oder Spätabort innerhalb der letzten 6 Wochen,
- Adnexitis oder Pelviperitonitis, akut oder kürzlich abgeklungen,
- nicht abgeklärte und/oder stärkere vaginale Blutungen,
- gynäkologische Malignome, gesichert oder Verdacht auf,
- bekannte oder vermutete Uterusanomalien, insbes. mit Alterationen der Tubenostien,
- Kontrastmittelallergie (Hysterosalpingographie nach 3 Monaten ggf. erforderlich),
- aktuelle Kortikoidmedikation
- Nickelallergie.

Fazit

Die Ergebnisse der Phase-II- und multizentrischen Studien zeigen:

- das Essure-Verfahren ist ohne Sedierung gut verträglich,
- die Patientinnen erholen sich schnell von dem Eingriff,
- in mehr als 700 Frauenjahren traten bis zum 01/2002 bei der Verwendung der Mikrospirale als Empfängnisverhütungsmittel keine Schwangerschaften auf.

Tabelle 10. Patientenzufriedenheit; Multizenterstudie

Monate der Nachsorge	Sehr zufrieden	Relativ zufrieden	Weder unzufrieden noch zufrieden	Relativ unzufrieden	Sehr unzufrieden
3 Monate vor Verwendung zur Empfängnisverhütung, n=463 (1 fehlt)	92% (426)	6% (28)	0,4% (2)	0,9% (4)	0,6% (3)
3 Monate nach Verwendung zur Empfängnisverhütung, n=464 (2 fehlen)	95,8% (416)	3,5% (15)	0	0,7% (3)	0
6 Monate nach Verwendung zur Empfängnisverhütung, n=406 (2 fehlen)	96,5% (392)	2,7% (11)	0,5% (2)	0	0,2% (1)
Ein Jahr nach Verwendung zur Empfängnisverhütung, n=71 (1 fehlt)	91,5% (65)	5,6% (4)	0	1,4% (1)	1,4% (1)

Diskussion

Das Essure-System ist nicht der erste Versuch der Sterilisation transzervikal. Trotzdem erweitert die innovative Technik und das innovative Material, die narkosefreie Applikation und die guten Ergebnisse der vorliegenden Studien den Indikationsbereich der permanenten Empfängnisverhütung. Langzeitergebnisse fehlen naturgemäß. Die Interaktion der in das Cavum uteri hereinragenden Enden der Mikrospiralen mit einer (bislang nicht aufgetretenen) Schwangerschaft sind noch unbekannt. Die Kostenübernahme durch die gesetzlichen Krankenkassen in Deutschland ist flächendeckend noch nicht geklärt.

Literatur

Kerin JF, Carignan CS, Cher D (2001) The safety and effectiveness of a new hysteroscopic method for permanent birth control: results of the first essure pbc clinical study. Aust NZ J Obstet Gynecol 41: 364–370

Valle RF, Carignan S, Wright TC et al. (2001) Tissue response to the STOP microcoil transcervical permanent contraceptive device: results from a prehysterectomy study. Fertil Steril 76: 974–980

Das Thüringer Frühgeburtenvermeidungsprogramm – ein Weg für ganz Deutschland?

U.B. Hoyme

MERKE

1. Die Statistik der Bundesländer weist aus, dass trotz aller Bemühungen in den letzten Jahren die Frühgeburtlichkeit nicht reduziert werden konnte. Die tokolytische Therapie ist bei etablierter Wehentätigkeit bzw. bei vorzeitigem Blasensprung häufig ineffizient, wenn nicht gar kontraindiziert.
2. Die Infektion ist die häufigste Ursache des Spätaborts und der frühen Frühgeburt. In Betracht kommen insbesondere die Harnweginfektion, die zervikale Infektion mit Chlamydia trachomatis und die bakterielle Vaginose.
3. Bakterielle Vaginose und/oder pH-Wert-Erhöhung $\geq 4{,}7$ betreffen etwa jede fünfte Frau in der Schwangerschaft. Die pH-Messung gewährleistet im Screening eine Sensitivität von 97%; die Spezifität beträgt 67%. Für andere Infektionen ergibt sich darüber hinaus kein Hinweis oder Ausschluss!
4. Mit der Thüringer Aktion 2000 haben sich etwa ein Drittel der in Betracht kommenden Schwangeren mittels Selbstmessung alle drei Tage selbst gescreent. Die nachfolgende frauenfachärztliche Diagnostik und Therapie reduzierte die Frühgeburtlichkeit <32+0 SSW von 1,58 auf 0,99% ($n = 16.276$, $p < 0{,}001$). In der Gewichtsklasse <1000 g ergab sich ein Rückgang von 0,61 auf 0,38% ($p < 0{,}05$).
5. Der genannte Wert ist die niedrigste Rate derart untergewichtiger Kinder, die je in einem deutschen Bundesland beobachtet wurde. Er erscheint bei flächendeckender Anwendung der erprobten Methode noch deutlich verbesserungsfähig. Nunmehr ist die Entscheidung anhängig, die pH-Selbstmessung als Empfehlung in die Mutterschaftsrichtlinien aufzunehmen.

Die Rate der Frühgeburtlichkeit ist in Deutschland im Bereich von knapp 6% unverändert geblieben. Der heute flächendeckend hohe Standard der Neonatalmedizin mit deutlich reduzierter perinataler Morbidität und Mortalität lässt eine weitere Verbesserung der Ergebnisse nur noch dann erwarten, wenn es gelingt, die Frühgeburtlichkeit als die wesentliche Disposition für diese auch als Qualitätsmarker geltenden Parameter zu senken. Dies ist eine erstrangige medizinische und gleichermaßen sozialpolitische Aufgabe. Das studiengetragene wissenschaftliche Rüstzeug ist mit den Erkenntnissen aus der Thüringer Frühgeburtenvermeidungsaktion 2000 zweifelsfrei gegeben.

Unter den Faktoren als Ursache für die frühe Frühgeburtlichkeit ebenso wie für den späten Abort steht die Infektion an erster Stelle. Als quantitativ relevant, korrigierbar und zugleich wissenschaftlich einwandfrei belegt können Harnweginfektionen sowie einige Infektionen von Vagina und Cervix uteri gelten, darunter die mit Chlamydia trachomatis. Kommt es zur Risikoverwirklichung im Sinne von vorzeitiger Wehentätigkeit oder sogar Blasensprung, so ist die tokolytische Therapie häufig ineffizient, wenn nicht sogar kontraindiziert. Dies hat zu der Vermutung und nach entsprechenden Studien zu der Erkenntnis geführt, dass die frühzeitige Ausschaltung des Risikofaktors Infektion eine unvergleichlich effizientere Strategie zur Verhinderung von Frühgeburten sein kann. Die breite Akzeptanz eines entsprechenden Maßnahmenkatalogs ist dabei erfahrungsgemäß insbesondere dann gegeben, wenn es gelingt, mit minimalem Einsatz von Mitteln die extrem kostenträchtigen frühgeburtsassoziierten Komplikationen durch Verminderung der Frühgeburtenrate per se deutlich zu reduzieren. Eine von Saling angestellte Kosten-Nutzen-Rechnung beziffert das jährliche Einsparpotential auf etwa 200 Mio. Euro (geschätzte Kosten für die primäre Klinikbetreuung sowie die weitere Versorgung aller ehemals Frühgeborenen zwischen 0 und 15 Jahren), wobei von dieser Summe der jährliche Aufwand für die flächendeckende Selbstvorsorge der Schwangeren von 35 Mio. Euro bereits abgezogen ist. Damit im Einklang steht, dass die in nicht messbarer Weise gegebenen außerordentlichen Belastungen der Betroffenen segensreich verringert werden können.

Die Thüringer Frühgeburtenvermeidungsaktion richtet sich gegen die Auswirkungen der Bakteriellen Vaginose, einer anaeroben Dysbiose mit einer Prävalenz in der Schwangerschaft von bis zu 20% und einem relativen Fehl- und Frühgeburtsrisiko von 1,4... 6,9. In Fortführung der von Saling seit Jahren propagierten abgestuften Interventionsstrategie im Rahmen eines Frühgeburtenvermeidungsprogramms für die Bundesrepublik Deutschland wurde die Effizienz des Konzepts, bei dem die Schwangere aktiv mitwirkt, im Rahmen der Erfurter und der Thüringer Frühgeburtenvermeidungsaktion prospektiv belegt. Dabei wurde ein vaginales pH-Wert-Screening in der Schwangerschaft, das zwei Messungen pro Woche durch die Frau selbst beinhaltet, zur Grundlage gemacht.

Die Schwangereninformation erfolgte mittels eines einfach gehaltenen Blattes, um nach Möglichkeit mit Ende der 12. Woche das Vorsorgeprogramm zu beginnen. Dabei wurden spezielle Testhandschuhe sowie ein einfacher Dokumentationsbogen der Schwangeren zur Verfügung gestellt. Bei Auftreten von Risikohinweisen oder frühgeburtsrelevanten Symptomen, insbesondere aber bei einem pH $\geq 4{,}7$ war die Schwangere aufgefordert, unverzüglich den Frauenarzt aufzusuchen. Bakterielle Vaginose und/oder pH-Wert-Erhöhung betreffen nach den vorliegenden Daten in Deutschland etwa jede 5. Frau in der Schwangerschaft. Die pH-Messung gewährleistet im Screening eine Sensitivität von 97% hinsichtlich Bakterieller Vaginose bei einer Spezifität von 67%. Für andere Infektionen ergibt sich darüber hinaus kein Hinweis. Kam es aufgrund der oben genannten Indikation zur außerplanmäßigen unmittelbaren Konsultation des Frauenarztes, so hatte dieser nach pH-Kontrolle, Geruchstest und Nativzytologie sowie anhand des klinischen Befundes zu entscheiden, ob

- ein physiologischer Zustand,
- eine pH-Wert-Erhöhung ohne nachweisbare Erkrankung oder nachweisbaren Erreger, evtl. also auch eine aerobe Kolpitis,
- eine bakterielle Vaginose oder
- ein die Klinikeinweisung indizierender Befund

vorlag.

Entsprechend erfolgte gemäß der vom jeweiligen Arzt konkret gesehenen Indikation und in seiner eigenverantwortlichen Entscheidung entweder

- die Entwarnung,
- die Therapie mit einem Laktobazillen enthaltenden Präparat (Ansäuerungsmaßnahmen wurden wegen ihrer nicht verbürgten Wirksamkeit nicht empfohlen),

- die Behandlung der bakteriellen Vaginose, vorzugsweise i. vag. mit Clindaymycin-Creme oder
- die Klinikeinweisung.

Bereits die Erfurter Aktion mit Abschluss Dezember 1998 ergab auf der Basis von 2722 Entbindungen von Frauen aus dem Erfurter Klientel ermutigende Resultate. Bei den 381 Teilnehmerinnen ergab sich, dass der vorzeitige Blasensprung sowohl in der Gesamtheit als auch in der Kategorie ≥ 37 + 0 Schwangerschaftswochen seltener Auftrat. Von der Tendenz her korrelierte dies mit einer geringeren Rate von Schnittentbindungen. Hervorzuheben ist aber der um den Faktor 11 geringere Anteil der besonders komplikationsträchtigen frühen Frühgeburten unterhalb von 32 + 0 Schwangerschaftswochen von 0,3% (Tabelle 1). Dieser Erfolg der Selbstmessung unterschied sich deutlich sowohl von der Rate der frühen Frühgeburten der Schwangeren, die an der Selbstvorsorgeaktion nicht teilnahmen, aber vom Arzt gemessen wurden (2,2%), als auch von der in einer nur konventionell betreuten Gruppe (4,1%). Hervorgehoben wurde im übrigen von zahlreichen teilnehmenden Frauen die hohe individuelle Wertigkeit der Selbstvorsorge und damit die Wandlung vom Objekt der Betreuung in der Gravidität zum Subjekt in dieser Lebensphase.

Im Freistaat Thüringen wurde unter der Schirmherrschaft des Ministers für Soziales, Familie und Gesundheit, getragen vom Berufsverband der Frauenärzte, am 01. März 2000 eine weitere Untersuchung begonnen. Das Ziel bestand nun darin, mit Hilfe der niedergelassenen Frauenärzte für einen definierten Zeitraum flächendeckend möglichst viele Schwangere im Lande einzubinden und eine über die Perinatalerhebung messbare Absenkung der seit Jahren stabilen Frühgeburtenrate zu erzielen. Die Methodik bestand darin, den niedergelassenen Frauenärztinnen und -ärzten die Testsets kostenfrei zur Verfügung zu stellen, wobei jeweils eine Einheit mit 50 Stück pro Schwangere vorgesehen war. Es wurden dabei wiederum Schwangere der Schwangerschaftswoche 12 + 0 rekrutiert, da deren voraussichtlicher Entbindungstermin für den 14. September 2000 oder danach zu errechnen war. Bei der erwarteten Effizienz der Aktion wurde als Zielparameter hypothetisch mit einer Senkung der seit 1992 konstanten Frühgeburtenrate im zweiten Halbjahr 2000 gerechnet.

Die Auswertung der Perinatalerhebung 2000 ergibt bei insgesamt 16.276 erfassten Entbindungen für das zweite Halbjahr 2000 ein klares Resultat. Die Gesamtzahl der frühen Frühgeburten war im 2. Halbjahr entsprechend der im Ansatz formulierten Hypothese signifikant geringer (Abb. 1). Zu gleichen Ergebnissen kommt man beim Vergleich der beobachteten Geburtsgewichte bis 2500g (Abb. 2). Diese Daten lassen die Schlussfolgerung zu, dass mit der beschriebenen Frühgeburtenvermeidungsstrategie auch bei protokollgerechter Teilnahme von weniger als 50% der in Betracht kommenden Schwangeren in einem größeren Territorium die Anzahl von frühen Frühgeburten signifikant reduziert werden kann. Von herausragendem Interesse ist die Senkung im Bereich

Tabelle 1. Frühgeburtenvermeidungsaktion, Erfurt 1998 (n = 2722)

Entbindung (SSW)	Kontrolle (n = 2341)	Teilnehmer Gesamt (n = 381)	pH ≤ 4,4 (n = 308)	pH ≥ 4,7 (n = 73)
≥37+0	87,7%	91,9%[a]	92,9%	87,7%
32+0/36+6	9,0%	7,9%[a]	6,8%	12,3%
<32+0	3,3%	0,3%[b]	0,3%	0
vorz. BS	30,8%	22,8%[c]	20,5%	32,9%

[a] $p < 0{,}05$; [b]$p < 0{,}01$; [c]$p < 0{,}001$

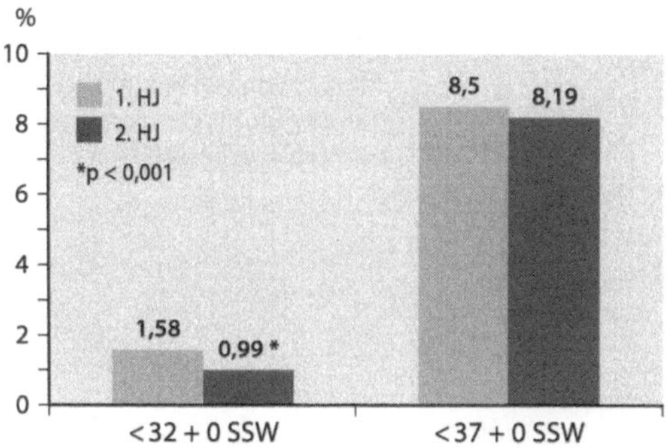

Abb. 1. Thüringer Frühgeburtenvermeidungsaktion 2000. Verteilung der Frühgeburten (n = 16276; 1. HJ 7870; 2. HJ 8406)

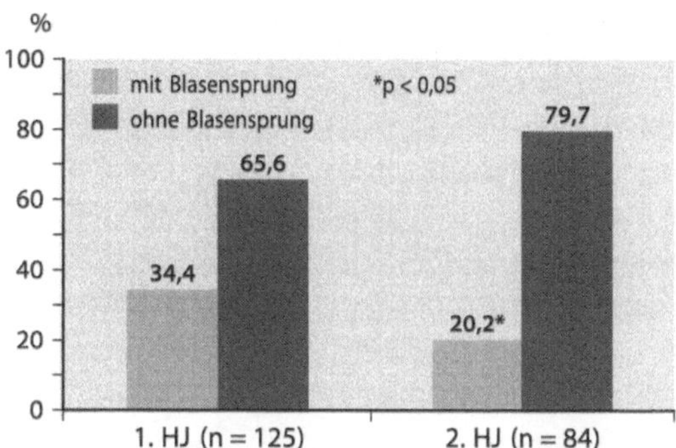

Abb. 3. Thüringer Frühgeburtenvermeidungsaktion 2000. Anteil vorzeitiger Blasensprung bei früher Frühgeburt (< 32 + 0 SSW)

der frühen Frühgeburten < 32 + 0 Schwangerschaftswochen bzw. bei den niedrigen Geburtsgewichten, wobei in diesen Kategorien der Rückgang des vorzeitigen Blasensprungs von besonderem Interesse ist (Abb. 3).

Die vorgestellte Strategie ermöglicht infolge der aktiven Beteiligung der Schwangeren die frühestmögliche Erkennung von pH-Wert-Abweichungen, sodass ein beträchtlicher Teil der für Spätabort und Frühgeburt relevanten Risikofaktoren binnen kurzer Frist mit einer adäquaten Therapie beantwortet werden kann. Die dargestellten statistisch gesicherten Daten bestätigen die positive Auswirkung der eingesetzten Maßnahmen. Da es sich letztlich um eine breit angelegte Untersuchung auf der Ebene eines gesamten Bundeslandes handelte, wird durch die erzielten guten Resultate ein gewisser Durchbruch in Bezug auf die Verfügbarkeit einer universell praktikablen und konkret breit anwendbaren Frühgeburtenvermeidung gesehen. Dies dürfte umso mehr zählen, als es seit Jahrzehnten nicht gelungen war, auf Landes- oder Bundesebene die Rate der untergewichtigen Kinder überhaupt zu senken. Der Vergleich mit anderen Bundesländern, z. B. Bayern oder Sachsen, zeigt nun bei der Bewertung des Qualitätsindikators Geburtsgewicht, dass der 1999 bestehende Rückstand oder Gleichstand Thüringens für das zweite Halbjahr 2000 in einen eindeutigen Vorsprung umgewandelt werden konnte (Abb. 4).

Die Prävention von Frühgeburten über Screening, Erkennung und Behandlung von genitalen

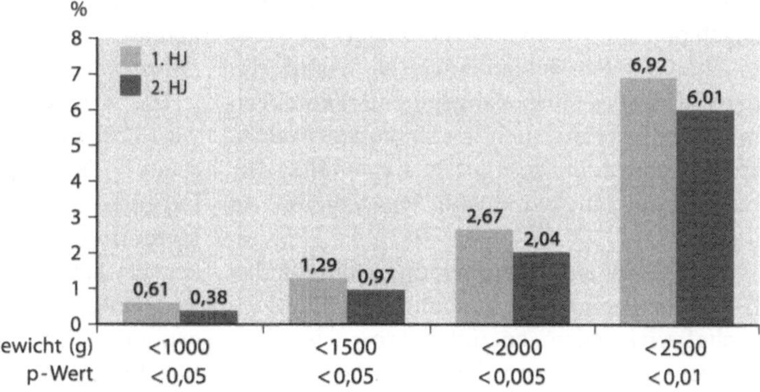

Abb. 2. Thüringer Frühgeburtenvermeidungsaktion 2000. Verteilung der Geburtsgewichte 2000 (n = 16582; 1. HJ 8148; 2. HJ 8434)

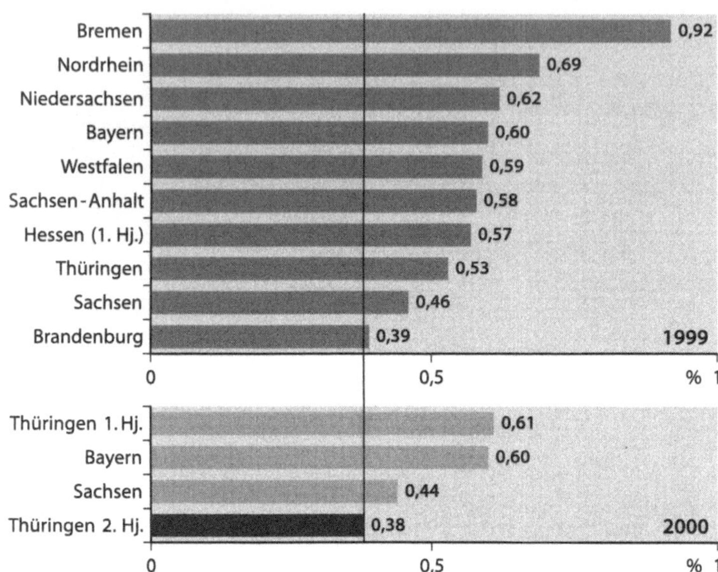

Abb. 4. Thüringer Frühgeburtenvermeidungsaktion 2000. Geburtsgewichte < 1000g im Vergleich mit anderen Bundesländern

Infektionen ist zweifelsfrei eine Maßnahme der Optimierung und Rationalisierung im Gesundheitswesen. Eine Besserung der Situation bei gleichzeitiger Kostenreduktion ist möglich. Überträgt man die erreichte Absenkung der Rate auf ganz Deutschland mit ca. 4200 Neugeborenen unter 1000g im Jahre 1999, so bedeutet diese, dass ca. 1900 Kindern das Schicksal hätte erspart werden können, mit einem niedrigen und so mit höchstem Risiko behafteten Geburtsgewicht geboren zu werden.

Die vorgestellten Zahlen sind objektiv gewonnen, plausibel und vielfach diskutiert. Sie erscheinen bei flächender Anwendung der erprobten Strategie noch deutlich verbesserungsfähig. Die von unterschiedlicher Seite angestellten Kosten-Nutzen-Analysen haben ein überwältigendes Einsparungspotential ergeben. Ein Durchbruch ist auch in der hohen Praktikabilität sowie in der guten Akzeptanz der pH-Selbstmessung durch die Schwangeren zu sehen.

Nunmehr ist die Entscheidung anhängig, die pH-Selbstmessung als Empfehlung in die Mutterschaftsrichtlinien aufzunehmen, wie dies auch von den Vertretern der zuständigen Fachverbände befürwortet wird. Als Zwischenlösung ist die ärztliche Beratung über die pH-Selbstmessung bei zugleich selbstfinanziertem Erwerb der Messhilfe angezeigt, wenn die Präventionsmaßnahme nicht unmittelbar als Kassenleistung bereits angeboten wird. Dies ist durch die KKH Hannover seit dem 01.04.2002 der Fall, die seither die Kosten der Selbstvorsorge für ihre schwangeren Versicherten bundesweit übernimmt und zugleich in einem wissenschaftlichen Projekt die medizinischen und finanziellen Aspekte untersuchen will. Die Barmer Ersatzkasse hat dieser Tage (12/02) ebenfalls die Bereitschaft zur bundesweiten Kostenübernahme für ihre Versicherten bekannt gemacht. Weitere Kassen werden wohl in naher Zukunft folgen.

Die 75. Gesundheitsministerkonferenz (GMK) vom Juni 2002 hat sich – dem Antrag des Freistaates Thüringen und des Landes Hessen folgend – einstimmig für die Etablierung einer Methode zur Vermeidung von Frühgeburtlichkeit als Leistung der gesetzlichen Krankenversicherung ausgesprochen. Sie hat die Arbeitsgruppe „Prävention, Gesundheitsförderung, Rehabilitation und Sozialmedizin“ der Arbeitsgemeinschaft der obersten Landesgesundheitsbehörden beauftragt, die Aufnahme der Methode zur Vermeidung von Frühgeburtlichkeit als Leistung der GKV anzuregen und zu prüfen und ggf. weitere Piloterprobungen in anderen Bundesländern durchzuführen. Über die Ergebnisse der Prüfung soll auf der 76. GMK im Juni 2003 berichtet werden. Das Thüringer Ministerium für Soziales, Familie und Gesundheit hat vor diesem Hintergrund die Krankenkassen gebeten, die weitere Vorbereitung der Übernahme dieser Leistung in den Leistungskatalog der GKV gemäß diesem GMK-Beschluss durch Piloterprobungen, konkret durch die Etablierung eines flächendeckenden Modellprojektes, in Thüringen zu unterstützen. Ob dieser Weg in Zukunft überhaupt noch gegangen wird, ist davon abhängig, ob eine positive Entscheidung hinsichtlich der Mutterschaftsrichtlinien nicht früher fällt oder die bei mehreren großen Krankenkassen in Fluss gekommenen Entscheidungsprozesse nicht schon eher abgeschlossen sind. Es steht also zu erwarten, dass das Thüringer Frühgeburtenvermeidungsprogramm in absehbarer Zeit für Deutschland übernommen wird, sei es auf dem Weg über die Mutterschaftsrichtlinien, sei es über die länderweise Einführung, sei es über die bundesweit wirksamen Entscheidungen der großen Krankenkassen.

Literatur

Hoyme UB, Grosch, A, Roemer VM, Saling E (2000) Die bakterielle Vaginose als Risikofaktor. Ergebnisse der Erfurter Frühgeburtenvermeidungsaktion. Gynäkol 33: 331–335

Hoyme UB, Möller U, Saling E (2002) Ergebnisse und mögliche Konsequenzen der Thüringer Frühgeburtenvermeidungsaktion 2000. Geburtsh Frauenheilkd 62: 257–263

Neue Wege in der Schwangerenbegleitung durch Hebammen

E.-M. Müller-Markfort

MERKE

1. Schwangerschaft und Geburt sind keine pathologischen Zustände, sondern Teil eines normalen Frauenlebens bei relativ gesunden Frauen.
2. Frauen klagen hauptsächlich über diffuse Ängste, die dann oft somatisiert werden.
3. Diese Ängste weisen auf ungelöste Konflikte und Traumata hin aus den Lebenserfahrungen der Frau einschließlich ihrer eigenen Peri- und Pränatalzeit.
4. In der Schwangerschaft werden diese Ängste – unbewusst – reaktiviert; Frauen werden feinfühlig!
5. Oft findet auch eine Projektion der eigenen Ängste – unbewusst – auf die Schwangerschaft oder das Kind statt als Problemlösungsversuch; die Mutter-Kind-Bindung wird gestört.
6. Die medizinisch-technische Schwangerschaftsvorsorge verstärkt diese Ängste im Allgemeinen.
7. Die Hebamme hat die Möglichkeit, durch ein psychosoziales Begleitungsangebot konfliktlösungsorientiert zu arbeiten, um somit Schwangerschafts- und Geburtskomplikationen vorzubeugen.
8. Das Ungeborene wird als gleichberechtigter Partner angesehen und ernst genommen.

Zu meiner Person: Ich habe lange Jahre im Ausland gelebt, studiert, gearbeitet und bin nun seit 10 Jahren in der Hausgeburtshilfe im Großraum Münsterland-Ostwestfalen-Lippe tätig.

Da Sie die Kernsätze sicher schon überflogen haben, möchte ich diese nur noch kurz zusammenfassen:

„Aufgrund der größeren seelischen Durchlässigkeit in der Schwangerschaft tauchen oft verdrängte Ängste und Traumata auf, die dann von der Frau somatisiert werden, und wir haben dann die üblichen Schwangerschaftsbeschwerden.

Auf der anderen Seite können jedoch auch alte, ungelöste Konflikte der Frau auf das Kind projiziert werden. Dadurch wird die Entwicklung einer guten, tragenden Mutter-Kind-Bindung erschwert oder gar verhindert, obwohl diese ja unabdingbar ist für die normale, gesunde seelische wie körperliche Entwicklung des Kindes. Diese Erkenntnisse gehören heute zum Allgemeinwissen und werden nicht mehr in Frage stellt".

Wie betreue ich nun die schwangeren Frauen?

Für kleine Wehwehchen gibt es pflanzliche Mittel und Homöopathika; Kreuz- und Rückenschmerzen werden per Elektroakupunktur behandelt, und dann biete ich noch Fußreflexzonenmassage an zur allgemeinen Entspannung – und zum Verwöhnen! Zudem findet dabei ein intensiver Hautkontakt statt, und ich bekomme ein Gefühl für die Frau, wie sie sich entspannt, fallen lässt, sich mir anvertraut – wichtige Hinweise für die spätere Geburt!

Dann mach ich „Phantasiereisen" durch den Körper, zum Kind, um den physiologischen Geburtsprozess zu unterstützen und das Kind zum Mitmachen einzuladen.

Nun kommen wir zum „harten Kern" – zu den Ängsten und Verletzungen, die über Jahre verdrängt wurden und nun an die Oberfläche kommen als stumme Hilferufe in Form von vorzeitigen Wehen, exzessiver Angst vor der Geburt, usw., usw.

Hierbei bediene ich mich einer Technik, genannt „KB – Katathymes Bilderleben" (heute: katathym-imaginative Psychotherapie), die von Hanscarl Leuner et al. über Jahrzehnte entwickelt wurde.

Anhand von 2 Fallbeispielen kann ich in der Kürze der Zeit vielleicht am Besten diese Behandlung erklären.

Procedere

Die – liegende – Frau wird in einen leichten Trancezustand versetzt und dann aufgefordert, Bilder aus ihrer Seele, aus dem Unbewussten hochkommen zu lassen. Mit diesen Bildern wird dann gearbeitet, um alte Konflikte aufzulösen.

Den Frauen erkläre ich u. a., dass wir ein paar dicke Steine aus dem Weg räumen, damit sie bei der Geburt nicht zum Hindernis werden.

Fallbeispiel A

Diese Frau war selbst per Sectio auf die Welt gekommen nach einer langen und schwierigen Geburt, die ihre Mutter nie verwunden hat und dies immer gegenüber der Tochter erwähnt hat. Ihr erstes Kind wurde 10 Tage nach dem Termin eingeleitet und kam ebenfalls per Sectio zur Welt, zur großen Enttäuschung der Frau, die es ja besser machen wollte als die Mutter! Jetzt, 6 Jahre später, war sie wieder schwanger. Eher hatte sie sich nicht getraut – das war die Zeit, wo es hieß: einmal Sectio, immer Sectio.

Nach einigen Besuchen und eingeleitet durch lange Gespräche hat sie folgendes Bild: ein Bergsee, eingeschlossen ringsum; sie geht ins Wasser, bekommt Angst, will nicht weiter. Schließlich nimmt sie ein dickes Seil, bindet es sich um den Bauch, macht einen Knoten und gibt das andere Ende ihrem Mann, der am Ufer sitzt; nun fühlt sie sich sicherer. Hier ist unschwer ein Nabelschnur-Motiv zu erkennen.

Sie taucht unter, immer tiefer, die Berge machen eine Art Kuhle tief unten, und zum Schluss sitzt sie, in fötaler Haltung, in der Enge. Dann will sie raus, sie bekommt Angst, aber sie ist eingeklemmt – sie versucht alles. Die Wände sind glatt, es gibt keinen Halt. „Ich komm hier nicht raus", sagt sie. Ich spüre ihre Angst, ihre beginnende Verzweiflung. Irgendwann biete ich an, sie könne doch vielleicht wie die Bergsteiger Haken in die Wand schlagen, um sich daran hochzuziehen. „Aber ich will ‚die' doch nicht verletzen", sagt sie! (Ich will *die* doch nicht verletzen!)

Plötzlich sagt sie: Mein Gott, das Wasser wird ja ganz rot! Ich kann nichts mehr sehen! Mit letzter Anstrengung schiebt sie sich mit den Beinen aus der Kuhle raus, kommt hoch, angelt sich am Seil entlang bis zu ihrem Mann und kuschelt sich an ihn.

Sie bekommt spontane Wehen am Termin und gebiert ihre Tochter innerhalb von 6–7 h auf dem Hocker.

Fallbeispiel B

Die 2. Frau hatte ich vertretungsweise in der 1. Schwangerschaft mitbetreut; damals hatte sie plötzliche Angstattacken und die zwanghafte Vorstellung, sie könne sich jeden Augenblick das große Küchenmesser in den Bauch rammen – sie machte die entsprechende Handbewegung.

Ich habe einige KB-Sitzungen mit ihr gemacht und sie damit stabilisieren können. Sie ging jedoch weit über Termin, es entwickelte sich ein quälender, protrahierter Geburtsverlauf, und die Geburt wurde dann in der Klinik beendet. (Später war sie sich durchaus bewusst, warum sie das Kind nicht loslassen konnte!).

Vier Jahre später rief sie mich an: Sie sei wieder schwanger und möchte von mir betreut werden. In der Zwischenzeit hatte sie – auf mein damaliges „sanftes Drängen" hin – 20–30 h Gesprächstherapie absolviert, was sie aber nicht so gut fand; sie könne halt nicht über ihre Probleme **sprechen** und würde ich wohl wieder mit den Bildern mit ihr arbeiten?

In ihren z. T. gruseligen Bildern kristallisierte sich zuerst eine gestörte Mutter-Kind-Bindung in vielerlei Facetten heraus; danach erschien immer öfter ein böser Zauberer, der ihr und dem Ungeborenen nach dem Leben trachtete.

Als die Auseinandersetzungen mit dem Zauberer zunahmen, verstärkten sich ihre Kontraktionen im 2. Trimenon, um sich aber dann auf ein für sie erträgliches Niveau einzupendeln. Dann kehrte wieder etwas Ruhe ein bis zu dem Zeitpunkt im 3. Trimenon, in dem ich eine Woche abwesend sein würde. Die Wehen verstärkten sich wieder. Sie war beunruhigt, hatte Angst vor einer zu frühen Geburt in meiner Abwesenheit. Ihre Bemerkung: „Warum macht das Kind denn jetzt dauernd diese Wehen?" brachte mich auf andere Gedanken.

In sehr tiefer Regression versunken sprach sie mit dem Kind, warum es denn dauernd diese Wehen provoziere, es sei doch noch zu früh, um auf die Welt zu kommen.

Das Kind antwortete, sie solle sich keine Sorgen machen, es übe nur, damit es dann später wisse, was es zu tun habe. Es würde dann ein unmissverständliches Zeichen geben, wenn es rauskommen wolle.

Die Mutter war beruhigt (Hauptziel!), ich fuhr zu meinem Kongress, und das Kind blieb im Bauch – wie versprochen.

Nun war nur noch kurze Zeit bis zur Geburt, und ich hoffte, dass der gordische Knoten ihrer emotionalen Verstrickungen vorher gelöst würde. Dann kam die beeindruckende, ja erschütternde Katharsis: trotz massiver Ängste, aber auch unbewusst realisierend, dass sie es nun endlich tun müsse, ging sie – zitternd, keuchend – auf den Zauberer zu und riss ihm die Maske vom Gesicht, was sie bis dahin nie gewagt hatte. Nun, da dieser erkannt war, hatte er keine Macht mehr über sie und verschwand in der Ferne.

Einige Tage später setzten die Wehen ein – unmissverständlich, wie versprochen! – und das kleine Mädchen schaffte es in 4 h, auf die Welt zu kommen.

Anzumerken wäre noch, dass diese Sitzungen ¾–1,5 h dauern plus Vor- und Nachgespräch.

Abschließende Anmerkungen

Wie aus diesen 2 umständehalber sehr kurzen Fallbeispielen zu ersehen ist, müssen wir an die aus meiner Sicht zwei großen Problemgruppen, d. h. die der vorzeitigen Wehentätigkeit und der dystokischen Geburtsverläufe, anders herangehen.

Wie wir im *Fall A* gesehen haben, war die junge Frau durch ihre eigene operative Entbindung in einer dementsprechenden Matrix fixiert. Man spricht auch von Enagramm oder Imprinting. Dies war noch verstärkt worden durch die nie aufgearbeitete Trauer der Mutter. Durch das nochmalige Durchleben des Geschehens wurde diese negative Fixierung aufgehoben; unterstützend waren sicher die Erfahrung, dass nicht *sie* die Mutter verletzt hatte und die positive Verstärkung des eigenen, aktiven Mitmachens.

Die Ätiologie der intermittierenden Wehentätigkeit im *Fall B* ist ausreichend dargelegt worden - hoffe ich. Kein Partusisten der Welt hätte da etwas ausgerichtet, und eine Krankenhauseinweisung wäre m. E. fatal gewesen.

Im Spätwochenbett erzählte die Frau strahlend, dass sie nun frei von ihren Ängsten sei und auch nicht mehr von Albträumen heimgesucht werde.

Damit wird nun auch der Hauptanspruch, den ich an mich und meine Arbeit habe, sehr gut dargelegt: Ich möchte den Frauen helfen, Schwangerschaft und Geburt zu nutzen, um ihre alten Geschichten aufzuarbeiten, um Ballast abzuwerfen, um Energien freizusetzen, die sie für ihr Kind umso nötiger brauchen, aber auch um positive Veränderungen in ihrem weiteren Leben zu bewirken, um zu reifen und um ein Stück weiter zu sich selbst zu finden.

Dann muss ich mir keine Sorgen um eine normale Geburt machen oder um eine gute Mutter-Kind-Bindung. Und die Väter profitieren letztendlich auch davon und somit sind alle zufrieden.

Literatur

Diverse Artikel in: Internationale Zeitschrift für Prä- und Perinatale Psychologie und Medizin

Häsing H, Janus L (1994) Ungewollte Kinder. Rowohlt, Reinbek

Journal der Gesellschaft gleichen Namens: c/o Dr. Ludwig Janus, Köpfelweg 52, 69118 Heidelberg

Kennell K (1987) Mutter-Kind-Bindung. dtv, München

Laget M(1982) Naissances. Ed. du Seuil, Paris

Leuner H (1998) Lehrbuch der katathym-imaginativen Psychotherapie. Huber, Bern

Nathanielsz PW (1999) Life in the womb. The origin of health and disease. Promethean Press, Ithaka, New York

Tomatis A (1989) Neuf mois au paradis. Ergo Press, Paris

Tomatis A (1987) Der Klang des Lebens. Rowohlt, Reinbek

Verny T, Kelly J (1981) Das Seelenleben des Ungeborenen. Ullstein, Berlin

Wann stellt die Schwangere die Indikation zum Kaiserschnitt? Indikationen, Morbidität und Mortalität der Sectio caesarea im Hinblick auf den „Kaiserschnitt auf Wunsch"

A. di Liberto, W. Schmidt

MERKE

Aufgrund von Verbesserungen der Operations- und Anästhesietechniken, der perioperativen Antibiotikagabe, der Thromboseprophylaxe sowie der modernen postoperativen Behandlung ist die Sectio caesarea in den letzten 20 Jahren im Hinblick auf die mütterliche Morbidität und Mortalität ein wesentlich risikoärmerer Eingriff geworden, sodass die Entscheidung zur abdominalen Schnittentbindung in vielen Fällen – vermeintlich – keiner strengen Indikationsstellung mehr bedarf.

Der zunehmende forensische Druck und die Autonomie der Frau über ihren Körper und ihr Selbstbestimmungsrecht sind weitere relevante Komponenten, die den Anstieg der Sectiorate mitbeeinflussen. Daraus ergibt sich auch die Ausweitung der klassischen medizinischen Sectioindikationen auf nicht-medizinische Indikationen und somit die Etablierung der sog. „Wunschsectio", die in ihrer Begriffsbestimmung unscharf ist und die Palette der möglichen psychischen, persönlichen und sozialen Gründe nur unzureichend beschreibt bzw. beinhaltet. Die sich daraus ergebenden Dokumentationsprobleme und die mangelnde Datenlage, inwieweit die elektive Sectio caesarea größere Risiken v. a. mütterlicherseits birgt, erlauben derzeit keine klaren Schlussfolgerungen zum Kaiserschnitt auf Wunsch, sodass nach unserer Meinung die komplikationslose vaginale Geburt die einfachste und schonendste Entbindungsart darstellt.

Indikationen zur Sectio caesarea

Die klassischen Hauptindikationen zur Sectio caesarea sind der mangelnde Geburtsfortschritt mit nachfolgendem Geburtsstillstand in der Eröffnungs- oder Austreibungsperiode, die fetale Notsituation, die Beckenendlage (speziell die komplette Fußlage) und die Wiederholungsschnittentbindungen. Weitere Indikationen sind die schwangerschaftsinduzierte Hypertonie und die Präeklampsie mit chronischer Plazentainsuffizienz und intrauteriner Wachstumsrestriktion, das HELLP-Syndrom, die frühe Frühgeburt (vor der 32. SSW), Mehrlingsgeburten (mit Lageanomalien), geburtsunmögliche regelwidrige Schädellagen, die Querlage, kindliche Fehlbildungen und Tumoren, die vorzeitige Plazentalösung bei lebendem Kind, die Placenta praevia, der Herpes genitalis, die immunologische Thrombozytopenie, mechanische Hindernisse (Myome, Ovarialtumoren, Lymphome, Genitalkarzinome oder massiver Befall der Vagina mit Condylomata acuminata), sowie als Sonderfall die postmortale Schnittentbindung [1].

Anstieg der Sectiorate

In den letzten 20 Jahren ergab sich ein deutlicher Anstieg der Sectioraten in den Industrienatio-

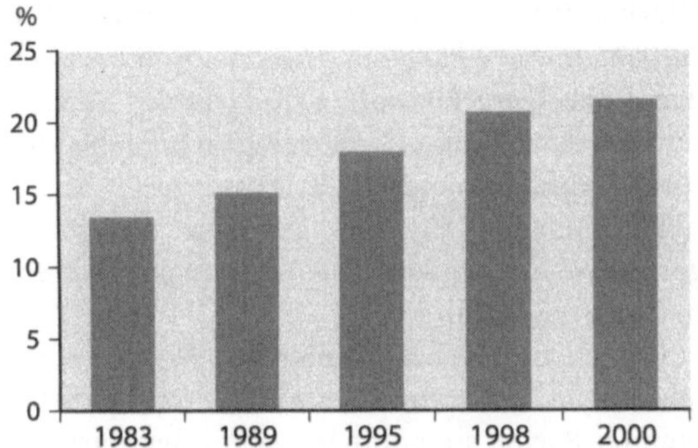

Abb. 1. Anstieg der Sectiorate in Deutschland; Bayerische Perinatalerhebung 2000 (Angaben in %)

• Beckenendlage	29,4 %
• Z.n. Sectio oder anderen Uterus-OP	14,6 %
• Cephalopelvines Missverhältnis	9,2 %
• Path. CTG oder schlechte kindl. H.	9,0 %
• Sonstiges	7,1 %
• Gestose/Eklampsie	5,8 %
• Plazentainsuffizienz (bzw. V.a.)	3,7 %
• Mütterl. Erkrankung	3,5 %
• Vorzeitiger Blasensprung	3,3 %
• Frühgeburt	2,6 %

Abb. 2. Häufigste medizinische Indikationen für eine primäre Sectio caesarea. Analyse des Geburtengutes aus 12 Bundesländern unter besonderer Berücksichtigung der Sectioraten und -indikationen von 1998 und 1999. (Aus Voigt M, Friese K (2001). In: Huch A, Chauoi R (Hrsg) Sectio caesarea. UNI-MED Verlag AG, Bremen

nen von ca. 5 auf über 20% aller Geburten. Multifaktorielle Gründe sind dafür verantwortlich, wobei sicherlich die deutlichen Verbesserungen der intra- und postoperativen Bedingungen und damit eine Aufweichung der klassischen absoluten Indikationen zur Sectio caesarea, die ursprünglich als lebensrettender Eingriff mit einer hohen Letalität behaftet war, mit der Abnahme der mütterlichen Morbidität und Mortalität als Voraussetzung dafür eine wesentliche Rolle spielen [2, 28]. Bemerkenswert sind auch Unterschiede der Sectioraten in einzelnen Bevölkerungsschichten [3, 4, 5] (Abb. 1).

Häufigste medizinische Indikationen für eine primäre Sectio caesarea

An erster Stelle der medizinischen Indikationen für eine primäre Sectio caesarea steht mit ca. 30% die Beckenendlage, gefolgt von der Indikation: Zustand nach Sectio oder anderen Uterusoperationen (Abb. 2).

Vor- und Nachteile der Sectio caesarea für Mutter und Kind

Die medizinischen Vorteile einer primären Sectio sind für die Mutter die fehlende Langzeitmorbidität der Harn- und Stuhlinkontinenz, wobei hier die Datenlage noch kein klares Bild ergibt [6, 7], die geringere Prävalenz von sexuellen Problemen im Gegensatz zum Spontanpartus (weniger Schmerzen beim Geschlechtsverkehr) sowie des Fehlen eines traumatisierenden Geburtserlebnisses bei langer und schmerzhafter Geburt. Demgegenüber fehlt aber die größere Befriedigung der Mutter durch eine normale Geburt. Wichtige Nachteile sind die erhöhte Sterblichkeit, v. a. bei Notsectio, die erhöhte Inzidenz von postoperativen Infektionen und thrombembolischen Komplikationen sowie das erhöhte Risiko für eine Placenta praevia, eine vorzeitige Plazentalösung und Uterusruptur bei Folgeschwangerschaften und -geburten. Seitens des Kindes hat eine primäre Sectio den Vorteil, dass eine geringe Sterblichkeit während oder vor der Geburt auftritt. Durch den vorgezogenen Entbindungstermin kommt es zu einer Reduktion des intrauterinen Fruchttodes durch die akute Plazentainsuffizienz zwischen 38 und 40 Wochen, wobei hier eine deutliche Steigerung der Sectiorate notwendig wäre, um generell einen IUFT zu verhindern [8, 9, 29]. Desweiteren kommt es zu einer geringeren Rate an peripartal bedingten Zerebralschäden (Zerebralparese). Aufsteigende Infektionen durch protrahierte Geburtsverläufe werden bei primärer Sectio praktisch komplett ausgeschlossen. Demgegenüber steht die größere Inzidenz von

1983–88	Sectio	spontan
Mortalität	0,53	0,28
Letalität	0,23	0,13
1989–94	**Sectio**	**spontan**
Mortalität	0,049	0,027
Letalität	0,033	0,020

Abb. 3. Mortalität nach Sectio vs. Spontangeburt. (Aus Welsch H (1997) Daten der bayerischen Perinatalerhebung (Angaben in Promille)

respiratorischen Adpatationsstörungen bedingt durch die vorzeitig beendete Schwangerschaft, allerdings mit geringer Langzeitmorbidiät [7].

Betreffend der mütterlichen Mortalität bei Sectio caesarea ergab eine Analyse der hessischen Perinatalerhebung [10] aus 526.255 Geburten zwischen 1990 und 1998 37 Todesfälle, wovon $^2/_3$ im Zusammenhang mit einer Schnittentbindung auftraten, entsprechend einer Sectiomortalitätsrate von 1:400, wobei das Verhältnis der Mortalitätsrate von primärer zu sekundärer Sectio 2:1 ergab. Nach diesen Daten ist die mütterliche Sterblichkeit bei Sectio 8,9fach höher als bei vaginaler Entbindung. Allerdings waren aus diesen Daten die mütterlichen Vorerkrankungen nicht eruierbar. Auch der Anteil der „Wunschsectiones" wurde nicht erfasst.

Die Analyse von Daten aus der bayerischen Perinatalerhebung ergab ebenfalls ein deutlich schlechteres Abschneiden der Sectio caesarea in Hinblick auf Sectiomortalität und -letalität im Vergleich zur vaginalen Entbindung, wobei aber eine Nivellierung des Mortalitätsrisikos zwischen 1989 und 1994 im Vergleich zu den Jahren 1983–1988 zu verzeichnen war (Abb. 3).

Folgen der Sectio caesarea für nachfolgende Schwangerschaften

Betreffend der Fertilität wurden keine signifikanten Unterschiede nach spontaner, operativer vaginaler Geburt bzw. Sectio caesarea festgestellt [12]. Deutlich erhöht ist das Risiko für eine Uterusruptur. Desweiteren ist ein vermehrtes Auftreten einer Placenta praevia sowie bis eine 8 mal häufigere Placenta accreta in der Sectionarbe bekannt [13, 14]. Allerdings wurde die klinische, epidemiologische Relevanz dieser Komplikationen im Hinblick auf eine statistisch geringere Anzahl von Folgeschwangerschaften in Frage gestellt [9].

Geburtshilfliche Risikofaktoren für eine spätere Harn- und Stuhlinkontinenz: Mit zunehmender Parität steigt die Prävalenz der Harninkontinenz [15]. Dabei erhöht sich das Risiko nach der 1. vaginalen Entbindung gegenüber der Nulliparität um den Faktor 5,7. Ein makrosomes Kind (> 4000 g) erhöht das Risiko weiter um den Faktor 1,9; zusammen mit einer mediolateralen Episiotomie erhöht sich das Risiko mit Makrosomie um den Faktor 3,5 [16]. Allerdings wurde eine gleich hohe Indizidenz der Stressharninkontinenz nach 3 und mehr Sectiones wie nach vaginaler Entbindung beschrieben [17]. Zu berücksichtigen ist auch, dass die Harninkontinenz eine beträchtliche Störung der Lebensqualität verursacht [18]. Betreffend der Stuhlinkontinenz ist die vaginale Geburt ebenfalls als deutlicher Risikofaktor anzusehen [19, 20].

Allgemeine Erwägungen zur elektiven Sectio caesarea

Insgesamt ist es in den letzten Jahren zu einer deutlichen Senkung der bekannten Risiken der Sectio caesarea gekommen (siehe Bayerische Perinatalerhebung), bedingt durch die Modifikation der Operationstechniken, die Verbesserung der Anästhesieverfahren (hohe Rate an Peridural- und Spinalanästhesien). Eine grundlegende Wandlung der Einstellung der Frau zur Geburt ist eingetreten mit zunehmender Gewichtung der Autonomie und des Rechts auf Selbstbestimmung. Darüber hinaus hat sich eine Änderung der Arzt-Patienten-Beziehung mit teilweiser Übertragung der Verantwortung für medizinische Handlungen auf die Frau sowie ein erhöhtes Maß an Information und Beratung im ärztlichen Gespräch mit der

Schwangeren im Hinblick auf die Geburt vollzogen [9]. Nicht unbeträchtlich ist der zunehmende forensische Druck auf die Geburtshelfer, die eine großzügigere Indikationsstellung zur Sectio caesarea bedingt [21].

Begriffsbestimmung „Wunschsectio"

Zur Definition der Wunschsectio als solche ist eine Abgrenzung von medizinisch – stark oder schwach – indizierten Sectiones von der eigentlichen Wunschsectio ohne jegliche medizinische Indikation (Gefälligkeitssectio, Sectio nach Vereinbarung etc. [26]), die in dieser Form äußerst selten ist, notwendig. Nach Husslein [9] sollte in diesem Zusammenhang besser der Begriff „elektive Sectio" verwendet werden, die 3 Gruppen von Indikationen beinhaltet:

- Erweiterung der medizinischen Indikation (z. B. zur Prophylaxe von Spätschäden wie Descensus genitalis und Inkontinenz),
- psychische Indikation, v. a. bei Zustand nach vorangegangener belastender Geburt,
- elektive Sectio im engeren Sinne, d. h. nach unkomplizierter Schwangerschaft und ohne Vorliegen irgendeiner medizinischen oder psychischen Indikation.

Häufige Gründe für eine elektive Sectio caesarea aus mütterlicher Sicht

Die üblicherweise angegebenen Gründe für eine elektive Sectio aus mütterlicher Sicht richten sich maßgeblich an die von Al Mufti in einer bekannten Umfrage bei weiblichen Geburtshelfern in London beschriebenen: die Furcht vor Beeinträchtigung des Kindes durch normale oder instrumentelle Geburt (besonders, wenn bereits ein geschädigtes Kind in der eigenen Familie oder im Bekanntenkreis existiert), die Sicherheit für das Kind, die Furcht vor Schmerzen (besonders nach eigenen schmerzhaften Geburten oder solchen im Bekanntenkreis), die Furcht vor Spätschäden (wie Descensus genitalis, Harn- u./o. Stuhlinkontinenz [27]), die Furcht vor gestörtem Sexualempfinden und die exakte Planbarkeit des Geburtstermines, die in der heutigen Gesellschaft zunehmende Wichtigkeit erlangt [22]. Zu beachten ist, dass in diesem angegebenen Katalog von Gründen reale und belegbare Ängste dominierend sind [7, 9].

Forensische Aspekte der Wunschsectio

Bei einer Vielzahl von heutzutage durchgeführten Operationen, wie z. B. die Sterilisation, kosmetische Eingriffe oder der Schwangerschaftsabbruch, handelt es sich bei fehlender medizinischer Indikation um keinen „Heileingriff". Der Tatbestand der Körperverletzung ist jedoch ohne straf- oder berufsrechtliche Sanktion, wenn die Patientin in freier Selbstbestimmung und Selbstverantwortung entschieden hat (Voraussetzung: uneingeschränkte Einwillungsfähigkeit und absolute Freiwilligkeit der Einwilligung) und wenn eine umfangreiche Aufklärung durchgeführt wurde („je weniger der Eingriff aus medizinischer Sicht notwendig ist, desto intensiver muss die Aufklärung des Patienten sein"). Wenn diese Voraussetzungen erfüllt sind, ist auch die Sectio caesarea auf Wunsch aus forensischer Sicht unbedenklich. Darüber hinaus besteht vom Standpunkt des allgemeinen Sittengesetzes keine Beanstandung. Andererseits kann ein Arzt, der die Vornahme einer Sectio auf den bloßen Wunsch der Frau hin für ärztlich nicht verantwortbar hält, seine Mitwirkung daran versagen [23].

Psychologische Aspekte der Wunschsectio

Aus psychosomatischer Sicht ist eine Wunschsectio als eine Verhinderung des physiologischen Geburtserlebnisses zu betrachten. Mögliche Auswirkungen auf die familiäre Beziehungsstrukturen („bonding"), auf die Zufriedenheit und evtl. auch auf die Sexualität sind möglich. Eine Wunschsectio bedeutet das Umgehen einer erfolgreichen Bewältigung von Geburtsängsten. Mögliche Folgen sind: Beeinträchtigung des Selbstbildes und Versagensgefühl – häufig auch erst lange nach dem stattgehabten Eingriff. Die Rolle des Arztes ist hierbei zu versuchen, den Wunsch der Frau nach einer Sectio zu verstehen und damit auch evtl. vorhandene psychologische Hintergründe zu erkennen. Dies erfordert ein ausführliches Gespräch, bei dem eine eingehende individuelle Prüfung jedes Begehrens nach einer Wunschsectio vorgenommen werden kann. Aus psychosomatischer Sicht besteht jedoch keine generelle Empfehlung für oder gegen einen Kaiserschnitt auf Wunsch [24].

Patientinnenzufriedenheit in Abhängigkeit des Entbindungsmodus

Die höchste Patientinnenzufriedenheit ist bei der unkomplizierten vaginalen Entbindung vorhanden. An zweiter Stelle rangiert jedoch die elektive Sectio (z. B. Wunschsectio); an dritter Stelle befindet sich die vaginaloperative Entbindung und naturgemäß an letzter Stelle mit der geringsten Zufriedenheit Patientinnen, die eine sekundäre oder Notsectio erhalten haben [7].

Die Wunschsectio in der öffentlichen Diskussion

In zunehmendem Maße wird in den Medien (Internet, Zeitschriften, Fernseher) die primäre Sectio caesarea auf Wunsch diskutiert, teilweise rational aber auch sehr emotional gefärbt (Abb. 4). Im SPIEGEL wurde die Wunschsectio als „Lifestyleoperation" [30] bezeichnet Wenn auch momentan noch die Favorisierung der vaginalen Entbindung dominiert, so rückt doch die Wunschsectio ins Bewusstsein der Öffentlichkeit, sodass die Geburtshelfer immer häufiger mit der Frage nach einem Kaiserschnitt auf Wunsch konfrontiert werden.

Pro Sectio

- ...furchtbare Angst vor Wehen
- lasst doch einfach jede das tun, was sie für richtig hält
- schonende und stressfreie Geburt für das Kind, die man dank Regionanästhesie sogar miterleben kann
- unsere Geburten sind schon lange nicht mehr natürlich, sonst würden wir zum Beispiel bei jeder fünften Geburt sterben
- denkt mal an die Probleme mit der Wundheilung eines Dammschnittes, oder an Inkontinenz oder Gebärmuttersenkung, oder monatelangen Problemen beim Sex
- ich will mir dieses stundenlange Stöhnen und animalische Verhalten nicht zumuten
- ein toller Fortschritt, dass jede Frau selbst entscheiden kann, was mit ihrem Körper passiert
- unnötige Quälerei

Kontra Sectio

- Schwangerschaft ist etwas natürliches und sollte ein natürliches Ende finden
- operativer Eingriff mit Komplikationen
- die Kinder werden aus dem Bauch gerissen, Beeinträchtigung der spontanen Atmung
- Kinderkriegen im Vorbeigehen
- wie wird der Bauch in 60 Jahren aussehen: Blinddarmnarbe, Kaiserschnittnarbe, etc.
- ...wollte unbedingt erleben, wie es ist, ein Baby auf die Welt zu bringen
- ...ein Kind entscheidet eigens, wann es zum Leben da draußen bereit ist
- egoistische Handlungsweise
- alles nur Bequemlichkeit
- du hast länger Schmerzen und kannst dein Baby schlecht halten
- nach der OP kriegt man das doppelt u. dreifach zurück, was man sich vorher gespart hat

Abb. 4. Meinungen zur Wunschsectio aus einem Internetdiskussionforum für Schwangerschaft und Geburt. (Zitiert aus Eumom.com „Die Seite für Schwangerschaft und Geburt")

Schlussfolgerungen

Nach unserer Meinung ist nach wie vor die komplikationslose vaginale Geburt die einfachste und schonendste Entbindungsart und wird auch in Zukunft an erster Stelle stehen, zumal Langzeitfolgen nach spontaner vs. operativer Entbindung als Argumente pro/contra bisher nicht eindeutig belegt sind und prospektiv randomisierte Studien zur definitiven Klärung, welcher Entbindungsmodus der risikoärmere ist, aus ethischer Sicht nicht vertretbar sind und somit auch langfristig keine eindeutige Datenlage vorhanden sein wird [25]. Die vaginal-operative Entbindung gehört in geschulte Hände und rangiert an zweiter Stelle, wobei anzumerken ist, dass bei dem derzeitigen Trend mit der Ausweitung der medizinischen Indikation zur Wunschsectio die Gefahr einer mangelnden Ausbildung zukünftiger Geburtshelfer über vaginal-operative Entbindungsmethoden besteht, sodass hierdurch allein ein weiterer Anstieg der Sectiorate zu erwarten ist [28]. Als Argument für die Sectio überwiegen subjektive Erörterungen wie einerseits die Lebensqualität, Komfortdenken, Planbarkeit und Selbstbestimmungsrecht und andererseits reale Ängste vor Gefährdung des Kindes, vor Geburtsschmerzen und bleibende Folgen von Geburtsverletzungen.

Literatur

1. Hirsch HA, Käser O, Ikle FA (1996) Atlas der gynäkologischen Operationen. Thieme, Stuttgart
2. Schneider H (2002) Die Wunschsectio – eine gleichwertige Alternative zur Spontangeburt? Gynäkol Geburtsh Rundsch 42: 4–11
3. Behague DP (2002) Beyond the simple economics of cesarean section birthing: women's resistance to social inequality. Cult Med Psychiatry 26(4): 473–507
4. Behague DP, Victoria CG, Barros FC (2002) Consumer demand for caesarean sections in Brazil: informed decision making, patient choice, or social inequality? A population based birth cohort study linking ethnographic and epidemiological methods. BMJ 324 (7343): 942–945
5. Belizan JM, Althabe F, Barros FC, Alexander S (1999) Rates and implications of caesarean sections in Latin America: ecological study. BMJ 319 (7222): 1397–1400
6. Kühnert M, Schmidt S, Feller A, Vonderheit KH (2000) Sectio caesarea: ein harmloser Eingriff aus mütterlicher Sicht? Geburtsh Frauenheilkd 60: 354–361
7. Schneider KTM (2002) Sectio nach Wunsch – Muss man hinsichtlich der Morbiditätsrisiken umdenken? Gynäkol Geburtsh Rundsch 42: 12–14
8. Paterson-Brown S, Fisk NM (1997) Caesarean section: every woman's right to choose? Curr Opin Obstet Gynecol 9: 351–355
9. Husslein P, Langer M (2000) Elektive Sektio vs. vaginale Geburt – ein Paradigmenwechsel in der Geburtshilfe? Gynäkologe 33: 849–856
10. Kühnert M et al. (1998) Daten aus der Hessischen Perinatalerhebung
11. Welsch H (1997) Daten aus der bayerischen Perinatalerhebung)
12. Hall MH, Campbell DM, Fraser C, Lemon J (1989) Mode of delivery and future fertility. Br J Obstet Gynaecol 96 (11): 1297–1303
13. Rasmussen S, Irgens LM, Dalaker K (1997) The effect on the likelihood of further pregnancy of placental abruption and the rate of its recurrence. Br J Obstet Gynaecol 104 (11): 1292–1295
14. Rosen MG, Dickinson JC, Westhoff CL (1991) Vaginal birth after cesarean: a meta-analysis of morbidity and mortality. Obstet Gynecol 77 (3): 465–470
15. Thomas TM (1984). In: Walters MD, Karram MM (Hrsg) Gynäkologische Urologie. Urban & Fischer, München
16. Hoiberg et al. (1999). BJOG 106: 842–850
17. Van Geelen JM, Lemmens WA, Eskes TK, Martin CB (1982) The urethral pressure profile in pregnancy and after delivery in healthy nulliparous women. Am J Obstet Gynecol 144 (6): 636–649
18. Brown S, Lumley J (2000) Physical health problems after childbirth and maternal depression at six to seven months postpartum. BJOG 107 (10): 1194–1201
19. Abramowitz L, Sobhani I, Ganansia R, Vuagnat A, Benifla JL, Darai E, Madelenat P (2000) Are sphincter defects the cause of anal incontinence after vaginal delivery? Results of a prospective study. Dis Colon Rectum 43 (5): 590–596; discussion 596–598
20. Sander P, Bjarnesen J, Mouritsen L, Fuglsang-Frederiksen A (1999) Anal incontinence after obstetric third-/fourth-degree laceration. One-year follow-up after pelvic floor exercises. Int Urogynecol J Pelvic Floor Dysfunct 10 (3): 177–181
21. Haller U, Hepp H, Winter R (2002) Sectio nach Wunsch oder elektive Sectio: Aufforderung zum Umdenken. Gynäkol Geburtsh Rundsch 42: 1–3

22. Al-Mufti R, McCorthy A, Fisk NM (1996) Obstetricians' choice and mode of delivery. Lancet 347: 544
23. Ulsenheimer K (2000) Wunschsektio: forensische Aspekte. Gynäkologe 33 (12): 882–886
24. Root P, Siedenkopf F, Schücking B, Kentenich H (2000). Gynäkologe 33 (12): 887–890
25. Hohlfeld P (2002) Cesarean section on request: a case for common sense. Gynäkol Geburtsh Rundsch 42: 19–21
26. Hickl EJ (2002) Wandlungen in der Kaiserschnittindikation. Gynäkol Geburtsh Rundsch 42: 15–18
27. Faridi A, Willis S, Schumpelick V, Rath W (1999) Anale Inkontinenz nach vaginaler Geburt. Dtsch Ärztebl 1–2: 42–48
28. Hillemans P, Anthuber C, Hepp H (2000) Risiken bei Sectio caesarea und vaginaler Geburt. Gynäkologe 33: 872–881
29. Husslein P (2002) Elektive Sectio. Gynäkol Geburtsh Rundsch 42: 22–24
30. DER SPIEGEL (2003) Geburt – Schnittig ins Leben. Heft 06

Die fetale DNA-Last der Mutter als Ursache der Präeklampsie/Eklampsie

J. Steinhard, L. Kiesel

MERKE

1. Es gibt derzeit kein ausreichend geeignetes Testverfahren zur Prädiktion von Präeklampsie oder Eklampsie.
2. Es existiert ein fetomaternaler und ein maternofetaler Zellübertritt in der Schwangerschaft.
3. Die Anzahl fetaler Zellen im maternalen Blut ist bei Präeklampsie signifikant erhöht.
4. Die Höhe der fetalen DNA-Konzentration im maternalen Blut ist bei Präeklampsie signifikant erhöht.
5. Als Ursache für eine erhöhte fetale DNA-Last der Mutter wird neben einer gesteigerten Freisetzung durch z. B. eine gestörte Plazentation auch eine reduzierte DNA-Clearance diskutiert.
6. Es ist derzeit unklar, inwieweit die fetale DNA-Last, die fetale Zellzahl oder auch synzythiotrophoblastäre Mikropartikel in der maternalen Zirkulation an der Entstehung von Präeklampsie und Eklampsie ursächlich beteiligt sind.

Hypertensive Schwangerschaftserkrankungen, v. a. Präeklampsie, HELLP-Syndrom und Eklampsie, sind mit einem Anteil von 12–22% an 1.–2. Stelle ursächlich für die mütterliche Mortalität. Mit 20–25% sind sie außerdem eine der häufigsten Ursachen für Frühgeburtlichkeit und perinatale Morbidität [2]. Ein Screening zur Erfassung gefährdeter Schwangerschaften ist wünschenswert, auch wenn sich präventiv-therapeutische Maßnahmen für nur wenige Risikopatientinnen ergeben. Eine Vielzahl von Verfahren wurden hinsichtlich ihres vorhersagenden Werts geprüft, allerdings gibt es bis heute kein zufriedenstellendes prädiktives Testverfahren [7]. Bei begrenzten therapeutischen Möglichkeiten im Falle der manifesten Erkrankung, steht derzeit eine intensivierte Überwachung von Mutter und Kind ganz im Vordergrund. Die Eklampsie stellt nach wie vor die schwerste Komplikation hypertensiver Schwangerschaftserkrankungen dar. Bei relativ konstanter Inzidenz der Präeklampsien mit 5–8%, hat die Häufigkeit der Eklampsien durch eine verbesserte Schwangerschaftsvorsorge abgenommen und liegt heute zwischen 0,03–0,1% [3].

Der fetomaternale Zelltransfer

Vor nun mehr etwas mehr als einer Dekade gelang erstmals der Nachweis fetaler Zellen im maternalen Blut. Etwas später wurden auch maternale Zellen im Kreislauf von Neugeborenen und Kindern beschrieben. Es folgten zahlreiche Studien, die nach der pathogenen Bedeutung dieses Mikrochimerismus fahndeten. Hinweise, für einen Zelltransfer von der Plazenta zur Mutter fanden sich bereits wesentlich früher. Schon 1893 fand der deutsche Pathologe Schmorl Trophoblasten in den Lungen von im Rahmen einer Eklampsie verstorbener Frauen [14]. Während es noch bis vor kurzem technisch schwierig war die Existenz von fetalen Zellen im maternalen Blut nachzuweisen, haben neue Techniken wie z. B. MACS (magnetic cell sorting] und FACS (fluorescence activated cell sorting) diesen Nachweis in die Reichweite einer klinischen Nutzung gebracht. Es ist derzeit schon möglich mittels angereicherter fetaler Zellen Chromosomenstörungen, die kindliche Rhesuskonstellation, das Geschlecht oder Einzelerkrankungen nicht-invasiv zu erfassen.

Schon ab der 6.–10. Schwangerschaftswoche (SSW) lassen sich fetale Zellen, wie Leukozyten, Erythroblasten und Trophoblastzellen im Blut der Schwangeren nachweisen, allerdings mit einer Zellzahl von weniger als 1 auf 10^6. Man geht heutzutage davon aus, dass in jeder Schwangerschaft fetale Zellen im maternalen Kreislauf nachweisbar sind, die teilweise auch noch Jahrzehnte persistieren können. Der Nachweis von Y-Chromosom tragenden Zellen in veränderten Geweben bei Patientinnen mit Autoimmunerkrankungen wie z. B. der Sklerodermie, der Hashimoto-Thyreoiditis und dem Systemischen Lupus erythematodes oder bei kindlicher Dermatomyositis, lässt die Bedeutung dieser Entdeckung in einem ganz neuen Licht erscheinen [1, 4, 5, 6]. Vielleicht liegt hier der Schlüssel zu einem Wesentlichen Verständnis von Autoimmunerkrankungen und einer Erklärung für das gehäufte Auftreten bei Frauen. Während Männer im Laufe ihres Lebens nur in der Fetalzeit einem maternofetalen Zellverkehr ausgesetzt sind, müssen Frauen sich zusätzlich im Rahmen von Schwangerschaften mit einem fetomaternalen Transfer auseinandersetzen. Auch für die Schwangerschaft an sich ergibt sich nach neusten Erkenntnissen eine Relevanz. Die fetale Zellzahl im maternalen Blut scheint bei der Präeklampsie bis um den Faktor 100 deutlich erhöht und es ergeben sich Hinweis, dass je mehr fetale Zellen nachweisbar sind ein desto schwerer Verlauf zu erwarten ist [17].

Der Nachweis freier fetaler DNA im maternalen Blut

Es ist lange bekannt, dass freie DNA im Blut von gesunden Menschen vorkommt. Bei Tumorpatienten ist die Menge deutlich vermehrt. Zuerst durch Lo et al. konnte 1997 freie fetale DNA mittels PCR-Amplifikation einer Y-Chromosom-spezifischen DNS-Sequenz im maternalen Plasma nachgewiesen werden [9]. Da die fetale DNA in einem relativ hohen Anteil im Serum und Plasma der Mutter nachweisbar ist (Ende des 1.–2. Trimenons Mittelwert 3,4%; 3. Trimenon 6,2%), konnten im Vergleich zur Untersuchung angereicherter fetaler Zellen kostengünstigere, schnellere und technisch einfachere Verfahren zum Nachweis fetaler genetischer Merkmale erprobt werden. Ein klinischer Einsatz zeichnet sich für die Rhesus-Genotypbestimmung mit Anfang des 2. Trimenons ab. Allerdings existiert auch ein quantitativ deutlich höherer Anteil freier maternaler DNA im Blut, sodass nur Merkmale untersucht werden können, die nicht im maternalen Genom vorkommen [12].

Die absolute Menge freier fetaler DNA nimmt mit fortgeschrittenem Gestationsalter zu und erreicht nach einem starken Anstieg ein Plateau ca. 8 Wochen präpartal. Nach Lo et al. ist ehestens der Trophoblast die dominierende Ursprungszelle, allerdings zeigen 50% der fetalen Erythroblastzellen im maternalen Blut Anzeichen für eine Apoptoseinduktion [11, 15], sodass auch apoptotische fetale Zellen DNA in relevanter Mengen freisetzen werden. Die Menge der freien fetalen DNA im maternalen Blut ist um den Faktor 25 höher als die gesamte fetale DNA der dort nachgewiesenen intakten Zellen [15]. Es fanden sich erhöhte Anteile freier fetaler DNA bei Aneuploidien wie Trisomie 21, Trisomie 13 und anderen [10, 16]. Dies gilt auch für die Frühgeburtlichkeit und die Präeklampsie, bei letzterer konnte eine Zunahme um den Faktor 5 nachgewiesen worden [11, 12].

Zhong et al. fanden eine positive Korrelation der Menge mit dem Risiko für die Entwicklung einer Präeklampsie bei Untersuchung in der 20. SSW und eine positive Korrelation mit der Schwere der Erkrankung [17].

Fetale DNA wird nach der Geburt rasch aus dem mütterlichen Blut eliminiert. Die HWZ (Halbwertzeit) liegt bei einem Mittelwert von 16 min (Range 4–30 min) und 6 h nach normaler Geburt lässt sie sich nicht mehr nachweisen. Bei der Präeklampsie ist die Clearance gestört. Die HWZ ist um den Faktor 4 verlängert. Maternale Organschäden von Leber und Nieren im Rahmen der Präeklampsie könnten dafür verantwortlich sein [8].

Der frühe Nachweis einer gesteigerten Menge freier fetaler DNA vor dem Eintritt von Symptomen bei später präeklamptischen Patientinnen wirft die Frage auf, ob dies nicht für die Prädiktion genutzt werden kann. Größere Studienkollektive sind für die Beantwortung dieser Frage zukünftig notwendig.

Eine Hypothese zur Entstehung der Präeklampsie

Redman und Sargent, renommierte Präeklampsieforscher aus Oxford, schlagen folgende Hypothese zur Entstehung der Präeklampsie vor: In der normalen Schwangerschaft kommt es zu synzytialer Apoptose. Durch das regelmäßige Einschwemmen von Trophoblast-Mikropartikeln steigt die Inflammationslast im Blut und es kommt auch in der unauffällig verlaufenden Schwangerschaft zu einer Aktivierung des Endothels und z. B. von Granulozyten und Makrophagen. Es zeigt sich das Bild einer systemischen Inflammation, die mit steigendem Gestationsalter zunimmt. Im Falle einer Plazentationsstörung kommt es zu oxidativem Stress. Aus der häufig auffallend kleiner Plazenta wird ein gesteigerter Anteil apoptotischer und nekrotischer trophoblastärer Partikel freigesetzt. Dies führt im Vergleich zur normalen Schwangerschaft zur verstärkten Aktivierung von Endothel- und Immunzellen, zur verstärkten Inflammation und resultiert in den maternalen Symptomen der Präeklampsie. Bei Mehrlingsschwangerschaften bzw. großer Plazentamasse oder bei einer gesteigerten Empfindlichkeit der Mutter auf diesen inflammatorischen Status, kann die gleiche Kaskade ausgelöst werden [13].

Sowohl die angeführten Synzytiotrophoblast-Mikrofragmente, als auch andere fetale Zellen und freie fetale DNA können in dieses Präeklampsiemodell eingebunden werden, sofern sie potenziell das Immunsystem bzw. Inflammation stimulieren.

Freie fetale DNA als Präeklampsietoxin?

In jüngster Zeit wurde die fetale DNA im maternalen Blut ursächlich mit der Entstehung der Präeklampsie in Verbindung gebracht und als Kandidat für das lang gesuchte Präeklampsietoxin gehandelt [4]. Als Argumente für diese These lässt sich anführen:

- Erste In-vitro-Studien weisen auf eine potenzielle Endothelschädigung durch freie fetale DNA hin.
- Die Menge freier fetaler DNA aber nicht freier maternaler DNA ist vor Auftreten der Präeklampsiesymptome erhöht.
- Die Menge freie fetaler DNA korreliert mit der Schwere der Präeklampsie.

Es finden sich aber auch gewichtige Gegenargumente, die vor allzu voreiligen Schlüssen warnen:

- Wie soll freie fetale DNA einen Endothelzellschaden auslösen?
- Wenn freie DNA einen Endothelzellschaden auslösen kann, warum sollte dann die freie maternale DNA, die im mütterlichen Blut einen deutlich höheren Anteil hat, nicht auch dafür verantwortlich sein?

- Auch Synzytiotrophoblast-Mikrofragmente können Endothelschädigungen auslösen [4].
- Synzytiotrophoblast-Fragmente und fetale Zellen sind bei Präeklampsie auch vermehrt im Rahmen eines gesteigerten fetomaternalen Zellverkehrs [4].
- Die gesteigerte Menge freier fetaler DNA kann lediglich Ausdruck einer gestörten Clearance sein.
- Synergistische Effekte sind nicht auszuschließen.

Fazit

Es bleibt noch ungeklärt, ob die freie fetale DNA-Last der Mutter ursächlich an der Entstehung der Präeklampsie beteiligt ist, oder ob es sich lediglich um ein Epiphänomen handelt. Dies gilt in gleichem Maße für die fetalen Zellen und die synzytiotrophoblastären Mikropartikel. Für die Eklampsie an sich fehlt es auch betreffend der freien fetalen DNA an Daten. Zukünftige Studien müssen weiter prüfen, ob ein ursächlicher Zusammenhang zwischen der Entstehung von Präeklampsie und Eklampsie und fetalen Substanzen im maternalen Blut existiert.

Literatur

1. Barinaga M (2002) Cells exchanged during pregnancy live on. Science 296: 2169–2172
2. Faridi A (2002) Nomenklatur. In: Heilmann L, Rath W (Hrsg) Schwangerschaftshochdruck. Wissenschaftliche Verlagsgesellschaft, Stuttgart, S 19–26
3. Heyl W, Rath W (2002) Drohende Eklampsie/ Eklampsie. In: Heilmann L, Rath W (Hrsg) Schwangerschaftshochdruck. Wissenschaftliche Verlagsgesellschaft, Stuttgart, S 230–235
4. Hahn S, Holzgreve W (2002) Fetal cells and cell-free fetal DNA in maternal blood: new insights into pre-eclampsia. Hum Reprod Update 8: 501–508
5. Johnson KL, Nelson JL, Furst DE, McSweeney PA, Roberts DJ, Zhen DK, Bianchi DW (2001) Fetal cell microchimerism in tissue from multiple sites in women with systemic sclerosis. Arthritis Rheum 44: 1848–1854
6. Johnson KL, McAlindon TE, Mulcahy E, Bianchi DW (2001) Microchimersm in a femal patient with systemic lupus erythematosus. Arthritis Rheum 44: 2107–2111
7. Klockenbusch W, Steinhard J (2002) Früherkennungsverfahren. In: Heilmann L, Rath W (Hrsg) Schwangerschaftshochdruck. Wissenschaftliche Verlagsgesellschaft, Stuttgart, S 353–362
8. Lau TW, Leung TN, Chan LYS, Lau TK, Chan KCA, Tam WH, Lo YMD (2001) Fetal DNA clearance from maternal plasma is impaired in preeclampsia. Clin Chem 48: 2141–2146
9. Lo YMD, Corbetta N, Chamberlain PF, Rai V, Sargent IL, Redman CWG, Wainscoat JS (1997) Presence of fetal DNA in maternal plasma and serum. Lancet 350: 485–487
10. Lo YM, Lau TK, Zhang J, Leung TN, Chang AM, Hjelm NM, Elmes RS, Bianchi DW (1999) Increased fetale DNA concentrations in the plasma of pregnant women carrying fetusses with trisomy 21. Clin Chem 45: 1745–1751
11. Lo YMD (2000) Fetal DNA in maternal plasma: biology and diagnostic applications. Clin Chem 46: 1903
12. Pertl B, Bianchi DW (2001) Fetal DNA in maternal plasma: emergine clinical applications. Obstet Gynecol 98: 483–490
13. Redmann CW, Sargent IL (2000) Placental debris, oxidative stress and pre-eclampsia. Placenta 21: 597–602
14. Schmorl G (1893) Pathologisch-anatomische Untersuchungen über Puerperaleklampsie. Vogel, Leipzig
15. Sekizawa A, Samura O, Zhen D, Falco V, Farina A, Bianchi DW (2000) Apoptosis in fetal nucleated erythrocytes circulating in maternal blood. Prenat Diagn 20: 886–889
16. Zhong XY, Bürk MR, Troeger C, Jackson LR, Holzgreve W, Hahn S (2000) Fetal DNA in maternal plasma is elevated in pregnancies with aneuploid fetuses. Prenat Diagn 20: 795–798
17. Zhong XY, Laivuori H, Livingston JC, Ylikorkala O, Sibai BM, Holzgreve W, Hahn S (2001) Elevation of both maternal and fetal extracellular circulating desoxyribonucleic acid concentrations in plasma of pregnant women with preeclampsia. Am J Obstet Gynecol 184: 414–419

Expertenmeinungen Geburtshilfe

Der Wehenfocus bestimmt die Zervixwirksamkeit

L. Spätling

MERKE

1. Weiter Unzufriedenheit mit der Wehenhemmung.
2. Therapeutisches Problem: Schwacher prognostischer Wert vorzeitiger Wehen – mögliche Lösung: klinische Rückschlüsse aus räumlichem und zeitlichem Wehenverlauf.

Auch wenn unsere Bemühungen zur Bekämpfung vorzeitiger Wehen zunehmend greifen, was sich in einer steigender Rate iatrogener Frühgeburten zur Abwendung von Schaden von Mutter und Kind bei im Wesentlichen gleichbleibenden Rate an Frühgeburten zeigt, so besteht weiterhin eine berechtigte Unzufriedenheit mit der medikamentösen Wehenhemmung.

Der Geburtshelfer steht hier vor einem therapeutischen Problem, denn nicht jede vorzeitige Wehentätigkeit führt zur Frühgeburt. Es ist von jeher ein Wunsch des Therapeuten, die Wehen die zu einer Frühgeburt führen von denen zu unterscheiden, die nicht zu einer solchen führen (Keirse 1995). Die Idee, diese zusätzliche Information über den räumlichen und zeitlichen Ablauf einer Wehe zu erhalten, führte zur Entwicklung der Vierkanaltokographie.

Mit diesem System wird über 4 im Wesentlichen herkömmliche Wehensensoren die ute-

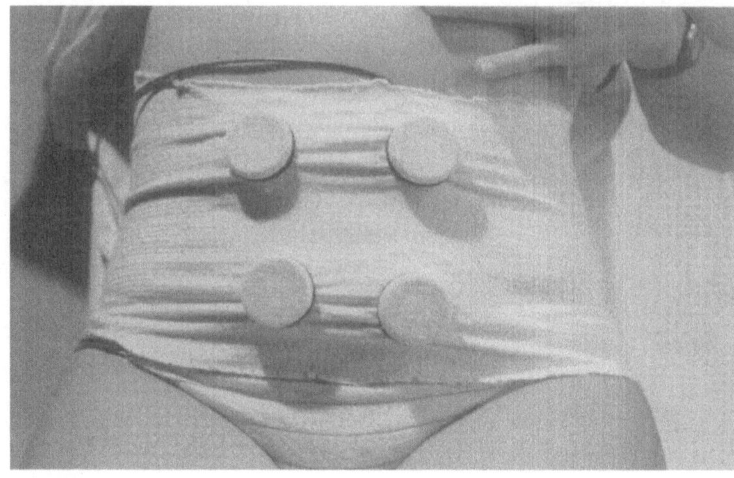

Abb. 1.

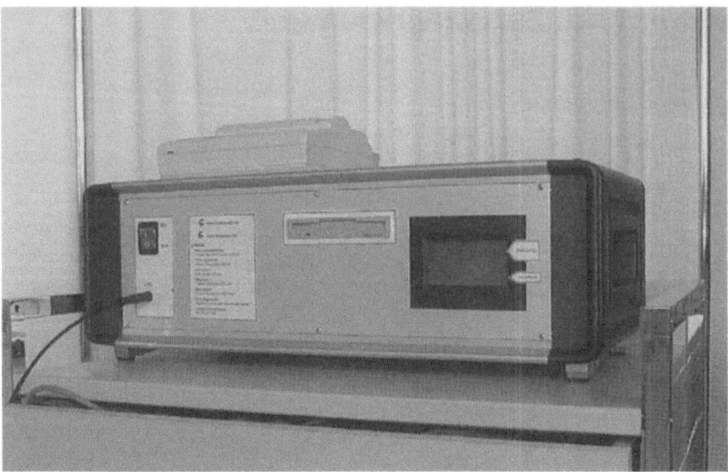

Abb. 2.

rine Wandspannung über den 4 Quadranten des Uterus erfasst und simultan auf einem Rechner aufgezeichnet. An einem Kollektiv von Frauen mit vorzeitigen Wehen konnte gezeigt werden, dass die Schwangerschaft signifikant verkürzt war, wenn die Wehe im Bereich des rechten Fundus begann und wenn der Uterus sich in seiner Gesamtheit kontrahierte, wenn die Wehe also eine erhöhte Globalität (Wehenaufzeichnung unter 3 und 4 Transducern) zeigte (Spätling et al. 1997). Unterstützt wird diese Beobachtung von Untersuchungen, die unter der Geburt eine hohe Globalität (70%) und in der ungestörten Schwangerschaft eine niedrige Globalität (30% Erstgebärende, 10% Mehrgebärende) zeigten (Hasenburg et al. 2001).

Die Vierkanaltokographie ist ein Hilfsmittel, Wehentätigkeit besser einzuordnen. Sie könnte in der Praxis helfen, die Notwendigkeit einer wehenhemmenden Therapie zu beurteilen und in der Klinik deren Dosierung zu steuern.

Literatur

Hasenburg A, Behrens C, Fallenstein F, Spätling L (2001) Four-channel tocography in uneventful pregnancies: a prospective study in primigravidas and multigravidas. J Soc Gynecol Invest 8: 48–53

Keirse MJ (1995) New perspectives for the effective treatment of preterm labor. Am J Obstet Gynecol 173: 618–628

Spätling L, Behrens C, Hasenburg A, Fallenstein (1997) External four channel tocography in preterm labor. First results. J Perinat 25: 43–48

Datei: GVONO.TOK
Markierungen: 0
Akzeptiert : 0
1/1
0:54 h
2:00 min
Scan
Drucken
Beenden
oben links
Transducer 1
oben rechts
Transducer 2
unten links
Transducer 3
unten rechts
Transducer 4

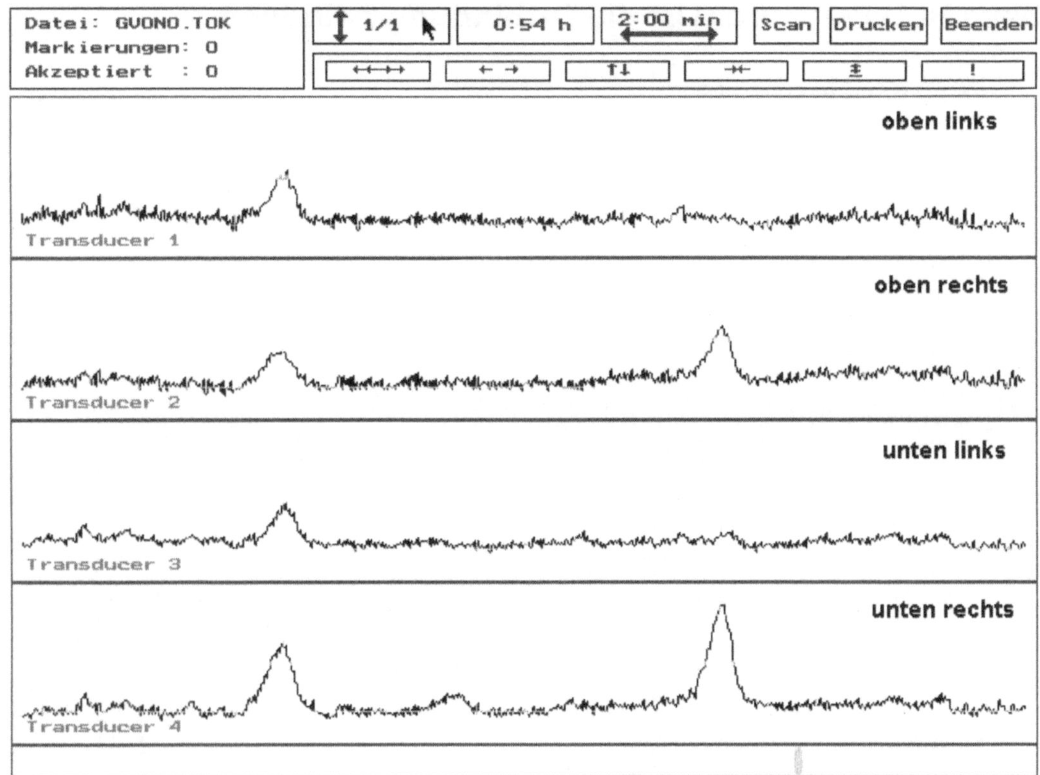

Abb. 3.

Beim HELLP-Syndrom ist die Entbindung zwingend

P. Brockerhoff, R. Seufert

MERKE

1. Das HELLP-Syndrom stellt eine schwere, oft unkalkulierbar verlaufende Komplikation hypertensiver Schwangerschaftserkrankungen dar, mit unverändert vitaler mütterlicher und fetaler Gefährdung.
2. Bereits vor 10 Jahren haben Rath et al. beim HELLP-Syndrom die vorzeitige Entbindung als einzige kausale Behandlung mit den besten pränatalen Ergebnissen empfohlen.
3. Nach wie vor fehlen an hinreichend großen Kollektiven prospektiv erhobene zuverlässige prädiktive Parameter zur Abschätzung von Verlauf und Prognose des HELLP-Syndroms, sodass ein konservatives Vorgehen allenfalls bei extremer Frühgeburtlichkeit vor der 30. Schwangerschaftswoche in Betracht kommt.
4. Bei erheblicher Frühgeburtlichkeit sollte die Schwangerschaft bis zum wirksam werden der RDS-Prophylaxe prolongiert werden.
5. Eine alsbaldige Entbindung beim HELLP-Syndrom entspricht auch den Leitlinien der AG Schwangerschaftshochdruck/Gestose der Deutschen Gesellschaft für Gynäkologie und Geburtshilfe.

Das HELLP-Syndrom stellt eine schwere, oft unkalkulierbar verlaufende Komplikation hypertensiver Schwangerschaftserkrankungen dar mit unverändert vitaler mütterlicher und fetaler Gefährdung. Bereits vor 10 Jahren haben Rath et al. [1] beim HELLP-Syndrom die vorzeitige Entbindung – im Allgemeinen durch Sectio caesaria – als einzig kausale Behandlung mit den besten perinatalen Ergebnissen empfohlen.

Nach wie vor fehlen an hinreichend großen Kollektiven prospektiv erhobene zuverlässige prädiktive Parameter zur Abschätzung von Verlauf und Prognose des HELLP-Syndroms, sodass ein konservatives Vorgehen allenfalls bei extremer Frühgeburtlichkeit vor der 30. Schwangerschaftswoche in Betracht kommt, sofern sich Mutter und Fet in einer stabilen Situation befinden und Voraussetzungen für eine geburtshilflich – intensivmedizinische Überwachung gegeben sind. Einige Autoren wie Sibai u. Frangieh [9] propagieren, bei erheblicher Frühgeburtlichkeit die Schwangerschaft bis zum Wirksamwerden der RDS-Prophylaxe zu prolongieren. Dieser Empfehlung steht die heutige Verfügbarkeit des neonatalen Surfactantgabe entgegen. In nur wenige Studien [8, 10] konnte beim HELLP-Syndrom eine signifikante Verlängerung der Schwangerschaft mit unveränderter mütterlicher Morbidität und geringeren neonatalen Komplikationen beobachtet werden.

Die Abhängigkeit vom Zeitintervall der Diagnosestellung bis zur Entbindung und der Häufigkeit sekundärer Komplikationen wie Plazentalösungen, Leberrupturen, intrazerebraler Blutungen oder der Entwicklung einer disseminierten intravasalen Gerinnung machen ein konservatives Vorgehen beim HELLP-Syndrom zu einem höchst risikoreichen Unterfangen, sodass die meisten Zentren eine aggressive Therapie, also eine nach initialer mütterlicher Stabilisierung alsbaldige Entbindung, bevorzugen [6]. Dies entspricht auch den Leitlinien der AG Schwangerschaftshochdruck/Gestose der Deutschen Gesellschaft für Gynäkologie und Geburtshilfe [3] sowie den Internetempfehlungen großer amerikanischer Zentren [2, 7].

Eine vermehrte Aufmerksamkeit auf das HELLP-Syndrom in Klinik und Praxis hat in den vergangenen Jahren bei zuvor skizzierter Verfahrensweise zu einer unzweifelhaften Verbesserung der Behandlungsergebnisse geführt. Der derzeitige Kenntnisstand erlaubt die Empfehlung eines konservativen Managements bisher nicht. Ob ergänzende intensiv-medizinische Verfahren wie die Plasmapherese [4, 5] hieran etwas ändern, bleibt abzuwarten.

Literatur

1. Bolz M, Friese K (1998) Medikamentöse Therapiekonzepte für schwangerschaftsinduzierte Hypertonie und HELLP-Syndrom. Gynäkologe 31: 943–941
2. Bradley CS (2001) HELLP-syndrome guidelines Univ. of Maryland Medicine. www.umm.edu
3. Empfehlungen für Diagnostik und Therapie bei Bluthochdruck in der Schwangerschaft (1999) AWMF-Online, Leitlinien-Register 015/018
4. Padden MO (1999) HELLP syndrome: recognation and perinatal management. Am Fam Physician 60: 829–839
5. Rath W, Loos W, Graeff H, Kuhn W (1992) Das HELLP-Syndrom. Gynäkologe 25: 430–440
6. Rath W (1997) Aggressive Therapie des HELLP-Syndroms. Perinat Med 9: 15–17
7. Stovall TG (2000) HELLP-syndrome. Guidelines Univ. of Tennessee Health Science Center Memphis. bayview.com/viewArticle/
8. Sibai BM, Mercer BM, Schiff E, Friedman SA (1994) Aggressive vs. expectant management of severe preeclampsia at 28 to 32 weeks' gestation: a randomised controlled trial. Am J Obstet Gynecol 171: 818–822
9. Sibai BM, Frangieh AY (1996) Management of severe preeclampsia. Curr Opin Obstet Gyn 8: 110–113
10. Visser W, Wallenbrug HCS (1995) Temporising management of severe preeclampsia with and without HELLP-Syndrom. Br J Obstet Gynecol 102: 111–117

Die Diagnose „Appendizitis" stellt in der Schwangerschaft der Geburtshelfer

J. Mussmann

Die Appendizitis ist grundsätzlich eine chirurgische Erkrankung, die vom Chirurgen diagnostiziert wird und operativ therapiert werden muss.

Lediglich 1–1,5% aller Appendizitiserkrankungen der weiblichen Bevölkerung ereignen sich während einer Schwangerschaft.

Noch vor 10 Jahren wurde die mütterliche Mortalität durch Appendizitis in der Schwangerschaft mit 2–4% angegeben, wobei das Gros der Mortalität den Zeitabschnitt der letzten 10 Schwangerschaftswochen betraf. Heute wird die mütterliche Mortalität mit weniger als 1% angegeben, geblieben ist aber eine bemerkenswert hohe fetale Mortalität in den letzten Schwangerschaftswochen von 6–7%, insbesondere bei verschleppten Verlaufsformen.

Geradezu alarmierend ist die Angabe in einem neueren studentischen Lehrbuch, dass wegen der in der Schwangerschaft erschwerten Diagnose und der abwartenden Haltung gegenüber chirurgischen Eingriffen eine perforierte Appendizitis häufiger diagnostiziert wird als bei Nicht-Schwangeren. Solche Statements sollten in bereits naher Zukunft weitgehend gegenstandslos werden.

Der derzeitige chirurgische Qualitätsstandard für alle Appendizitiserkrankungen fordert, dass der Anteil an Perforationen vor der Operation nicht größer sein darf als 10%, andererseits der Anteil an entfernten, histologisch entzündungsfreien Appendices die Marke von 20% nicht überschreiten soll. In der Schwangerschaft muss die Zahl der prognostisch besonders ungünstigen Perforationen idealerweise gegen Null zurückgedrängt werden. Das wird wohl nie ganz zu erreichen sein. Experte in dem Sinne einer Erfahrung aus hohen Fallzahlen kann bei der Diagnostik dieser Erkrankung in der Schwangerschaft kaum jemand werden, denn diese im Prinzip seltene Erkrankung muss dort, wo sie auftritt sofort therapeutisch angegangen werden.

Welches sind die Hauptprobleme der Appendizitis in der Schwangerschaft?

Die Appendizitis in der Schwangerschaft zeigt in mehr als 50% pathologisch anatomisch die ulzerophlegmonöse Erscheinungsform, die in 1–2 Tagen, manchmal auch im Verlauf von mehreren Stunden perforieren kann.

In der Schwangerschaft führen eventuelle Lagevarianten bei Coecum mobile zur Verlagerung von Appendix und entsprechendem klinischen Befund, was zu diagnostischen Irrtümern führen kann.

Vorrangiges Ziel ist die Vermeidung der Perforation einer Appendizitis in der Schwangerschaft. Dieses kann nur erreicht werden durch eine Frühdiagnostik und Frühappendektomie.

Frühdiagnostik beinhaltet detaillierte Anamneseerhebung, wobei besonders auf das Leitsymptom „initialer periumbilikaler Bauchschmerz" häufig mit „vagem Beginn" geachtet werden muss, der in wenigen Stunden in einen krampfartigen viszeralen Schmerz übergeht, der sich dann weiterhin in kurzer Zeit in den rechten Unterbauch oder die Region der Lagevariationen in der Schwangerschaft verlagert. Hier ist der Geburtshelfer gefordert, der diese Symptomatik von der Vielfalt anderer schwangerschaftsbedingter Schmerzen frühzeitig abgrenzen muss. In der späten Schwangerschaft ist die Appendizitissymptomatik nicht selten verschleiert. Frühzeitige Klinikeinweisung und engmaschige Beobachtung einer auch fraglichen Frühsymptomatik sind dringend notwendig.

Von den Untersuchungsbefunden wichtig ist die Überprüfung der Druckpunkte im rechten Abdomen (McBurney, Lanz), insbesondere retrouterin, Alder-Zeichen, Schmerz im Douglas, Erschütterungs- bzw. Loslassschmerz. Schließlich ist die axillär-rektale Temperaturdifferenz von 1° sehr bedeutsam. Wenn bei Anamnese und Untersuchung auch nur der geringste Verdacht auf Appendizitis besteht, ist die sofortige Einweisung notwendig. Eine Schwangere sucht bei Beschwerden immer zunächst den Geburtshelfer auf, deshalb ist dieser hier auch in erster Linie gefordert. Laborparameter sind anfangs bekannterweise noch nicht sicher richtungsweisend, insbesondere was die in der Schwangerschaft sowieso häufig vorhandene Leukozytose angeht.

Soll eine Appendixperforation in der Schwangerschaft vorrangig vermieden werden, dann ist „Appendizitis in der Schwangerschaft“ vorrangig eine klinische Diagnose mit einem gewissen Ermessensspielraum für den diagnostizierenden Arzt. Eine Irrtumswahrscheinlichkeit von 20–40% muss in Kauf genommen werden. Ist die Indikation zur Laparotomie gestellt, sollte der Wurmfortsatz immer entfernt werden. Der pathologisch anatomische Befund eines Kotsteines oder eingedickter Kotverhaltung in der Appendix ohne entzündliche Reaktion sollte nicht mehr als diagnostischer Irrtum gewertet werden, da diese Befunde bereits wichtige Risikofaktoren für die Entstehung der Appendizitis sind.

Bei Beckenendlage ist die äußere Wendung „besser" als die Sektio

M. Hermsteiner

Die Renaissance der äußeren Wendung

Das Management der Beckenendlage (BEL) hat sich in den letzten 30 Jahren dramatisch gewandelt. Während die Sektiorate bei BEL und reifem Kind 1970 noch bei 10–15% lag, beträgt sie mittlerweile in Nordamerika und Europa über 90% mit weiter steigender Tendenz [3, 4]. Damit rangiert die BEL weltweit auf Platz 2–3 der Liste voneinander unabhängiger Faktoren, die dem generellen Anstieg der Sektiorate bei Einlingsschwangerschaften zugrunde liegt. Vor diesem Hintergrund und angesichts stetig knapper werdender Ressourcen in den Gesundheitssystemen der sog. westlichen Welt wächst das Interesse an der Eindämmung dieses Trends. Eine vor kurzem publizierte Metaanalyse der relevanten geburtshilflichen Literatur von 1985–2001 widmete sich der Frage, welche Maßnahmen dazu geeignet sein [5]. Die Autoren vermochten einen Effekt im Sinne der Reduktion der Sektiorate nur für 2 medizinische Strategien zu belegen: Den Verzicht auf eine generelle Resektio nach vorausgegangener einmaliger Schnittentbindung und den konsequenten Einsatz der Äußeren Wendung. Das American College of Obstetrics and Gynecology stufte die Äußere Wendung bereits in seinen Praxis-Richtlinien von 1997 als Prozedur mit minimalem Risiko für Mutter und Fetus ein [1], benannte aber gleichzeitig die unabdingbaren Voraussetzungen und Kontraindikationen für die Aufnahme der Äußeren Wendung in den Katalog empfehlenswerter Vorgehensweisen bei BEL. Die seit diesem Datum veröffentlichten Studien zur äußeren Wendung unterstützen die Sichtweise des American College [3].

Voraussetzungen

Alle neueren Untersuchungen zur äußeren Wendung und somit die aus ihnen gewonnenen Erkenntnisse beziehen sich auf ein Schwangerschaftsalter von 36 abgeschlossenen Wochen (SSW) oder darüber. Folgende Argumente sprechen für die Durchführung der Äußeren Wendung ausschließlich bei reifem Kind:

- Die Wahrscheinlichkeit für eine spontane Drehung des Kindes in Schädellage hat zu diesem Zeitpunkt auf unter 10% abgenommen [4].
- Die Rate an „Rückdrehungen" in BEL nach erfolgreichem Wendungsversuch ist gering und nimmt in den verbleibenden SSW nicht weiter ab [1, 3, 4].
- Im Falle von Komplikationen wird keine iatrogene Frühgeburt induziert.

Das Verfahren der äußeren Wendung sollte nur noch unter Klinikbedingungen eingesetzt werden. Es müssen alle Voraussetzungen zur Durchführung einer Notsektio gegeben sein. Außerdem müssen die technischen und personellen Möglichkeiten bestehen, Kontraindikationen rechtzeitig zu erkennen. Hinsichtlich der Komplikations- wie auch der Erfolgsrate von Wendungsversuchen nach Einsetzen der Geburt (Wehen, Blasensprung) ist die Datenlage äußerst dürftig, und es ist in den meisten Fällen eher von einem solchen Vorgehen abzuraten [1].

Kontraindikationen

Für folgende geburtshilfliche Risikofaktoren existiert ein Konsens (auf der Gundlage von Expertenmeinungen), dass auf den Versuch der äußeren Wendung verzichtet werden sollte [1, 3, 4]:

- Mehrlingsschwangerschaft,
- wesentliche Abweichungen der Fruchtwassermenge von der Norm (Polyhydramnion, Oligo- und Ahydramnion),
- fetale Fehlbildungen,
- Blutungen im 3. Trimenon der Schwangerschaft,
- Placenta praevia (alle Grade),
- Zeichen der uteroplazentaren Insuffizienz (pathologisches, suspektes oder unklares CTG, pathologischer, suspekter oder unklarer Dopplerbefund),
- fetale intrauterine Wachstumsretardierung,
- kongenitale Uterusfehlbildungen,
- hypertensive Schwangerschaftserkrankungen,
- mütterliche Herzerkrankungen.

Zahlreiche Autoren nennen als absolute Kontraindikation noch (doppler)sonographisch nachweisbare Umschlingungen der Nabelschnur um den Hals des Kindes und die äußerst seltene Hyperextension des kindlichen Kopfes [3, 4]. Das Vorgehen bei allen weiteren potenziellen Kontraindikationen ist uneinheitlich und es existieren keine gesicherten Daten [1]. In vielen Fällen, beispielsweise bei Vorderwandplazenta, gibt es bisher keinen Anhalt für ein erhöhtes Eingriffsrisiko, möglicherweise ist aber mit einer geringeren Erfolgschance zu rechnen [3]. Eine vorausgegangene Sektio stellt ausdrücklich keine Kontraindikation für einen Wendungsversuch dar [1, 3].

Nutzen und Risiken

Die Sektiorate lässt sich durch den Einsatz der Äußeren Wendung signifikant senken. Neben dem immer vorhandenen individuellen Nutzen durch erhöhte Wahrscheinlichkeit für eine vaginale Geburt, hängt der Nutzen für die einzelne Abteilung oder gar das jeweilige Gesundheitssystem von spezifischen Faktoren wie der technischen und personellen Ausstattung der Abteilung, der Sektiofrequenz bei BEL vor Einführung der Äußeren Wendung und dem gebräuchlichen Entgeltsystem ab – ganz gleich, ob sich das Augenmerk rein auf den ökonomischen Aspekt richtet oder ob Merkmale wie mütterliche und kindliche Morbidität betrachtet werden. Im Hinblick auf die Kosten-Nutzen-Relation liegen bisher überwiegend Berechnungen aus Nordamerika vor. Sie belegen mehrheitlich Einsparungen durch den großzügigen Einsatz der äußeren Wendung, sind aber uneinheitlich bezüglich des Umfangs der Kostenreduktion [1, 2]. Selbstverständlich spielt bei solchen Betrachtungen auch die Erfolgsrate eine wichtige Rolle. Sie schwankt, u. a. in Abhängigkeit von den Ein- und Ausschlusskriterien und von der Zusammensetzung der Kollektive, zwischen 25 und 97% und liegt im Mittel bei 65% [3]. Die spezifischen Zahlen der einzelnen durchführenden Abteilungen müssen in das Beratungs- und Aufklärungsgespräch ebenso Eingang finden wie die Rate geburtshilflicher Interventionen nach erfolgreicher Wendung. In der Mehrzahl der publizierten Studien fand sich im Kollektiv erfolgreich gewendeter Kinder eine signifikant höhere Sektiorate als im Kollektiv „spontaner“ Schädellagen [1, 3, 4].

Veränderungen des fetalen Herzfrequenzmusters im Kardiotokogramm sind während eines Wendungsversuchs häufig zu beobachten. Mit dem Auftreten von moderaten Bradykardien und von Dezelerationen muss in bis zu 40% der Fälle gerechnet werden. Diese vorübergehenden Alterationen stellen aber selten eine Indikation zur sofortigen Schnittentbindung dar. Eine Zusammenhang zum späteren Zustand des Neugeborenen ließ sich nicht belegen [3]. Ernsthafte Komplikationen wie die vorzeitige Plazentalösung werden in der neueren Literatur nicht mehr oder höchst vereinzelt beschrieben, gleiches gilt für den intrauterinen Fruchttod nach Wendungsversuch [1, 3]. Dennoch muss man nach heutigem Wissensstand davon ausgehen, dass es bei Durchführung der Äußeren Wendung gelegentlich (1–2%) zu einer fetomaternalen Transfusion unterschiedlichen Ausmaßes kommen kann. Daraus wird die Empfehlung abgeleitet, bei Rhesuskonstellation eine entsprechende Prophylaxe zu betreiben [1, 3, 4].

Schlussfolgerung

Zwar ist der Unterschied zwischen einer vaginalen Entbindung und einem Kaiserschnitt im Hinblick auf die mütterliche Morbidität und Mortalität kontinuierlich geringer geworden. Dennoch treten infektiöse und thromboembolische Komplikationen auch unter heutigen Bedingungen 5- bis 10-mal häufiger nach Sektio auf. Stellt man dieser Tatsache die relativ einfache Handhabung und die geringe Komplikationsrate der Äußeren Wendung gegenüber, so wird klar, dass der Wendungsversuch unter strenger Beachtung der dargestellten Voraussetzungen und Kontraindikationen wieder in das Leistungsspektrum einer modernen geburtshilflichen Abteilung gehört; nicht nur als Angebot an die Eltern innerhalb eines differenzierten Managements der BEL, sondern auch als Strategie zur Begrenzung der allgemeinen Sektiorate.

Literatur

1. ACOG practice patterns (1997) External cephalic version. Int J Gynaecol Obstet 59: 73–80
2. Adams EK, Mauldin PD, Mauldin JG, Mayberry RM (2000) Determining cost savings from attempted cephalic version in an inner city delivering population. Health Care Manag Sci 3: 185–192
3. Dufour P (2002) Breech position at term – external cephalic version: when and how? In: Künzel W (ed) European practice in gynaecology and obstetrics – breech delivery. Elsevier, Paris, pp 39–52
4. Hermsteiner M, Künzel W (2003) Beckenendlage, Quer- und Schräglage. In: Künzel W (Hrsg) Geburt I – Klinik der Frauenheilkunde und Geburtshilfe, Bd 6. Urban & Fischer, München Jena, S 181–201
5. Walker R, Turnbull D, Wilkinson C (2002) Strategies to address global cesarean section rates: a review of the evidence. Birth 29: 28–39

Management in Praxis und Klinik

Werben, aber wie?

M.F.R. Popovic

Die im Hessischen Ärzteblatt 01/2003 erscheinenden und am 01. Februar 2003 in Kraft tretenden Änderungen der Werbevorschriften der Berufsordnung für die Ärztinnen und Ärzte in Hessen – sie entsprechen weitgehend der Empfehlung des Deutschen Ärztetages (Muster-Berufsordnung) – bringen folgende wesentliche Neuerungen:

1. *Dem Arzt sind sachliche berufsbezogene Informationen gestattet.* Berufswidrige Werbung ist dem Arzt untersagt. *Berufswidrig ist insbesondere eine nach Inhalt oder Form anpreisende, irreführende oder vergleichende Werbung.*
2. Es gibt keine Differenzierung mehr zwischen aufgedrängter und nachgefragter Werbung. *Alle Werbeträger* (z. B. Praxisschild, Briefbogen, Rezeptvordrucke, Internetpräsentationen, Anzeigen, Telefonverzeichnisse etc.) *werden gleich behandelt.* Zukünftig können folgende Bezeichnungen verwendet werden:
   a) nach Weiterbildungsrecht erworbene Qualifikationen (z. B. Facharzt-, Schwerpunkt-, Zusatzbezeichnungen etc.),
   b) nach anderen öffentlich-rechtlichen Vorschriften erworbene Qualifikationen (z. B. von der KV verliehene Qualifikationen wie „Ambulante Operationen“ bzw. von der Berufsgenossenschaft verliehene Qualifikationen wie „H-Arzt“, „D-Arzt“),
   c) sonstige ärztliche Qualifikationen und hauptsächliche Tätigkeitsfelder, wenn deutlich wird, dass sie „nicht nach öffentlich-rechtlichen Vorschriften“ verliehen wurden (hierunter fallen Qualifikationen, die von Berufsverbänden etc. verliehen wurden wie z. B. Akupunktur bzw. auf eigener Einschätzung beruhen. Diese sollten der Einfachheit halber in der Form ***„Tätigkeitsfeld: Akupunktur“*** etc. angekündigt werden.)
   d) organisatorische Hinweise (wie z. B. Sondersprechstunden, Hinweis auf behindertengerechte Praxis etc.).
3. Praxisschild: *Die fixe Größe von 35 × 50 cm entfällt.* Jedoch sollten wegen dem Verbot der anpreisenden Werbung keine überdimensionierten Schilder Verwendung finden.
4. Anzeigen: *Es bedarf zum Schalten einer Anzeige keines Grundes* (z. B. Urlaub, Krankheit, Neueröffnung etc.) mehr. Zukünftig können theoretisch täglich Anzeigen eines Arztes erscheinen.
5. Verzeichnisse (z. B. in Telefonbüchern): Müssen weiterhin allen Ärzten, die die Kriterien des Verzeichnisses erfüllen, mit einem *kostenfreien Grundeintrag* offen stehen.

Fazit

Dem Arzt stehen zukünftig wesentlich mehr Werbemöglichkeiten zur Verfügung als bisher. *Der Umgang mit der neuen Freiheit birgt aber auch neue Gefahren.* So wird der Arzt mehr als bisher darauf zu achten haben, dass seine Werbung nicht gegen die 3 Grundregeln (*keine anpreisende, irreführende und vergleichende Werbung*) verstößt. Ansonsten könnte er sehr rasch nicht nur berufsrechtlich seitens der Landesärztekammer Hessen, bzw. der jeweils zuständigen Ärztekammer, sondern auch wettbewerbsrechtlich (Gesetz zur Bekämpfung des unlauteren Wettbewerbs, Heilmittelwerbegesetz etc.) seitens der Wettbewerbszentrale bzw. seitens mandantierter Rechtsanwälte vor den Zivilgerichten in Anspruch genommen werden. Insofern ist zu erwarten, dass bei einem Verstoß gegen die Werberichtlinien viel schneller als früher auf Unterlassung geklagt werden wird. Hierbei ist zu berücksichtigen, dass die Streitwerte in Wettbewerbsverfahren in der Regel zwischen 15.000–50.000 Euro betragen. Folglich liegen allein die hierfür anfallenden Anwalts- und Gerichtskosten mit Größenordnungen von 3000–10.000 Euro weitaus höher als die bislang in berufsgerichtlichen Verfahren ausgesprochenen Geldstrafen.

Endokrinologie

Hormontherapie nach gynäkologischen Tumoren

S. Loibl, M. Kaufmann

Frauen, mit einer malignen Erkrankung des Genitale oder der Brust, leiden häufig nicht nur unter der Erkrankung selber, sondern auch an Nebenwirkungen bedingt durch einen Östrogenentzug, sei dies nun Medikamenten bedingt wie beim Mammakarzinom oder auf die Ovarektomie im Rahmen der Primärtherapie zurückzuführen. Aufgrund des Östrogenmangels kommt es zu klimakterischen Beschwerden wie Hitzewallungen (s. Übersicht 1), Libidoverlust, Scheidentrockenheit, Stimmungsschwankungen, Schlafstörungen aber auch zu längerfristigen Problemen wie Osteoporose, kardiovaskulären Risiken oder Hautveränderungen (Übersichten 2 und 3). Deshalb ist es wichtig, auch diesen Patientinnen bei entsprechenden Beschwerden eine Therapie nach gründlichem Abwägen des Nutzen und Risikos anbieten zu können.

ÜBERSICHT 1: HITZEWALLUNGEN

- Häufiger
  - Menopause < 52 Jahren
  - Geringerer Schulabschluss
  - HW und prämenstruelle Symptome vor MP
  - Artifizielle MP
  - Schlanke (BMI < 22,1) Raucherinnen
- Seltener
  - Menarche < 12 Jahren
  - Unregelmäßige Periode
  - Sport

ÜBERSICHT 2: ÖSTROGENE – PRO

- Nutzen sicher
  - Weniger Hitzewallungen, Nachtschweiß
  - Menopausensymptome
  - Osteoporoseprävention
  - Lubrifikation bleibt erhalten
- Nutzen wahrscheinlich
  - Dickdarmkrebsrisiko vermindert
  - Gemütsschwankungen, geistige Aktivität erhöht
  - Haut elastischer und jünger

ÜBERSICHT 3: ÖSTROGENE – CON

- Risiken sicher
  - Endometrium-Ca
  - Myome
- Risiken wahrscheinlich
  - Mamma-Ca erhöht
  - Thromboembolische Erkrankungen erhöht
  - Gewichtszunahme
  - Kopfschmerzen
  - Gallensteine

Ovarialkarzinom

Das Ovarialkarzinom ist das vierthäufigste gynäkologische Karzinom. Seit ca. 30 Jahren hat sich die 5-Jahres-Überlebensrate von 30% auf 50% erhöht, was zum einen auf die Einführung der platinhaltigen Chemotherapie aber auch auf radikalere Operationstechniken zurückzuführen ist. Daher profitieren die Frauen auch von einer eventuellen Östrogensubstitution zum Schutze vor Langzeitrisiken. Aus großen Studien ist bekannt, dass durch eine hormonelle orale Kontrazeption das Ovarialkarzinomrisiko um 60% gesenkt werden kann. Daten zur Östrogen-Gestagenkombination in der Postmenopause sind jedoch widersprüchlich. 2001 wurde im JAMA eine Studie veröffentlicht, die für die postmenopausale Östrogensubstitution ein bis 2,2fach erhöhtes Risiko für das Ovarialkarzinom zeigte. Hempling et al. konnten dagegen keine Risikoerhöhung durch eine Östrogenersatztherapie (ERT) darstellen [1]. In einer Studie an 795 Frauen konnte ein Zusammenhang zwischen einer alleinigen Östrogeneinnahme und dem Risiko für die Entstehung eines endometroiden und klarzelligen Ovarialkarzinoms hergestellt werden, v. a. jedoch bei den Frauen, die weder hysterektomiert noch Tuben sterilisiert waren [2]. Bei Frauen nach Ovarialkarzinom konnte durch eine HRT die Morbidität um 29% gesenkt werden. Die randomisierte Studie von Guidozzi von 1987–1994 mit konjugierten Östrogenen zeigte keinen signifikanten Unterschied bezüglich des rezidivfreien Überlebens (34 vs. 27 Monate) und Gesamtüberlebens (44 vs. 34 Monate) bei 130 Frauen mit epithelialem Ovarialkarzinom [3].

Insgesamt scheint eine HRT bei Frauen mit Ovarialkarzinom sicher durchführbar zu sein.

Endometriumkarzinom

Das Endometriumkarzinom ist das häufigste Karzinom des weiblichen Genitale mit ca. 9000 Neuerkrankungen/Jahr. Nur ca. 7,5% der Erkrankungen treten vor der Menopause auf. Jedoch kommt es bei diesen Patientinnen durch die beidseitige Ovarektomie zu einer vorzeitigen Menopause. Bekanntermassen besteht ein Zusammenhang zwischen einer Östrogenbehandlung und dem Risiko für die Entstehung eines Endometriumkarzinoms. Auf der anderen Seite senkt die Einnahme der „Pille" für 15–20 Jahre das Risiko um 80%, an einem Endometriumkarzinom zu erkranken.

Gestagene wirken der Östrogenstimulation am Endometrium entgegen [4]. Sie können als wirksame Therapie bei einer atypischen Hyperplasie des Endometriums oder aber auch beim fortgeschrittenen Endometriumkarzinom therapeutisch eingesetzt werden [5]. In der adjuvanten Therapie des Endometriumkarzinoms hat sich eine gestagenhaltige oder antiöstrogene Therapie bisher nicht als erfolgreich erwiesen [6].

Es gibt jedoch einige Studien in der Literatur, die, entgegen den Erwartungen, keine Erhöhung des Rezidivrisikos bzw. Sterberisikos durch eine HRT nach einem Endometriumkarzinom berichten. Eine prospektive, nichtrandomisierte Studie konnte an 144 Patientinnen mit Endometriumkarzinom der Stadien I und II und geringem Risiko zeigen, dass in der Gruppe, die mit Östrogenen behandelt wurde (44 Pat.) weder ein Rezidiv noch ein Todesfall auftrat, dass in der Beobachtungsgruppe jedoch 8 Rezidive und 8 Todesfälle auftraten [7]. Ähnliche Ergebnisse werden in einem Review von Creasman et al. bereits vor mehr als 10 Jahren vorgestellt [8]. Neuere Daten, aber ebenfalls aus einer retrospektiven Kohortenstudie, bestätigen die älteren Daten [9]. Dennoch kann nur eine prospektive Studie die Frage der Sicherheit der HRT nach Endometriumkarzinom letztendlich beantworten.

Eine HRT nach einem Low-risk-Endometriumkarzinom scheint sicher zu sein und kann bei entsprechender Indikation nach strenger Nutzen-Risiko-Analyse angewandt werden. Die ideale Dosis und Kombination der HRT ist jedoch nicht bekannt, „continous combined" wird allerdings empfohlen.

Zervixkarzinom

Eine Reihe von Studien konnte zeigen, dass eine HRT das Risiko für die Entstehung invasiver und präinvasiver Läsionen an der Zervix verhindern kann. Die Riskoreduktion lag zwischen

50 und 90% und stieg mit der Dauer der Therapie [10]. Der Beginn der HRT vor dem 50. Lebensjahr scheint eine noch höhere Risikoreduktion zu haben, die auch bis 10 Jahre nach dem Absetzen noch anhielt.

Der Einsatz einer HRT nach der Primärtherapie des Zervixkarzinoms ist daher als unbedenklich anzusehen, wenn die Datenlage auch dürftig ist [11].

Es gilt jedoch das Plattenepithelkarzinom von dem Adenokarzinom zu unterscheiden. Hierfür kann obige Aussage nicht ohne Einschränkung übernommen werden.

Vagina- und Vulvakarzinom

Die Inzidenz des Vaginalkarzinom ist mit 0,5/100.000 sehr gering. Dass die Vaginalschleimhaut aufgrund von Östrogen- und Progesteronrezeptoren empfindlich für eine Therapie mit den entsprechenden Hormonen ist, ist bekannt und wird sich auch bei der Behandlung der Atrophie der Vaginalschleimhaut in der Postmenopause zu Nutze gemacht.

Das Vulvakarzinom ist mit 2/100.000 ebenfalls selten. Es ist nicht bekannt, dass Östrogene oder Gestagene mitotische Veränderungen hervorrufen.

Es gilt daher, dass Frauen mit einem Vulva- oder Vaginalkarzinom sicher mit einer HRT behandelt werden können [12].

Mammakarzinom

Jede 9.–10. Frau erkrankt an einem Mammakarzinom, das das häufigste Karzinom der Frau darstellt. In Deutschland ist mit ca. 50.000 Neuerkrankungen/Jahr zu rechnen. Circa 25% der Frauen sind zum Zeitpunkt der Ersterkrankung jünger als 50 Jahre alt. Die systemische Therapie führt bei vielen Frauen zu klimakterischen Beschwerden, die behandlungsbedürftig sind (s. Übersicht 4):

**ÜBERSICHT 4:
HOT FLUSHES UND MAMMA-CA**

- Chemotherapie
- Tamoxifen
- GnRH
- Aromatasehemmer
- Unterbrechung des Tag-/Nachtrhythmus
- Gegenanzeigen für HRT

Häufig verhelfen sog. „Alternativtherapien" nicht zu dem gewünschten Erfolg. Die Frage nach dem Einsatz von Hormonen zur Linderung der Beschwerden ist daher berechtigt.

Eine Hormonersatztherapie erhöht das Risiko an einem Mammakarzinom zu erkranken. Dies gilt v. a. für die Kombinationstherapie über einen Zeitraum von 5 Jahren und mehr [13, 14]. Steigt das Rezidivrisiko durch eine Behandlung mit einer HRT? Diese Frage ist letztendlich nicht geklärt. Jedoch scheint eine strikte Zurückhaltung für den Einsatz einer HRT nicht geboten [15]. Ein Vergleich von Diethylstilböstrol (DES) mit Tamoxifen beim metastasierten Mammakarzinom konnte eine signifikant verbesserte 5-Jahres-Überlebensrate für das DES zeigen (35 vs. 16%, p=0,039) [16] (Abb. 1–3). Hiermit soll demonstriert werden, dass Östrogene nicht in jedem Falle schädlich sind, sondern dass der Einsatz eine Frage der Konzentration, Kombination und des Präparates ist.

Gestagene werden in den fortgeschrittenen Stadien der Brustkrebserkrankung zur Therapie eingesetzt.

In 3 kleinen Studien ohne Patientinnenkontrolle konnte kein negativer Effekt der HRT auf den Verlauf der Mammakarzinomerkrankung festgestellt werden [17, 18, 19]. Jedoch haben Patientinnen mit einem Mammakarzinom ein 2- bis 5fach höheres Risiko an einem kontralateralen Karzinom zu erkranken [20]. Frauen, die sehr jung an einem Mammakarzinom erkranken, haben sogar ein fast 10fach erhöhtes Risiko für ein kontralaterales Karzinom. Über den Einfluss der HRT auf diese Risiken ist jedoch nichts bekannt.

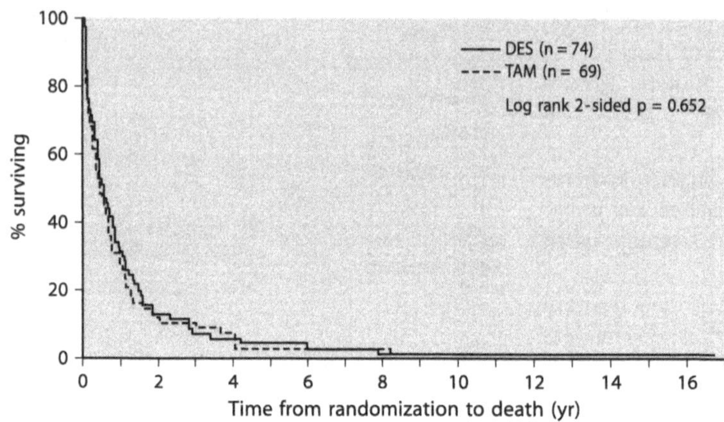

Abb. 1. Diethylstilböstrol (DES) vs. Tamoxifen (Tam) beim metastasierten Mamma-Ca

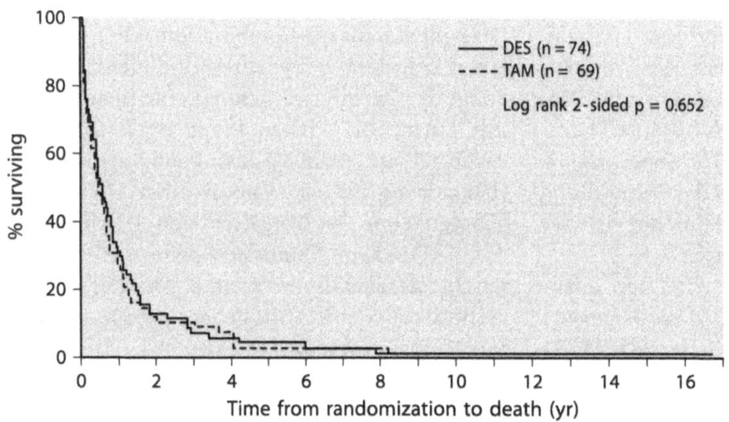

Abb. 2. Diethylstilböstrol (DES) vs. Tamoxifen (Tam) beim Mammakarzinom – krankheitsfreies Überleben

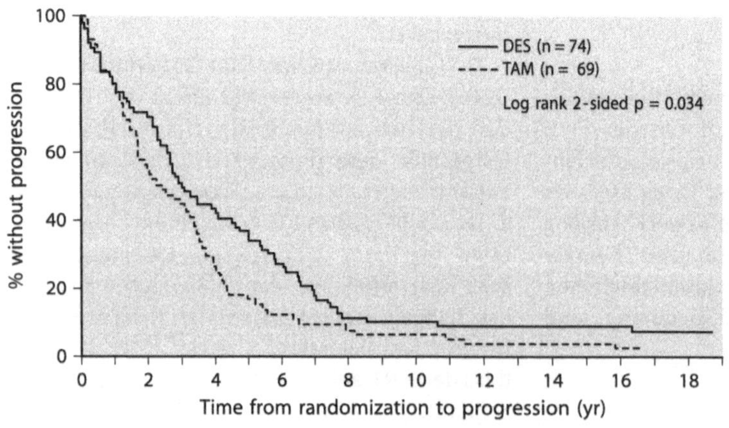

Abb. 3. Diethylstilböstrol (DES) vs. Tamoxifen (Tam) beim Mammakarzinom – Gesamtüberleben

Durch eine frühe Diagnose aufgrund verbesserter Früherkennungsprogramme, sowie einer effektiveren Therapie, sind die Chancen die Erkrankung zu überleben gestiegen. Viele junge Frauen werden durch die adjuvante Chemotherapie frühzeitig postmenopausal. Daher kann eine Entscheidung für oder gegen eine HRT entscheidend die Lebensqualität aber auch -quantität beeinflussen.

Zur Behandlung von Hitzewallungen, die bei Mammakarzinompatientinnen häufiger und intensiver auftreten und mit weiteren Begleiterscheinungen einhergehen als bei Frauen gleichen Alters ohne Erkrankung [21] (s. Übersichten 5 und 6) stehen uns Alternativen zur Verfügung, die vor Beginn einer HRT eingesetzt werden können. Tibolon wird derzeit weltweit in einer Phase-III-Studie auf seine Sicherheit zur Reduktion klimakterischer Beschwerden bei Mammakarzinompatientinnen untersucht. An unserer Klinik wird zusätzlich zu oben genannter Studie alternativ der Einsatz von Venlafaxin, einem Serotonin-Wiederaufnahmehemmer, im Vergleich zu Clonidin zur Reduktion der Hitzewallungen (Abb. 4 und 5) erprobt, da Phase-II-Studien erfolgversprechend waren [22].

ÜBERSICHT 5: HOT FLUSHES UND MAMMAKARZINOM

- Hitzewallungen bei Brustkrebspatientinnen
  - Signifikant häufiger
  - Belastender
  - Länger anhaltend

ÜBERSICHT 6: HOT FLUSHES UND MAMMAKARZINOM

- Häufiger Probleme in anderen Bereichen
  - Stimmungsschwankungen
  - Schlechte Stimmung
  - Tägliche Aktivitäten
  - Schlaf
  - Konzentration
  - Lebensqualität

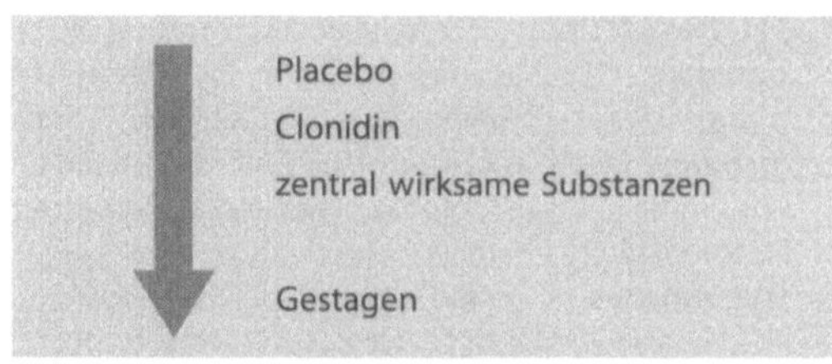

Abb. 4. Reduktion der hot flushes

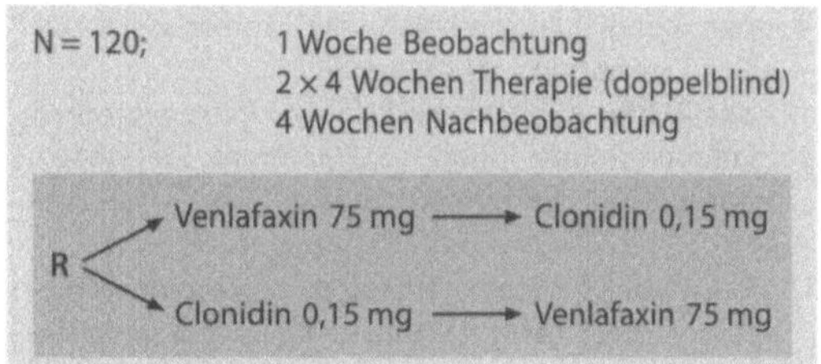

Abb. 5. Studiendesign

Zusammenfassung

Eine vorausgegangene Karzinomerkrankung der Brust, Ovarien oder Gebärmutter ist keine Kontraindikation für eine HRT. Wichtig ist jedoch, dass eine Nutzen-Risiko-Analyse erfolgt und die Patientinnen entsprechend der aktuellen Datenlage darüber aufgeklärt werden. Die Devise lautet: „Informieren statt Angst erzeugen".

Literatur

1. Hempling RE, Wong C, Pier MS, Natarajan N, Metlin CJ (1997) Hormone replacement therapy and risk of factor for epithelial ovarian cancer: results of a case control study. Obstet Gynecol 89: 1012–1016
2. Purdie DM, Bain CJ, Siskind V, Russell P, Hacker NF, Ward BG, Quinn MA, Green AC (1999) Hormone replacement therapy and risk of epithelial ovarian cancer. Br J Cancer 81: 559–563
3. Guidozzi F, Daponte A (1999) Estrogen replacement therapy for ovarian carcinoma survivors: a randomized controlled trial. Cancer 86: 1013–1018
4. Barret-Connor E (1992) Hormone-replacement and cancer. Br Med Bull 48: 345–355

5. Thigpen JT, Brady MF, Alvarez RD, Adelson MD, Homesley HD, Manetta A, Soper JT, Given FT (1999) Oral medroxyprogesterone acetate in the treatment of advanced or recurrent endometrial carcinoma: a dose-response study by the Gynecologic Oncology Group. J Clin Oncol 17: 1736–1744
6. Von Minckwitz G, Loibl S, Brunnert K, Kreienberg R, Melchert F, Mosch R, Neises M, Schermann J, Seufert R, Stiglmayer R, Stosiek U, Kaufmann M (2002) Adjuvant endocrine treatment with medroxyprogesterone acetate or tamoxifen in stage I and II endometrial cancer–a multicentre, open, controlled, prospectively randomised trial. Eur J Cancer 38: 2265–2271
7. Lee RB, Burke TW, Park RC (1990) Estrogen replacement therapy following treatment for stage I endometrial carcinoma. Gynecol Oncol 36: 189–191
8. Creasman WT (1991) Estrogen replacement therapy: is previously treated cancer contraindication? Obstet Gynecol 77: 308–312
9. Suriano KA, McHale M, McLaren CE, Li KT, Re A, DiSaia PJ (2001) Estrogen replacement therapy in endometrial cancer patients: a matched control study. Obstet Gynecol 97: 555–560
10. Parazzini F, La Vecchia C, Negri E, Franceschi S, Moroni S, Chatenoud L, Bolis G (1997) Case-control study of oestrogen replacement therapy and risk of cervical cancer. BMJ 315: 85–88
11. Ploch E (1987) Hormone replacement therapy in patients after cervical cancer treatment. Gynecol Oncol 26: 169–177
12. Burger CW, van Leeuwen FE, Scheele F, Kenemans P (1999) Hormone replacement therapy in women treated for gynecological cancer. Maturitas 32: 69–76
13. Meurer LN, Lena SJ (2002) Cancer recurrence and mortality in women using hormone replacement therapy: meta-analysis. Fam Pract 51: 1056–1062
14. Porch JV, Lee IM, Cook NR, Rexrode KM, Burin JE (2002) Estrogen-progestin replacement therapy and breast cancer risk: the Women's Health Study (United States). Cancer Caus Contr 3: 847–854
15. Weiss LK, Burkman RT, Cushing-Haugen KL et al. (2002) Hormone replacement therapy regimens and breast cancer risk (1). Obstet Gynecol 100: 1148–1158
16. Peethambaram PP, Ingle JN, Suman VJ, Hartmann LC, Loprinzi CL (1999) Randomized trial of diethalstilbestrol vs tamoxifen in postmenopausal women with metastatic breast cancer. An updated analysis. Breast Cancer Res Treat 54: 117–122
17. Stoll BA (1989) Hormone replacement therapy in women treated for breast cancer. Eur J Cancer Clin Oncol 25: 1909–1913
18. Wile AG, Opfell RW, Margileth DA (1993) Hormone replacement therapy in previously treated breast cancer patients. Am J Surg 165: 372–375
19. Eden JA, Bush T, Nand S, Wren BG (1995) A case-control sutdy of combined continous estrogen-progestogen replacement among women with a personal history of breast cancer. Menopause 2: 67–72
20. Horn-Ross PL (1993) Multiple primary cancers involving the breast. Epidemiol Rev 15: 67–72
21. Carpenter JS, Johnson DH, Wagner LJ, Andrykowski MA (2002) Got flashes and related outcomes in breast cancer survivors and matched comparison women. Oncol Nurs Forum 29 (3): E 16–25
22. Loprinzi CL, Kugler JW, Sloan JA, Mailliard JA, LaVasseur BI, Barton DL, Novotny PJ, Dakhil SR, Rodger K, Rummans TA, Christensen BJ (2000) Venlafaxine in management of hot flashes in survivors of breast cancer: a randomised controlled trial. Lancet 356: 2059–2063

Was erhöht das Karzinomrisiko: Sterilität oder Sterilitätstherapie?

J. Kleinstein

MERKE

1. In die Betrachtung wurden das Ovarial-Karzinom, das Mamma-Karzinom, das Endometrium-Karzinom und das Melanom einbezogen.
2. *Ovarialkarzinom:* Es besteht eine inverse Beziehung zwischen der Zahl der Paritäten und dem Ovarial-Ca-Risiko. Nulliparae haben demnach das höchste Risiko. Unabhängig davon erhöht Infertilität das Risiko weiter, Frauen mit ungeklärter Infertilität haben dabei das höchste Risiko. Moderne, medikamentöse Sterilitätstherapie erhöht nicht das Ovarial-Ca-Risiko.
3. *Mammakarzinom:* Das Risiko an einem Mamma-Ca zu erkranken, ist mit einer familiären Häufung, Mutationen der BRCA-Gene, höherem sozio-ökonomischen Status, Nulliparität und erster Schwangerschaft in später Reproduktionsphase assoziiert. Infertilität ist nicht mit einem höheren Mammakarzinom-Risiko verbunden und kontrollierte ovarielle Stimulationstherapie, insbesondere der Einsatz von Clomifen, erhöht nicht dieses Risiko.
4. *Endometriumkarzinom:* Infertile Frauen, insbesondere mit ovariellen Ursachen (Oligomenorrhoen, PCO-Syndrom) der Infertilität, haben ein höheres Endometrium-Ca-Risiko. Ovarielle Stimulationstherapie verursacht kein zusätzliches Risiko.
5. *Melanom:* Es gibt Evidenzen für ein gering erhöhtes Melanom Risiko bei hormonal bedingter Infertilität, insbesondere bei Progesterondefizit.
6. Infertilität sollte effektiv therapiert werden: So früh, so kurzfristig und so niedrig dosiert, wie möglich.

Für eine Reihe von Karzinomen spielen Hormonstörungen eine zentrale Rolle in der Pathogenese. Frauen mit Infertilität weisen häufig eine ovarielle Dysfunktion als Ursache ihrer Kinderlosigkeit auf. Diese Konstellation einerseits und die Notwendigkeit einer ovariellen Stimulationstherapie andererseits könnten die betroffenen Frauen zu bestimmten Karzinomen prädisponieren. In die nachfolgende Betrachtung wurde die Beziehung zwischen Sterilität, Sterilitätstherapie und dem Ovarial-, Mamma- und Endometriumkarzinom sowie dem Melanom einbezogen.

Ovarialkarzinom

In der Inzidenz nimmt das Ovarialkarzinom (Ovarial-Ca.) die 6. Position aller Karzinome der Frau ein. Mit 15 Neuerkrankungen/100.000 Frauenjahre ist zu rechnen. Eine von 70 Frauen wird zeitlebens an einem Ovarial-Ca. erkranken. Die 5-Jahres-Überlebensrate ist mit nur 40 % fatal. Naturgemäß nehmen die Ovarien bei den Sterilitätsursachen und als Angriffspunkt der Sterilitätstherapie eine zentrale Bedeutung ein. Demgegenüber existiert für die Pathogenese des Ovarial-Ca. keine Uniformität, sondern mehrere Theorien stehen nebeneinander (Tabelle 1). In der Hypothese von der „verletzenden Ovulation" spielen Mikrotraumen der Ovaroberfläche eine entscheidende Bedeutung. Demnach ist das Ovarial-Ca.-Risiko zur Häufigkeit von Ovulationen korreliert und Zeiten von Ovulationsblockaden, wie Gravidität, Parität und die Einnahme von oralen Kontrazeptiva reduzieren das Risiko um 50 % [2].

Eine weitere Theorie der Karzinomentstehung betrifft die Gonadotropin-Hypothese. Tatsächlich haben Frauen mit dysgenetischen Ovarien und hohen Gonadotropinspiegeln ein erhöhtes Ovarial-Ca. Vorkommen und der Häufigkeitsgipfel dieses Karzinoms um das 50. Lebensjahr folgt schließlich dem menopausalen Gonadotropinanstieg. In der chemischen Karzinogenese spielen Talk und vaginal-aszendierende Faktoren eine viel diskutierte Rolle. Jedenfalls führen die Hysterektomie bzw. Tubensterilisation zur Reduktion des Karzinomrisikos. Die genetische Prädisposition bei BRCA-1-, BRCA-2-Genmutation führt dazu, dass 50 % der Betroffenen ein Ovarial-Ca. bekommen. Der Faktor „verletzende Ovulation" wird entscheidend durch Fertilität und Fekundität und vice versa Infertilität und Sterilität beeinflusst. Eine fallkontrollierte Studie aus dem Jahre 1997 [6] hat den Nachweis erbracht, dass Parität in steigender Anzahl vor einem Ovarial-Ca. schützt, sodass 2 und mehr ausgetragene Schwangerschaften das relative Risiko (RR) dieses Karzinoms um 50 % reduzieren. Schwangerschaften, die als Abort, Abruptio oder Extrauteringravidität vorzeitig enden, haben diesen Schutzeffekt nicht.

Infertilität stellt neben Nulliparität einen zusätzlichen Risikofaktor für die Entstehung eines Ovarial-Ca. dar. So geht Nulliparität mit bekannten Sterilitätsursachen im Vergleich zu Sterilität ohne nachweisbare Ursachen mit einer signifikanten Zunahme des Risikos einher. Bei sekundärer Sterilität nach vorausgegangener Parität besteht diese Risikoerhöhung nicht [6].

Aufgrund der Komplexität der Sterilitätsursachen lässt sich aus der Literatur kein eindeutiger Sterilitätsfaktor ausmachen, der bei Nulliparität zum Ovarial-Ca. prädisponiert. Infertilität bedingt sehr häufig den Einsatz von Medikamenten zur ovariellen Stimulation. In der konventionellen Stimulationstherapie kommen dazu v. a. Clomifen und humanes Menopausengonadotropin (hMG) evtl. in Kombination mit humanen Choriongonadotropin zur Ovulationsinduktion zum Einsatz. Keine dieser Medikationen bzw. Kombinationen erhöht das Risiko für ein Ovarial-Ca., weder bei primär noch bei sekundär sterilen Frauen. Analoge Aussagen über die neuen, rekombinanten Präparationen sind wegen der kurzen Zeit, die diese Formulierungen auf dem Markt sind, noch nicht möglich.

Zu der Frage, ob die Kombination aus kontrollierter ovarieller Überstimulation und assistier-

Tabelle 1. Pathogenese des Ovarialkarzinoms

Theorie	Beispiel
„Verletzende Ovulation"	$\text{Ovarialkarzinomrisiko} = \frac{\text{Ovulationen}}{\text{protektive Zeit}}$
Gonadotropinhypothese	Postmenopause, dysgenetische Ovarien
Chemische Karzinogenese	Talk, aszendierende Faktoren
Genetische Prädisposition	BRCA-1-, BRCA-2-Genmutation

ten Reproduktionstechniken (ART) das Ovarial-Ca. ansteigen lässt, kann eine fallkontrollierte Studie unter Einschluss von annähernd 30.000 Frauen Auskunft geben [7]. Weder die Anzahl (1-> 6) der Stimulationszyklen zur ART noch die Art der dazu notwendigen, medikamentösen Stimulation der Ovarien waren mit einem Einfluss auf das Ovarial-Ca.-Risiko assoziiert.

Im Umgang mit Kinderwunschpatienten sollte der Therapeut bzgl. des Ovarial-Ca. gedanklich folgende Fragen durchspielen:

- *Wie sollen die Patienten beraten werden?* In verständlichen Worten sollte auf das Karzinomrisiko bei ungewollter Kinderlosigkeit eingegangen werden. Insbesondere sollte auf die Bedeutung von Hormonstörungen als Ursache der Kinderlosigkeit hingewiesen.
- *Wie soll die Therapie modifiziert und limitiert werden?* Prinzipiell soll möglichst frühzeitig therapiert werden, damit die erfolgreichste reproduktive Phase nicht verstreicht. Zur Erreichung einer größtmöglichen Effektivität sollte der maximale Erfolg in kurzer Zeit angestrebt werden. Dazu ist auch der Übergang zu assistierten Reproduktionstechniken angezeigt, wenn dies indiziert ist.
- *Wie soll das Monitoring nach der Therapie aussehen?* Nach heutigem Kenntnisstand ist davon auszugehen, dass sich unter den nicht erfolgreich behandelten, nulliparen Frauen eine Subgruppe mit erhöhtem Risiko für ein Ovarial-, Mamma- und Endometrium-Ca. befindet.

Mammakarzinom

Das Mamma-Ca. ist das häufigste Karzinom der Frau. Mit 80 neuen Fällen/100.000 Frauenjahre ist zu rechnen. Eine von 10 Frauen hat zeitlebens das Risiko, an einem Mamma-Ca. zu erkranken. Die 5-Jahres-Überlebensrate liegt bei 45%. Bezüglich des Zusammenhanges zwischen Infertilität, ovarieller Stimulationstherapie und Mamma-Ca.-Risiko sind folgende Aussagen von Bedeutung:

- Neben den bekannten Risikofaktoren frühe Menarche, späte Menopause und hohe Anzahl abgelaufener Ovulationen für ein Mamma-Ca. geht Infertilität mit nur einer marginalen Risikoerhöhung einher (SIR 1,3, 95%-Konfidenzintervall 0,96–1,6) [5].
- Prinzipiell erhöht eine ovarielle Stimulationstherapie nicht das Risiko, an Mamma-Ca. zu erkranken. Neuerdings wird aber eine 2- bis 3fache Risikoerhöhung nach langdauernder (> 6 Zyklen, > 6 Monate) Therapie mit humanem Menopausengonadotropin diskutiert [1]. Hohe Estradiolkonzentrationen in der Proliferationsphase und erhöhte Progesteronspiegel in der Lutealphase werden dafür verantwortlich gemacht.
- Clomifen hat keinen begünstigenden Effekt auf die Entstehung eines Mamma-Ca. Ob aufgrund seiner antiöstrogenen Komponente ein Schutzeffekt gegenüber der Promotion eines Mamma-Ca. besteht, ist nicht bewiesen.

Im Zusammenhang mit der Hormonabhängigkeit des Mamma-Ca. stellt sich immer wieder die Frage, welchen Einfluss unphysiologisch hohe Östrogenspiegel im Rahmen einer kontrollierten ovariellen Überstimulation eines ART-Zyklus auf die Entstehung eines Mamma-Ca. inne haben? Anhand der vorhandenen Daten kann postuliert werden, dass weder wiederholte ART-Zyklen (1-> 6) noch eine differente Medikation (Clomifen, hMG, GnRH-A + hMG) das Mamma-Ca.-Risiko negativ beeinflussen [7].

Endometriumkarzinom

Das Endometrium-Ca. ist die häufigste, maligne Erkrankung des weiblichen Genitaltraktes. Es werden ca. 10.000 Neuerkrankungen/Jahr in Deutschland registriert. Günstig ist die 5-Jahres-Überlebensrate mit 80%. Über den Zusammenhang von Infertilität, Sterilitätstherapie und dem Endometrium-Ca.-Risiko existieren folgende Erkenntnisse:

- Frauen mit Infertilität haben ein signifikant erhöhtes Endometrium-Ca.-Risiko (SIR 4,8, 95%-Konfidenzintervall 3,0–7,4) [7].
- Frauen mit permanentem Östrogeneinfluss ohne adäquate sekretorische Transformation haben ein deutlich erhöhtes Endometrium-Ca.-Risiko (SIR 9,4, 95%-Konfidenzintervall 5,0–16,0) [7]. Darunter fallen insbesondere Frauen mit anovulatorischen Zyklen bei einem PCO-Syndrom.
- Konventionelle Stimulationstherapie mit Clomifen und/oder hMG erhöht das Endometrium-Ca.-Risiko [5]. Dieses Phänomen ist evtl. auf hohe Estrogenkonzentration in der Proliferationsphase und inadäquate Progesteronkonzentrationen aufgrund von Lutealphasendefekten zurückzuführen [4].
- Ovarielle Hyperstimulation im Rahmen von ART-Zyklen erhöht nicht das Endometrium-Ca.-Risiko [7].

Bezüglich der Konsequenzen, die sich aus diesen Erkenntnissen ergeben, sind Phasen permanenten Östrogeneinflusses ohne entsprechende zyklische Progesterondominanz bei Kinderwunschpatienten dringend zu beheben. In Zyklen mit ovarieller Stimulationstherapie sollte auf eine adäquate Lutealphase, evtl. mit Einsatz eines Lutealsupportes, geachtet werden.

Melanom

Unter allen relevanten Karzinomen hat das Melanom die geringste Inzidenz unter Frauen mit Infertilität im Vergleich zu fertilen Frauen (SIR 1,1, 95%-Konfidenzintervall 0,5–2,2) [5]. Frauen mit konventioneller, ovarieller Stimulationstherapie haben zwar ein höheres, aber nicht Signifikanzniveau erreichendes Risiko für ein Melanom. Das Risiko normalisiert sich aber mit dem zeitlichen Abstand zur aktuellen Therapie.

Zusammenfassung

Neben der rationellen Diagnostik und Etablierung einer effektiven Therapiestrategie spielen Überlegungen zum Karzinomrisiko eine wichtige Rolle bei der Betreuung von Kinderwunschpatienten. Diese Überlegungen lassen sich nachfolgend in vereinfachter Form zusammenfassen:

- Infertilität erhöht in steigender Tendenz das Risiko für ein Mamma-, Ovarial- und Endometrium-Ca.
- Parität in steigender Anzahl schützt vor der Entstehung eines Ovarial-Ca. und Mamma-Ca.
- Konventionelle, ovarielle Stimulationstherapie erhöht das Risiko für ein Endometrium-Ca. Ob hMG exklusiv das Mamma-Ca.-Risiko erhöht, ist z. Z. unter Diskussion.
- Ovarielle Hyperstimulation in Kombination mit ART-Zyklen erhöht nicht das Karzinomrisiko.

Literatur

1. Burkman RT et al. (2003) Infertility drugs and the risk of breast cancer: findings from the National Institute of Child Health and Human Developement Women's Contraceptive and Reproductive Experiences Study. Fertil Steril 79: 844–851
2. Dayal M, Barnhart KT (2001) Noncontraceptive benefits and therapeutic uses of the oral contraceptive pill. Semin Reprod Endocrinol 19: 295–303
3. Fathalla MF (1971) Incessant ovulation – a factor in ovarian neoplasia? Lancet 2: 163
4. Kubik CJ (1986) Luteal phase dysfunction following ovulation induction. Semin Reprod Endocrinol 4: 293–299
5. Modan B et al. (1998) Cancer incidence in a cohort of infertile women. Am J Epidemiol 147: 1038–1042
6. Mosgaard BJ et al. (1997) Infertility, fertility drugs, and invasive ovarian cancer: a case-control study. Fertil Steril 67: 1005–1012
7. Venn A et al. (1999) Risk of cancer after use of fertility drugs with in vitro fertilisation. Lancet 354: 1586–1590

Der Krieg der Düfte – Bedeutung der Pheromone für die menschliche Reproduktion

K. Grammer, A. Jütte

MERKE

1. Die Bedeutung von Geruchsstoffen für die menschliche Reproduktion wurde bisher von der Medizin vernachlässigt.
2. Es lässt sich aber zeigen, dass männliche Geruchsstoffe (Androstenol/Androstenon) aus dem Schweiß direkten Einfluss auf den weiblichen Menstruationszyklus haben.
3. Ebenso können weibliche Geruchsstoffe aus dem Vaginalsekret (Kopuline) die männliche Wahrnehmung beeinflussen und sogar Hormonänderungen induzieren.
4. Die gegenseitige Beeinflussung wird als Ergebnis geschlechtsspezifischer Reproduktionsinteressen, die im Laufe der Evolution entstanden sind, diskutiert.

Evolutionstheoretische Grundlagen der menschlichen Reproduktion

Im Gegensatz zu den meisten anderen Primaten sind beim Menschen weder deutliche olfaktorische Anzeichen noch visuelle Signale für die Empfängnisbereitschaft vorhanden. Bei allen anderen Primaten treten Perinealschwellungen, und/oder Verfärbungen des Genitalbereichs und/oder spezifische Geruchsstoffe im Vaginalsekret auf. Diese Sonderstellung des Menschen hat zu vielen theoretischen Spekulationen Anlass gegeben. Spekulationen deshalb, weil keine empirischen Versuche gemacht wurden, das vermutete „Geheimnis“ zu enträtseln.

Die versteckte Ovulation könnte der Grund für das dauerhafte sexuelle Interesse des Mannes an seiner Frau sein und somit zur anhaltenden Paarbindung führen. Da der Mann nicht weiß, wann die Frau ovuliert, muss er bei ihr bleiben um andere Männer von der Paarung abzuhalten. Nur so kann er seine Vaterschaft sicherstellen [1].

Im Verlauf der Evolution waren die Frauen meistens die „Bauern“ im Schachspiel der Männer um die Macht. Sie konnten sich ihre Partner nicht frei wählen und wurden verheiratet. In der Tat ist dies heute noch in über 90% aller Gesellschaften so. Die Männer haben damit den Frauen das für ihren Fortpflanzungserfolg wichtigste Werkzeug, die aktive Wahl, aus der Hand genommen. Die durch gesellschaftliche Normierungen, sozioökonomische Überlegungen und Zwänge entstandenen Paarungen waren für die Frauen deshalb nicht immer optimal. Frauen, die ihre Ovulation nicht anzeigten, konnten von ihren Männern nicht ständig überwacht werden und erhielten so die Möglichkeit, durch Fremdgehen „bessere“ Gene für ihre Nachkommen zu erwerben [3]. Dass diese Strategie vorhanden ist, und auch in unserer modernen Massengesellschaft noch eine Rolle spielt, zeigen die Vaterschaftssicherheiten von ca. 90% [10, 16].

Diesen Erklärungsansätzen ist eines gemeinsam; die Beweise werden als Indizienkette geführt und nicht am Auftreten oder den Konsequenzen von Verhalten gemessen, obwohl es offensichtlich ist, dass gerade in diesem Bereich sehr unterschiedliche Effekte des Auftretens von Verhalten entstehen müssten. Alle oben zitierten Theorien arbeiten mit funktionalen Erklärungen, d. h. nichts anderes, als dass Gründe für das Verstecken oder Zeigen von Empfängnisbereitschaft vorhanden sind. Diese müssen aber an irgendeiner Stelle im Verhalten deutlich werden, da sie sonst nicht wirksam werden können. Aus allen theoretischen Erklärungsansätzen wird eine weitere Gemeinsamkeit deutlich. Es muss ein Interessenskonflikt zwischen den Geschlechtern bestehen. Männer sollten (um ihre Reproduktionschancen zu erhöhen) versuchen, den versteckten Ovulationszeitpunkt aufzuspüren, Frauen sollten versuchen (um Investment in den Nachwuchs zu sichern und um freie Wahl zu haben), den Ovulationszeitpunkt zu verstecken.

Der Interessenskonflikt zwischen den Geschlechtern erzeugt geschlechtsspezifische Signalsysteme, mit deren Hilfe jedes Geschlecht versucht, das andere in seinem Sinne zu manipulieren. Im Prinzip eignet sich jedes Verhalten, das einen in diesem Bereich brauchbaren Effekt hat, dazu. Es muss lediglich ein Manipulationseffekt durch Signale in Relation zur Empfängnisbereitschaft der Frau offensichtlich werden.

Menschliche Pheromone

Der Geruchssinn des Menschen wurde lange Zeit unterschätzt, besonders da er gegenüber den anderen Sinnen scheinbar zurücksteht und sich einer bewussten Kontrolle entzieht. Genau das ist es aber, was ihn für den Biologen besonders interessant macht. Denn die olfaktorische Information wird im Gehirn fast direkt an die limbischen Regionen weitergeleitet. Dies gilt für beide Geruchssysteme des Menschen, sowohl die „normale" Geruchswahrnehmung, die über den Bulbus olfactorius weiterverarbeitet wird, als auch für das noch umstrittene Vomeronasalorgan (VNO), welches die Information an den akzessorischen Bulbus olfactorius schickt.

Menschliche Pheromone, also Gerüche, die ein Individuum aussendet und damit das Verhalten eines anderen Individuums ändert, wurden anfänglich darauf getestet, ob anhand von Geruch z. B. Zugehörigkeit (Partner, Kind) erkannt werden kann [21]. Die Wichtigkeit der olfaktorischen Botschaft für die Partnerwahl des Menschen wurde erst in letzter Zeit auch wissenschaftlich erkannt [15].

Dass Gerüche einen direkten Einfluss sowohl auf basale Körperfunktionen wie Hautleitfähigkeit, Hauttemperatur und EEG-Potenziale [19] als auch auf den Hormonspiegel der wahrnehmenden Personen [15] haben können, wurde erst vor relativ kurzer Zeit festgestellt. Auch, dass diese Reaktionen geschlechtsspezifisch auftreten können, wurde schon für einige Pheromone gezeigt [14].

Da die Geruchsinformation an das limbische System weitergeleitet wird, ist es nicht verwunderlich, dass diese auch die Hypothalamus-Hypophysen-Verbindung, und damit die Kaskade von GnRh-FSH (Follikel-stimulierendes Hormon) und LH (luteinisierendes Hormon) (bewirken Gonadenwachstum, Testosteronausschüttung u. a.) und schließlich Sexualhormonkonzentrationen beeinflussen kann.

Die Wirkung des Androstenol-Androstenon-Komplexes

Regelmäßiger enger Kontakt mit einem Mann (auch ohne Sexualverkehr) kann zu fertilen biphasischen Basaltemperatur-Zyklen führen [7]. Ausführliche Befragungen der Probandinnen ließen den Schluss zu, dass die intime Nähe des Mannes ausreicht; die Vermutung, dass diese Wirkung, wie bei anderen Säugern auch, über Pheromone vermittelt wird, liegt nahe.

Der Zusammenhang zwischen den fertilisierenden Effekten von männlichem Schweiß und dem weiblichen Hormonhaushalt ist bisher nur über die Beobachtung der Zyklusveränderung beschrieben worden. Die Variation in der Zyklusdauer von Probandinnen lässt sich durch Applikation von männlichem Schweiß signifikant reduzieren und zwar in Richtung der fertilen Dauer von 29,5 Tagen [3, 6, 8, 23, 24]. Weder ist bekannt, welcher Bestandteil des Schweißes diesen Effekt hat, noch, wie sich dieser Effekt hormonell einstellt. Deutlich wird aber, dass Frauen den Geruch von Männern benötigen, um einen regelmäßigen und fertilen Zyklus zu haben. Frauen investieren anscheinend erst in regelmäßige Zyklen und Ovulationen, wenn ein fester Langzeitpartner vorhanden ist. Dies wäre auch aufgrund der evolutionstheoretischen Betrachtungen anzunehmen.

Die Hauptbestandteile des männlichen Schweißes sind DHEA (Dehydroepiandrosteron) [22], 3M2H (E)-3-methyl-2-hexenoic acid) [26] und Androstenol und Androstenon [20].

Androstenol (Sandelholzgeruch) und Androstenon (urinähnlicher Geruch) (beide sind Abbauprodukte des männlichen Sexualhormones Testosteron) sind die beiden geruchlich dominantesten Bestandteile. Letzteres tritt erst später im Schweiß auf und gibt den stärkeren Geruchseindruck. Außerdem werden beide im Schweiß des Mannes deutlich mehr produziert als bei Frauen [4, 5]. Die Wirkung dieser Androstene wurde mehrfach auf Fremd- und Selbstbeurteilungen [9, 11] und Stimmungsmodifikation [9, 11] untersucht. Dabei zeigt Androstenol durchaus positive Stimmungsverschiebungen bei Frauen, während die Hauptkomponente Androstenon immer negativ beurteilt wird. Die Funktion von Androstenol kann durchaus die Erzeugung sexueller Erregung und die Regulation von Zyklen sein, unklar aber ist, warum Männer für Frauen stinken? In einer von uns an 290 Frauen durchgeführten Studie zeigt es sich deutlich dass die Wahrnehmung von Androstenol zyklusabhängig ist. Zum Zeitpunkt der höchsten Empfängnisbereitschaft verlieren Frauen ihre aversive Haltung gegenüber dem urinähnlichen Geruch des Androstenons [12]. Die Funktion des Androstenons wird deshalb als eine Art „Ovulations-Radar“ der Männer gesehen. Wenn sich Männer Frauen annähern, lösen sie durch ihren Geruch bei nicht ovulierenden Frauen negative Beurteilungen aus, nicht jedoch bei ovulierenden Frauen. Damit lässt sich für Männer am Verhalten der Frau ablesen, in welchem Zyklusstadium sie sich befindet. Grundsätzlich unterlaufen Männer damit die versteckte Ovulation. Offenbar nutzen Männer die zyklusbedingten Änderungen im Geruchssystem der Frauen aus, um ihren eigenen Geschäften, in diesem Fall Philandering nachzugehen.

Die Wirkung von Kopulinen

Auch auf der Seite der Frau finden wir geschlechtstypische pheromonale Substanzen. Diese wurden erstmals im Vaginalsekret von weiblichen Rhesusaffen beschrieben [17]. Bei den Affen kontrollieren Kopuline das Interesse der Männchen an den Weibchen. Um die Verhaltenswirksamkeit nachzuweisen, wurden Rhesusaffenweibchen sterilisiert. Daraufhin zeigten die Männchen kein Interesse mehr an ihnen. Wurden aber Vaginalsekrete von nicht-sterilisierten Weibchen auf die sterilisierten aufgetragen, dann kopulierten die Männchen wieder mit ihnen. Diese als „Kopuline“ bezeichneten Stoffe bestehen v. a. aus Essig-, Propan-, Butan-, Methylpropan- und Methylbutansäure.

Menschliche Vaginalsekrete enthalten ähnliche flüchtige Fettsäuren. Die Zusammensetzung der Kopuline ist zyklusabhängig. Frauen, die die Pille nehmen, zeigen allerdings weder die deutlichen Schwankungen, noch die Menge an Kopulinen, die unbeeinflusste Frauen produzieren [18].

Die Frage nach der Wirksamkeit dieser Stoffe beim Menschen stellt sich automatisch, denn es könnte sich bei ihnen durchaus um die eingangs geforderten subtilen Signale handeln, die Männer im Sinne der Frauen manipulieren.

An 66 männlichen Nichtrauchern wurde eine Doppelblindstudie zur Bewertung weiblicher Attraktivität unter dem Einfluss von Kopulinen durchgeführt [15]. Die präsentierten Kopuline setzten sich aus 5 verschiedenen kurzkettigen flüchtigen Fettsäuren zusammen: Essig-, Propan-, Butan-, Methylpropan- und Methylbutansäure in Wasser gelöst. Insgesamt wurden 3 Typen von Kopulinen getestet: prä-, ovulative und postovulative Kopuline. Vor und nach dem Experiment wurde eine Speichelprobe abgenommen. Die Speichelproben wurden tiefgefroren und mittels Enzyme-Immuno-Assay (EIA) der Testosteronspiegel bestimmt.

Die Wirkung aller Kopuline zeigte im Vergleich zu Kontrollen (Wasser) eine deutliche Tendenz in Richtung positiverer Einschätzung. Allerdings ist die Wirkung gestaffelt. Je unattraktiver die Frau ohne Geruch eingeschätzt wird, desto mehr gewinnt sie durch die Kopulinwirkung. Der Effekt läuft auf eine Egalisierung der Frauen hinaus. Männer verlieren unter dem Einfluss von Kopulinen ihre kritische Haltung gegenüber der Attraktivität von Frauen. Zusätzlich steigt die Bereitschaft der Männer, sich aktiv um die Bekanntschaft der gezeigten Frau zu bemühen.

Auch der Testosteronspiegel der Probanden reagierte auf den geruchlichen Reiz. Ovulatorische Kopuline bewirkten einen deutlichen Anstieg des Speicheltestosterons gegenüber den anderen 2 Proben nach ca. 20-minütiger Reizwirkung.

Kopuline sind wie Androstene nicht nur Duftstoffe im herkömmlichen Sinne. Obwohl die Mischungen einen deutlich unangenehmen Geruch haben, verbessern sie die Personeneinschätzungen im Vergleich zur neutralen Wasserprobe. Außerdem ist die Geruchswirkung der Geruchsqualität genau entgegengesetzt. Frauen, die mit Hilfe von Pheromonen solch eine physiologische Reaktion induzieren, erregen männliche Aufmerksamkeit. Denn Männer mit erhöhtem Testosteronspiegel haben auch eine höhere selektive Aufmerksamkeit für sexuelle Stimuli [2].

Die Anhebung des männlichen Testosteronspiegels durch die Kopuline könnte außerdem Wettbewerb-fördernd auf die Männergruppe wirken. Dieser induzierte Wettbewerb würde der Frau die Wahl des Partners erheblich erleichtern. Kopuline sind aufgrund ihrer Wirkung also tatsächlich „Sexualpheromone", mit denen Frauen u. U. auch die für sie notwendigen Androstenolkomponenten verstärken, indem sie die Androgenproduktion beim Mann anregen.

Krieg der Düfte – zwischengeschlechtliche sensorische Ausbeutung

Mit diesen Ergebnissen werden bisher vernachlässigte Aspekte deutlich. Pheromone besitzen in beiden Geschlechtern Signalwirkung. Die Anwesenheit von Männern kann bei Frauen durchaus deren Zyklus stabilisieren. Falls Frauen auf eine geruchliche Beeinflussung durch Männer angewiesen sind, können Männer dies mit ihrem „Ovulationsradar" ausnutzen. Andererseits manipulieren Frauen die Wahrnehmung der Männer, die ihre weiblichen Partner v. a. auch nach deren Attraktivität auswählen und stimulieren deren Hormonhaushalt. Damit erhalten wir eine Art chemischer Kriegführung der Geschlechter, die vor dem Hintergrund evolutionärer Beschränkungen stattfindet [13].

Literatur

1. Alexander RD., Noonan KM (1979) Concealment of ovulation, parental care and human social evolution. In: Chagnon NA, Irons WG (eds) Evolutionary biology and human social behavior: an anthropological perspective. Duxbury Press, North Scituate, Massachusetts, 436–453
2. Alexander GM, Sherwin BB (1991) The association between testosterone, sexual arousal, and selective attention for erotic stimuli in men. Horm Behav 25: 367–381
3. Benshoof L, Thornhill R (1979) The evolution of monogamy and concealed ovulation in humans. J Social Biol Struct 2: 95–106
4. Bird S, Gower DB (1981) The validation and use of radioimmunoassay for 5-(-androst-16en-3-one in human axillary collectons. J Steroid Biochem 14: 213–219
5. Brooksbank BWL, Brown R, Gustavson JA (1974) The detection of 5d-androst-16-en-3d-ol in human male axillary sweat. Experientia 30: 864–865
6. Cutler WB, Garcia CR, Krieger AM (1979) Luteal phase defects: a possible relationship between

short hyperthermic phase and sporadic sexual behavior in women. Horm Behav 13: 214–218
7. Cutler WB, Preti G, Huggins GR, Erickson B, Garcia CR (1985) Sexual behavior frequency and biphasic ovulatory type menstrual cycles. Physiol Behav 34: 805–810
8. Cutler WB, Preti G, Krieger A, Huggins GR, Garcia C-R, Lawley HJ (1986) Human axillary secretions influence women's menstrual cycles: the role of donor extracts from men. Horm Behav 20: 463–473
9. Cowley JJ, Johnson AL, Brooksbank BWL (1977) The effect of two odorous compounds on performance in an assessment-of-people test. Psychoneuroendocrinology 2: 159–172
10. Edwards JH (1957) A critical examination in the reputed primary influence of ABo phenotype on fertility and sex ratio. Br J Prev Soc Med 11: 79–89
11. Filsinger EE, Monte WC (1986) Sex history, menstrual cycle, and psychophysical ratings of alpha androstenone, a possible human sex pheromone. J Sex Res 22: 243–248
12. Grammer K (1993) 5-alpha-androst-16en-3alpha-on: a male pheromone? A brief report. Ethol Sociobiol 14: 201–208
13. Grammer K (1995) Signale der Liebe. dtv, München
14. Halpern M (1987) The organization and function of the vomeronasal system. Ann Rev Neurosci 10: 325–362
15. Jütte A (1995) Weibliche Pheromone - Wirkung und Rolle von synthetischen „Kopulinen" bei der versteckten Ovulation des Menschen. Diplomarbeit an der Universität Wien
16. MacIntyre S, Sooman A (1992) Nonpaternity and prenatal genetic screening. Lancet 338: 839
17. Michael RP (1972) Determinants of primate reproductive behaviour. Acta Endoc 166 [suppl]: 322–361
18. Michael RP, Bonsall RW, Kutner M (1975) Volatile fatty acids, „copulins", in human vaginal secretions. Psychoneuroendocrinology 1: 153–163
19. Monti-Bloch L, Jennings-White C, Dolberg DS, Berliner DL (1994) The human vomeronasal system. Psychoneuroendocrinology 19/5–7: 673–686
20. Nixon A, Mallet AI, Gower DB (1988) Simultaneous quantification of five odorous steroids (16-androstenes) in the axillary hair of men. J Steroid Biochem 29 (5): 505–510
21. Schleidt M (1980) Personal odor and nonverbal communication. Ethol Sociobiol 1: 225–231
22. Toth I, Faredin I (1985) Steroids excreted by human skin. II. C19-steroid sulphates in human axillary sweat. Acta Med Hung 42 (1–2): 21–28
23. Treloar AE, Boynton RE, Behn DG, Brown BW (1967) Variation of the human menstrual cycle throughtout reproductive life. Int J Fertil 12: 77–126
24. Vollman RF (ed) (1977) The menstrual cycle. Major problems: obstetrics and gynecology, vol7. Saunders, Philadelphia
25. Wedekind C, Seebeck T, Bettens F, Paepke AJ (1995) MHC-dependent mate preferences in humans. Proc R Soc Lond B Biol Sci 260: 245–249
26. Zeng. XN, Leyden JJ, Spielman AI, Preti G (1995) Analysis of characteristics human female odors: qualitative comparison to males. J Chem Ecol 22 (2): 237–257

Der Abort – entwicklungspsychologische Reflexion

M.E. Beutel

MERKE

1. Der Kinderwunsch ist für beide Geschlechter ein Kristallisationspunkt für vielfältige, bewusste und unbewusste Wünsche (u. a. nach Geborgenheit, Nähe, Abbild der eigenen Person, Loslösung von der Mutter).
2. Die Schwangerschaft ist eine entscheidende und vulnerable Entwicklungsphase für Identität, Selbstwertgefühl und Partnerschaft, die der Vorbereitung auf die Versorgung des Kindes dient.
3. Eine Bindungsbereitschaft entwickelt sich früher als bislang angenommen und drückt sich z. B. in bewussten und unbewussten Vorstellungen, Phantasien, konkreten Vorbereitungen oder Träumen aus.
4. Der frühe Verlust durch Spontanabort vereitelt die begonnene Entwicklung und macht an die Schwangerschaft geknüpfte Wünsche, Hoffnungen und Lebensentwürfe zunichte.
5. Das Ausmaß der Trauer hängt mit der Bindungsbereitschaft im Bezug auf die verlorene Schwangerschaft zusammen.
6. Hinweise auf Zusammenhänge zwischen dem Eintreten eines Spontanabortes und Stress deuten auf mögliche entwicklungsbiologische Zusammenhänge.

Entwicklungspsychologische Aspekte der Schwangerschaft sind wichtig im Hinblick auf das Verständnis der Verarbeitung eines Spontanabortes, im Hinblick auf die Schwangerenbetreuung – v. a. wenn bereits ein oder mehrere Spontanaborte vorausgegangen sind – und im Hinblick auf die Beratung von Frauen und Paaren mit unerfülltem Kinderwunsch (AWMF-Leitlinien psychosomatisch orientierte Diagnostik und Therapie bei Sterilität der Deutschen Gesellschaft für psychosomatische Geburthilfe und Gynäkologie).

Im Folgenden werden (1) entwicklungspsychologische Aspekte der Schwangerschaft dargestellt, (2) Verarbeitung des Spontanaborts und (3) verhaltensbiologische Überlegungen.

Entwicklungspsychologische Aspekte der Schwangerschaft

Ähnlich wie Pubertät oder Menopause ist die Schwangerschaft eine *Entwicklungsphase* mit tiefgreifenden psychischen und körperlichen Veränderungen, die der Vorbereitung auf die Elternschaft dienen. Mit zunehmender Bindung an das ungeborene Kind kommt es zu einer weitgehenden Neuorganisation von Selbstwertgefühl und Beziehungsmustern. Umgekehrt prägen Bindungsmuster der Schwangeren das spätere Bindungsverhalten ihres Babys. Dass ungelöste Konflikte aus früheren Lebensabschnitten in der Schwangerschaft wiederbelebt werden, macht Schwangere besonders verwundbar für psychosoziale Belastungen und eröffnet zugleich die Möglichkeit, befriedigendere Lösungen zu finden (Beutel 2002).

Wie bereits Freud beschrieb, kommen Wunschfantasien nach einem Kind erstmals im frühen Kindesalter auf. Der Kinderwunsch ist für beide Geschlechter ein Kristallisationspunkt für vielfältige, bewusste und unbewusste Wünsche (vgl. Leon 1990), u. a. nach

- Geborgenheit, Nähe, Zärtlichkeit („narzisstische" Bedürfnisse),
- Bereicherung durch ein „Abbild" der eigenen Person, das in der Generationenfolge weiterlebt,
- Loslösung von der Mutter und Beweis der Eigenständigkeit als Frau,
- Versorgen und versorgt werden („orale" Wünsche),
- Absicherung gegen Verlustängste (Kontroll- und Machtbedürfnisse),
- Bestätigung des eigenen Wertes oder Ausgleich von Minderwertigkeitsgefühlen,
- Übertreffen der Mutter oder der Geschwister oder unbewusste Hingabewünsche zum Vater,
- „Ersatz" für ein verlorenes oder verstorbenes Kind.

Ob es der Schwangeren gelingt, diese Wünsche und Bestrebungen in eine liebevolle und zugewandte Einstellung zur Schwangerschaft und zum Kind zu integrieren, hängt nicht nur von der persönlichen Entwicklung, sondern v. a. auch von einer stützenden Partnerschaft und dem sozialen Umfeld ab. Konflikthafte Einstellungen zur Schwangerschaft können zur funktionellen Sterilität beitragen, zu Risikoverhalten in der Schwangerschaft oder zu einem Schwangerschaftsabbruch führen.

Die *Entwicklung der Schwangeren* und ihre Bindung zum Kind wird meist in 3 oder 4 *Phasen* eingeteilt:

- Von der *Empfängnis* bis zum *Eintreten von Kindsbewegungen* (die ersten 4–4,5 Monate): Gefördert durch das Leitbild einer positiven, komplikationslosen, medizinisch von Anfang an begleiteten Schwangerschaft gehen viele Schwangere ab Bestätigung der Schwangerschaft davon aus, dass sie ein gesundes Kind bekommen werden. Auch trägt eine abbildungsgenaue Ultraschalluntersuchung zur Bindungsbereitschaft bei, die sich v. a. auch in Phantasien, Tagträumen, Träumen oder konkreten Vorbereitungen manifestiert. Mit Eintritt der Schwangerschaft ändert sich der soziale Status. Vor allem anfänglich lässt sich eine erhöhte emotionale und körperliche Labilität (z. B. Schwangerschaftserbrechen) beobachten. Einschränkungen und Befindensbeeinträchtigungen durch die Schwangerschaft können Ausdruck und Anlass zwiespältiger Gefühle gegenüber der Schwangerschaft sein, die in dieser Phase im günstigen Falle allmählich aufgelöst und in vorwiegend liebevolle Einstellung zum Kind umgewandelt werden. Voraussetzung für diesen Entwicklungsprozess ist eine überwiegend positive mütterliche und kindliche Identifikation: Die Schwangere muss sich mit einem positiven Bild ihrer eigenen Mutter und deren mütterlichen Funktionen und den Bedürfnissen des Kindes (anhand eigener kindlicher Erfahrung) identifizieren, ohne von ihrer eigenen Bedürftigkeit überwältigt zu werden.
- Ab der *Wahrnehmung der Kindsbewegungen* (ab 4.–5. Monat) kommt es im mittleren Drittel der Schwangerschaft zu einer deutlichen Verstärkung der Bindungsbereitschaft. Das Kind wird als Person realer und zunehmend eigenständig erlebt, was eigene Trennungs- und Verlustängste mobilisieren kann (Pines 1972). In dieser Zeit kommt es in der Regel zu einer Fülle vorbereitender Aktivitäten (z. B. Zwiesprache mit dem Kind), durch die Sicht-

barkeit der Schwangerschaft gewinnt diese auch sozial an Bedeutung.
- In der *letzten Phase* der Schwangerschaft, die psychisch der Vorbereitung auf die Geburt dient, können körperliches Unbehagen, Stimmungsschwankungen, Ängste vor der Geburt oder dem Verlust des Kindes auftreten. Zu diesem Zeitpunkt haben sich die Schwangeren meist ein stabiles Bild von Persönlichkeits- und Temperamentmerkmalen ihres Kindes gebildet, das prägt, wie sie ihr Kind als Säugling erleben. Insbesondere ließ sich zeigen, dass Bindungsmuster der Schwangeren sehr gut das Bindungsverhalten ihres Babys im Alter von etwa einem Jahr vorhersagten: Mütter mit sicherem Bindungsmustern hatten sicher gebundene Kinder, solche mit unsicheren Bindungsmustern, gehäuft unsicher gebundene Kinder (Fonagy et al. 1991).
- *Nach der Entbindung* wurden bei 50–70% der Frauen milde, vorübergehende Verstimmungen („maternity blues") beschrieben, die innerhalb der ersten Woche meist vollständig abklangen. Diese wurden teils auf die Trennung von dem inneren, ideal phantasierten Baby interpretiert, teils als Reaktion auf das Ende einer mit viel Belastung und Anspannung verbundenen Zeit. Schwerere Wochenbettdepressionen sind seltener, können aber ein erhebliches Ausmaß annehmen.

Pines (1972) stellt die These auf, dass eine Schwangerschaft auch dann einen bleibenden Einfluss auf psychische Entwicklung der Schwangeren hat, wenn es zu einem Spontanabort kommt: „… eine Schwangerschaft, v. a. die erste, ist ein Krisenpunkt in der Suche nach einer weiblichen Identität, ob das Baby am Ende der Zeit geboren wird, oder ob die Schwangerschaft durch Abbruch oder Fehlgeburt endet. Es beinhaltet das Ende der Frau als unabhängige einzelne Einheit und … den Beginn der Mutter-Kind-Beziehung" (S. 333, Übersetzung durch Verfasser).

Umgang mit dem Verlust durch Spontanabort

Der Verlust einer Schwangerschaft durch Spontanabort ist ein unzeitgemäßer und meist unerwarteter Verlust. Anders als nach dem Verlust einer nahestehenden Person fehlt eine greifbare Beziehungserfahrung, die als Kristallisationspunkt für Trauer dienen könnte. Mit dem Spontanabort wird die skizzierte, begonnene Entwicklung vereitelt. Trauer richtet sich nicht nur auf das verlorene Kind (sofern es sich in der Phantasie der betroffenen Frauen bereits um solches handelt), sondern auch den Verlust eines Teils des Selbst (narzisstischer Verlust) und die Einbuße des Selbstwertgefühls, *„nicht einmal das fertig gebracht zu haben"*. Hinzu kommt im Einzelfall meist das Fehlen einer zufriedenstellenden Erklärung. Es fehlen auch ritualisierte und selbstverständliche soziale Formen der Trauer und Anteilnahme; auch von ärztlicher Seite beschränkt sich die Anerkennung des Verlustes allzu oft auf den „Trost", den „Abgang" der „nicht lebensfähigen Frucht" nicht zu ernst zu nehmen oder die gutgemeinte, u. U. aber als zurückweisend erlebte Vergewisserung, die Patientin „kann ja wieder schwanger werden".

Wie wir in einer kontrollierten Studie zeigen konnten (Beutel et al. 1995), war nach dem Spontanabort die Depressivität im Vergleich zu Schwangeren (in der Frühschwangerschaft) und zur Durchschnittsbevölkerung erhöht. Auch 6 und 12 Monate später war die Depressivität (erfasst mit der Depressivitätsskala; von Zerssen 1986) gegenüber matched pairs aus der Durchschnittsbevölkerung erhöht, nicht mehr aber gegenüber den Schwangeren (die sich bei der ersten Folgeuntersuchung in der Spätschwangerschaft, bei der zweiten meist wenige Monate nach Entbindung befanden).

Anhand der Depressivitätsskala und der Münchener Trauerskala ließen sich Trauer und depressive Reaktionen nach Spontanabort unterscheiden: Von 125 untersuchten Patientinnen, die ihre Schwangerschaft im Mittel in der 10. Woche verloren hatten, zeigten 20% eine

Trauerreaktion, 12% eine depressive Reaktion; in 20% war eine depressive und eine Trauerreaktion kombiniert festzustellen, während 48% weder eine depressive noch eine Trauerreaktion zeigten. *Trauernde Frauen* verspürten Sehnsucht nach ihrem verlorenen Kind, weinten über den Verlust, wünschten darüber zu sprechen und versuchten zu verstehen, was es für sie bedeutete. Eine *depressive Reaktion* äußerte sich in Niedergeschlagenheit, verminderter Lebensfreude, Beziehungslosigkeit zu anderen, Reizbarkeit, Grübelei, innerer Unruhe und intensiver Angst; häufig war sie begleitet von psychovegetativen Beschwerden wie Nacken-, Brustschmerzen, Atembeklemmung und Schlafstörungen. Die Traurigkeit über den Verlust klang meist innerhalb weniger Wochen ab. Zur anhaltenden Beeinträchtigung von Wohlbefinden, sozialen Beziehungen, körperlichen Beschwerden und Ängsten, ebenso dem vermehrten Gebrauch von Schlaf- oder Beruhigungsmitteln kam es hingegen nach depressiver Reaktion.

Trauerreaktionen waren bei starkem Schwangerschaftswunsch und einer hohen Bindungsbereitschaft zu beobachten. Frauen, die weder eine depressive noch eine Trauerreaktion zeigten (immerhin knapp die Hälfte) berichteten keinen intensiven Schwangerschaftswunsch; sie hatten nach relativ kurzer Schwangerschaftsdauer auch keine Zeichen einer starken Bindungsbereitschaft entwickelt. *Risikofaktoren* für eine depressive Reaktion hingegen waren eine zwiespältige Einstellung zur Schwangerschaft, frühere Depressionen und Lebensereignisse vor (z.B. früherer Schwangerschaftsabbruch) und während der Schwangerschaft, insbesondere auch mangelnde soziale Ressourcen. Auch erwies sich das Unverständnis des Partners nach dem Spontanabort als Risikofaktor für anhaltende Depressionen.

Unmittelbar nach dem Spontanabort bestand ein großer Wunsch nach zusätzlicher Information (58%), nach Einzel- (34%) und Paargesprächen (34%). Immerhin 28% der Frauen wechselten ihren Frauenarzt innerhalb eines Jahres, v.a. wenn ihr Gesprächswunsch nicht erfüllt wurde oder sie über mangelnde Einfühlung *(„seien Sie froh, dass es kein Krüppel wird“)* enttäuscht waren.

Fast alle Frauen hatten nach ihrer Fehlgeburt den Wunsch nach einer *neuerlichen Schwangerschaft*, in der Mehrzahl für die nächsten Monate. Dies erschien vielen als einzige Möglichkeit, Gefühle von Leere zu füllen oder sich ihrer Fähigkeit zu vergewissern, ein Kind überhaupt austragen zu können. Etwa ein Viertel der Frauen wurde innerhalb von 6 Monaten wieder schwanger, ein weiteres Viertel innerhalb von 12 Monaten. Nach einem Jahr hatten ca. 10% der Frauen bereits entbunden, gleich viele hatten jedoch einen neuerlichen Abort erlitten (21% bezogen auf die Gesamtzahl aller Folgeschwangerschaften). Eine erneute, erfolgreiche Schwangerschaft erscheint hilfreich für die Bewältigung der Fehlgeburt; Trauer, Verlustangst und Ärger nahmen ab, auch wenn manche berichteten, das verlorene Kind ließe sich nicht einfach nahtlos ersetzen: *„Unserer Tochter geht es gut. Sie ist eine kleine, aufgeweckte Maus. Aber niemals ist sie ein Ersatz für das Verlorene. Niemals habe ich oder werde ich in ihr das andere Kind sehen. Sie ist sie selbst und ist nicht ein Trostpflaster“* (18 Monate nach Fehlgeburt in der 13. Schwangerschaftswoche). Nicht zu unterschätzen ist das Ausmaß an Verunsicherung oder wiederbelebter Trauer in der folgenden Schwangerschaft, in der viele Frauen vermehrte Ängste beklagten oder sich nicht zu früh an das erwartete Kind binden wollten, um sich die erneute Enttäuschung zu ersparen *(„Man wartet erst mal ab, wie es wird“)*. Eine erneute Fehlgeburt verstärkte den Kummer; diesen Frauen ging es nach 12 Monaten am schlechtesten, ähnlich wie nach ihrem Spontanabort. Sie beklagten höhere Depressivität, Angst, Körperbeschwerden, Traurigkeit, Verlustangst und Ärger und suchten vermehrt Allgemeinärzte auf (verglichen mit den übrigen Frauen).

Verhaltensbiologische Überlegungen zum Spontanabort

Die geschlechtliche Fortpflanzung fördert die genetische Variabilität. Erfolgreiche Reproduktion erfordert eine präzise Abstimmung von entwicklungsbezogenen und physiologischen Veränderungen mit sozialer Interaktion (optimale Anpassung an Umweltbedingungen). Abortraten bei Säugetieren liegen in vergleichbarer Größenordnung wie bei Menschen. Der Erfolg der Reproduktion ist abhängig von Umweltbedingungen (z. B. sozialer Status). Häufig sind auch saisonale Schwankungen der Konzeption in Folge wechselnden Nahrungsangebots. Nach dem *reproduktiven Filtermodell* (Wasser et al. 1994) kam es aufgrund der extrem hohen Kosten der Fortpflanzung (Verbrauch von Ressourcen, Risiken) zu einer natürlichen Selektion von Mechanismen, die reproduktive Prozesse bei ungünstigen Umweltbedingungen in jedem Stadium (Zyklusstörung, Spontanabort, vorzeitige Wehen) unterdrücken, insbesondere dann, wenn nicht garantiert ist, dass überlebensfähige Nachkommen geboren werden. Dabei spielt die Hypothalamus-Hypophysen-Nebennierenrinden-Achse eine Schlüsselrolle.

Naheliegend ist die Untersuchung von Einflüssen von „Stress" auf Reproduktion beim Menschen, bei dem die Kosten der Fortpflanzung aufgrund der langen Schwangerschaftsdauer und der Unreife des Neugeborenen besonders hoch sind. Schwieriger ist beim Menschen eine eindeutige Definition von „Stress" zu finden. Ob ein Ereignis „Stress" für einen Menschen bedeutet, hängt wesentlich von der subjektiven Bewertung und dem Verhältnis aus Anforderungen und verfügbaren Ressourcen zusammen. So definieren Lazarus u. Launier 1978 (S. 296; Übersetzung durch Verfasser) „Stress ist jedes Ereignis, bei dem äußere oder innere Anforderungen die adaptiven Ressourcen eines Individuums ... beanspruchen oder überschreiten". Weitere methodische Probleme liegen darin begründet, dass nach Verlust einer Schwangerschaft oder bei unerfülltem Kinderwunsch aufgrund des damit verbundenen Leidensdrucks kaum zwischen Stress als Ursache oder als Folge der Sterilität unterschieden werden kann.

Erste Befunde beim Menschen deuten auf einen Zusammenhang zwischen „Stress" und Reproduktionserfolg. So zeigten Wasser et al. 1994 – allerdings an einer sehr kleinen Untersuchungsgruppe – dass infertile Patientinnen mit funktionellen Veränderungen (Hypothalamus-Hypophysen-Ovarien-Achse) mehr „Stress" und weniger soziale Unterstützung berichteten als Patientinnen, deren Sterilität auf anatomische Faktoren zurückgeführt wurde. Smeenk et al. (2001) fanden, dass vermehrte Ängstlichkeit und Depressivität einen ungünstigen Ausgang einer IVF-Behandlung vorhersagten, auch wenn die üblichen medizinischen Prognosefaktoren berücksichtigt wurden. In einer weiteren Studie wurde Deciduagewebe nach einem Spontanabort immunologisch untersucht. Frauen wurden nach dem Ausmaß von wahrgenommenem „Stress" unterschieden. Die Autoren fanden bei Patientinnen mit hohem subjektiven „Stress" verglichen mit Frauen mit niedrigem Stress eine Vermehrung von $CD8^+$, TNF-α^+, MCT^+-Zellen, Zytokinen und Entzündungszellen, die als immunologische Faktoren in der Genese des Spontanaborts diskutiert werden (Arck et al. 2001). Dies verstehen die Autoren als mögliches Indiz für ein stressbedingtes immunologisches Ungleichgewicht, zumal ähnliche immunologische Veränderungen auch im Zusammenhang mit vermehrter CRH- und ACTH-Ausschüttung stehen können. Erste positive Befunde von Stray-Pedersen u. Stray-Pedersen (1988) mit dem Konzept des „tender loving care" deuten auf die mögliche Bedeutung eines sicherheitsgebenden Betreuungs- und Unterstützungsangebots nach wiederholtem Spontanabort für den Erhalt der Folgeschwangerschaft.

Schlussfolgerungen

Der Spontanabort unterbricht Reifungs- und Entwicklungsprozesse in einer vulnerablen Phase der Adaptation an die erst kurz bestehende Schwangerschaft. Für die Frauen, die bereits eine Bindungsbereitschaft zu dem häufig als „Kind" phantasierten Schwangerschaft entwickelt haben, bezieht sich Trauer nicht nur auf die Schwangerschaft sondern auch auf die unterbrochene Entwicklung und Einbußen des Selbstwertgefühls. Mit länger anhaltenden Beeinträchtigungen emotionaler, körperlicher Art und in Bezug auf die Partnerschaft ist dann zu rechnen, wenn es zu einer depressiven Reaktion kommt.

Ein Spontanabort kann entwicklungsbiologisch auch als adaptiv angesehen werden, wenn in diesem frühen Stadium aufwändige, „kostenträchtige" und risikobehaftete Schwangerschaften beendet werden oder wenn biologische Voraussetzungen für ein erfolgreiches Austragen oder Aufwachsen der Nachkommen nicht gegeben sind. Soziale Faktoren könnten nach derzeitigem Kenntnisstand auch beim Menschen eine Rolle für die Genese des Spontanaborts spielen; schließlich ist ein intaktes Sozialgefüge auch entwicklungsbiologisch Voraussetzung für den erfolgreichen Abschluss einer Schwangerschaft (Wasser 1999). Nachgewiesenermaßen sind soziale Faktoren wesentlich für das Verständnis von Fehlverarbeitung des Spontanaborts, und es besteht nach dem Spontanabort in der Folgeschwangerschaft ein vermehrtes Bedürfnis nach sozialer Unterstützung.

Literatur

Arck PC, Rose M, Hertwig K, Hagen E, Hildebrandt M, Klapp BF (2001) Stress and immune mediators in miscarriage. Hum Reprod 16: 1505–1511

Beutel ME (2002) Der frühe Verlust eines Kindes. Bewältigung und Hilfe bei Fehl-, Totgeburt und Plötzlichem Kindstod, 2. überarbeitete und erweiterte Aufl. Reihe Psychosoziale Medizin. Hogrefe, Göttingen Bern Toronto Seattle

Beutel M, Deckardt R, von Rad M, Weiner H (1995) Grief and depression after miscarriage: their separation, antecedents and course. Psychosomat Med 57: 517–526

Fonagy P, Steele H, Steele M (1991) Maternal representations of attachment during pregnancy predict the organization of infant-mother attachment at one year of age. Child Dev 62: 891–905

Lazarus RS, Launier R (1978) Stress-related transactions between person and environment. In: Pervis, LA, Lewis M (eds) Perspectives in interactional psychology. Plenum, New York, pp 287–327

Leon IG (1990) When a baby dies. Psychotherapy for pregnancy and newborn loss. Yale University press, New Haven London

Pines D (1972) Pregnancy and motherhood: interaction between fantasy and reality. Br J Med Psychol 45: 333–343

Smeenk JMJ, Verhaak CM, Eugster A, van Minnen A, Zielhuis GA, Braat DDM (2001) The effect of anxiety and depression on the outcome of in-vitro fertilization. Hum Reprod 16: 1420–1423

Stray-Pedersen B, Stray-Pedersen S (1988) Recurrent abortion: the role of psychotherapy. In: Beard RW, Sharp F (eds) Early pregnancy loss: mechanism and treatment. Proceedings of the 18th Study Group of the Royal College of Obstetricians and Gynaecologists. Royal Coll Obstet Gynaecol, London, pp 433–440

Von Zerssen D, Koeller D-M (1976) Klinische Selbstbeurteilungs-Skalen (KSb-S) aus dem Münchner Psychiatrischen Informations-System (PSYCHIS München) Manuale. b) Paranoid-Depressivitäts-Skala d) Beschwerden-Liste. Beltz, Weinheim

Wasser SK (1994) Psychosocial stress and infertility. Cause or effect? Hum Nat 5: 293–306

Wasser SK (1999) Stress and reproductive failure: an evolutionary approach with applications to premature labor. Am J Obst Gynecol 180: S272–S274

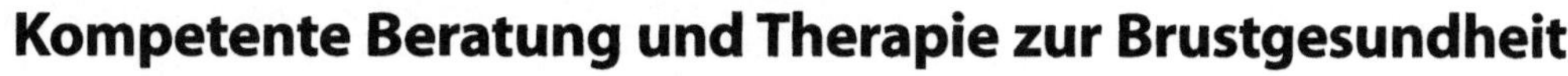

Kompetente Beratung und Therapie zur Brustgesundheit

Ernährung und Brustkrebs

U. Gonder, V. Hanf

MERKE

1. Die Ernährung übt einen erheblichen Einfluss auf die Brustkrebsentstehung aus – wie Migrationsstudien Japan – USA deutlich zeigen.
2. Eine Primärprävention mit bestimmten Ernährungsformen (asiatisch, mediterran) erscheint möglich – muss aber bereits sehr früh, wahrscheinlich deutlich präpubertär einsetzen.
3. Auch heimische Nahrungsmittel (z. B. Vollkornprodukte) haben eine risikosenkende Wirkung – es muss nicht immer Soja sein.
4. Alkohol hat bei Brustkrebs eine bekannte risikoerhöhende Wirkung – sie ist für Frauen unter einer Hormonersatztherapie besonders ausgeprägt.
5. Eine Therapie des klinischen Brustkrebses ist mit keiner bekannten Diätform möglich – Extrem- und Hungerkuren können dagegen die Prognose verschlechtern.
6. Ob eine streng fettreduzierte Diät in der adjuvanten Situation das Rezidivrisiko senkt, ist Gegenstand laufender Studien (u. a. Wins-Trial, Ergebnisse Anfang 2004 erwartet).

Primärprävention

Brustkrebs ist mit schätzungsweise mehr als 1 Mio. Fällen/Jahr weltweit die häufigste Krebsart bei Frauen. Wenngleich die Entwicklungsländer aufholen, ist die Inzidenz mit bis zu 200/100.000 Einwohner und Jahr in den Industrienationen am höchsten [1, 41]. In Deutschland liegt sie bei 65/100.000 Einwohner und Jahr [2]. Für einen Zusammenhang zu Umweltfaktoren wie der Ernährung spricht z. B. die Beobachtung, dass sich parallel zur ökonomischen Entwicklung einer Gesellschaft die Ernährung ändert und die Brustkrebsrate steigt [4]. In prosperierenden Gesellschaften wird gewöhnlich mehr Fleisch, fetter und ballaststoffärmer gegessen und mehr Alkohol getrunken. Folglich sind es v. a. die Faktoren Überernährung, Übergewicht, Fleisch-, Fett-, Ballaststoff- und Alkoholverzehr, die mit dem Brustkrebsrisiko in Verbindung gebracht werden.

Daneben sprechen aber auch Migrationsstudien für einen Einfluss der Umwelt und der Ernährung. So haben Japanerinnen in Japan ein sehr niedriges Brustkrebsrisiko, das sich jedoch bei Migrantinnen in die USA innerhalb von etwa 2 Generationen an die dortigen hohen Raten anpasst [8]. Bei der Diskussion um alimentäre Einflüsse darf jedoch nicht vergessen werden, dass es eine Reihe von nicht-diätetischen, etablierten Risikofaktoren gibt, die das Brustkrebsrisiko meist stärker beeinflussen als die Nahrung. Dazu gehören v. a. hormonelle und reproduktive Faktoren wie das Alter bei Eintritt der Menarche (relatives Risiko [RR] 3), der Wechseljahre (RR 2) und der ersten ausgetragenen Schwangerschaft (RR 3) sowie Brustkrebs in der Familie (RR > 2) [41].

Den Einfluss der Ernährung (exklusive Alkohol) auf die Krebsentstehung hatten Doll u. Peto für die USA bereits 1981 mit rund 35% veranschlagt [3]. Obgleich es sich bei dieser Zahl lediglich um eine Schätzung handelt – die Autoren sprechen selbst von einem „guesstimate" – wird sie häufig als Tatsache gewertet und dahingehend zitiert, dass rund ein Drittel aller Krebsfälle durch Ernährung verursacht sei. Häufig wird sogar der Umkehrschluss gezogen und erklärt, mindestens dieses Drittel der Krebsleiden sei durch eine Ernährungsumstellung vermeidbar. Zur Brustkrebs-Prävention wird dann in der Regel eine fett-, fleisch- und alkoholarme, ballaststoff-, gemüse- und obstreiche Ernährung ggf. angereichert mit phytoöstrogenreichen Sojasupplementen empfohlen. Die wissenschaftliche Evidenz für solche Empfehlungen ist jedoch noch immer lückenhaft.

Einschätzung offizieller Organisationen

Der erste weltweite Report zur Krebsprävention durch Ernährung beurteilte den Zusammenhang zurückhaltend, wie die folgende Tabelle 1 zeigt [4]. Eine überzeugende Evidenz liegt demnach nur für Ernährungsfaktoren vor, die das (Höhen-)Wachstum im Jugendalter fördern, vermutlich deshalb, weil damit eine frühe Menarche einhergeht. Für eine Ernährungsprophylaxe sind diese Befunde im Grunde bedeutungslos, da nicht ernsthaft empfohlen werden kann, Mädchen vor der Pubertät knapp zu ernähren, damit sie sich langsamer entwickeln und ihre genetisch mögliche Körpergröße nicht erreichen. Vielversprechender als eine quantitative Ernährungseinschränkung scheinen hier Versuche, die hormonelle Situation mit Hilfe einer qualitativ veränderten Kost sowie mit körperlicher Aktivität günstig zu verändern, um das spätere Brustkrebsrisiko zu verringern.

Auch das britische Gesundheitsministerium kommt hinsichtlich des Zusammenhangs zwischen Ernährung und Brustkrebs zu eher vorsichtigen Schlussfolgerungen: Die Evidenz für ein erhöhtes Risiko durch „rotes" und gebratenes Fleisch sei „moderat konsistent", durch Fett und gesättigte Fettsäuren „inkonsistent im Rahmen der in westlichen Gesellschaften üblichen Fettzufuhrmengen". Umgekehrt wird die Evidenz für einen Schutzeffekt durch eine hohe Obstzufuhr als „schwach konsistent" eingestuft, für eine hohe Gemüsezufuhr als „moderat konsistent" und für eine hohe Ballaststoffzufuhr als „inkonsistent" [6].

Diese Einschätzungen stimmen offensichtlich nicht mit den immer wieder auch in der Laienpresse publizierten Empfehlungen und Warnungen überein. Um hier mehr Klarheit zu schaffen und die Frauen vor unnötigen Einschränkungen und Ängsten bei der Nahrungswahl zu schützen, soll im folgenden die epidemiologische Datenlage näher erläutert werden.

In epidemiologischen Studien wird nach einem Einfluss von Expositionsfaktoren (z. B. Ernährungsgewohnheiten) auf sog. Endpunkte (z. B. Brustkrebs) gesucht [69]. Hierfür stehen verschiedene Studientypen zur Verfügung (s. Tabelle 2), die sich jedoch in ihrer Aussagekraft erheblich unterscheiden. Da es für die Beurteilung der Daten wichtig ist, aus welcher Art von Studie sie stammen, sollen die wichtigsten Vor- und Nachteile kurz erläutert werden.

Fall-Kontroll-Studien. Hierbei werden Krebskranke mit Gesunden verglichen oder mit Menschen, die keinen Krebs haben. Man befragt sie nach ihren Lebensgewohnheiten sowie nach der medizinischen Vorgeschichte und sucht nach Unterschieden, die das Krankheitsgeschehen erklären könnten. Nachteilig ist, dass sie in der Regel retrospektiv angelegt sind, d. h. dass die Teilnehmer nach ihrer Krebsdiagnose rückblickend über ihre Lebensgewohnheiten befragt werden. Dies und die Tatsache, dass die Krebsdiagnose oder die Krankheitssymptome die Ernährungsgewohnheiten inzwischen verändert haben können, schränken die Aussagekraft der Studienergebnisse ein.

Prospektive Kohortenstudien. Sie sind in die Zukunft gerichtet, d.h. man befragt eine große Anzahl von gesunden Menschen über ihre Ess- und Lebensgewohnheiten, beobachtet sie über viele Jahre und vergleicht dann ihre Krankheiten bzw. Todesursachen. Hierbei gibt es weniger Verzerrungen, sodass ihre Aussagekraft höher ist. Dennoch können auch sie nur statistische Assoziationen aufzeigen, keine Ursache-Wirkungs-Beziehung.

Interventionsstudien. Vor allem die randomisierte, placebo-kontrollierte Doppelblindstudie gilt als „Goldstandard" der Epidemiologie: Die Teilnehmer werden nach dem Zufallsprinzip (randomisiert) in mindestens zwei Gruppen eingeteilt. Eine Gruppe erhält die zu testende Substanz, die andere ein Scheinpräparat (Placebo). Im Falle der Doppelblindstudie wissen weder die Untersucher, noch die Teilnehmer, zu welcher Gruppe sie gehören. Damit sollen Fehlerquellen soweit wie möglich ausgeschlossen werden.

Metaanalysen. Hierbei werden die Daten bereits publizierter Studien gepoolt und erneut analysiert. Von Vorteil ist, dass durch das Zusammenführen der Datensätze größere Fallzahlen bzw. Kohorten analysiert werden können. Dadurch wird es leichter, signifikante Zusammenhänge zu finden und methodische Schwächen der Einzelstudien aufzudecken. Von Nachteil ist, dass durch die Auswahl der Studien das Ergebnis leicht manipuliert werden kann und dass sich die methodischen Fehler der einzelnen Studien akkumulieren können [69]. Um dies zu verhindern, werden zunehmend so genannte systematische Meta-Analysen (und Reviews) nach vorher genau festgelegten Kriterien durchgeführt. Sie erlauben in der Regel eine sehr gute Einschätzung der Datenlage.

Tabelle 1. Nahrung, Ernährung und Brustkrebs. Beurteilung anhand der Stärke der Evidenz. (Mod. nach [4])

Evidenz	Risikomindernd	Kein Zusammenhang	Risikosteigernd
Überzeugend	–	Kaffee	Schnelles Wachstum in der Jugendund eine große Körperhöhe als Erwachsener
Wahrscheinlich	Gemüse (und ggf. Obst)	Cholesterin	Hoher BMI postmenopausal, Gewichtszunahmen im Erwachsenenalter und Alkohol
Möglich	Körperliche Aktivität, Nichtstärke-Polysaccharide/ Ballaststoffe, Carotinoide	Einfach und mehrfach ungesättigte Fettsäuren, Vitamin A und E, Geflügel, schwarzer Tee	Gesamtfett, gesättigte Fettsäuren, tierische Fette, Fleisch
Ungenügend	Vitamin C, Isoflavone und Lignane, Fisch	–	Tierisches Eiweiß, DDT-Rückstände

Tabelle 2. Unterteilung wichtiger epidemiologischer Studien. (Mod. nach [69])

Deskriptive (beschreibende) Studien	Analytische Studien	
Korrelationsstudien, Migrationsstudien	Beobachtend: Fall-Kontroll-Studien, Kohortenstudien	Experimentell: Interventionsstudien

Fett und Brustkrebs

Eine hohe Fettzufuhr galt lange als entscheidende Erklärung für den Einfluss der Ernährung auf das Brustkrebsrisiko; neben einer insgesamt hohen Fettzufuhr v. a. die Aufnahme tierischer Fette und gesättigter Fettsäuren. Die Ergebnisse der 13 bislang vorliegenden prospektiven Kohortenstudien sind in Tabelle 3 aufgeführt. Sie sprechen deutlich gegen einen pauschalen Zusammenhang zwischen dem Brustkrebsrisiko und der Fettzufuhr.

Fächert man die prospektiven Studien nach Fettkategorien auf, zeigt sich folgendes:

- Von 12 Studien, die die **gesamte Fettaufnahme** untersuchten, erbrachte nur eine ein signifikantes Ergebnis: ein *gesunkenes* relatives Risiko bei steigender Fettzufuhr.
- Drei Studien, die die als „ungesund" geltenden **tierischen Fette** untersuchten, ergaben keine signifikante Assoziation.
- Zwei Studien, die „gesunde" **pflanzlichen Fette** untersucht hatten, fand keinen Unterschied zu den tierischen Fetten.
- Von 10 Studien, die die als „schädlich" geltenden **gesättigten Fettsäuren** untersuchten, wiesen 9 keine oder nicht signifikante relative Risiken aus. Der einzige signifikante Wert ist ein *gesunkenes* relatives Risiko.
- Von 9 Studien, die sich mit den angeblich schützenden **einfach ungesättigten Fettsäuren** beschäftigten, erbrachten 6 nicht signifikante Werte. In 2 Studien stieg das Brustkrebsrisiko wider Erwarten. Nur in einer sank das relative Risiko signifikant.
- Von 9 Studien, die sich mit **mehrfach ungesättigten Fettsäuren** beschäftigten, erbrachten 6 keine Assoziation oder nicht signifikante Werte. In einer Studie stieg das Brustkrebsrisiko, in einer sank es.

Eine kürzlich durchgeführte systematische Metaanalyse von 8 prospektiven Kohortenstudien mit über 7300 Fällen und 350.000 Frauen (s. Tabelle 4) kam zu dem Schluss, dass es keinen signifikanten Effekt auf das Brustkrebsrisiko haben würde, wenn gesättigte gegen andere Fettsäuren ausgetauscht würden [39].

Fettsäuren vs. Öle

Am Beispiel der Fettsäuren wird recht gut deutlich, dass es wenig sinnvoll ist, Lebensmittel in Nährstoffe umzurechnen: So ist Brustkrebs in mediterranen Ländern seltener als im Norden Europas. In Fall-Kontroll-Studien [13, 14] ging ein hoher Konsum von Olivenöl mit niedrigeren Brustkrebsraten einher. Kohortenstudien, die das Brustkrebsrisiko mit dem Verzehr einfach ungesättigter Ölsäure korrelierten (nicht mit Olivenöl) fanden überwiegend keinen Zusammenhang. Das wundert nicht vor dem Hintergrund, dass Ölsäure außer in Olivenöl in nennenswerten Mengen auch in tierischen Fetten (30–45%) und anderen Pflanzenölen (25–50%) enthalten ist.

Tabelle 3. Prospektive Studien zu Fett und Brustkrebs. (Mod. nach [9, 23])

Studie	Fetttyp	Relatives Risiko	Signifikanz
Jones et al. 1987	Gesamtfett	0.3	Signifikant
	Gesättigte Fettsäuren	0.3	Signifikant
	Einfach ungesättigte	0.6	n.s.
	Mehrfach ungesättigte	0.7	n.s.
Mills et al. 1989	Tierische Fette	1.2	n.s.
Knekt et al. 1990	Gesamtfett	1.7	n.s.
	Gesättigte Fettsäuren	1.4	n.s.
	Einfach ungesättigte	2.7	Grenzwertig[a]

Tabelle 3. Prospektive Studien zu Fett und Brustkrebs. (Mod. nach [9, 23]) *(Fortsetzung)*

Studie	Fetttyp	Relatives Risiko	Signifikanz
Howe et al. 1991	Gesamtfett	1.3	n.s.
	Gesättigte Fettsäuren	1.1	n.s.
	Einfach ungesättigte	1.2	n.s.
	Mehrfach ungesättigte	1.3	n.s.
Kushi et al. 1992	Gesamtfett	1.4	n.s.
	Gesättigte Fettsäuren	1.1	n.s.
	Einfach ungesättigte	1.1	n.s.
	Mehrfach ungesättigte	**1.5**	Grenzwertig[b]
Byrne et al. 1992	Gesamtfett	1.0	n.s.
Graham et al. 1992	Gesamtfett	1.0	n.s.
	Tierische Fette	1.1	n.s.
	Pflanzliche Fette	1.1	n.s.
Willett et al. 1992	Gesamtfett	1.0	n.s.
	Gesättigte Fettsäuren	0.9	n.s.
	Einfach ungesättigte	1.0	n.s.
	Gesamtfett	(Postmenop.) 0.9	n.s.
	Gesättigte Fettsäuren	(Postmenop.) 0.9	n.s.
	Einfach ungesättigte	(Postmenop.) 0.9	n.s.
van den Brandt et al. 1993	Gesamtfett	1.1	n.s.
	Gesättigte Fettsäuren	1.4	n.s.
	Einfach ungesättigte	0.8	n.s.
	Mehrfach ungesättigte	1.0	n.s.
Toniolo et al. 1994	Gesamtfett	1.5	n.s.
	Gesättigte Fettsäuren	1.5	n.s.
Gaard et al. 1995	Gesamtfett	1.3	n.s.
	Gesättigte Fettsäuren	1.0	n.s.
	Einfach ungesättigte	**1.7**	Signifikant
	Mehrfach ungesättigte	Keine Ass	-
Wolk et al. 1998	Gesamtfett	1.0	n.s.
	Gesättigte Fettsäuren	1.2	n.s.
	Einfach ungesättigte	0.8	n.s.
	Mehrfach ungesättigte	1.2	n.s.
Voorrips et al. 2002	Trans-Fettsäuren	1.3	Grenzwertig[c]
	Gesamtfett	1.2	n.s.
	Pflanzliche Fette	Keine Ass.	-
	Tierische Fette	Keine Ass.	-
	Gesättigte Fettsäuren	1.4	Grenzwertig[d]
	Einfach ungesättigte	**0.6**	Signifikant
	Mehrfach ungesättigte	0.9	n.s.
	cis-ungesättigte	0.8	n.s.

n.s. Ergebnis ist nicht signifikant, *keine Ass.* kein statistischer Zusammenhang.
[a] Konfidenzintervall (95%) = 1.0–7.4,
[b] Konfidenzintervall (95%) = 1.0–2.2,
[c] Trend signifikant, Konfidenzintervall (95%) = 0.93–1.80,
[d] Konfidenzintervall (95%) = 0.97–2.03

Dieser Umstand weist zudem auf die Möglichkeit hin, dass es in Olivenöl andere Inhaltsstoffe gibt, die krebsprotektiv wirken könnten, wie z. B. der Fettbegleitstoff Oleuropein. Da die Verarbeitung der Ölfrucht (z. B. Kaltpressung, Raffination, Hydratation) darüber entscheidet, ob und wie viel der Begleitstoffe ins Öl gelangen, müsste in den Kohortenstudien nicht (nur) die Ölsäurezufuhr ermittelt werden, sondern die Art des verzehrten Öles.

ω-3- und ω-6-Fettsäuren

Obgleich die Kohortenstudien keinen klaren Zusammenhang zwischen dem Brustkrebsrisiko und einzelnen Fettsäuren fanden, sind ω-6-Fettsäure-reiche Öle aus Mais und Sonnenblumen in Verruf geraten, denn sie erwiesen sich im Tierversuch als krebsfördernd. Vor allem die Linolsäure (ω-6) steht im Verdacht, das Brustkrebsrisiko zu steigern, insbesondere, wenn gleichzeitig zu wenig ω-3-Fettsäuren konsumiert werden [70]. Aussagekräftiger als Ernährungserhebungen sind hier Biopsiestudien, in denen das Fettsäuremuster des entnommenen Fettgewebes analysiert wird. Diese Analysen erlauben Rückschlüsse über den langfristigen Verzehr der verschiedenen Fettsäuren. Eine französische Fall-Kontroll-Studie mit 241 Patientinnen fand in deren Brustfett weniger ω-3-Fettsäuren als bei den Kontrollpersonen [42]. Die inverse Beziehung galt sowohl für die pflanzliche α-Linolensäure (RR = 0.39) als auch für die langkettige tierische ω-3-Fettsäuren DHA (0.31) und für ein hohes Verhältnis von ω-3- zu ω-6-Fettsäuren (RR = 0.33).

Diese und andere Studien [15] deuten auf einen möglichen Schutzeffekt von ω-3-Fettsäuren bzw. einer ausgewogenen Balance zwischen der Aufnahme von ω-3- und ω-6-Fettsäuren hin. Während ω-6-Fettsäuren reichlich in Maiskeim- und Sonnenblumenöl sowie im Fett von mit Mais und Getreide gemästeten Tieren zu finden ist („Getreideöle"), kommen ω-3-Fettsäuren in fetten Fischsorten (Hering, Lachs, Makrele), in Oliven-, Raps- und Nussölen sowie im Fleisch von Tieren aus Weidehaltung vor („Gräser-/Kräuteröle) [71].

Interventionsstudien

Da der Fettgehalt der Nahrung, insbesondere freie Fettsäuren, unter bestimmten Umständen in den Hormonhaushalt eingreifen kann, wurde in mehreren Interventionsstudien versucht, mit fettarmen, ballaststoff- oder gemüsereichen Diäten die Menge bioverfügbarer Sexualhormone im Blut zu verringeren. Zwar gelang es, einzelne Hormonparameter zu verändern (z. B. [86–88]), eine Interventionsstudie, die belegen würde, dass eine fettarme Kost zu weniger Brustkrebs führt, liegt bislang jedoch nicht vor (Übersicht bei [55].

Wu et al. führten kürzlich eine Meta-Analyse von 13 Interventionsstudien durch, die den Einfluss einer fettarmen Kost auf die Östradiolwerte untersucht hatten [49]. Anhand der gepoolten Daten errechneten sie, dass bei prämenopausalen Frauen das Estradiol um 7%, postmenopausal um 23% gesenkt werden konnte (s. Tabelle 4). Wie sich dies auf das spätere Brustkrebsrisiko der Patientinnen auswirkt, ist bislang nicht untersucht.

Eine aktuelle Interventionsstudie mit fettreduzierter Kost bei 8- bis 10-jährigen Mädchen fand nach 5 Jahren um rund 30% verringerte Hormonwerte (Estradiol, nicht SHBG-gebundenes Estradiol, Östron, Östronsulfat) während der Follikelphase des Zyklus und um ca. 25% erhöhte Testosteronwerte in der Lutealphase [5]. Allerdings unterschieden sich die Mädchen weder im Tanner-Stadium noch im Alter der Menarche von der Kontrollgruppe. Daher ist völlig offen, ob die fettarme Kost das spätere Brustkrebsrisiko der Teilnehmerinnen beeinflussen kann, zumal es sich nicht um eine repräsentative Stichprobe handelte, sondern um Mädchen mit Fettstoffwechselstörungen.

Vielversprechend verlief die Interventionsstudie von Berrino et al., bei der jedoch eine weitreichende Ernährungsumstellung vorgenommen wurde [16]. 104 gesunde Frauen erhielten inten-

Tabelle 4. Interventionsstudien zum Einfluss einer Fettreduktion auf die Östrogenspiegel. (Mod. nach [49])

Autor	n/Dauer	Energie% Fett (Intervention)	Estradiolveränderung im Vergleich zur Baseline	Signifikanz
Prämenopausal				
Woods et al.	17/8 W	25	0.99	n.s.
Hagerty et al.	6/1 M	25	0.94	n.s.
Rose et al.	16/3 M	21	0.75	n.s.
Boyd et al.	112/24 M	21	0.86	n.s.
Williams et al.	15/2 M	21	0.88	n.s.
Goldin et al.	48/2 M	20	0.90	n.s.
Woods et al.	21/2 M	20	0.92	sig.
Ingram et al.	18/2 M	18	1.10	n.s.
Schaefer et al.	22/10 W	18	1.12	n.s.
Bogga et al.	12/3 M	12	0.75	sig.
Postmenopausal				
Crighton et al.	19/1 M	24	0.78	n.s.
Prentice et al.	73/5 M	20	0.89	sig.
Ingram et al.	15/2 M	18	1.10	n.s.
Heber et al.	13/3 W	12	0.52	sig.

W Wochen, *M* Monate, *sig.* signifikant, *n.s.* nicht signifikant

sive Ernährungsberatung und stellten ihre Ernährung wie folgt um: weniger Fett und Zucker, mehr Phytoöstrogene und ω-3-Fettsäuren, Kohlenhydrate mit niedrigem glycämischem Index. Nach viereinhalb Monaten hatten die Frauen an Gewicht verloren, das SHBG gesteigert, die Testosteronwerte verringert und die waist-to-hip-ratio sowie ihre Glucosetoleranz verbessert. Trotz dieser günstigen Veränderungen diverser Stoffwechselparamter erlaubt auch diese Studie weder eine Aussage über den Anteil der Fette an den erreichten Veränderungen noch über das spätere Auftreten von Brusttumoren.

Fazit Fett

Zusammenfassend lässt sich sagen, dass die pauschale These, Fett erhöhe das Brustkrebsrisiko ebenso wenig belegt ist wie ein Brustkrebs-senkender Effekt einer fettarmen Kost. Auch eine Art „Schwellenwert" in Höhe der derzeit üblichen Empfehlung, maximal 30 Energie-% in Form von Fett aufzunehmen, war in keiner der prospektiven Studien zu erkennen. Willett u. Hunter schließen aus den epidemiologischen Daten, dass „ein bedeutsamer Zusammenhang zwischen der Fettaufnahme von Frauen im mittleren Alter und ihrem Brustkrebsrisiko nicht existiert" [17].

Inwieweit die Zufuhr bestimmter fettreicher Lebensmittel bzw. bestimmter Fettsäuren und das Verhältnis von ω-3- zu ω-6-Fettsäuren das Brustkrebsrisiko beeinflusst, muss in weiteren Studien geklärt werden. Nach dem derzeitigen Stand lässt sich jedoch sagen, dass die Fettqualität entscheidender als die Fettmenge sein dürfte.

Übergewicht und Brustkrebs

Hierbei muss zwischen prä- und postmenopausalen Frauen unterschieden werden.

Brustkrebs vor der Menopause

Die Mehrzahl der Fall-Kontroll-Studien und der prospektiven Studien ergab, dass v. a. schlanke, große Frauen ein signifikant höheres (!) Brustkrebsrisiko haben [4]. Dies zeigt, dass die Östrogenproduktion im Fettgewebe vor der Menopause offenbar keine Rolle für das Brustkrebsrisiko spielt. Ein allgemeiner Schutzeffekt durch hohes Körpergewicht lässt sich hieraus jedoch nicht ableiten. So geht Übergewicht vor der Menopause mit einem erhöhten Risiko für Endometriumkrebs einher [4], und die Prognose verschlechtert sich auch bei prämenopausalen Brustkrebspatientinnen, wenn sie übergewichtig sind [55].

Brustkrebs nach der Menopause

Von den prospektiven Studien ergab etwa die Hälfte ein steigendes Risiko mit zunehmendem BMI bzw. Körpergewicht. Die andere Hälfte fand keinen Zusammenhang (Übersicht bei [4]). Kaaks et al. fanden bei Frauen mit natürlicher Menopause, dass das Risiko für einen Brusttumor signifikant mit der „waist-to-hip-ratio" steigt [11]. Diese Kennzahl für die Körperfettverteilung ist für die Risikoabschätzung möglicherweise wichtiger als der BMI. Die „waist-to-hip-ratio" steigt mit dem Anteil abdominellen Körperfetts, das für ungünstige Hormonmuster verantwortlich gemacht wird (Östrogen und Cortisol). In der Malmö Diet and Cancer Study (n = 12.159, Follow-up 5,7 Jahre) erwies sich der prozentuale Körperfettanteil als bester Prädiktor für das Brustkrebsrisiko postmenopausaler Frauen, mit einem relativen Risiko von 2.01 (CI 1.26–3.21) beim höchsten Fettanteil [18].

Zusammengefasst ergeben die Studien, dass Übergewicht vor den Wechseljahren mit niedrigeren Brustkrebsraten einhergeht und dass eine spätere Zunahme der Leibesmitte (abdominelles Fett) bzw. des Körperfettanteiles das Risiko für postmenopausalen Brustkrebs erhöht. Üblicherweise wird zum Schutz vor Krebs empfohlen, Übergewicht zu meiden bzw. abzubauen. Wie sinnvoll Reduktionsdiäten für ältere Frauen sind, sollte zumindest bei moderatem Übergewicht im Einzelfall gegen das verringerte Osteoporoserisiko abgewogen werden [12]. Da es zudem selten möglich ist, eine langfristige Gewichtsabnahme zu erzielen, kommt insbesondere der Vermeidung von Übergewicht eine besondere Bedeutung zu.

Fleisch und Brustkrebs

Vier von zehn prospektiven Kohortenstudien fanden eine positive Korrelation zwischen einem hohen Fleischkonsum bzw. dem Konsum von kurzgebratenem Fleisch und dem Risiko, an Brustkrebs zu erkranken. In einer der Studien gab es allerdings nur 14 Fälle, die täglich Fleisch verzehrten, sodass ihre Aussagekraft gering ist. Die restlichen sechs Studien fanden keinen Zusammenhang zum Verzehr von Fleisch [23, 72–80].

In einer in die Iowa Women's Health Studie eingebetteten Fall-Kontroll-Studie fand sich dagegen ein signifikant und stark erhöhtes Risiko für Brustkrebs bei jenen Frauen, die sehr stark durchgegartes und gebräuntes Fleisch bevorzugten [19]. Eine Unterscheidung nach Enzympolymorphismen in diesem Kollektiv ergab, dass eine bestimmte Form der N-Acetyltransferase (NAT1*11) bei den erkrankten Frauen häufiger vorkam als bei den Kontrollpersonen (3.6 vs. 1.2%) [89]:

ENZYME BZW. ENZYMFAMILIEN, BEI DENEN POLYMORPHISMEN MIT BRUSTKREBS IN VERBINDUNG GEBRACHT WERDEN

- N-Acetyltransferase
- Glutathion-S-Transferase
- Cytochrome P450
- Alkoholdehydrogenase
- Aldehydehydrogenase

Das Enzym aktiviert Cancerogene wie z. B. die Zubereitungsgifte HCA, die mit stark gebräun-

Tabelle 5. Prospektive Kohortenstudien zu Fleisch und Brustkrebs, Metaanalyse. (Mod. nach [21])

Studie	Dauer	n	Fälle
Adventist Health	6 Jahre	15.172	160
Cancdian National Breast Screening Study	5 Jahre	56.837	419
Iowa Women´s Health Study	9 Jahre	34.406	1130
Netherlands Cohort Study	6 Jahre	62.377	937
New York State Cohort	6 Jahre	18.475	367
New York University Women's Health Study	9 Jahre	13.261	385
Nurses Health Study (1) und (2)	6/10 Jahre	89.046/68.817	1023/1638
Sweden Mammography Cohort	10 Jahre	61.467	1320

tem Fleisch oder Zigarettenrauch aufgenommen werden. Die Enzymvariante 11 ging mit einem vierfach erhöhten Brustkrebsrisiko einher [20]. Dies galt v. a. für Raucherinnen und tendenziell auch für Frauen, die ihr Fleisch überwiegend gut durchgegart verzehrten.

Inzwischen liegen mehrere Fall-Kontroll-Studien vor, die darauf hinweisen, dass eine hohe HCA-Zufuhr mittels sehr stark gebratener oder frittierter Fleischgerichte für Teilkollektive das Brustkrebsrisiko erhöhen kann. Diese vorläufigen Ergebnisse an kleinen Kollektiven weisen darauf hin, dass sich die individuellen Risikoprofile der Frauen erheblich unterscheiden und dass es offenbar Untergruppen gibt, bei denen der Verzehr von stark gebräuntem Fleisch das Risiko erhöht [24, 25]. Bis die Situation abschließend geklärt ist, kann es daher sinnvoll sein, nicht zu häufig stark gebräuntes Fleisch zu verzehren.

Ein erhöhtes Brustkrebsrisiko durch Fleischgenuss per se ist dagegen nicht belegt. Zu diesem Schluss kommt auch die Metaanalyse der Daten von 8 prospektiven Studien, die auf einen Datenpool von über 350.000 Frauen und gut 7.300 Brustkrebsfälle zugreifen konnte (Tabelle 5). Die Auswertung ergab keinen Zusammenhang zwischen Brustkrebs und dem Verzehr von Fleisch, „rotem" Fleisch, „weißem" Fleisch sowie Milch und Milchprodukten [21].

Vegetarische Kost und Brustkrebs

Eine vegetarische Ernährung schützt nicht zwangsläufig vor Brustkrebs, wie die Metaanalyse von 5 Mortalitätsstudien mit Vegetariern ergab, in denen die Vegetarier mit gesundheitsbewussten Fleischessern verglichen wurden [22] (Tabelle 6). Während eine der Studien bei

Tabelle 6. Vegetarierstudien und Brustkrebsmortalität, Metaanalyse. (Mod. nach [22])

Studie	RR Mortalität Brustkrebs	RR Gesamtmortalität
7-Tags-Adventisten 1	0.65 (n.s.)	0.83 (sig.)
Health-Food-Shoppers	1.74 (sig.)	1.11 (n.s.)
7-Tags-Adventisten 2	0.52 (sig.)	0.80 (sig.)
Heidelberg	-	1.17 (n.s.)
Oxford	1.10 (n.s.)	1.00 (--)
Alle	0.95 (n.s.)	0.95 (n.s.)

n.s. nicht signifikant, *sig* signifikant

kalifornischen Sieben-Tags-Adventisten ein signifikant erniedrigtes Risiko fand, konnte dies in den anderen vier Studien und in der gepoolten Analyse nicht bestätigt werden.

Die jüngste Auswertung der Nurses Health Study kam ebenfalls zu dem Schluss, dass der Konsum tierischer Lebensmittel per se das Risiko für Brustkrebs nicht erhöht: Weder der Verzehr von tierischem Eiweiß noch von Fleisch insgesamt, „rotem Fleisch" oder „well-done" zubereitetem Fleisch korrelierte mit dem Brustkrebsrisiko [26].

Fisch und Brustkrebs

Hierzu liegen sieben prospektive Kohortenstudien vor, die ein inkonsistentes Bild ergeben, aufgrund methodischer Unterschiede schwer vergleichbar und aufgrund teilweise kurzer Beobachtungszeiten wenig aussagekräftig sind [7]. Vier dieser Studien wurden in den USA durchgeführt, einem Land mit relativ niedrigem Fischverzehr. Hier konnte weder zur verzehrten Fischmenge noch zur Aufnahme von marinen langkettigen Fettsäuren eine Beziehung gefunden werden. Eine norwegische Studie fand einen Trend zum verringerten Brustkrebsrisiko, wenn mindestens 5-mal monatlich Fisch verzehrt wurde, eine weitere norwegische Arbeit fand ein gesenktes Risiko bei den Ehefrauen von Fischern. Eine japanische Studie konnte weder beim Konsum von getrocknetem noch von frischem Fisch ein signifikant verringertes Brustkrebsrisiko finden. Die Reviewer, die neben den prospektiven auch eine Reihe von Fall-Kontroll-Studien ausgewertet haben, hoffen, dass künftige Studien, in denen sowohl einzelne Fettsäuren als auch die Relation von ω-3- zu ω-6-Fettsäuren berücksichtigt werden, aufschlussreichere Ergebnisse hervorbringen werden [7].

Alkohol und Brustkrebs

Alkohol soll das Brustkrebsrisiko erhöhen, indem er den Östrogenspiegel erhöht, die Funktion der Zellmembran und die Zellkommunikation stört. Alkohol selbst ist jedoch nicht kanzerogen. Das bedeutet, dass es entweder die Begleitstoffe sind, die das Brustkrebsrisiko beeinflussen oder ein mit hohem Alkoholkonsum korrelierter Lebensstil oder dass der Alkohol als Lösungsvermittler für andere Kanzerogene fungiert.

Die meisten – jedoch nicht alle – Studien ergaben eine leichte Risiko-Erhöhung bereits ab einem Drink/Tag, manche erst ab 3 Drinks/Tag [85, 90] (s. Tabelle 7). Die Daten zu sehr hohen Verzehrsmengen (über 60 g Alkohol/Tag) sind allerdings inkonsistent, nicht zuletzt, weil nur wenig Frauen Alkohol in diesen Mengen verzehren [90]. In einer Mortalitätsstudie stieg das Risiko ebenfalls ab 10 g Alkohol/Tag, jedoch nur geringfügig (RR = 1.04) [36]. Ein Alkoholkonsum von mehr als 30 Gramm pro Tag gilt generell als ungünstig [90], v. a. jedoch in der Jugend, wenn das Brustgewebe besonders empfindlich reagiert [81]. Im späteren Leben gilt es jedoch zu bedenken, dass ein mäßiger Alkoholkonsum mit einem verringerten Koronarrisko und einer erhöhten Lebenserwartung einhergeht [37].

Erste Studien deuten darauf hin, dass auch beim Zusammenhang zwischen Alkoholkonsum und Brustkrebs Enzympolymorphismen eine Rolle spielen können, beispielsweise verschiedene Varianten der Glutathion-S-Transferase [81]. Möglicherweise ließe sich damit die Inkonsistenz der vorliegenden Daten erklären.

Die Nurses Health Study erbrachte Hinweise darauf, dass das erhöhte relative Brustkrebsrisiko durch Alkoholgenuss v. a. bei einer gleichzeitig folatarmen Nahrung zutage tritt, bzw. dass es durch folat- und carotinreiche reiche Nahrung (Gemüse, Salat) gesenkt werden kann [29]: Prämenopausale Frauen, die täglich mehr als 15 g Alkohol konsumierten, profitierten vom Verzehr Beta-Carotin-reicher Obst- und Gemüsesorten (RR 0.53, CI 0.27–1.04) sowie durch eine hohe Folsäurezufuhr (RR = 0.55, CI 0.39–0.76). Die prospektive Iowa Women's Health Study bestätigte diesen Zusammenhang auch für postmenopausale Frauen [31].

Tabelle 7. Prospektive Kohortenstudien zu Alkohol und Brustkrebs. (Mod. nach [90])

	Relatives Brustkrebsrisiko im Vergleich zu Abstinenz (n=1462, RR=1)					
Studie	< 1,5 g/d n=680	< 5 g/d n=882	< 15 g/d n=727	< 30 g/d n=360	< 60 g/d n=194	> 60 g/d n=30
Canadian National Breast Screening Study	1.29	1.08	0.94	1.39	**1.89**	0.96
Iowa Women's Health Study	0.98	1.00	0.97	1.37	**1.74**	1.74
Netherlands Cohort Study	**1.48**	1.06	1.28	1.20	1.79	0.98
New York State Cohort	0.89	0.76	0.93	0.69	1.28	4.16
Nurses Health Study (1)	1.00	0.90	1.12	**1.34**	1.29	0.94
Nurses Health Study (2)	1.07	0.97	1.01	0.95	1.20	1.64
Sweden Mammography Cohort	1.10	1.19	1.13	1.03	–	–
gepoolte Daten	1.07	0.99	1.06	1.16	**1.41**	1.31

Fettdruck: signifikanter Unterschied

Zusammenfassend kann von einem hohen Alkoholkonsum, v. a. während der Entwicklung des Brustgewebes, abgeraten werden. Im späteren Erwachsenenalter kann dagegen ein kardioprotektiver Effekt mäßigen Genusses gegen das moderat erhöhte Brustkrebsrisiko im Einzelfall abgewogen werden. Wenn Alkohol getrunken wird, scheint es sinnvoll, gleichzeitig auf eine angemessene Zufuhr von Gemüse und Obst zu achten.

Obst, Gemüse und Brustkrebs

Wenngleich ein hoher Konsum von Obst und Gemüse pauschal als gesund gilt und in der Prophylaxe von Hypertonie, Übergewicht und koronaren Herzkrankheiten eine Berechtigung hat, ist ein signifikanter Schutzeffekt gegenüber Brustkrebs anhand der prospektiven Kohortenstudien nicht nachweisbar. So ergab eine Metaanalyse der Daten aus 8 prospektiven Studien mit über 350.000 Frauen und mehr als 7300 Brustkrebsfällen (s. Tabelle 5) folgende relativen Risiken beim höchsten Verzehr: Obst 0.93 (CI 0.86–1.00), Gemüse 0.96 (CI 0.89–1.04), Obst und Gemüse kombiniert 0.93 (CI 0.86–1.00), insgesamt also kein einziges signifikantes Ergebnis. Auch zu grünem Blattgemüse und zu 8 verschiedenen botanischen Pflanzengruppen fand sich keine Assoziation [27].

Eine Fall-Kohorten-Analyse aus der Kanadischen National Breast Screening Study konnte keinerlei Zusammenhang zur Aufnahme verschiedener Carotinoide finden, die als Marker für eine hohe Obst- und Gemüsezufuhr gelten: weder im Gesamtkollektiv noch in diversen Untergruppen [30]. Von diesen Ergebnissen weicht die Nurses Health Study insofern ab, als sie in der Untergruppe der prämenopausalen Frauen, die Brustkrebs in der Familie hatten, ein signifikant verringertes Brustkrebsrisiko (RR 0.29, CI 0.13–0.62) bei hohem Verzehr Beta-Carotin-reicher Obst- und Gemüsesorten fand [28].

Ballaststoffe und Brustkrebs

Der Begriff Ballaststoffe ist eine ungenaue Bezeichnung für eine große Fülle an chemisch unterschiedlichen, vom Menschen in der Regel unverdaulichen Pflanzenbestandteilen. Sie sollen vor Brustkrebs schützen, indem sie Sexualhormone binden und aus dem Körper schleusen, Übergewicht verhindern und die Insulin-Emp-

Tabelle 8. Prospektive Kohortenstudien zu Ballaststoffen und Brustkrebs

Studie	n/Dauer
Graham et al. 1992, New York State Cohort	18.586/7 Jahre
Kushi et al. 1992, Iowa Women's Health Study	34.388/3 Jahre
Willett et al. 1992, Nurses Health Study	89.494/8 Jahre
Rohan et al. 1993, Canadian National Breast Screening Study	56.837/5 Jahre
Kushi et al. 1995, Iowa Women's Health Study	34.388/6 Jahre

findlichkeit verbessern. Die Ergebnisse der wenigen vorliegenden prospektive Kohortenstudien sprechen jedoch gegen einen pauschalen Schutzeffekt von Ballaststoffen (s. Tabelle 8). Hier sind lebensmittelspezifische Studien nötig, denn nicht einmal die Unterscheidung in Vollkorn- und Weißmehlverzehr ist differenziert genug, um einen möglichen Zusammenhang zum Brustkrebsrisiko zu erklären. So fand die einzige bislang vorliegende prospektive Studie zum Thema Getreideverzehr und Brustkrebs (n=29.119, 9 Jahre) bei postmenopausalen Frauen keinen Unterschied zwischen bevorzugtem Weißmehl- und Vollkornverzehr [33].

Auch die bislang durchgeführten Interventionsstudien erlauben keine klare Aussage darüber, ob Ballaststoffe vor Brustkrebs schützen, zumal meist gleichzeitig die Fettzufuhr reduziert wurde (s. Tabelle 4). Prämenopausal änderten sich meist nur einzelne Hormonparameter oder die Zykluslänge. Postmenopausal zeigte sich kein Effekt auf Hormone oder SHBG (Übersicht bei [55]). Da auch Tierversuche ergeben haben, dass die Brustdrüse nur in bestimmten Entwicklungsphasen während der Jugend empfindlich gegenüber Kanzerogenen bzw. Chemoprävention ist, könnte eine Nahrungsumstellung im Erwachsenenalter generell zu spät kommen, um hier klinisch relevante Effekte zu erzielen [44]. Zudem ist angesichts der Vielfalt der Ballaststoffe und der Ballaststoff-liefernden Lebensmittel eine pauschale Herangehensweise ungeeignet. Sinnvoller erscheint die Untersuchung bestimmter ballaststoffreicher Lebensmittel, wie z. B. Phytoöstrogen-haltiger Getreide- oder Sojaprodukte.

Phytoöstrogene und Brustkrebs

Im Zusammenhang mit Brustkrebs interessieren v. a. Phytoöstroge, pflanzliche Östrogenähnliche Wirkstoffe, die in Lebensmitteln häufig mit Ballaststoffen vergesellschaftet sind. Zwei wichtige Gruppen von Phytoöstrogenen sind die Lignane und Isoflavonoide. Sie können sowohl östrogen als auch antiöstrogen wirken, stimulieren die SHBG-Bildung, hemmen relevante Enzyme (Aromatase, 5-alpha-Reductase) und die Angiogenese, induzieren bei Krebszellen Apoptose und verhinderten im Tierversuch die Krebsentstehung. Lignane kommen in Roggen und Leinsaat vor sowie in geringer Menge in Beerenobst und einigen Gemüsen. Sie werden von der Darmflora in das biologisch wirksame Enterolacton umgewandelt. Isoflavonoide kommen in Soja, Klee und Hülsenfrüchten vor und werden von der Darmflora zu Equol metabolisiert [32].

Eine Reihe von epidemiologischen Studien, In-vitro-Tests und Tierversuchen deutet darauf hin, dass den Phytoöstrogenen vermutlich eine Rolle bei der Prävention hormonabhängiger Tumorarten zukommt (Übersicht bei [32]). Dafür spricht z. B., dass

- eine hohe Phytoöstrogen-Ausscheidung im Urin mit hohen SHBG-Spiegeln einhergeht,
- hohe Phytoöstrogen-Ausscheidungen mit niedrigen Krebsraten einhergehen, z. B. bei Vegetarierinnen und Asiatinnen,
- Asiatinnen selten an Brustkrebs leiden und große Mengen Phytoöstrogen-reicher Sojaprodukte verzehren,

- eine Lignan-arme Kost mit einem erhöhten Brustkrebsrisiko einhergeht,
- Brustkrebspatientinnen nur wenig Isoflavonoide ausscheiden,
- Sojaprodukte und Leinsaat, nicht jedoch Weizenkleie, bestimmte Hormonmuster günstig beeinflussen [34, 35].

In den USA sind die Brustkrebsraten höher als in Finnland, die Enterolactonausscheidung ist wesentlich niedriger. Der entscheidende Unterschied zwischen der finnischen und der amerikanischen Diät und zwischen der Diät von gesunden Frauen und Brustkrebspatientinnen ist der Verzehr bestimmter Getreideprodukte, der sich in der Enterolactonausscheidung wiederspiegelt. In Finnland wird im Gegensatz zu Nordamerika viel traditionell verarbeitetes Roggenvollkornbrot (Sauerteig) verzehrt, das sowohl Ballaststoffe als auch Phytoöstrogene enthält. Im Gegensatz zu europäischen Untersuchungen korreliert die Ballaststoffzufuhr in amerikanischen Studien jedoch nicht mit der Lignanaufnahme. Dies zeigt nochmals, dass es nicht auf die Menge der verzehrten Ballaststoffe oder ballaststoffreichen Lebensmittel ankommt, sondern darauf, ganz bestimmte protektive Lebensmittel zu essen, in diesem Fall traditionell verarbeitete, phytoöstrogenreiche Getreideprodukte [9, 32].

Entscheidend für einen positiven Gesundheitseffekt der Phytoöstrogene ist eine intakte Darmflora, die die pflanzlichen Vorstufen in die eigentlichen Wirksubstanzen Equol (Isoflavonoide) und Enterolacton (Ligane) umwandelt. Antibiotikagaben können dies wirksam verhindern [32]. Aber auch ohne Antibiotika scheidet nur die Hälfte der Versuchspersonen nach dem Verzehr von Sojaprodukten oder Isoflavonoiden Equol aus: lediglich 50–70% sind „Equol-Bildner". Da möglicherweise nur sie in den Genuss einer chemopräventiven Wirkung der Isoflavonoide kommen, plädieren Setchell et al. in künftigen Studien für ein „bacteriotyping" der Probanden [45].

Der Pionier der Phytoöstrogenforschung Adlercreutz kommt in einem aktuellen Review zu dem Schluss, dass eine Soja- oder Isoflavon-reiche Kost, die gewohnheitsmässig von Jugend an verzehrt wird, wie es z. B. in Asien üblich ist, vermutlich vor Brustkrebs schützt. Für einen Schutzeffekt von Soja bei westlichen Frauen im Erwachsenenalter gebe es dagegen keine überzeugende Evidenz. Da negative (östrogene) Effekte auf das Brustgewebe nicht ausgeschlossen werden könnten, rät er insbesondere von Supplementen ab [32].

Mit den Lignanen aus Roggenbrot, Leinsaat und Beerenobst enthält jedoch auch die Ernährung westlicher Gesellschaften reichlich Phytoöstrogen-Quellen. Studien mit lignanreichem Roggenbrot ergaben, dass sich die Enterolactonausscheidung im Urin damit steigern lässt. Mit Weizenbroten, egal ob Vollkorn oder Weißmehl, konnten in der Regel keine Effekte erzielt werden [32, 82]. Dies deutet auf einen möglichen Einfluss der Getreideverarbeitung (Sauerteig) hin, der bislang jedoch kaum erforscht ist [9].

Hyperinsulinämie und Brustkrebs

Bekannt ist, dass ein erhöhter Insulinspiegel das Risiko für Übergewicht, Diabetes und andere Stoffwechselkrankheiten („metabolisches Syndrom") erhöht. Inzwischen besteht jedoch der berechtigte Verdacht, dass zuviel Insulin auch Brustkrebs fördert. Immerhin wirken sowohl Insulin als auch die Insulin-ähnlichen Wachstumsfaktoren (IGF) mitogen. Brusttumoren verfügen über Rezeptoren für beide Signalstoffe, wobei die Bindungskapazität stärker ist als im gesunden Gewebe [38]. Hohe Insulin- und IGF-Spiegel senken zudem die SHBG-Bildung in der Leber, stören so das hormonelle Gleichgewicht und fördern abdominelle Fettansammlungen (hohe waist-to-hip-ratio). Da viele Brusttumoren hormonabhängig wachsen, kann zuviel Insulin auch auf diesem Weg die Brustkrebsentstehung begünstigen [48]. Ein weiteres Verbindungsglied ist die körperliche Aktivität, die als Brustkrebs-präventiv gilt, weil sie u. a. den Insulinspiegel verringern, die Insulinempfindlichkeit und die Bildung von IGF1-Bindungsproteinen erhöhen kann [38].

Zwar ist die epidemiologische Evidenz zum Thema Insulin und Brustkrebs noch lückenhaft, doch weisen immer mehr Studien auf einen möglichen Zusammenhang hin [9, 46–49], z. B.

- Eine prospektive Kohortenstudie berichtet für Frauen mit hohen IGF1-Spiegeln ein signifikant erhöhtes Brustkrebsrisiko [83].
- Ebenfalls in Fall-Kontroll-Studien zeigte sich, dass postmenopausale Brustkrebspatientinnen mehr C-Peptid im Blut haben als Gesunde [90]. Hohe C-Peptidwerte sind ein Marker für eine hohe Insulinsekretion. Auch bei nichtdiabetischen Frauen stieg das Tumorrisiko mit den Insulinspiegeln [91].
- Eine prospektive Kohortenstudie fand bei Typ-2-Diabetikerinnen ein erhöhtes Risiko für Brustkrebs [92].
- Eine italienische Fall-Kontroll-Studie mit gut 2.500 Fällen fand sowohl prä- als auch postmenopausal einen direkten Zusammenhang zwischen dem Brustkrebsrisiko und dem Verzehr von Lebensmitteln mit hohem glycämischem Index bzw. hoher glycämischer Ladung. Beides erhöht die Insulinspiegel [46].
- Eine prospektive italienische Kohortenstudie fand eine positive Korrelation zwischen dem Nüchternblutzucker sowie IGF-1 und Brustkrebs bei prämenopausalen Frauen. Bei postmenopausalen Frauen mit einem BMI über 26 korrelierten Glucose, Insulin und IGF-1 positiv mit dem Brustkrebsrisiko [47].

Sollte sich die Hyperinsulinämie als wichtiger Risikofaktor für Brustkrebs in weiteren Studien bestätigen, so kommt einmal der körperlichen Aktivität in frischer Luft eine besonderes Bedeutung zu, da beides, die Aktivität und das Tageslicht via Vitamin-D-Bildung den Insulinstoffwechsel ökonomisiert und Übergewicht vorbeugt. Zudem wirkt Vitamin D antikanzerogen [84]. In Sachen Ernährung muss eine Kostform gefunden werden, die sowohl der Entstehung von Übergewicht als auch erhöhten Insulinspiegeln vorbeugt. Zahlreiche neuere Studien zeigen, dass hier weniger eine Fettreduktion als vielmehr eine Fettmodifikation (mehr einfach ungesättigte Fettsäuren und ω-3-Fettsäuren) und eine Bevorzugung von Kohlenhydratträgern mit niedrigem glycämischem Index (viel Gemüse und Salat, Hülsenfrüchte, weniger Getreideprodukte und Süßigkeiten) in Frage kommen [62–67].

Fazit Primärprävention

Eine kritische Auswertung der Literatur zeigt, dass die ursprünglichen Hypothesen über Ernährung und Brustkrebs nicht aufrecht erhalten werden können. Unter den hiesigen Ernährungsbedingungen ließen sich weder einzelne Lebensmittel, noch ihre Inhaltsstoffe eindeutig mit dem Brustkrebsrisiko in Verbindung bringen. Folglich stellt sich die Frage nach dem Sinn der bisher üblichen präventiven Ernährungsempfehlungen [9, 40]. Die bisherigen Konzepte gingen davon aus, dass einzelne Ernährungsparameter (z. B. Fett, Gemüse) einen fest umrissenen Nutzen oder Schaden haben, der sich durch eine Ernährungsumstellung vorteilhaft verändern ließe. Ein klarer Beleg dafür ist bis heute nicht erbracht.

Eine kürzlich veröffentlichte Bewertung der amerikanischen „Dietary Guidelines" hinsichtlich ihrer Auswirkung auf das Krebsrisiko fand zwar ein signifikant verringertes Risiko bei jenen, die sich am stärksten an diese Guidelines hielten. Wurden jedoch nur die Ernährungsempfehlungen evaluiert und blieben die Empfehlung zu körperlicher Aktivität und dem Erhalt eines normalen Körpergewichtes unberücksichtigt, fand sich mit Ausnahme zu Lungenkrebs kein signifikanter Zusammenhang mehr [50].

Möglicherweise sind Ernährungsempfehlungen, die einen normalen Insulinstoffwechsel zum Ziel haben und auf diese Weise auch ein normales Körpergewicht unterstützen, hilfreicher als die bislang empfohlene fettarme, kohlenhydratreiche Kost, für die es keine klare wissenschaftliche Evidenz gibt. Dies gelingt nach derzeitigem Kenntnisstand am ehesten mit einer an die mediterrane Küche angelehnten, fettmodifizierten Ernährung, bei der viel frisches Gemüse, mageres Fleisch, fetter Fisch, Olivenöl und Hülsenfrüchte im Vordergrund stehen. Evidenz-basierte Empfehlungen liegen diesbezüglich jedoch noch nicht vor. Hier müssen künftige und laufende Interventionsstudien Klarheit bringen.

Sekundärprävention

Nach der Diagnose Brustkrebs haben viele Betroffene das Bedürfnis, selbst zur Genesung und zur Prophylaxe von weiteren Tumoren beizutragen [55]. Hier bietet die Ernährung insofern eine ideale Möglichkeit, als jeden Tag gegessen wird und so täglich ein aktiver Beitrag zur Genesung bzw. zur Rezidivprophylaxe geleistet werden kann. Die Ernährungsberatung von Brustkrebspatientinnen wird jedoch durch folgende Punkte erschwert:

- Zum Thema Ernährung in der Postprimärphase liegen nur wenige Untersuchungen vor, sodass es an aussagekräftigen Daten mangelt. Studien zur Primärprävention sind hier nicht aussagekräftig.
- Vor diesem Hintergrund gedeihen allerlei „Wunderdiäten“, die bei Einhalten der jeweiligen Kostform sogar Heilung versprechen, z. B. Fasten oder Saftfasten, vegetarische oder vegane Ernährung, Rohkost oder hoch dosierte Nahrungsergänzungsmittel u.v.m.

Folglich sind die Erwartungen an das, was die Ernährung zu leisten vermag, hoch. Dagegen klingt die Tatsache, dass es keine Diät gibt, die Krebs heilen kann, enttäuschend [53].

Ziel einer Ernährungsberatung von Brustkrebspatientinnen muss es also sein, die Erwartungen auf ein realistisches Maß zurückzufahren und sie dafür zu sensibilisieren, dass sie sich möglichst so ernähren, dass ihr Organismus optimal mit Nähr- und Wirkstoffen versorgt ist, um den krankheits- und therapiebedingten Belastungen möglichst gut standhalten zu können und die Heilung zu fördern. Individuelle Vorlieben und Besonderheiten sollten geduldet werden, solange sie nicht schaden, d. h. sofern sie nicht zu einer einseitigen Kost führen und den Ernährungszustand nicht verschlechtern. Im folgenden soll es vielmehr um den Zusammenhang zwischen der Ernährung und der Prognose bzw. Lebenserwartung von Brustkrebspatientinnen gehen.

Übergewicht und Prognose

Zwei aktuelle Übersichtsarbeiten kommen zu dem Schluss, dass Übergewicht bzw. eine Gewichtszunahme nach der Diagnose mit einer schlechteren Prognose einhergeht [43, 55]. Chlebowski et al. werteten 34 Studien aus, von denen 26 Studien mit knapp 30.000 Teilnehmerinnen einen signifikanten Zusammenhang zwischen Übergewicht und dem Wiederauftreten von Tumoren bzw. einer kürzeren Überlebenszeit fanden [43]. Dies gilt sowohl prä- als auch postmenopausal.

Die Autoren weisen jedoch darauf hin, dass mögliche Interaktionen mit Chemotherapien und insbesondere mit Tamoxifen noch nicht systematisch untersucht sind. Eine adjuvante Chemotherapie und der Eintritt der Menopause erwiesen sich als stärkste Prädiktoren für eine Gewichtszunahme. Die Ursachen sind noch nicht völlig verstanden, haben aber vermutlich mit einer verringerten körperlichen und metabolischen Aktivität zu tun. Da es selten gelingt, das Körpergewicht wieder auf das Niveau vor der Diagnose zu senken, kommt der Vermeidung einer Gewichtszunahme durch angemessene Ernährung und körperliche Bewegung eine besondere Bedeutung zu.

Als Erklärung für die ungünstige Prognose bei Übergewicht wird unter anderem das hormonelle Profil diskutiert, das mit einem hohen Körpergewicht einhergeht, insbesondere erhöhte Konzentrationen an Östron und Östradiol sowie niedrige SHBG-Werte. Dazu kommt häufig ein Androgen-Überschuss sowie erhöhte freie Konzentrationen von Insulin und IGF bei gleichzeitig verminderten Mengen der entsprechenden Bindungsproteine [43]. Prospektive Studien zum Thema Gewichtsabnahme und Hormonprofile ergaben, dass eine Gewichtsreduktion mit verringerten Testosteron- und Insulinwerten sowie mit erhöhten SHBG-Werten einhergeht (Übersicht bei [55]). Zu Östrogen liegen jedoch kaum Daten vor.

Zur Zeit laufen 2 Interventionsstudien, die den Nutzen einer fettarmen Kost bei Brustkrebspatientinnen untersuchen. In beiden konnten mit einer fettreduzierten Kost nur minimale Gewichtsabnahmen erzielt werden [55, 60]. Eine weitere Interventionsstudie mit 91 Frauen mit radiologische dichtem Brustgewebe, einem Risikofaktor für Tumoren der Brust, fand eine Verringerung der Dichte unter fettarmer Kost [57]. Eine Aussage über das tatsächliche Brustkrebsrisiko dieser Frauen erlaubt die Studie jedoch nicht. Ohnehin muss festgehalten werden, dass es bis heute keine Interventionsstudie gibt, die belegen würde, dass eine Reduktion des Körpergewichts oder der Fettzufuhr die Prognose der Betroffenen verbessern kann.

Insulin und Prognose

Ein hohes Körpergewicht geht oft mit erhöhten Insulinspiegeln einher und beides korreliert mit einem erhöhten Brustkrebsrisiko (s. Primärprävention). In einer prospektiven Untersuchung von 512 Frauen mit Brustkrebs in einem frühen Stadium konnte nach 50 Monaten ein direkter Zusammenhang zwischen der Höhe des Nüchterninsulins und der Rückfallrate (RR = 2.1, CI 1.2–3.6) sowie der Sterblichkeit (RR = 3.3, CI 1.5–7.0) gefunden werden [56]. Sofern sich diese Beobachtung in weiteren Studien verifizieren lässt, können hohe Nüchterninsulinspiegel als prognostisch ungünstig angesehen werden.

Da die üblicherweise empfohlene fettarme, kohlenhydratreiche Kost sich eher ungünstig auf die Insulinspiegel auswirkt [61], sollten künftige Interventionsstudien auch solche Kostformen in der Nachsorge von Brustkrebspatientinnen evaluieren, die nicht nur das Körpergewicht, sondern auch den Insulinstoffwechsel normalisieren. Aus der Sekundärprävention koronarer Herzkrankheiten ist bekannt, dass eine Fettmodifikation hin zu mehr einfach ungesättigten und zu mehr ω-3-Fettsäuren günstiger ist als eine Fettreduktion [62]. Sie ist zudem die einzige Kostform, die erwiesenermaßen die Gesamtsterblichkeit verringert [63]. Bei der Auswahl der Kohlenhydratträger sind jene mit niedrigem glycämischem Index günstig zu bewerten, d. h. in erster Linie Gemüse und Salat, die meisten Obstsorten sowie bestimmte Getreideprodukte (z. B. traditionell hergestelltes Sauerteigbrot) [64].

Ernährungsfaktoren und Prognose

Die Nurses-Health-Study fand bei rund 2000 Patientinnen (ohne Befall der Lymphknoten) nach durchschnittlich 18 Jahren Follow-up keinen Zusammenhang zwischen der Lebenserwartung und dem Verzehr von Fett und „rotem" Fleisch nach der Diagnose [58]. Eine höhere Lebenserwartung korrelierte dagegen signifikant mit einer hohen Proteinzufuhr (RR = 0.65, CI 0.47–0.88) sowie mit einer hohen Zufuhr von ω-3-Fettsäuren (RR = 0.52, CI 0.30–0.93).

In einer aktuellen Übersichtsarbeit fassen Rock u. Denmark-Wahnefried die Ergebnisse der bisher erschienenen klinischen und epidemiologischen Arbeiten zusammen (26 Studien zu Übergewicht, 13 prospektive Studien zu anderen Ernährungsfaktoren) [55]. Sie kommen zu folgenden Schlussfolgerungen, wobei einschränkend gesagt werden muss, dass die Ergebnisse vorsichtig interpretiert werden sollten, weil sich die einzelnen Studien in der Methodik stark unterschieden und die Auswertung der Ernährung auf den Angaben der Probandinnen beruhten:

- Fünf von 12 Studien finden einen inversen Zusammenhang zwischen der Fettzufuhr und der Überlebensrate. Dieser verschwindet jedoch meist nach Einbeziehung der Kalorienzufuhr.

- Eine hohe Zufuhr von Gemüse bzw. Nährstoffen, die in Gemüse und Obst vorkommen geht in einigen Studien mit einer etwas günstigeren Prognose einher. Insgesamt sind die Daten jedoch wenig aussagekräftig (8 Studien).
- Auch zu einer erhöhten Ballaststoffzufuhr konnte kein klarer Zusammenhang hergestellt werden (7 Studien).
- Ein signifikanter Zusammenhang zur Alkoholzufuhr konnte nicht gefunden werden (8 Studien).
- Bislang liegt keine Studie vor, die den Einfluss von Sojaprodukten untersucht hat.

Aus In-vitro- und Tierversuchen ist bekannt, dass 2 Isoflavonoide der Sojabohne, Genistein und Daidzein, das Wachstum hormonabhängiger Mammatumoren stimulieren können. Zudem wirken beide Isoflavonoide der Wirkung von Tamoxifen entgegen. Aufgrund dieser Beobachtungen wird Brustkrebspatientinnen vorsorglich von Phytoöstrogensupplementen abgeraten [32, 51].

Insgesamt zeigt diese Auswertung, dass die Datenlage mehr als dürftig ist. Die Autoren empfehlen eine gemüsereiche Kost und das Anstreben eines gesunden Körpergewichts sowie den Erhalt bzw. die Erhöhung der fettfreien Körpermasse, insbesondere durch körperliche Aktivität [55].

Laufende Interventionsstudien

Derzeit laufen 2 große, multizentrische Interventionsstudien zur Sekundärprävention mit Brustkrebspatientinnen, deren Follow-up mindestens 6 Jahre dauern soll. Die WINS-Studie (Women's Intervention Nutrition Study) umfasst 2500 postmenopausale Frauen, die eine extrem fettarme Kost einhalten sollen (maximal 15% der täglichen Kalorien) [52]. In verschiedenen Vorstudien konnte gezeigt werden, dass ein Großteil der Frauen in der Lage ist, die Fettzufuhr zu reduzieren, dass Werte unter 20 Energie-% jedoch nicht erreicht werden [55].

Die WHEL-Studie (Women's Healthy Eating and Living Study) umfasst 3109 prä- und postmenopausale Patientinnen, die eine überwiegend pflanzliche Kost mit 15–20% Fettanteil und 30 g Ballaststoffen verzehren sollen [59]. Von diesen beiden Studien wird erwartet, dass sie jene dringend benötigten Daten liefern, die es ermöglichen, Frauen mit Brustkrebs akkurate und gesicherte Empfehlungen zur Sekundärprophylaxe geben zu können. Erste Ergebnisse sollen 2004 vorliegen.

Fazit Sekundärprävention

Frauen mit Brustkrebs sind an Ernährungsfragen sehr interessiert und für eine Ernährungsumstellung hoch motiviert [55]. Umso wichtiger ist es, dass die gewählten Maßnahmen tatsächlich günstige Effekte erzielen und nicht zu einseitigen oder gar schädlichen Ernährungsregimen führen. Bedauerlicherweise liegen zur Sekundärprävention bei Brustkrebspatientinnen erst relativ wenige Daten vor. Bis fundierte Ergebnisse vorliegen, sollte Frauen mit Brustkrebs empfohlen werden, Exzesse zu vermeiden, sowohl was strenge Diäten, Supplemente, einseitige Kostformen als auch Alkohol angeht [53].

Als gesichert kann gelten, dass keine Ernährungsform Krebs heilen kann. Anhand der bislang vorliegenden Studien lässt sich außerdem sagen, dass Übergewicht, Gewichtszunahmen nach der Diagnose sowie vermutlich hohe Nüchterninsulinspiegel die Prognose verschlechtern. Insofern sollte sich die Ernährungsberatung daran orientieren, eine Ernährungs- und Lebensweise zu fördern, die hilft, das Gewicht konstant zu halten oder zu reduzieren und den Insulinstoffwechsel zu normalisieren. Neben einer ausgewogenen Ernährung ist hierzu eine angemessene körperliche Aktivität wichtig. Eiweiß- und fettreiche Reduktionsdiäten haben sich als kurzfristig wirksam erwiesen, ohne negative Auswirkungen auf den Fettstoffwechsel [68]. Sie führten nicht nur zu höheren Gewichtsabnahmen als unter fettarmer Kost, sondern auch zu einem besseren Erhalt der Muskelmasse.

Wie die optimale Ernährung bei Brustkrebs auszusehen hat, ist noch nicht geklärt. Ob eine Fettreduktion sinnvoll ist und welche detaillierten Empfehlungen gegeben werden können, müssen die laufenden und künftige Interventionsstudien zeigen. Es gibt jedoch verschiedene Möglichkeiten, eine vollwertige, gewichts- und insulinnormalisierende Ernährung zu gestalten. Neuere Studien bei Gesunden, Diabetikern und Übergewichtigen zeigen, dass dies mit einer Kost gelingt, die nicht fettreduziert, sondern fettmodifiziert ist und die mehr Eiweiß und weniger Kohlenhydrate enthält als bislang empfohlen [65–67].

Fettmodifiziert heißt, dass die Fettqualität bedeutender ist als die Menge. Die verzehrten Fette sollten vorwiegend aus einfach und ω-3-ungesättigten Fettsäuren bestehen, die v. a. in Olivenöl, kaltgepresstem Rapsöl, fetten Fischen, dunkelgrünem Gemüse, Leinsaat, Nüssen und im Fett von Tieren aus Weidehaltung enthalten sind. Als Eiweißträger kommen Milchprodukte und mageres Muskelfleisch in Frage, ergänzt durch reichlich Gemüse, Salat und etwas Obst.

Literatur

1. Stewart BW, Kleihues P (eds) (2003) World Cancer Report. WHO/IARC, Lyon
2. Ferlay J et al. (1998) Globocan 1: Cancer incidence and mortality worldwide. IARC, WHO, Lyon
3. Doll R, Peto R (1981) The causes of cancer: quantitative estimate of avoidable risks of cancer in the United States today. J Natl Cancer Inst 66: 1191–1308
4. World Cancer Research Fund, American Institute for Cancer Research (1997) Food, nutrition and the prevention of cancer: a global perspective. American Institute for Cancer Research, Washington
5. Dorgan JF et al. (2003) Diet and sex hormones in girls: findings from a randomized controlled clinical trial. J Natl Cancer Inst 95: 132–141
6. Department of Health, Committee on Medical Aspects of Food (ed) (1998) Nutritional aspects of the development of cancer. Report on Health and Social Subjects No. 48, The Stationary Office, London
7. Terry PD et al. (2003) Intakes of fish and marine fatty acids and the risks of cancers of the breast and prostate and of other hormone-related cancers: a review of the epidemiologic evidence. Am J Clin Nutr 77: 532–543
8. Shimizu H et al. (1991) Cancers of the prostate and breast among Japanese and white immigrants in Los Angeles County. Br J Cancer 63: 963–966
9. Gonder U (1999) Krebsprophylaxe durch Ernährung. EU.L.E. e.V., Hochheim
10. Clearly MP, Maihle NJ (1997) The role of body mass index in the relative risk of developing premenopausal vs. postmenopausal breast cancer. Proc Soc Exp Biol Med 216: 28–43
11. Kaaks R et al. (1998) Breast cancer incidence in relation to height, weight and body-fat distribution in the Dutch „DOM“ cohort. Internat J Cancer 76: 647–651
12. Ribot C et al. (1994) The effect of obesity on postmenopausal bone loss and the risk of osteoporosis. Adv Nutrit Res 9: 257–267
13. Trichopoulos A et al. (1995) Consumption of olive oil and specific food groups in relation to breast cancer risk in Greece. J Natl Cancer Inst 87: 110–116
14. Martin-Moreno JM et al. (1994) Dietary fat, olive oil intake and breast cancer risk. Internat J Cancer 58: 774–780
15. Bougnoux P (1999) n-3 Polyunsaturated fatty acids and cancer. Curr Opin Clin Nutr Metab Care 2: 121–126
16. Berrino F et al. (2001) Reducing bioavailable sex hormones through a comprehensive change in diet: the diet and androgens (DIANA) randomized trial. Cancer Epidem Biom Prevent 10: 25–33
17. Willett WC, Hunter DJ (1994) Prospective studies of diet and breast cancer. Cancer 74: 1085–1089
18. Lahmann PH et al. (2003) A prospective study of adipositiy and postmenopausal breast cancer risk: the Malmo Diet and Cancer Study. Internat J Cancer 103: 246–252
19. Zheng W et al. (1998) Well done meat intake and the risk of breast cancer. J Natl Cancer Inst 90: 1724–1729
20. Zheng W et al. (1999) N-Acetyltransferase 1 genetic polymorphism, cigarette smoking, well-done meat intake, and breast cancer risk. Cancer Epidem Biom Prevent 8: 233–239
21. Missmer SA et al. (2002) Meat and dairy food consumption and breast cancer: a pooled analysis of cohort studies. Internat J Epidem 31: 85–87
22. Key TJ et al. (2001) Mortality in vegetarians and non-vegetarians: detailed findings from a collaborative analysis of 5 prospective studies. Am J Clin Nutr 70: 516S–524 S

23. Voorrips LE et al. (2002) Intake of conjugated linoleic acid, fat, and other fatty acids in relation to postmenopausal breast cancer: the Netherlands Cohort Study on diet and cancer. Am J Clin Nutr 76: 873–882
24. Dai Q et al. (2002) Consumption of animal foods, cooking methods, and risk of breast cancer. Cancer Epidemiol Biomarkers Prev 9: 801–808
25. Felton JS et al. (2002) Human exposure to heterocyclic amine food mutagens/carcinogens: relevance to breast cancer. Environ Mol Mutagen 39: 112–118
26. Holmes MD et al. (2003) Meat, fish and egg intake and risk of breast cancer. Internat J Cancer 104: 221–227
27. Smith-Warner S et al. (2001) Intake of fruits and vegetables and risk of breast cancer: a pooled analysis of cohort studies. J Am Med Assoc 285: 769–776
28. Zhang S et al. (1999) Dietary carotenoids and vitamins A, C, and E and risk of breast cancer. J Natl Cancer Inst 91: 547–556
29. Zhang S et al. (1999) A prospective study of folate intake and the risk of breast cancer. J Am Med Assoc 281: 1632–1637
30. Terry P et al. (2002) Dietary carotenoids and risk of breast cancer. Am J Clin Nutr 76: 883–888
31. Sellers TA et al. (2002) Interaction of dietary folate intake, alcohol, and risk of hormone receptor-defined breast cancer in a prospective study of postmenopausal women. Cancer Epidemiol Biomarkers Prev 11: 1104–1107
32. Adlercreutz H (2002) Phyto-oestrogens and cancer. Lancet Oncol 2002, Jun; 3 (6): 364–373
33. Nicodemus KK et al. (2001) Whole and refined grain intake and risk of incident postmenopausal breast cancer (US). Cancer Causes Control 12: 917–925
34. Haggans CJ et al. (1999) Effect of flaxseed consumption on urinary estrogen metabolites in postmenopausal women. Nutr Cancer 33: 188–195
35. Haggans CJ et al. (2000) The effect of flaxseed and wheat bran consumption on urinary estrogen metabolites in premenopausal women. Cancer Epidemiol Biomarkers Prev 9: 719–725
36. Jain MG et al. (2000) Alcohol and breast cancer mortality in a cohort study. Breast Cancer Res Treat 64: 201–209
37. Nanchahal K et al. (2000) Alcohol consumption, metabolic cardiosvascular risk factors and hypertension in women. Internat J Epidemiol 29: 57–64
38. Moore MA et al. (1998) Implications of the hyperinsulinaemia-diabetes-cancer link for preventive efforts. Eur J Cancer Prev 7: 89–107
39. Smith-Warner SA et al. (2001) Types of dietary fat and breast cancer: a pooled analysis of cohort studies. Internat J Cancer 92: 767–774
40. Hill MJ (1995) Diet and cancer: a review of scientific evidence. Eur J Cancer Prev 4: S3–S42
41. McPherson K et al. (2000) Breast cancer – epidemiology, risk factors, and genetics. Br Med J 321: 624–628
42. Maillard V et al. (2002) N-3 and N-6 fatty acids in breast adipose tissue and relative risk of breast cancer in a case-control study in Tours, France. Internat J Cancer 98: 78–83
43. Chlebowski RT et al. (2002) Weight loss in breast cancer patient management. J Clin Oncol 4: 1128–1143
44. Lamartiniere CA et al. (2002) Genistein chemoprevention: timing and mechanisms of action in murine mammary and prostate. J Nutr 132: 552S–558S
45. Setchell KDR et al. (2001) The clinical importance of the metabolite equol – a clue to the effectiveness of soy and ist isoflavones. J Nutr 132: 3577–3584
46. Augustin LSA et al. (2001) Dietary glycemic index and glycemic load, and breast cancer risk: a case-control study. Ann Oncol 12: 1533–1538
47. Muti P et al. (2002) Fasting glucose is a risk factor for breast cancer: a prospective study. Cancer Epidemiol Biomarkers Prev 11: 1361–1368
48. Kaaks R (1996) Nutrition, hormones, and breast cancer: is insulin the missing link? Cancer Causes Control 7: 605–625
49. Wu AH et al. (1999) Dietary fat intake, serum estrogen levels, and the risk of breast cancer. J Natl Cancer Inst 91: 529–534
50. Harnack L et al. (2002) An evaluation of the dietary guidelines for americans in relation to cancer occurence. Am J Clin Nutr 76: 889–896
51. anon (2001) Phytoöstrogene nach den Wechseljahren? arznei-telegramm 32: 11–12
52. Institute for Cancer Prevention: Women's Intervention Nutrition Study (WINS). http://www.ifcp.us/AboutIFCP-CurrentMajor Studies.cfm#s2
53. Hanf V, Göhring U (2002) Komplementäre Medizin. In: v. Minckwitz G (Hrsg) State of the art meeting, Gravenbruch 2002, Aktuelle Empfehlungen zur Therapie primärer und fortgeschrittener Mammakarzinome. AGO – Organkommission Mamma, München, S 195–202
54. Rock CL, Denmark-Wahnefried W (2002) Can lifestyle modification increase survival in women diagnosed with breast cancer? J Nutr 132: 3504S–3507S

55. Rock CL, Denmark-Wahnefried W (2002) Nutrition and survival after the diagnosis of breast cancer: a review of the evidence. J Clin Oncol 20: 3302–3316
56. Goodwin PJ et al. (2002) Fasting insulin and outcome in early-stage breast cancer: results of a prospective cohort study. J Clin Oncol 20: 42–51
57. Knight JA et al. (1999) Macronutrient intake and change in mammographic density at menopause: results from a randomized trail. Cancer Epidemiol Biomarkers Prev 8: 123–128
58. Holmes MD et al. (1999) Dietary factors and the survival of women with breast karzinoma. Cancer 86: 826–835
59. Pierce JP et al. (2003) A randomized trial of the effect of a plant based dietary pattern on breast cancer recurrance: the women's healthy eating and living (WHEL) study. Controlled Clinical Trials (in press)
60. Rock CL et al. (2001) Reduction in fat intake is not associated with weight loss in most women after breast cancer diagnosis: evidence from a randomized controlled trial. Cancer 91: 25–34
61. Lichtenstein A Schwab U (2000) Relationship of dietary fat to glucose metabolism. Atherosclerosis 150: 227–243
62. Kris-Etherton P et al. (1999) High-monounsaturaded fatty acid diets lower both plasma cholesterol and triacylglycerol concentrations. Am J Clin Nutr 70: 1009–1015
63. Hooper L (2001) Ernährungsmedizinische Leitlinien: Ernährung in der Sekundärprävention kardiovaskulärer Erkrankungen. J Hum Nutr Diet 14: 297–305
64. Liu S et al. (2000) A prospective study of dietary glycemic load, carbohydrate intake, and risk of coronary heart disease in US women. Am J Clin Nutr 71: 1455–1461
65. Dumesnil JG et al. (2001) Effect of a low-glycaemic index-low-fat-high protein diet on the atherogenic metabolic risk profile of abdominally obese men. Br J Nutr 86: 557–568
66. de Lorgeril M et al. (1999) Mediterranean diet, traditional risk factors, and the rate of cardiovascular complications after myocardial infarction: final report of the Lyon Diet Heart Study. Circulation 99: 779–785
67. Worm N (2002) Syndrom X oder ein Mammut auf den Teller. Systemed-Verlag, Lünen
68. Bravata DM et al. (2003) Efficacy and safety of low-carbohydrate diets. J Am Med Assoc 289: 1837–1850
69. Schneider R (1997) Vom Umgang mit Zahlen und Daten. Umschau Zeitschriftenverlag, Frankfurt
70. Bartsch H et al. (1999) Dietary polyunsaturated fatty acids and cancers of the breast and colorectum: emerging evidence for their role as risk modifiers. Carcinogenesis 20: 2209–2218
71. Heepe F, Wiegand M (2002) Lexikon diätetische Indikationen. Springer, Heidelberg
72. Willett WC et al. (1992) Dietary fat and fiber in relation to risk of breast cancer: an 8-year follow-up. J Am Med Assoc 268: 2037–2044
73. Phillips RL, Snowdon DA (1983) Association of meat and coffee use with cancers of the large bowel, breast, and prostate among Seventh-day Adventists: preliminary results. Cancer Res 43: 2403–2408
74. Mills PK et al. (1989) Cohort study of diet, lifestyle, and prostate cancer in Adventist men. Cancer 64: 598–604
75. Hirayama T (1978) Epidemiology of breast cancer with special reference to the role of diet. Prev Med 7: 173–195
76. Toniolo P et al. (1994) Consumption of meat, animal products, protein, and fat and risk of breast cancer – a prospective cohort study in New York. Epidemiology 5: 391–397
77. Gaard M et al. (1995) Dietary fat and the risk of breast cancer: a prospective study of 25,892 Norwegian women. Internat J Cancer 63: 13–17
78. van den Brandt PA et al. (1993) A prospective cohort study on dietary fat and the risk of postmenopausal breast cancer. Cancer Res 53: 75–82
79. Kinlen LJ (1982) Meat and fat consumption and cancer mortality: a study of strict religious orders in Britain. Lancet I: 946–949
80. Knekt P et al. (1994) Intake of fried meat and risk of cancer: a follow-up study in Finland. Internat J Cancer 59: 756–760
81. Zheng, T et al. (2003) Glutathione S-transferase MI and TI genetic polymorphisms, alcohol consumption and breast cancer risk. Br J Cancer 88: 58–62
82. Adlercreutz H et al. (1993) Lignans and isoflavonoids of dietary origin and hormone-dependent cancer. Royal Society of Chemistry, Cambridge, 527: 348–352
83. Hankinson SE et al. (1998) Circulating concentrations of IGF1 and risk of breast cancer. Lancet 351: 1393–1396
84. Friedrich M et al. (1998) Expression of 1,25-dihydroxy vitamin D-3 receptor in breast karzinoma. J Histochem Cytochem 46: 1335–1337
85. Longnecker PM (1994) Alcoholic beverage consumption in relation to risk of breast cancer: meta-analysis and review. Cancer Causes Control 5: 73–82

86. Woods MN et al. (1996) Hormone levels during dietary changes in premenopausal African-American women. J Natl Cancer Inst 88: 1369–1374
87. Boyar AP et al. (1988) Response to a diet low in total fat in women with postmenopausal breast cancer. Nutr Cancer 11: 93–99
88. Chlebowski RT et al. (1993) Adherence to a fat intake reduction programme in postmenopausal women receiving therapy for early breast cancer. The Women's Intervention Nutrition Study. J Clin Oncol 11: 2061–2062
89. Vineis P et al. (eds) (1999) Metabolic polymorphisms and susceptibility to cancer. IARC Scientific Publication No. 148, Lyon
90. Smith-Warner SA et al. (1998) Alcohol and breast cancer in women. A pooled analysis of cohort studies. J Am Med Assoc 279: 535–540

Interventionelle Methoden in der Mammadiagnostik: Diagnostik oder Therapie?

R. Schulz-Wendtland, U. Aichinger, S. Krämer, W. Bautz

MERKE

1. Im Rahmen der komplementären Mammadiagnostik haben interventionelle Methoden wie die sonographisch/mammographisch-stereotaktisch gezielte/geführte Stanz-/Vakuum-/Exzisionsbiopsie ihren festen Stellenwert.
2. Mit den transkutanen Biopsiemöglichkeiten stehen minimal-invasive Untersuchungsmethoden zur Verfügung, damit bei histologisch gesicherten benignen Herdbefunden auf eine offene chirurgische Exzision verzichtet werden kann.
3. Unter Beachtung strenger Kriterien ist dies ein Weg, die Spezifität und den negativen Vorhersagewert der komplementären Mammadiagnostik zu verbessern.
4. Transkutane Biopsiemethoden sind kostengünstiger, zeitsparender und mit geringerer Morbidität belastet als ein operativer Eingriff.

Sowohl im Rahmen der komplementären Mammadiagnostik (Klinik, Mammographie, Sonographie) einschließlich der dynamischen MRT als auch von Mammakarzinom-Screening-Projekten [1] haben interventionelle Methoden, wie die sonographisch/mammographisch-stereotaktisch gezielte/geführte Stanz-/Vakuum-/Exzisionsbiopsie ihren festen Stellenwert [2–26]. Mit den transkutanen Biopsiemöglichkeiten stehen uns neue minimal-invasive Untersuchungsmethoden zur Verfügung, Läsionen der Mamma histologisch abzuklären, damit bei histologisch gesicherten benignen Herdbefunden auf eine offene chirurgische Exzision verzichtet werden kann- entsprechend den Forderungen der EUSOMA (European Society of Mastology) [27]. Unter Beachtung strenger Kriterien ist dies ein Weg die Spezifität und den negativen Vorhersagewert der komplementären Mammadiagnostik zu verbessern. Darüber hinaus sind transkutane Biopsiemethoden kostengünstiger, zeitsparender und mit geringerer Morbidität belastet als ein operativer Eingriff [14, 28, 29]. Zu fordern ist aber eine eindeutige Diagnosestellung gemäß den Richtlinien des ACR (American College of Radiology) [30] bzw. bei ultrasonographischen Befunden mit entsprechender Korrelation.

Die vorliegende Arbeit stellt die sonographisch gezielte/geführte Stanz-/Vakuumbiopsie sowie die mammographisch-stereotaktisch gezielte/geführte Vakuum-/Exzisionsbiopsie vor und gibt einen Ausblick auf zukünftige Entwicklungen.

Sonographisch gezielte/geführte Stanz-/Vakuumbiopsie

Indikationen

Die Indikationen zur sonographisch gesteuerten transkutanen Biopsiemöglichkeit sind:

- Histologische Abklärung suspekter sonographisch abgrenzbarer Herdbefunde (> 1 cm, korrelierend mit der mammographischen Klassifikation BI-RADS™ 4).
- Präoperative Karzinomsicherung bei suspektem, sonographisch erkennbaren Herdbefund (> 1 cm, korrelierend mit der mammographischen Klassifikation BI-RADS™ 5).

Kontraindikationen

Als absolute Kontraindikationen sind schwere Gerinnungsstörungen sowie Allergien gegen Lokalanästhetika anzusehen.

Technik

Sonographisch gezielte Stanzbiopsie

Zur Verfügung stehen Punktionsgeräte der Fa. Bard-Angiomed® und Pflugbeil®. Es werden bevorzugt Stanzen mit einer Länge von 10 cm und einem Kaliber von 12–14 Gauge verwandt. Die Stanztiefe beträgt 1,5 bzw. 2,2 cm. Die Biopsie erfolgt mit einer Geschwindigkeit von ca. 100 km/h.

Nach sorgfältiger Desinfektion wird unter sterilen Kautelen punktiert. Dabei müssen im Verdachtsfall onkologische Gesichtspunkte (z. B. Schnittführung) für die Wahl der Punktionsrichtung mitbedacht werden. In Lokalanästhesie erfolgt das Anvisieren des Herdes über eine Koaxialkanüle, die Stanzbiopsie selbst sonographisch geführt tangential zum linearen 7,5-MHz-Schallkopf. Die Nadellage wird vor und nach der Intervention bilddokumentiert. Es werden mindestens 5 Stanzzylinder entnommen, um ausreichend Material für die histologische Aufarbeitung zu erhalten [31]. Über die liegende Koaxialnadel kann ein Micromark-Clip® (Fa. Biopsis Medical) [32] in das Punktionsgebiet eingebracht und damit für später bildgebende Kontrollen gekennzeichnet werden. Nach der Punktion wird die Stichinzision mit Steristrips verschlossen und das Punktionsareal durch die Patientinnen über 30 min fest komprimiert. Die stanzbioptisch entnommenen Gewebezylinder gelangen gemäß den Europäischen Leitlinien für Qualitätssicherung (Pathologie) [33] zur histologischen Schnelleinbettung und werden hiernach beurteilt (Dauer 2 h). Zusätzlich wird das Gewebe tiefgefroren, in Paraffinschnitt-Technik verarbeitet und lichtmikroskopisch befundet (Dauer 24 h). Bei Diskrepanz zwischen der komplementären Mammadiagnostik und der Stanzhistologie hat eine operativ-histologische Abklärung zu erfolgen. Die Kontrollintervalle betragen 6, 12 und 24 Monate sonographisch sowie 12 und 24 Monate mammographisch. Bei Progredienz des Befundes ist eine operativ-histologische Abklärung zwingend erforderlich.

Sonographisch geführte Vakuumbiopsie

Zur Verfügung steht das handgeführte Mammotome®-Vakuumbiopsie-System (Fa. Ethicon Endo-Surgery, Breast Care) zur ultrasonographisch geführten Intervention. Nach Desinfektion der Haut und Gabe von Lokalanästhetikum erfolgt das Einführen der Nadel in oder an den zu entfernenden Herd tangential zur Thoraxwand unter ultrasonographischer Kontrolle. Die dem Vakuumbiopsie-System zugrundliegende Technologie verwendet Unterdruck und ein motorbetriebenes Hochgeschwindigkeits-Rotationsmesser (Kaliber 8–11 G). Die Funktionen des handgeführten Vakuumbiopsie-Systems werden computerunterstützt über Driverkarten gesteuert. Die Funktionen des Gerätes können über den Handgriff selbst, einen Fußschalter oder über Touch-Screen gesteuert werden. Die Gewebeentnahme beginnt sodann mit dem Ansaugen von Gewebe in die seitlich liegende Nadelführung. Es erfolgt nun das Vorschieben des Hochgeschwindigkeits-Rotationsmessers. Mit Schließen des Fensters wird der erste Gewebezylinder abgeschnitten. Die Gewebeansaugung sowie der Schneidevorgang sind beendet, nachdem das Rotationsmesser bis zur Arretierung ganz vorgefahren ist. Das Rotationsmesser wird zurückgezogen und befördert den Gewebezylinder durch das anliegende Vakuum in das Mittelfeld der Nadel, wo er mit einer Pinzette abgenommen werden kann. Die Nadel selbst verbleibt an unveränderter Position in der Läsion. Durch wiederholtes, im Uhrzeigersinn durchgeführtes Drehen der Nadel, können mehrere Gewebezylinder gewonnen werden. Somit besteht theoretisch die Möglichkeit der Abtragung eines zusammenhängenden Gewebeareals bis zu einer Größe von 2 cm. Optional können die einzelnen Entnahmeschritte statt manuell auch computergesteuert (SmartVac®) durchgeführt werden. Das Gewicht eines einzelnen vollständigen Zylinders beträgt etwa 75–100 mg. Nach Beendigung der Untersuchung (mindestens 5 Gewebezylinder) kann über die liegende Nadel ein Micromark-Clip® (Fa. Biopsis Medical) [32] in das Punktionsgebiet eingebracht und damit für später bildgebende Kontrollen gekennzeichnet werden. Die Brust der Patientin wird mit einem sterilen Verband versorgt und für 10–15 min komprimiert. Die histologische Aufarbeitung der Gewebezylinder sowie die entsprechenden Kontrollintervalle entsprechen denen der ultrasonographisch gezielten Stanzbiopsie. Auch hier hat bei Diskrepanz zwischen der komplementären Mammadiagnostik und der Gewebehistologie bzw. Progredienz des Befundes bei den Kontrolluntersuchungen eine chirurgische Abklärung zwingend zu erfolgen und selbstverständlich müssen bei der Intervention im Verdachtsfall vorab onkologische Gesichtspunkte (z. B. Schnittführung) mitbedacht werden.

Ergebnisse

In der Literatur [3, 16, 17, 18, 19, 20, 21, 23, 24] werden Ergebnisse bis zu einer Sensitivität und Spezifität von 100 % angegeben.

Mammographisch-stereotaktisch gezielte/geführte Vakuum-/ Exzisionsbiopsie

Stereotaktisches Lokalisationsprinzip

Nach Kalibrierung der digitalen stereotaktischen Zusatzeinrichtung wird der Zielbereich für eine sich anschließende Intervention anhand der orthograden Mammographie festgelegt. Die Brust wird durch die Kompressionsplatte fixiert und die Einstellung durch Farbmarkierung auf der Haut festgehalten. Nach Durchführung von Stereoaufnahmen (± 10° bzw. ± 15°) werden die Koordinaten der Läsion (X- und Y-Achse) erfasst und durch den Computer die Tiefe der Läsion (Z-Wert) ermittelt und entsprechend der gewählten Nadellage die Koordinaten im Gerät festgelegt.

Experimentelle Untersuchungen zur Treffgenauigkeit

Die physikalische Genauigkeit der stereotaktischen Lokalisationen wird von den Herstellern mit ± 1 mm angegeben. Am starren Präparat (Prüfphantom) [34] zur Kalibrierung kann diese Genauigkeit der Lokalisationseinheit bestätigt werden. Für die klinische Anwendung müssen Fehlerquellen wie Elastizität und Volumen der Brust, Lage des Herdes (Thoraxwandnähe) und Bewegung der Patientin berücksichtigt werden. Abweichungen von Biopsienadeln bzw. Exzisionseinrichtungen in der X- bzw. Y-Achse (senkrecht zur Punktionsrichtung) sind millimetergenau erkennbar. Abweichungen in Punktionsrichtung (Z-Achse) sind dagegen trotz Stereo-Röntgenaufnahmen vor und nach der Intervention (Pre-Shot/Post-Shot) ungenügend kontrollierbar und erst ab einer Fehlerquelle > 0,5 cm auf den Stereoaufnahmen zu erkennen. Orthogonale Kontrollaufnahmen sind nach Intervention deshalb unerlässlich.

Indikationen

Die Indikationen zur stereotaktisch gezielten/geführten Vakuum- bzw. Exzisionsbiopsie angesichts eines sampling errors bei Herdbefunden < 5 mm (Vakuumbiopsie) sind:

- Die histologische Abklärung suspekter, ausschließlich mammographisch abgrenzbarer Herdbefunde (BI-RADS 4™).
- Präoperative Karzinomsicherung bei suspektem, ausschließlich mammographisch erkennbaren Herdbefund (BI-RADS 5™).
- Histologische Abklärung bei der mammographischen Differenzialdiagnose Mastopathie, Dcis (suspekte Mikrokalzifikationen), (BI-RADS 4 und 5™).

Kontraindikationen

Als absolute Kontraindikationen sind schwere Gerinnungsstörungen sowie Allergien gegen Lokalanästhetika anzusehen.

Technik

Lagerungstisch mit digitaler Stereotaxie-Einrichtung und Vakuumbiopsie-System

Zur Verfügung steht der Lagerungstisch der Fa. Fischer in Kombination mit dem Mammotome®-Vakuumbiopsie-System der Fa. Ethicon Endo-Surgery, Breast Care. Auf der Basis der stereotaktischen Lokalisation ist eine millimetergenaue Ortung möglich. Die Lokalisation basiert auf dem Einsatz digitalisierter Mammographie mit einer Auflösung von 10 Linienpaaren/mm und filmloser Darstellung auf einen Monitor mit 1024×1024 Pixel bei auf dem Bauch liegender Patientin. Die Brust hängt hierbei durch eine Öffnung unter der Tischebene und wird unter Zuhilfenahme eines gefensterten Tubus so komprimiert, dass die zu punktierende Läsion durch das Fenster zugänglich ist. Es sollte der kürzeste Zugangsweg gewählt werden. Bei Lokalisation in der oberen Brusthälfte sollte die Kompression kraniokaudal, bei Lokalisation in der unteren Brusthälfte mediolateral, lateromedial oder kaudokranial erfolgen. Der letztgenannte Zugang von kaudal ist unproblematisch, wenn die Untersuchung in Seitenlage durchgeführt wird. Grundsätzlich sind jedoch bei nicht ausgeschlossenem malignen Befund onkologische und plastisch-chirurgische Gesichtspunkte, insbesondere die Schnittführung bei geplanter, sich anschließender Segmentresektion zu berücksichtigen. Bei der durch den gefensterten Tubus komprimierten Mamma wird zunächst eine 0°-Ausschnittsmammographie durchgeführt. Es erfolgen anschließend 2 Zielaufnahmen, in denen die Röhre um +15° und um −15° aus der Ursprungsrichtung herausgekehrt wird. Aus der parallaxen Verschiebung der Läsion gegenüber einem vom Gerät vorgegebenen Bezugspunkt kann das Gerät die Lokalisation der Läsion im Raum errechnen. Hierfür werden das Zentrum der Läsion, die Referenzmarke und die verwendete Nadellänge an einen Computer (Autoguide®) übermittelt und das Punktionsgerät stereotaktisch positioniert. Die Entnahme der Gewebezylinder entspricht der im Kapitel ultrasonographisch geführte Vakuumbiopsie beschriebenen Technik. Im Unterschied hierzu müssen jedoch bei Indikation 1 und 2 mehr als 10 Gewebezylinder und bei Indikation 3 mehr als 20 Gewebezylinder [35] gewonnen werden. Gleichfalls kann über die liegende Nadel ein Micromark-Clip® (Fa. Biopsis Medical) [32] in das Punktionsgebiet eingebracht und damit für spätere bildgebende Kontrollen gekennzeichnet werden. Bei Mikrokalzifikationen sind Präparateradiographien zwingend erforderlich. Nach der Versorgung der Brust bei mit einem sterilen Verband sowie Kompression von 10–15 min erfolgen anschließend orthogonale Mammographieaufnahmen in 2 Ebenen zur Dokumentation. Die Strahlenbelastung ist bei Einsatz von 3–5 Ausschnittmammographien geringer als bei der konventionellen Feinnadellokalisation in Zweiebenen-Mammographietechnik. Die pathologische Aufarbeitung der Gewebezylinder entspricht der unter dem Kapitel sonographisch gezielten Stanzbiopsie beschriebenen Technik. Gleichfalls muss bei Diskrepanz zwischen der komplementären Mammadiagnostik und der Gewebehistologie eine offen-chirurgische Abklärung erfolgen. Der Eingriff erfolgt ebenfalls ausschließlich ambulant, d.h. die Patientinnen werden 3 h nach dem Eingriff entlassen. Ist der Befund benigne, muss 6 Monate nach der Untersuchung eine weitere Mammographiekontrolle erfolgen. Bei Progredienz des Befundes ist eine offen-chirurgische Abklärung zwingend erforderlich.

Mammographiegerät in Kombination mit digitaler Stereotaxie und Vakuumbiopsie-System

Technik

Eingesetzt wird als Einheit das Mammographiegerät Mammomat 3000 N® (Fa. Siemens) mit dem digitalen Stereotaxie-System Opdima® (Fa. Siemens) in Verbindung mit dem Mammotome®-Vakuumbiopsie-System (Fa. Ethicon Endo-Surgery, Breast Care) (VMSE) bzw. Senograph DMR® (Fa. GE), Senovision® (Fa. GE) und Mammotome®-Vakuumbiopsie-System (Fa. Ethicon Endo-Surgery, Breast Care). Diese beiden Kombinationen ermöglichen die Aufnahme mit einer Auflösung von 20 Linienpaaren/mm bzw. 10 Linienpaaren/mm und die Bildbetrachtung mit einem Monitor mit 1024×1024 Pixel. Als Träger- und Führungsgerät dient ein Polarkoordinaten-gesteuerter Autoguide®. Im Gegensatz zu der im vorangegangenen Abschnitt beschriebenen Technik ist hier während der zwischen 20 und 25 min dauernden Untersuchung sowohl eine sitzende als auch liegende (unter zusätzlicher Verwendung einer Untersuchungsliege) Positionierung der Patientin möglich. Die frei zugängliche Brust wird zwischen Empfängerplatte und Halteschale eingespannt. Ein Zugang von insgesamt 360° zur Brust ist gewährleistet. Eine entsprechende Positionierung der Patientin ermöglicht auch die Darstellung extrem thoraxwandnaher Herdbefunde. Der weitere Untersuchungsablauf entspricht dem der im vorangegangenen Abschnitt beschriebenen Technik.

Ergebnisse

In der Literatur [2, 4, 7–10, 13, 15, 16, 18, 19, 21, 22] werden Ergebnisse bis zu einer Sensitivität und Spezifität von 100% angegeben.

Stereotaktisch gezielte Exzisionsbiopsie

Technik

Das ABBI® (Advanced Breast Biopsy Instrumentation, Fa. Auto Suture) [9] bzw. Site Select® (Fa. Ethicon Endo-Surgery, Breast Care)-System ermöglicht eine digital-stereotaktisch gezielte Exzisionsbiopsie, die durch den Einsatz einer computergestützten digitalisierten Mammographie (Darstellung mit einer Auflösung von 10 Linienpaaren/mm und Bildbetrachtung auf einem Monitor mit 1024×1024 Pixel) mit Hilfe oszillierender Messer eine millimetergenaue stereotaktische Exzision mammographischer Befunde (BI-RADS™ 4/5) bei auf dem Bauch liegender Patientin (Lagerungstische der Firmen Lorad bzw. Fischer). Bei der stereotaktischen Exzisionsbiopsie hängt die Brust der Patientin durch eine Öffnung unter der Tischebene. Anschließend erfolgt die Desinfektion des Biopsiegebietes. Nach Kalibrierung der stereotaktischen Zusatzeinrichtung wird der Zielbereich für die sich anschließende Intervention und die Stereoaufnahmen (±15°) anhand der orthogonalen Mammographie festgelegt. Die Brust wird durch die Kompressionsplatte fixiert, die Einstellung durch Farbmarkierung auf der Haut festgehalten und die Lokalisations-/Biopsierichtung festgelegt. Bei der Wahl der Biopsierichtung wird der kürzeste Weg von der Hautoberfläche bis zum Herdbefund gewählt. Grundsätzlich werden bei malignomverdächtigem Befund (BI-RADS™ 4/5) onkologische und plastisch-chirurgische Gesichtspunkte, insbesondere die Schnittführung bei geplanter sich anschließender Segmentresektion, berücksichtigt. Die Biopsie selbst erfolgt in Lokalanästhesie nach durchgeführter Hautinzision mit dem Skalpell. Es werden Biopsiekanülen eingesetzt, die in Abhängigkeit von der Größe des Herdbefundes in den Größen 5, 10, 15 und 20 mm gewählt werden können. Bei der Anwendung der 20 mm großen Rotationsskalpellkanüle ist anschließend eine konventionelle, chirurgische Blutstillung erforderlich. Bei kleineren Biopsiekanülen ist eine Kompression der Brust über 30 min ausreichend. Die Biopsie selbst erfolgt nach digitaler stereotaktischer Lokalisation der suspekten Läsion (BI-RADS™ 4/5) und Platzierung einer Nadel mit T-Arretierung. Nach zusätzlicher Infiltration mit Lokalanästhetika und Erweiterung der Inzision wird die Rotationskanüle langsam unter Anzeige der Eindringtiefe vorgeschoben. Das oszillierende Messer wird bis 15 mm über den errechneten Herd hinaus vorgeschoben und die gesamte Läsion en bloc exzidiert. Der Gewebezylinder wird dann in der Tiefe mit Hilfe einer Drahtschlinge und Elektrokoagulation abgesetzt. Nach Durchführung der Exzision wird durch eine digitalisierte Kontrollaufnahme die Vollständigkeit der Exzision dokumentiert und ein Micromark-Clip® (Fa. Biopsis Medical) [32] in das Exzisionsgebiet eingebracht zur späteren bildgebenden Kontrolle. Der Biopsiezylinder wird dann fadenmarkiert, um Operateur und Pathologen die Orientierung am Präparat zu ermöglichen. Zur zusätzlichen Kontrolle erfolgt eine Präparateradiographie des Biopsates. Das Gewebe wird tiefgefroren, in Paraffinschnitt-Technik dann verarbeitet und lichtmikroskopisch befundet (Dauer 24 h). In Abhängigkeit des Befundes bzw. bei Diskrepanz zwischen der komplementären Mammadiagnostik und der Gewebehistologie wird das weitere Procedere definiert. Nach Umlagerung der Patientin auf den Rücken wird eine ausführliche Blutstillung durch Elektrokoagulation durchgeführt. Der Hautverschluss erfolgt mit resorbierbaren intrakutanen Nähten. Zusätzlich wird zur Vermeidung von Nachblutungen ein Kompressionsverband angelegt. 6 Monate nach der Untersuchung muss eine weitere Mammographiekontrolle erfolgen. Bei Progredienz des Befundes ist eine offen-chirurgische Abklärung zwingend erforderlich.

Ergebnisse

In der Literatur [5, 6, 11, 12, 13, 21, 25, 26] werden Ergebnisse bis zu einer Sensitivität und Spezifität von 100% angegeben.

Nebenwirkungen

Zu rechnen ist mit nur geringen Schmerzen, Blutungen und vasovagalen Reaktionen:

- Schmerzen werden durch eine örtliche Betäubung minimiert. Dabei ist v. a. auf eine gute Anästhesie der Haut zu achten, da dass Parenchym wesentlich weniger schmerzempfindlich ist als die Haut.
- Blutungen: In der Regel blutet es gering aus der Haut nach Stichinzision. Der Entwicklung größerer Hämatome wird entgegengewirkt durch gezielte, breitflächige Kompression (10–15 bzw. 30 min Anlage eines Kompressionsverbandes).
- Vasovagale Reaktionen werden bei stereotaktisch-mammographischen Intervention im Sitzen häufiger als im Liegen beobachtet. Diese können auch durch geeignete Räumlichkeiten bzw. persönliche Betreuung der Patientin vermieden werden.

Limitationen

Als technisch bedingte Limitationen für mammographisch-stereotaktische Interventionen gelten sehr thoraxwandnahe bzw. retromamilläre Herdbefunde sowie verminderte Kompressionsdicke der Brust (< 30 mm).

Stereotaktische Vakuumbiopsie vs. stereotaktische Exzisionsbiopsie

Sowohl die stereotaktisch gezielte/geführte Vakuum- als auch Exzisionsbiopsie sind derzeit nur für diagnostische Indikationen zugelassen. Beide Systeme erfüllen gleichwertig die Indikationen zur histologischen Abklärung suspekter, ausschließlich mammographisch abgrenzbarer Herdbefunde (BI-RADS™ 4) sowie die präoperative Karzinomsicherung bei suspektem, ausschließlich mammographisch erkennbarem Herdbefund (BI-RADS™ 5), wie die Ergebnisse aus der Literatur [2, 4–13, 15, 16, 18, 19, 21, 22, 25, 26] zeigen. Es ist jedoch bei der Vakuumbiopsie mit einem sampling error bei Herdbefunden <5 mm sowie bei der Exzisionsbiopsie eine failure rate von bis zu 25% zu beachten. Die interventionelle histologische Abklärung suspekten Mikrokalkes bei der Differenzialdiagnose Mastopathie, DCIS (BI-RADS™ 4/5) ergibt jedoch, basierend auf den beiden unterschiedlichen Methoden, einige Problemstellungen im Hinblick auf das DCIS. Unter dem Begriff „Carcinoma ductale in situ" oder intraduktales Karzinom wird eine Gruppe unterschiedlicher histologischer Subtypen subsummiert [36–40]. Diese histologischen Subtypen können grob in 2 Formen differenziert werden: DCIS vom Komedo-Typ und DCIS vom Non-Komedo-Typ. Während das DCIS vom Komedo-Typ mit einem kumulativen Risiko für die Entwicklung eines invasiven Karzinoms von jährlich 3% vergesellschaftet ist, beträgt dieses jährliche Risiko für das Non-Komedo-DCIS 1%. Beide Formen lassen sich anhand der Feinstruktur des Mikrokalkes in der Vergrößerungsmammographie relativ gut differenzieren. Neben der Differenzierung unterschiedlicher DCIS-Formen hat die Mammographie als entscheidendes bildgebendes Verfahren für die Abklärung von Mikrokalk die Aufgabe, die Ausdehnung des intraduktalen Karzinoms zu erfassen. Die präoperative Beurteilung der Ausdehnung des DCIS ist von besonderer Bedeutung. Hierzu haben wir [41] zwischen 1991 und 1995 44 intraduktale Karzinome vergleichend bezüglich der Größenausdehnung in Mammographie und Histologie (Großflächenschnitt) untersucht. Es zeigte sich, dass die histologische Ausdehnung intraduktaler Karzinome vom Komedo-Typ häufig bis zu 1 cm im Durchmesser über- und vom Non-Komedo-Typ häufig bis zu 1 cm im Durchmesser unterschätzt wird, bedingt durch nicht verkalkende DCIS-Anteile. Es ist bekannt, das die Ausbreitung dieses Tumors der segmentalen Architektur der duktalen Strukturen folgt und häufig sich multifokale oder multizentrische Formationen finden [36–40]. Diese unterschiedliche mammographische Größenausdehnung bzw. histologische Wachstumsform muss bei einer interventionellen Maßnahme berücksichtigt werden: es stehen die stereotaktisch gezielte Vakuumbiopsie mit duktusorientierter segmentaler Gewinnung von fraktionierten Gewebezylindern einer stereotaktischen ausschließlich transversal durchgeführten Exzisionsbiopsie en bloc gegenüber. Zur Fragestellung der Methode bedarf es weiterer vergleichender Studien.

Work in progress

MRT-gezielte/geführte Stanz-/Vakuumbiopsie

Mit zunehmendem Einsatz der dynamischen MR-Mammographie häufen sich die Fälle, in denen kernspintomographisch ein suspekter Befund erhoben wird, der weder klinisch, mammographisch noch sonographisch, d.h. durch die komplementäre Mammadiagnostik, reproduzierbar ist. Allerdings sollte insbesondere die Ultraschalluntersuchung bei Herdbefunden von 10 mm Größe und mehr in Kenntnis der exakten Position der Läsion in der MRT erneut durchgeführt werden. Bei kleineren Herden allerdings ist die Chance, den entsprechenden Befund zweifelsfrei sonographisch zu reproduzieren eher gering.

Indikationen

Die Indikationen zur MRT gezielten/geführten Stanz-/Vakuumbiopsie sind:

- Histologische Abklärung suspekter ausschließlich in der MRT abgrenzbarer Herdbefunde (> 5 mm, korrelierend mit der mammographischen Klassifikation BI-RADS 4™).
- Präoperative Karzinomsicherung bei ausschließlich MR-tomographisch erkennbarem Herdbefund (> 5 mm, korrelierend mit der mammographischen Klassifikation BI-RADS 5™).

Kontraindikationen

Als Kontraindikationen sind Herzschrittmacher und Metallapplikationen im Körper anzusehen.

Allen Vorrichtungen für MRT-gestützte Interventionen ist gemeinsam, dass sie die Mamma mit einer oder mehrerer Kunststoffplatten komprimieren. Durch Punktionsstege in der Kompressionsplatte können nach exakter Lokalisation eines suspekten Herdbefundes Nadeln für eine Intervention in die Brust eingebracht werden.

In Göttingen wurde auf der Basis einer handelsüblichen Oberflächenspule (sog. Schulter-Flex-Spule, Fa. Siemens) und Plexiglas-C-Bogen (Fa. Siemens) eine eigene Punktionsvorrichtung [42] entwickelt, das gleiche gilt für Halle [43] mit einer selbstkonstruierten Zielvorrichtung (AD, aiming divice) in Kombination einer handelsüblichen Oberflächenspule (Fa. Siemens) sowie dem Mammotome® (Fa. Ethicon Endo-Surgery, Breast Care). In Bonn [44] sowie in Erlangen erfolgt die MR-gestützte Stanzbiopsie (Fa. Bard-Angiomed bzw. Fa. Pflugbeil) mit Hilfe einer Lokalisations- und Biopsievorrichtung der Fa. Philips, dies gilt ebenfalls für Tübingen [45]. In Leipzig wird die MRT-gestützte Intervention basierend auf dem Equipment der Fa. General Electric Medical Systems durchgeführt. Das besondere im Vergleich zu allen anderen Einrichtungen liegt hier darin, dass hier ein offenes 0,5-Tesla-System verwandt wird, sodass die Intervention in sitzender Position möglich ist. Bei allen anderen Systemen handelt es sich um 1,0-Tesla-MRT-Systeme, wobei die Patientinnen sich in Rücken- (Göttingen), Bauch- (Halle) bzw. Halbseitenlage (Bonn, Erlangen, Tübingen) befinden. Bei Diskrepanz zwischen der ausschließlich durch die dynamische MR-Mammographie gestellten Diagnose und der Stanz-/Vakuumbiopsie gewonnenen Histologie hat eine operativ-histologische Abklärung nach MRT-gestützter Markierung zu erfolgen. Eine Kontroll-MR-Mammographie 6 Monate nach dem interventionellen Eingriff wird empfohlen, bei Progredienz des Befundes ist eine operativ-histologische Abklärung ebenfalls nach MRT-gestützter Markierung zwingend erforderlich.

In der Literatur [42–46] werden insgesamt 300 MRT-gezielte/geführte Stanz-/Vakuumbiopsien beschrieben und eine Sensitivität und Spezifität von bis zu 100% angegeben.

Radio frequency-breast electro biopsy (RF-BEB)

Bei diesem Verfahren (RF-BEB, Fa. BIP) wird in Lokalanästhesie ein Koaxialsystem durch ein Vortriebsgewinde sonographisch oder stereotaktisch gezielt direkt an die durch die komplementäre Mammadiagnostik verifizierte Läsion platziert. Nach Entfernen des Mandrins wird eine hochfrequente chirurgische Schneidevorrichtung, die aus einer doppelwandigen Großkanüle besteht, punktgenau eingebracht. Durch Drehen der Schneideapparatur wird der Gewebekern abgetrennt, durch das Vakuum auf dem Begrenzungszylinder festgehalten und entfernt. Die Winkeländerung der Koaxialkanüle erlaubt multiple Biopsien. Nach erfolgter Extraktion wird die Koaxialkanüle entfernt und die Punktionsstelle durch Steristrips verschlossen. Bisher liegen für diese Methode neben Phantomuntersuchungen Ergebnisse bei 25 Patientinnen (Multicenter-Studie der Universitäten Halle, Erlangen und München) [47, 48] vor.

VacuFlash- (VF-)Biopsiesystem

Hierunter versteht man ein Interventionssystem (Fa. BIP), welches alle Komponenten wie Vakuum-Überdruckerzeugung, elektromotorische Antriebe, Mikroprozessorsteuerung in einem Handgriff integriert. Der Nadeldurchmesser beträgt 11 G. Ergebnisse über erste sonographisch geführte Eingriffe liegen vor [49]; Möglichkeiten dieses System mammographisch-stereotaktisch bzw. MRT-geführt einzusetzen werden z. Z. in Studien überprüft.

Ausblick

Bisher sind alle interventionellen Methoden ausschließlich aus diagnostischen Indikationen zugelassen und etabliert. Interessant bleibt die Fragestellung, ob kleine Karzinome (< 10 mm) bzw. DCIS (< 5 mm) möglicherweise zukünftig mit der stereotaktischen Vakuumbiopsie durch z. B. mehr als 20 Gewebezylinder bzw. mit der stereotaktischen Exzisionsbiopsie und Biopsiekanülen mit einem Durchmesser von 3 cm therapeutisch behandelt werden können, bei gleichzeitigem Verzicht auf eine axilläre Lymphonodektomie zugunsten einer Sentinellymphnode-Biopsie und zusätzlicher obligater Bestrahlung (invasives Mammakarzinom). Prospektive randomisierte Multicenterstudien sind auch zur Klärung dieser Fragestellung notwendig und in Planung.

Literatur

1. Schulz-Wendtland R, Krämer S, Döinghaus K, Säbel M, Lang N, Bautz W (1997) Die Bedeutung der Röntgen-Mammographie für das Mammakarzinom-Screening. Röntgenpraxis 50: 103–109
2. Aichinger U, Schulz-Wendtland R, Krämer S, Lang N, Bautz W (1999) Digital computer-assisted stereotactic biopsy – a newly developed holder for vacuumbiopsy at the Mammomat 3000. CAS 10: 37
3. Bauer M, Schulz-Wendland R, Krämer S, Bühner M, Lang N, Tulusan AH (1994) Indikationen, Technik und Ergebnisse der sonographisch gezielten Stanzbiopsie in der Mammadiagnostik (n=307). Geburtsh Frauenheilkd 54: 539–544
4. Burbank F (1997) Stereotactic breast biopsy of atypical ductal hyperplasia and ductal carcinoma in situ lesions: improved accuracy with directional, vacuumassisted biopsy. Radiology 202: 843–847
5. D'Angelo PC, Galliano DE, Rosemurgy AS (1997) Stereotactic excisional breast biopsy utilizing the Advanced Breast Biopsy Instrumentation system. Am J Surg 174: 297–302
6. Ferzli GS, Puza T, van Vorst-Bilotti S, Waters R (1999) Breast biopsies with ABBI: experience with 183 attempted biopsies. Breast J 5: 26–28
7. Heywang-Köbrunner SH, Schaumlöffel U, Götz L, Buchmann J, Lampe D, Methfessel G, Spielmann RP (1997) Vakuumstanzbiopsie unter digitaler Stereotaxie: Ein neues Verfahren zur perkutanen diagnostischen Inzisions- und Exzisionsbiopsie mammographischer Befunde – erste Erfahrungen. Fortschr Röntgenstr 167: 280–288
8. Heywang-Köbrunner SH, Schaumlöffel U, Viehweg P, Höfer H, Buchmann J, Lampe D (1998) Minimally invasive stereotaxic vacuum core breast biopsy. Eur Radiol 8: 377–385
9. Jackman RJ, Burbank F, Parker SH, Evans WP (1997) Atypical ductal hyperplasia diagnosed of stereotactic breast biopsy: improved reliability with 14-gauge directional, vacuumassisted biopsy. Radiology 204: 485–488
10. Jackman RJ, Marzoni FA, Nowels KW (1998) Percutaneous removal of benign mammographic lesions: comparison of automated large-core and directional vacuum-assisted stereotactic biopsy techniques. AJR 171: 1325–1330
11. Kelly WE, Schwartzenberg BS, Uddo JF (1997) Advanced Breast Biopsy Instrumentation (letter). Am Coll Surg 185: 604–605
12. Krämer S, Schulz-Wendtland R, Aichinger U, Bautz W, Lang N (2002) The Advanced Breast Biopsy Instrumentation (ABBI) – experiences 1996–1999. RöFo, in print.
13. Krämer S, Schulz-Wendtland R, Bautz W, Lang N (1998) Stereotaktische Stanzbiopsie und Stereotaktische Exzisionsbiopsie – Neue Aspekte in der interventionellen Mammadiagnostik und Brustchirurgie. In: Wodawiczek HW, Menzel CH, Hausmaninger H, Kogelnik HD, Wolf G (Hrsg) Die interdisziplinäre kurative Behandlung des Mammakarzinoms. Was ist Standard, was Routine? Barth, Heidelberg Leipzig, S 147–153
14. Liberman L (2000) Clinical management issues in percutaneous core breast biopsy. Radiol Clin North Am 38: 791–807

15. Liberman L, Dershaw DD, Rosen PP, Morris EA (1998) Percutaneous removal of malignant mammographic lesions at stereotactic vacuum-assisted biopsy. Radiology 206: 711–715
16. Parker SH, Burbank F, Jackman RJ (1994) Percutaneous large-core breast biopsy: a multi-institutional study. Radiology 193: 359–364
17. Parker SH, Jobe WE, Dennis MA, Stavros AT, Johnson KK, Yakes WF, Truell JE, Price JG, Kortz AB, Clark DG (1993) US-guided automated large core breast biopsy. Radiology 187: 507–511
18. Parker SH, Jobe WE (eds) (1993) Percutaneous breast biopsy. Raven Press, New York
19. Parker SH, Klaus AJ (1997) Performing a breast biopsy with a directional, vacuum-assisted biopsy instrument. Radiography 17: 1233–1252
20. Scheler P, Pollow B, Hahn M, Kuner RP, Fischer A, Hoffmann G (2000) Hand-held ultrasound-guided vacuum biopsy of mammary lesions – first experiences. Zentralbl Gynäkol 122: 472–575
21. Schulz-Wendtland R, Aichinger U, Krämer S, Lang N, Bautz W (2001) Mammographisch/stereotaktisch gezielte Vakuum- /Exzisionsbiopsie. Radiology 41: 379–384
22. Schulz-Wendtland R, Bauer M, Krämer S, Büttner A, Lang N (1994) Stereotaxie – Eine Methode zur Punktion, Stanzbiopsie und Markierung kleinster mammographischer Herdbefunde. Gyn Prax 18: 505–518
23. Schulz-Wendtland R, Krämer S, Döinghaus K, Mitze M, Lang N (1997) Interventionelle Techniken in der Mammadiagnostik: sonographisch gezielte Stanzbiopsie. Akt Radiol 7: 30–34
24. Schulz-Wendtland R, Krämer S, Lang N, Bautz W (1998) Ultrasonic guided microbiopsy in mammary diagnosis: indications, technique and results. Anticancer Res 18: 2145–2146
25. Sheth D, Wesen CA, Schroder D, Boccaccio JE (1999) The Advanced Breast Biopsy Instrumentation (ABBI) – experience at a community hospital. Am Surg 65: 729–730
26. Smathers RL (2000) Advanced breast biopsy instrumentation device: percentages of lesion and surrounding tissue removed. AJR 175: 801–803
27. Perry NM (2001) quality assurance in the diagnosis of breast disease. Eur J Canc 37: 159–172
28. Lieberman L, Sama MP (2000) Cost-effectiveness of stereotactic 11-gauge directional vacuum-assisted breast biopsy. AJR 175: 53–58
29. Lindfors KK, Rosenquist CJ (1994) Needle core biopsy guided with mammography: a study of cost-effectiveness. Radiology 190: 217–222
30. American College of Radiology (ACR) (1998) Breast imaging-reporting and data system (BI-RADS). American College of Radiology, 3rd ed, Reston, Va. RöFo 168: 195–199
31. Schulz-Wendtland R, Aichinger U, Krämer S, Tartsch M, Kuchar I, Magener H, Bautz W (2002) Sonographisch gezielte Stanzbiopsie: Wieviele Biopsiezylinder sind notwendig? Ultraschall Med 23: 47–48
32. Schulz-Wendtland R, Heywang-Köbrunner SH, Aichinger U, Krämer S, Wenkel E, Bautz W (2002) Verbessert die Clipmarkierung im Rahmen der sonographischen oder stereotaktischen Brustbiopsie die Verlaufsbeobachtung kleiner Mammaläsionen und Lokalisation von Tumoren nach Chemotherapie? RöFo 174: 620–624
33. Sloane JP, Böcker W, Holland R et al. (1997) Leitlinien für die Pathologie – Anhang zu den Europäischen Leitlinien für die Qualitätssicherung beim Mammographiescreening. Pathologe 18: 71–88
34. Krämer S, Schulz-Wendtland R, Lang N (1996) Qualitätssicherung bei der stereotaktischen Stanzbiopsie durch Einsatz eines Phantoms. Akt Radiol 6: 153–155
35. Liberman L, Dershaw DD, Rosen PP, Abramson AF, Deutch BM, Hann LE (1994) Stereotaxic 14-gauge breast biopsy: how many core biopsy specimens are needed? Radiology 192: 793–795
36. Holland R, Peterse JL, Millis RR, Eusebi V, Faverl YD, van de Vijver MJ, Zafrani B (1994) Ductal carcinoma in situ: a proposal for a new classification. Semin Diagn Pathol 11: 167–180
37. Lagios MD (1995) Ductal carcinoma in situ: controversies in diagnosis, biology and treatment. Breast 1: 67–78
38. Lee CH, Carter D, Philpotts LE, Couce ME, Horvath LJ, Lange RC, Tocino I (2000) Ductal carcinoma in situ diagnosed with stereotactic core needle biopsy: can invasion be predicted? Radiology 217: 466–470
39. Silverstein MJ, Lagios MD, Craig PH, Waisman JR, Lewinsky B, Colburn WJ, Poller DN (1996) A prognostic index for ductal carcinoma in situ of the breast. Cancer 77: 2267–2274
40. Silverstein MJ, Poller DN, Waisman JR, Colburn WJ, Barth A, Gierson ED, Lewinsky B, Gamagami P, Slamon DJ (1995) Prognostic classification of breast ductal carcinoma-in-situ. Lancet 345: 1154–1157
41. Schulz-Wendtland R, Krämer S, Mitze M, Klammer J, Döinghaus K, Lang N, Bautz W (1997) Mammographische und histologische Größenausdehnung intraduktaler Karzinome der Brust im Vergleich. RöFo 166: 38
42. Fischer U, Kopka L, Grabbe E (1998) Magnetic resonance guided localisation and biopsy of sus-

picious breast lesions. Top Magn Reson Imaging 9: 44–59

43. Heywang-Köbrunner SH, Heinig A, Pickuth D, Alberich T, Spielmann RP (2000) Interventional MRI of the breast: lesion localisation and biopsy. Eur Radiol 10: 36–45
44. Kuhl CK, Elevelt A, Leutner CC, Gieske I, Pakos E, Schild HH (1997) Interventional breast MR imaging: clinical use of a stereotactic lokalisation and biopsy device. Radiol 204: 667–675
45. Müller-Schimpfle M, Stoll P, Stern W, Huppert PE, Claussen CD (1998) Precise MR-guided preoperative marking of breast lesions with an embolisation coil using a standard MR coil. RöFo 168: 195–199
46. Sittek H, Linsmeier E, Perlet C, Schneider P, Baudrexel C, Untch M, Reiser M (2000) Preoperative marking and biopsy of nonpalpable breast lesions with a guidance system for the open Magnetom. Radiologe 40: 1098–1105
47. Schulz-Wendtland R, Sittek H, Heske N, Heywang-Köbrunner SH (2001) Radio-frequency breast electro biopsy (RF-BEB): a new diagnostic and therapeutic interventional method in breast diagnosis? Eur Radiol 11: 243
48. Sittek H, Schneider P, Perlet C, Lebeau A, Heske N, Schulz-Wendtland R, Heywang-Köbrunner SH, Reiser M (2001) Neue Technik in der minimal-invasiven Mammadiagnostik: Hochfrequenz Elektro Biopsie (RF-BEB), Technik und Phantomuntersuchungen. RöFo 173: 137
49. Schulz-Wendtland R, Krämer S, Heywang-Köbrunner SH, Aichinger U, Bautz W (2002) Erste Erfahrungen mit einer neuen Biopsievorrichtung (VakuFlash®) zur Entnahme von Gewebeproben aus der weiblichen Brust. Ultraschall Med 23: 49

Alternativen zur adjuvanten Therapie der Brustkrebsbehandlung mit Tamoxifen

W. Eiermann, C. Wolf

Zahlreiche große Vergleichsstudien haben mittlerweile die Überlegenheit der Antiaromatasewirkstoffe (i.e. Anastrozol; Letrozol) in der endokrinen First-line-Therapie des metastasierten Mammakarzinoms bestätigt, und Tamoxifen (TAM) (den bisherigen „Goldstandard") aus seiner ursprünglichen Position in der endokrinen Behandlungssequenz verdrängt. Eine ähnliche Entwicklung lässt sich nach Veröffentlichung der Ergebnisse der ATAC-Studie auch für die adjuvante Therapie beobachten: Auf der St.-Gallen-Konsensuskonferenz wurde mit Anastrozol (ANA) 2003 zum ersten Mal eine Aromatasehemmstoff zur adjuvanten Behandlung des Mammakarzinoms postmenopausaler Frauen bei Kontraindikationen oder Nebenwirkungen unter TAM empfohlen, sodass neben dem „Antiöstrogen" eine weitere Therapieoption zur Verfügung steht. Darüber hinaus steht mit der kombinierten Verabreichung von GnRH-Analogon und TAM eine wirksame Therapie für prämenopausale Patientinnen mit positivem Hormonrezeptorstatus zur Verfügung.

Postmenopause: Ergebnisse der ATAC-Studie

Nach abgeschlossener Primärtherapie (Operation ± Radiatio) wurde bei 9366 postmenopausalen Patientinnen in einer internationalen, doppeltblinden, randomisierten Multicenterstudie die 5-jährige Therapie mit TAM 20 mg/Tag (n=3116) mit ANA 1 mg/Tag (n=3125) bzw. TAM 20 mg/Tag + ANA 1 mg/Tag (n=3125) verglichen.

Krankheitsfreie Zeit, Verträglichkeit, die Zeit bis zum Auftreten von Metastasen, das Überleben und sekundäre Mammakarzinome waren als Studienendpunkte definiert.

Erste Daten wurden nach einem Nachbeobachtungszeitraum von median 33 Monaten publiziert [1], und diese nach weiteren 14 Monaten bestätigt (i.e. 47 Monate) [2].

Alle 3 Therapieoptionen wurden gut vertragen: Unter ANA zeigten sich verglichen mit TAM seltener Hitzwallungen (30,5 vs. 40,3%), Vaginalblutungen (4,8 vs. 8,7%), Endometriumkarzinome (0,1 vs. 0,7%), Fluor vaginalis (3,0 vs. 12,2%), thromboembolische Ereignisse (2,2 vs. 3,8%). Unter ANA wurden häufiger jedoch muskuloskelettale Veränderungen (30,3 vs. 23,7%) sowie eine erhöhte Rate an Frakturen (7,1 vs. 4,4%) beobachtet. Weniger Therapieabbrüche unter ANA (24,1 vs. 28,3% unter TAM) weisen auf ein günstigeres Nebenwirkungsprofil hin, was sich auch in der Zahl unerwünschter Ereignisse ausdrückt (ANA 5,6 vs. TAM 8,1%). Kein Unterschied zeigte sich in der Effektivität von TAM im Vergleich mit der Kombinationstherapie (p=0,8), jedoch war ANA der Kombination und TAM signifikant überlegen. Wegen der geringen Anzahl an Todesfällen konnte bisher noch keine Auswertung des Gesamtüberlebens vorgenommen werden. ANA zeigte im Gesamtkollektiv eine deutliche Überlegenheit gegenüber TAM hinsichtlich der Rezidivfreiheit (DFS: p=0,03) sowie in der Zeit bis zum Auftreten des Rezidives (TTR: p=0,015). Dieser Vorteil zeigte sich auch in der Subanalyse des Kollektivs mit positivem Hormonrezeptorstatus (DFS: p=0,014/TTR: p=0,07).

Unter Gabe von ANA war auch die Inzidenz kontralateraler Tumoren gegenüber TAM verringert (p=0,062). Dieser Unterschied war im rezeptorpositiven Kollektiv statistisch signifikant (p=0,042). Dieses beachtliche präventive Potenzial des Aromatasehemmstoffs wird im Rahmen der IBIS-II-Studie (International Breast Cancer Intervention Study) weiter untersucht werden.

Zur Wertigkeit von Letrozol bzw. Exemestan in der adjuvanten Therapie kann derzeit noch keine Aussage getroffen werden, da Ergebnisse der entsprechenden Studien noch nicht vorliegen.

Prämenopause

Die Gleichwertigkeit der Therapie mit GnRH-Analogon (z. B. Goserelin) in Kombination mit TAM gegenüber zytostatischer Therapie ist im Rahmen verschiedener Studien (kollektive) belegt: ZEBRA-Studie; GROCTA-Trial; ABCSG-5-Studie. Der Therapievergleich von TAM und ANA in Kombination mit GnRH-Analogon (Goserelin) ± Bisphosphonat (Zoledronat) ist Gegenstand einer multinationalen, randomisierten Studie (ABCSG-12-Studie) [3], deren Ergebnisse selbstverständlich abgewartet werden müssen, um weitere Therapieempfehlungen aussprechen zu können. Es steht jedoch fest, dass durch Kombination von ANA mit Goserelin eine effiziente therapeutische Option verfügbar ist, die eine maximale Reduktion peripherer Estradiolwerte bei prämenopausalen Frauen zulässt.

Zusammenfassung

Während in der Prämenopause als endokrine Therapie die Kombination TAM + GnRH-Analogon bevorzugt werden sollte, stellen in der Postmenopause die Daten der ATAC-Studie ein solides Fundament für die Empfehlung von ANA als endokrines Therapeutikum der ersten Wahl dar (bei Vorliegen von Kontraindikationen gegen TAM). Da gerade nodal-negative Patientinnen im Alter über 60 Jahren von einer endokrinen Therapie (gegenüber Chemotherapie) profitieren [4], könnten aufgrund des günstigeren Nebenwirkungsspektrums im kardiovaskulären Bereich und der damit möglicherweise verbundenen Mortalitätssenkung weitere Vorteile einer Therapie mit ANA zu erwarten sein.

Literatur

1. The ATAC Trialists Group (2002) Anastrozole alone or in combination with tamoxifen vs. tamoxifen alone for adjuvant treatment of postmenopausal women with early breast cancer: first results of the ATAC randomised trial. Lancet 359 (9324): 2131–2139
2. Buzdar A (for the ATAC Trialists Group) (2003) The ATAC (Arimidex, Tamoxifen, Alone or in Combination) trial in postmenopausal women with early breast cancer- updated efficacy results based on a median follow up of 47 months. Breast Cancer Res Treat 77: 295
3. Gnant M, Hausmaninger H, Samonigg H et al. (2002) Changes in bone mineral density caused by anastrozole or tamoxifen in combination with goserelin (± zoledronate) as adjuvant treatment for hormone receptor-positive premenopausal breast cancer: results of a randomized multicenter trial. Program and abstracts of the 25th San Antonio Breast Cancer Symposium; December 11–14, San Antonio, Texas, abstr 12
4. Fisher B, Jeong J-H, Bryant J et al. (2002) Findings from two decades of National Surgical Adjuvant Breast and Bowel Project clinical trials involving breast cancer patients with negative axillary lymph nodes. Program and abstracts of the 25th San Antonio Breast Cancer Symposium; December 11–14, San Antonio, Texas, abstr 16

Onkoplastische Eingriffe zur Primärversorgung des Mammakarzinoms

J. Inthraphuvasak

MERKE

1. Die primäre Rekonstruktion der Brust nach modifiziert radikaler Mastektomie bei Mamma-Ca ist ein sicheres Operationsverfahren mit niedriger Komplikationsrate.
2. Dieses Verfahren hat keinen Einfluss auf den Verlauf der Erkrankung oder auf das Auftreten von Lokoregionalrezidiven.
3. Der entscheidende Vorteil besteht in der Vermeidung schwerer psychischer Traumata die häufig verbunden sind mit Depressionen. Durch die Brustamputation kommt es zu einer drastischen Zerstörung des Körperbildes.
4. Viele Patientinnen akzeptieren die Mastektomie leichter, wenn ihnen die drastische Verstümmelung erspart und die Sofortrekonstruktion angeboten wird.

Das Mammakarzinom gehört in den westlichen Ländern zu den häufigsten Malignomen der Frau. In Deutschland erkranken jährlich ca. 46.000 Frauen an Mammakarzinom. Der Altersgipfel bewegt sich zwischen 50–60 Jahren.

Schon in den 60er- und 70er Jahren setzte sich die Erkenntnis durch, dass es sich beim Mammakarzinom um eine potenziell systemische Erkrankung von Beginn an handeln kann. Damit wurde die lokale und lokoregionale Therapie zunehmend in den Hintergrund gedrängt. Die neuen Erkenntnisse aus der Tumorbiologie sowie die retrospektiven und prospektiven klinischen Studien haben dazu geführt, dass die lokale Radikalität der Therapie immer mehr als weniger bedeutsam angesehen wurde. Die Therapie des Mammakarzinoms ist heute gekennzeichnet durch die Individualisierung des Vorgehens. Vor allem bei der Behandlung des kleinen Mammakarzinoms hat sich in den letzten 10 Jahren ein eindrucksvoller Wandel vollzogen. Dabei werden psychische und ästhetische Gesichtspunkte in die Therapieplanung mit eingeschlossen, wenn onkologische Aspekte dadurch nicht benachteiligt sind.

Die operative Therapie des Mammakarzinoms umfasst 2 prinzipielle Vorgehensweisen:

- brusterhaltende Therapie (BET), Axilladissektion und Restbrustbestrahlung,
- modifiziert radikale Mastektomie und Axilladissektion plus + prim. (sek.) Brustrekonstruktion.

BET

Bereits 1981 berichteten Veronesi et al. über die ersten Ergebnisse einer größeren prospektiven randomisierten Studie, welche die radikale Mastektomie mit einem BET-Verfahren + Radiatio verglichen und zeigen konnte, dass die

Überlebensrate und die Lokalrezidivrate nicht schlechter sind. Zehn Jahre danach (1991) empfahlen die National Institutes of Health (NIH) in den USA bei BET eines Mammakarzinoms die Exzision des Primärtumors mit einem Sicherheitsabstand von 1 cm, die ipsilaterale Axilladissektion sowie die Nachbestrahlung der Restbrust mit 45–50 Gy. Zur Zeit werden ca. 60–75% der Patientinnen brusterhaltend operiert.

Die 10-Jahresüberlebensrate nach BET liegt bei T1-Tu's bei 75–87%, T2-Tu's bei 65%.

Die Indikationsstellung der BET muss der Sicherheit Priorität einräumen, dies bedeutet:

- Primärtumor < 2 cm,
- Möglichkeit einer zuverlässigen Resektion im Gesunden.

Kontraindikation sind:

- Multizentrizität,
- Patientin lehnt postop. Radiatio ab,
- inflammatorisches Mammakarzinom mit Lymphangiosis karzinomatosa,
- ungünstige Relation zwischen TU-Größe und Brustvolumen.

Um diese Anforderungen zu gewährleisten werden spezielle Erfahrung und eine optimale Kooperation mit dem Radiologe und dem Pathologen vorausgesetzt.

Bei allen Patientinnen, bei denen die Voraussetzungen für eine BET nicht gegeben sind, gilt die modifiziert radikale Mastektomie als Standardoperation. Dieses Verfahren führt aber zwangsläufig zum Verlust der Brust und damit zur drastischen Zerstörung des Körperbildes. Es ist ein schweres psychisches Trauma für eine Frau, deshalb hat das Konzept der primären Rekonstruktion nach so einer Operation in den letzten Jahren sehr rasch an Bedeutung gewonnen. Es gehört heute zum fest integrierten Bestandteil im Therapiekonzept des Mammakarzinoms. Inzwischen konnten durch klinische systematische Untersuchungen und Langzeitbeobachtungen in kontrollierten Studien nachgewiesen werden, dass der Krankheitsverlauf durch die primäre Rekonstruktion nicht beeinflusst wird und die Lokalrezidive nicht maskiert werden.

Voraussetzung für die sofortige Rekonstruktion ist in jedem Fall der intensive Wunsch nach Wiederherstellung der Brust der Patientin. Ein sehr ausführliches Gespräch mit Erörterung aller Vor- und Nachteile bildet die Basis für dieser Entscheidung. Grundsätzlich sollten alle Patientinnen über die Möglichkeit der verschiedenen Brutrekonstruktionstechniken und alle möglichen Komplikationen informiert werden.

Die Rekonstruktionsmethode wird nach anatomischen Gegebenheiten, aber auch unter Berücksichtigung des Wunsches der Patientinnen gewählt.

Standardoperationsmethoden sind:

- Rekonstruktion mittels subpektoraler Implantateinlage + angleichender Reduktionsplastik + Brustwarzenrekonstruktion,
- Rekonstruktion mittels Latissimuslappen (Lado),
- Rekonstruktion mittels transversalem Rektuslappen (TRAM-Flap).

Nach modifiziert radikaler Mastektomie gilt die Implantation des Gewebeexpanders in eine submuskuläre Tasche als Methode der Wahl. Ziel der submuskulären Implantation müsste es sein, eine vollständige Deckung der Expanderprothese durch Muskulatur zu erreichen. Dadurch wird das Implantat geschützt und eine normale Wundheilung der dünnen Hautlappen gewährleistet. Die Prothese wird mit dem gewünschten Überdehnungsvolumen 2–3 Monate in Position belassen, bevor der Austausch gegen eine definitive Silikon-Gel-Prothese durchgeführt wird. Um das Risiko einer Wundinfektion auf das Minimum zu senken, führen wir eine perioperative Antibiotikaprophylaxe durch. In der letzten Zeit verwenden wir bei ausgewählten Patientinnen des sog. Turn-over-flap durch sofortigen Einsetzen des definitiven Implantat nach Herstellung einer großen submuskulären Tasche. Dadurch wird der Patientin eine zusätzliche Operation erspart.

Viele Patientinnen sind gegen den Einsatz von Silikonprothesen, wenn die Möglichkeit der Verwendung autologen Gewebematerials besteht. Die Implantattechnologie weist immer noch einige Problem auf. So werden nach wie vor häufig Kapselfibrosebildung mit Schmerzensymtomatik beobachtet. Bei einem entsprechend ausgewählten Patientengut lassen sich derartige Probleme durch Einsatz einer Latissimus-Lappen-Plastik oder durch einer TRAM-Lappen-Plastik vermeiden.

Literatur

1. Fisher B, Anderson S, Redmond CK et al. (1995) Reanalysis and results of 12 years of follow up in a randomised clinical trial comparing total mastectomy with lumpectomy with or without irridiation in the treatment of breast cancer. N Engl J Med 333: 1456–1461
2. Tumorzentrum München an den Medizinischen Fakultäten der Ludwig-Maximilians-Universität und Technischen Universität (2001) Manual Mammakarzinome, 8. Aufl., S 53–60
3. Gauwerky JFH, Costa S, Kaufmann M (1996) Technik der Tumorektomie bei zentraler Mammakarzinomlokalisation. Geburtsh Frauenheilkd 56: 600–604
4. Stevens LA, McGrath MH, Druss RG et al. (1994) The psychological impact of immediate breast recontruction for woman with early breast cancer. Plast Reconst Surg 73: 616–626
5. Veronesi U, Banfi A (1989) Brusterhaltende Operationsverfahren: Ergebnisse der Mailänder Studien. In: Bohmert H (Hrsg) Brustkrebs – Organerhaltung und Rekonstruktion. Thieme, Stuttgart New York, S 91–95

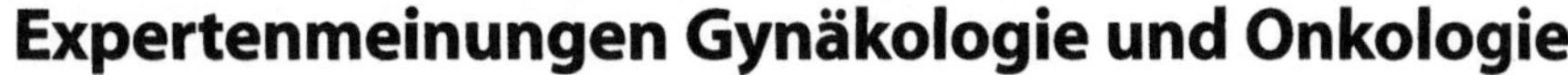

Expertenmeinungen Gynäkologie und Onkologie

Die präoperative Tumormarkerbestimmung ist wichtig und richtig!

K. Münstedt, R. von Georgi

MERKE

1. Tumormarker sind biochemisch höchst unterschiedliche Substanzen, die bei Patientinnen mit Malignomen im Blut nachgewiesen werden können.
2. Es handelt sich meist um Proteine und Glykoproteine, die als Hormone wirken (HCG), enzymatische Aktivität haben (PSA) oder deren biologische Funktion bislang unbekannt ist (CEA, AFP).
3. Die präoperative Tumormarkerbestimmung ist sinnvoll. Unter Umständen kann sie einen Hinweis auf eine bereits stattgefundene Metastasierung geben. Sie kann möglicherweise hilfreich zur besseren Planung der Primärtherapie sein und eventuell auch eine Grundlage bezüglich der Entscheidung über postoperative Staging-Maßnahmen bieten. In jedem Fall lässt sich präoperativ am besten feststellen, ob der Tumor Marker in das Serum abgibt.
4. Eine positive Markerexpression kann deshalb anzeigen, dass in der Nachsorge in unklaren Situationen mit Hilfe des Markers ein Rezidiv bestätigt bzw. evtl. auch ausgeschlossen werden kann.

Allgemeines

Tumormarker sind biochemisch höchst unterschiedliche Substanzen, die bei Patientinnen mit Malignomen im Wesentlichen im Blut nachgewiesen werden können. Es handelt sich meist um Proteine und Glykoproteine, die als Hormone wirken (hCG), enzymatische Aktivitäten haben (PSA) oder deren biologische Funktion bislang unbekannt ist (CEA, AFP).

Die Bestimmung von Tumormarkern erfolgt meist mit Hilfe immunochemischer Methoden (RIA, Elisa, EIA). In der Gynäkologie spielen folgende Tumormarker eine größere Rolle:

- Mammakarzinom: CEA, CA153, TPA,
- Korpuskarzinom: CEA, CA125,
- Kollumkarzinom: SCC,
- Ovarialkarzinom: CA125, CA724,
- Vaginal- und Vulvakarzinom: SCC.

Tumormarker wurden bisher für eine Vielzahl von Indikationen angegeben:

- Früherkennung und Screening (sekundäre Prophylaxe),
- Diagnosesicherung,
- Stadieneinteilung und Prognose,
- Therapieüberwachung und Abschätzung des Therapieerfolges,
- Erkennung von Rezidiven (tertiäre Prophylaxe).

Leider haben sich jedoch die vielfältigen Hoffnungen im Hinblick auf die Tumormarker nicht erfüllt. Dies liegt u.a. daran, dass nicht alle Tumoren einer Entität den Marker exprimieren und sezernieren. Außerdem können auch bei gutartigen Erkrankungen Tumormarker falsch-positiv sein. Bekanntestes Beispiel ist hier das erhöhte CEA bei Rauchern. Leber- und Nierenerkrankungen beeinflussen ebenfalls die Tumormarker-Serumspiegel. Im Indikationsbereich Früherkennung und Screening hat sich bisher lediglich das Prostataspezifische Antigen (PSA) als sinnvoll erwiesen. Im Bereich der Gynäkologie gibt es in diesem Bereich keinen etablierten Marker. Großangelegte Studien untersuchen jedoch derzeit den Stellenwert von CA125 für das Screening des Ovarialkarzinoms, wobei unklar ist, ob in dieser Indikation der Einsatz von Tumormarkern sinnvoll ist, da im Rahmen einer Vorstudie mit 20.000 Frauen kein überzeugendes Ergebnis gefunden wurde, sodass die Folgestudie mit mehr als 10.000 Frauen geplant wurde (Jakobs et al. 1999). Eine Diagnosesicherung ist mit Tumormarkern nicht möglich. Allerdings könnte ihnen einen gewisse Rolle bei Tumoren mit unbekanntem Ursprung (CUP) zukommen. Ihr wesentlicher Stellenwert besteht in der Therapieüberwachung und Abschätzung des Therapieerfolgs, da mit ihrer Hilfe dieser einfacher und preiswerter zu bestimmen ist. Im Hinblick auf die tertiäre Prophylaxe kann die Tumormarkerbestimmung der frühzeitigen Rezidiverkennung dienen. Da sich jedoch bislang aus der frühzeitigen Rezidiverkennung keine Überlebensvorteile ableiten lassen, wird heute weitgehend auf eine Tumormarkerbestimmung als Teil der systematischen Tumornachsorge verzichtet und eine symptomorientierte Nachsorge durchgeführt.

Die präoperative Tumormarkerbestimmung – bisherige Erkenntnisse

Auch in jüngerer Zeit wurde der Nutzen einer präoperativen Tumormarkerbestimmung von verschiedenen Arbeitsgruppen untersucht. Im Folgenden wird der derzeitige Erkenntnisstand zu den unterschiedlichen gynäkologischen Tumorentitäten dargestellt.

Mammakarzinom

In einer Studie an 364 Patientinnen mit Mammakarzinom ohne klinischen Hinweis auf Metastasierung wurden die beiden Marker CEA und CA153 präoperativ bestimmt und in einer multifaktoriellen Analyse mit klassischen Prognosefaktoren in Beziehung gesetzt. Hohe Tumormarker-Testergebnisse waren signifikant mit aneuploiden Tumoren mit hoher S-Phase-Fraktion, einem positiven Nodalstatus sowie dem rezidivfreien Überleben assoziiert (Cañizares et al. 2001). Histologie, Grading, Nekrose und Steroidhormonrezeptorstatus (ER, PR) blieben unbeeinflusst.

Korpus-/Endometriumkarzinom

Beim Endometriumkarzinom zeigen 2 Studien, dass CA125-Serumspiegel mit dem Krankheitsstadium, bzw. Nodalstatus korrelieren (Kurihara et al. 1998; Hsieh et al. 2002). Bei einem Cut-Off-Level von 40 U/ml war der präoperative Tumormarker ein guter Hinweis auf einen Lymphknotenbefall auch in der multifaktoriellen Analyse (Hsieh et al. 2002). Die Autoren glauben, dass bei einer Sensitivität von 77,8%, einer Spezifität von 81,1% sich CA125 als nützlicher Marker für die präoperative Abschätzung des Stadiums und im Hinblick auf die Planung einer Lymphonodektomie erweist.

Kollum-/Zervixkarzinom

Univariate Analysen zeigen auch für das Squamous Cell Carcinoma Antigen (SCC), dass erhöhte Serumspiegel (> 4 ng/ml) mit einer hohen Wahrscheinlichkeit eines Lymphknotenbefall verknüpft sind (Bolger et al. 1997; Takeshima et al. 1998; Duk et al. 1996). Allerdings zeigt nur die Untersuchung von Duk et al. (1996), dass die Tumormarkerwerte einem unabhängigen Faktor darstellen. Insgesamt erscheint die SCC-Bestimmung präoperativ sinnvoll zur OP-Planung und nur eine Studie mit einer kleinen Fallzahl widerspricht den o. g. Ergebnissen (Gaarenstroom et al. 2000).

Ovarialkarzinom

Beim Ovarialkarzinom ist der präoperative CA125-Serum-Spiegel ein wichtiger Ausgangswert für die Beurteilung des Ausmaßes der operativen Zytoreduktion, da die Serumspiegel des Markers direkt mit der Tumormasse korrelieren. Aus dem weiteren Verlauf des Markers ist eine Abschätzung der Prognose möglich (Rustin et al. 1989; Ron et al. 1994; Münstedt et al. 1997). Darüber hinaus deuten erhöhte Serumspiegel präoperativ auf eine seröse histologische Differenzierung, hohes Grading (G3), Aszites und ein fortgeschrittenes Stadium hin (Cooper et al. 2002), wobei hier diese Befunde nicht unwidersprochen sind.

Nichtgynäkologische Tumorentitäten

Auch bei verschiedenen anderen Tumorentitäten hat sich die präoperative Bestimmung von Tumormarkern als sinnvoll erwiesen. Dies gilt z. B. für das Magenkarzinom (Marelli et al. 2001) als auch kolorektale Tumoren (Forslund et al. 2002).

Zusammenfassung

Oben genannte Erkenntnisse zeigen, dass die präoperative Tumormarkerbestimmung sinnvoll ist, um u. U. Hinweise auf eine bereits stattgefundene Metastasierung zu bekommen. Sie kann möglicherweise hilfreich zur besseren Planung der Primäroperation sein und evtl. auch Grundlage bzgl. der Entscheidung über postoperative Stagingmaßnahmen. In jedem Fall lässt sich präoperativ am besten feststellen, ob der Tumor Marker in das Serum abgibt. Eine positive Markerexpression kann damit anzeigen, dass in der Nachsorge bei unklaren Situationen mit Hilfe des Markers ein Rezidiv einfach bestätigt, evtl. auch ausgeschlossen werden.

Literatur

Bolger BS, Dabbas M, Monaghan JM (1997) Prognostic value of preoperative squamos cell karzinoma antigen level in patients surgically treated for cervical karzinoma. Gynecol Oncol 65: 309–313

Cañizares F, Sola J, Pérez M, Tovar I, DeLasHeras M, Salinas J, Peñafiel R, Martínez P (2001) Preoperative value of CA 15-3 and CEA as prognostic factors in breast cancer: a multivariate analysis. Tumori 22: 273–281

Copper BC, SoodAK, Davis CS, Ritchie JM, Sorosky Ji, Anderson B, Buller RE (2002) Preoperative CA 125 levels: an independent prognostic factor for epithelial ovarian cancer. Obstet Gynecol 100: 59–64

Duk JM, Groenier KH, de Bruijn HW, Hollema H, Ten Hoor KA, van der Zee AG, Aalders JG (1996) Pretreatment serum squamous cell karzinoma antigen: a newly identified prognostic factor in early-stage cervical karzinoma. J Clin Oncol 1996: 111–118

Forslund A, Engaras B, Lonnroth C, Lundholm K (2002) Prediction of postoperative survival by preoperative concentrations of anti-p53 compared to CEA, CA 50, CA 242 and conventional blood tests in patients with colorectal karzinoma. Int J Oncol 20: 1013–1018

Gaarenstroom KN, Kenter GG, Bonfrer JMG, Korse CM, Van de Vijver MJ, Fleuren GJ, Trimbos JB (2000) Can initial serum Cyfra 21-1, SCC antigen, and TPA levels in squamous cell cervical cancer predict lymph node metastasis or prognosis. Gynecol Oncol 77: 164–170

Hsieh CH, ChangChien CC, Lin H, Huang EY, Huang CC, Lan KC, Chang SY (2002) Can a preoperative CA 125 level be a criterion for full pelvic lymphadenectomy in surgical staging of endometrial cancer? Gynecol Oncol 86: 28–33

Jakobs IJ, Skates SJ, MacDonald N, Menon U, Rosenthal AN, Davies AP, Woolas R, Jeyarajah AR, Sibley K, Lowe DG, Oram DH (1999) Screening for ovarian cancer: a pilot randomised controlled trial. Lancet 353: 1207–1210

Kurihara T, Mizinuma H, Obara M, Andoh K, Ibuki Y, Nishimura T (1998) Determination of a normal level of serum AC 125 in postmenopausal women as a tool for preoperative evaluation and postoperative surveillance of endometrial karzinoma. Gynecol Oncol 69: 192–196

Marelli D, Pinto E, DeStefano A, de Manzoni G, Farnetani M, Garosi L, Roviello F (2001) Preoperative positivity of serum tumor markers is a strong predictor of hematogenous recurrence of gastric cancer. J Surg Oncol 78: 253–258

Münstedt K, Krisch M, Sachsse S, Vahrson H (1997) Serum CA 125 levels and survival in advanced ovarian cancer. Arch Gynecol Obstet 259: 117–123

Ron IG, Inbar M, Gelernter I, Lewysohn O, Ayalon D, Dale J, Chatchik S (1994) Use of CA-125 response to predict survival parameters of patients with advanced ovarian karzinoma. Acta Obstet Gynecol Scand 73: 658–662

Rustin G, Gennings JN, Nelstrop AE, Covarrubias, Lambert HE, Bagshawew KD (1989) Use of CA-125 to predict survival of patients with ovarian karzinoma. J Clin Oncol 7: 1667–1671

Takeshima N, Hirai Y, Katase K, Yano K, Yamauchi K, Hasumi K (1998) The value of squamous cell karzinoma antigen as a predictor of nodal metastasis in cervical cancer. Gynecol Oncol 68: 263–266

Die β-hCG-Konzentration bestimmt die Therapie der EUG?

H. Gips

Bei der Diagnostik der Tubargravidität zeigt die Kombination des transvaginalen Ultraschalls und der hCG-Konzentration im Serum eine hohe Sensitivität und Spezifität.

Bei Serumkonzentrationen des hCG von >1500 mIU/ml, ohne vaginalsonographisch nachweisbarem Fruchtsack im Uterus, bei entsprechend klinischer Symptomatik, evtl. auch noch nachweisbarem Adnexbefund, ist davon auszugehen, dass eine Extrauteringravidität vorliegt, sodass bei dieser Konstellation direkt eine weitere laparoskopische Abklärung folgen sollte.

Bei Konzentrationen des hCG unter 1500 mIU/ml, ohne vaginalsonographischem Nachweis einer intrauterinen Schwangerschaft, bei klinischer Stabilität der Patientin, können zunächst weitere hCG-Kontrollen folgen. Während sich bei einer intakten intrauterinen Schwangerschaft die hCG-Konzentration in der frühen Schwangerschaft alle 1,5–2 Tage verdoppelt, ist die Verdopplungszeit bei vorliegender Tubargravidität 3 Tage und länger, sodass dieser verzögerte Konzentrationsanstieg ebenfalls noch einmal den Verdacht auf eine Tubargravidität unterstützt. Bei einem Anstieg über 1500 mIU/ml mit fehlendem intrauterinen Fruchtsack sollte eine weitere klinische Abklärung folgen, bei dann wohl vorliegender Extrauteringravidität (Barnhart et al. 1994).

Bei Verdacht auf eine Tubargravidität sollte ein exspektatives Management mit Zurückhaltung eingesetzt werden. Untersuchungen von Korhonen et al. (1994) zeigten bei Konzentrationen des hCG >2000 mIU/ml lediglich eine Erfolgsrate von 25%, bei <500 mIU/ml >200 mIU/ml eine Erfolgsrate von 73%, während bei hCG-Konzentrationen unter 200 mIU/ml die Erfolgsrate bei 88% lag. Insgesamt sollte ein hCG-Abfall von 50% in 6 Tagen folgen. Aus den vorliegenden Daten ist zu schließen, dass ein exspektatives Management lediglich bei einer aktuellen Konzentration des hCG im Serum <200 mIU/ml eingesetzt werden sollte, mit folgender engmaschiger Kontrolle des hCG.

Der Verlauf der hCG-Konzentrationen im Serum nach erfolgter Therapie ist das entscheidende Kriterium, ob die vorausgegangene Therapie erfolgreich war oder weiterhin eine persistierende Extrauteringravidität vorliegt.

Bei tubenerhaltender Operation (Salpingostomie) werden persistierende Extrauteringraviditäten mit 3–20% angegeben (Yao u. Tulandi 1997). Bei einem Abfall des hCG von 70–80% zur Ausgangskonzentration am ersten Tag nach der Operation zeigten sich nur 8% persistierende Tubargraviditäten. Zeigte sich ein Abfall von <50%, lag diese Rate bei 38% (Spandorfer et al. 1997). Bei einem Abfall des hCG postoperativ von <55% am Tag 3 nach der Operation muss von einer persistierenden Tubargravidität ausgegangen werden (Poppe u. Vandenbussche 2001). Bei dem Verdacht oder Hinweis auf eine persistierende Tubargravidität ist eine folgende Methotrexat-Therapie in Betracht zu ziehen.

Der primäre Einsatz des Methotrexat bei Extrauteringraviditäten sollte ebenfalls von der Ausgangskonzentration des hCG abhängig gemacht werden. Bei Konzentrationen des hCG >2000 mIU/ml zeigte sich ein Misserfolg von 71%, auch bei einer Größe des Adnexbefundes von >2 cm lag der Misserfolg bei 48% (Shalev et al. 1995).

Bei Konzentrationen des hCG von > 2000 mIU/ml sollte daher keine primäre Methotrexat-Therapie eingesetzt werden.

Der Konzentrationsverlauf des hCG nach erfolgter Therapie mit Methotrexat zeigt zunächst von Tag 1–4 einen Anstieg (Stovall u. Ling 1993) mit dann folgendem Abfall. Wenn sich zwischen Tag 5 und 7 nach Methotrexat-Gabe ein weiterer Anstieg oder eine Plateaubildung zeigt, dann ist eine zweite Methotrexat-Dosis indiziert.

Ein Abfall in den Null-Zahl-Bereich (< 3,5 mIU/ml) ist nach erfolgreicher Methotrexat-Therapie im Mittel nach 23–35 Tagen erreicht (Glock et al. 1994; Stovall u. Ling 1993).

Literatur

Barnhart K, Mennuti MT, Benjamin I, Jacobson S, Goodman D, Coutifaris C (1994) Prompt diagnosis of ectopic pregnanc in an emergency department setting. Obstet Gynecol 84: 1010–1015

Glock JL, Johnson JV, Brumsted JR (1994) Efficacy and safety of single-dose systemic methotrexate in the treatment of ectopic pregnancy. Fertil Steril 62: 716–721

Korhonen J, Stenman UH, Ylöstalo P (1994) Serum human chorionic gonadotropin dynamics during spontaneous resolution of ectopic pregnancy. Fertil Steril 61: 632–636

Poppe WA, Vandenbussche N (2001) Postoperative day 3 serum human chorionic gonadotropin decline as a predictor of persistent ectopic pregnancy after linear salpingotomy. Eur J Obstet Gynecol Reprod Biol 99: 249–252

Shalev E, Peleg D, Bustan M, Romao S, Tsabari A (1995) Limited role for intratubal methotrexate treatment of ectopic pregnancy 63: 20–24

Spandorfer SD, Sawin SW, Benjamin I, Barnhart K (1997) Postoperative day 1 serum human chorionic gonadotropin level as a predictor of persistent ectopic pregnancy after conservative surgical management. Fertil Steril 68: 430–434

Stovall TG, Ling FW (1993) Single-dose methotrexate: an expanded clinical trial. Am J Obstet Gynecol 168: 1759–1765

Yao M, Tulandi T (1997) Current status of surgical and nonsurgical management of ectopic pregnancy. Fertil Steril 67: 421–433

Rechtfertigt bei genetischer Disposition das Mammakarzinom die Ovarektomie zur Ovarialkarzinomprophylaxe?

V. Hanf, G. Emons

Die Mutationen in den Tumorsuppressor-Genen BRCA1 und BRCA2 (Breast Cancer Gene 1 & 2) liegen ca. der Hälfte der Fälle genetisch determinierter Mammakarzinome zugrunde. Für die restlichen 50 % werden weitere, noch nicht identifizierte Brustkrebsgene verantwortlich gemacht. Frauen mit einer Mutation in einem der BRCA-Gene haben pauschal ein Lebenszeitrisiko von 80–90 %, an Brustkrebs und von 30–60 % an einem Ovarialkarzinom zu erkranken. Bei diesem doch sehr hohen kumulativen Malignomrisiko stellt sich unmittelbar die Frage nach einer möglichen Prophylaxe. Eine besondere Bedeutung im prophylaktischen Arsenal kommt der vorbeugenden Chirurgie zu.

In den Vereinigten Staaten ist die Bereitschaft zur prophylaktischen Operation bei nachgewiesener genetischer Krebsdisposition deutlich höher als hierzulande (nur 5 % prophylaktische Operationen lt. Erfahrungen des Deutschen Konsortiums für Heriditäres Mamma- und Ovarialkarzinom) (Kiechle 2002). Wenn auch die Frage nach prophylaktischer Chirurgie hierzulande selten aufgeworfen wird, richtet sie sich in der Mehrzahl der Fälle die bilaterale prophylaktischen Mastektomie bei solchen Frauen, die in ihrer Familie miterleben mussten, wie meist mehrere nahe Angehörige an einem Mammakarzinom litten.

Seltener wird von jungen Frauen der Wunsch nach einer prophylaktischen bilateralen Adnexektomie geäußert, um einem Ovarialkarzinom vorzubeugen. Die insgesamt niedrigere Erkrankungswahrscheinlichkeit und die Unmöglichkeit, nach einer solchen OP den Kinderwunsch zu erfüllen, steht einer häufigeren Nachfrage nach der Ovarektomie offenbar entgegen, obwohl in letzter Zeit mittels retro- und prospektiver Untersuchungen gezeigt werden konnte, dass eine prophylaktische bilaterale Ovarektomie das Risiko für ein Ovarialkarzinom in Fällen einer familiären Belastung und nachgewiesener BRCA-Mutation reduziert – *Evidenzniveau II, Empfehlungsgrad A*; Tabelle 1) – (Kauff et al. 2002; Rebbeck et al. 2002).

Interessanterweise konnte durch diese Maßnahme auch das Mammakarzinomrisiko halbiert werden, wobei sich die Frage nach dem Mechanismus stellt, da es sich bei BRCA-abhängigen Brustkrebserkrankungen überwiegend um steroidhormonrezeptor-negative Fälle handelt. Möglicherweise sind auch diese Tumoren in einem frühen Stadium ihrer Karzinogenese estrogenresponsiv.

In diesem Zusammenhang soll nicht unerwähnt bleiben, dass die prophylaktische beidseitige Mastektomie ebenfalls signifikant das Mammakarzinomrisiko vermindert (Hartmann et al. 1999; Meijers-Heijboer et al. 2001). Es ergibt sich ebenfalls ein *Evidenzniveau II, Empfehlungsgrad A*.

Hier soll jedoch ein anderer Aspekt dieses komplexen Themenbereichs behandelt werden:

Sollte der Frauenarzt einer an einem familiären Mammakarzinom bereits erkrankten Patientin mit einer bekannten BRCA-Mutation die prophylaktische Operation an den Ovarien empfehlen, ggf. welcher Zugangsweg und welche operative Ausdehnung sollten gewählt werden?

Handelt es sich bei dem nachgewiesenen Tumor um ein *steroidrezeptorpositives Karzi-*

Tabelle 1. Evidenzniveaus (Level of Evidence, LOE) und Empfehlungsgrade zur Bewertung von Therapieempfehlungen: LOE/GOR: Canadian Task Force on Preventive Health Care

Niveau (LOE)	Voraussetzungen für die Evidenz
I	Metaanalyse von multiplen, gut geplanten, kontrollierten Studie. Eine randomisierte Studie mit niedrigem falsch-positivem und niedrigem falsch-negativem Fehler (hohe Power)
II	Mindestens eine gut geplante, kontrollierte experimentelle Studie oder randomisierte Studien mit hohem falsch-positivem und/oder hohem falsch-negativem Fehler (niedrige Power)
III	Gut geplante, nichtrandomisierte, kontrollierte Einzelgruppen, prä-post-Kohorten, Zeit- oder Fall-Kontrollstudien
IV	Gut geplante, vergleichende oder korrelierende, deskriptive oder Fallstudien
V	Fallberichte und klinische Beispiele
Empfehlungsgrad	**Voraussetzung für die Empfehlung**
A	Hohe Evidenz die Empfehlung zu unterstützen, dass eine Intervention/Behandlung in einer spezifische Situation regelmäßig eingesetzt werden sollte
B	Mäßiggradige Evidenz die Empfehlung zu unterstützen, dass eine Intervention/ Behandlung in einer spezifische Situation regelmäßig eingesetzt werden sollte
C	Unzureichende Evidenz, eine Intervention/Behandlung für eine spezifische Situation zu empfehlen oder von ihr abzuraten. Empfehlung aus anderen Gründen
D	Mäßiggradige Evidenz, die Empfehlung zu unterstützen, dass eine Intervention/ Behandlung in einer spezifische Situation unterlassen werden sollte
E	Hohe Evidenz, die Empfehlung zu unterstützen, dass eine Intervention/Behandlung in einer spezifischen Situation unterlassen werden sollte

nom, ist die Frage nach der Ovarektomie per se schon aus tumorbiologischer Sicht in Hinblick auf das Mammakarzinom mit einem klaren „Ja" zu beantworten. Die EBCTCG hat in einer Metaanalyse von 12 randomisierten Studien zur adjuvanten Kastrationsbehandlung insgesamt knapp 3500 Patientinnen mit einem Follow-Up von 15 Jahren ausgewertet. Unter ca. 2100 als prämenopausal eingestuften Frauen konnte durch die Kastrationsbehandlung die 15-Jahres-Überlebensrate von 46,1 auf 52,4% signifikant verbessert werden. Das rezidivfreie Überleben verbesserte sich ebenfalls um 6%. (EBCTCG, 2000). *Evidenzniveau I, Empfehlungsgrad A.*

Handelt es sich um ein *steroidhormonrezeptornegatives Mammakarzinom*, wäre allein in Hinblick auf das immerhin noch drohende kontralaterale Mammakarzinom eher die Empfehlung zur Ovarektomie auszusprechen. Diese Empfehlung stützt sich auf die Daten von Rebbeck et al. (1999), in denen eine protektive Wirkung der bilateralen Ovarektomie bei BRCA1-Mutationsträgerinnen für das Mammakarzinom nachgewiesen werden konnte. Auf die offene Frage des Pathomechanismus wurde bereits oben eingegangen. In diesem Zusammenhang sind die Daten von Møller et al. (2002) von besonderem Interesse: in ihrer prospektiven Studie zeigte sich bezüglich der Estrogenrezeptorverteilung bei Mammakarzinompatienten folgendes aus der Literatur erwartetes Bild:

BRCA1-Mutation positiv (n = 36)	BRCA1- u.-2-Mutation negativ (n=205)	
52,8%	15%	Rezeptornegativ
19%	31,7%	ER-positiv

In der Gruppe der BRCA1-Mutationträgerinnen unter den Mammkarzinompatientinnen würden sehr viel häufiger ER-negative Tumoren gefunden.

Unter den 36 Mutationsträgerinnen ließen sich 21 Patientinnen von -12 bis +12 Monate um die Diagnosestellung (t = 0) herum ovarektomieren, 15 Patientinnen behielten ihre Ovarien. Von den ovarektomierten Frauen erfuhr nur eine ein Rezidiv, wogegen 7 der 15 intakten Patientinnen einen Rückfall erlitten. Das 5-Jahresüberleben war signifikant unterschiedlich:

BRCA1-Mutation positiv (n = 36)	5-Jahres-überleben	
21 ovarektomiert	67%	p = 0,01
15 ohne Ovarektomie	44%	–

Leider machen die Autoren keine Angaben über den Rezeptorstatus der ovarektomierten und nichtovarektomierten Patientinnen. Es ist dennoch davon auszugehen, dass bei BRCA1-Trägerinnen die Ovarektomie unabhängig vom Rezeptorstatus einen benefiziellen Effekt auf das Mammakarzinomgeschehen hat. *Evidenzniveau II, Empfehlungsgrad B.*

Die wesentliche Stoßrichtung der Empfehlung zur prophylaktische Operation ist die der Verhütung eines Ovarialkarzinoms als vom Brustkrebs unabhängige Zweiterkrankung.

Frauen mit einer BRCA1-Mutation haben ein 63% Lebenszeitrisiko, ein Ovarialkarzinom zu entwickeln, die mit einer BRCA2-Mutation ein entsprechendes Risiko von 27% (Elit 2001).

Rebbeck et al. (2002) zeigten in einer retrospektiven, Kauff et al. (2002) in einer kleineren prospektiven Studie, dass die Ovarektomie in BRCA1 u./o. 2 Trägerinnen in signifikanter Weise vor der Entwicklung eines Ovarialkarzinoms schützt. *Evidenzniveau II, Empfehlungsgrad A.*

Dabei fanden Rebbeck et al. in Übereinstimmung mit anderen Studien einen niedrigen aber relevanten Anteil inzidenter Adnexmalignome (2,3%) zum Zeitpunkt der prophylaktischen Operation. Paley et al. (2001) entdeckten bei prophylaktischen Operationen zwei inzidente Tubenkarzinome. Colgan et al. (2001) untersuchten prospektiv die Präparate von 60 konsekutiven prophylaktischen Adnexoperationen und fanden bei 5 BRCA1-Mutationsträgerinnen Ovarial- u/o. Tubenkarzinome.

Von den 259 Mutationsträgerinnen, die sich einer Ovarektomie unterzogen, entwickelten im Laufe von knapp 9 Jahren 0,8% ein primäres Peritonealkarzinom. In der Kontrollgruppe von 292 Mutationsträgerinnen, die ihre Ovarien behalten wollten, entwickelten 19,9% innerhalb von 8 Jahren ein Ovarialkarzinom.

In der prospektiven Studie von Kauff et al. (2002) mit einer kürzeren Nachbeobachtungszeit von 2 Jahren entwickelten 1% der ovarektomierten Frauen ein primäres Peritonealkarzinom, in der Kontrollgruppe ohne prophylaktische Operation traten 6,9% Ovarial- oder Peritonealkarzinome auf.

Aufgrund der erhöhten Inzidenz der Tubenkarzinome sollte im Falle einer gewünschten prophylaktischen Ovarektomie eine komplette Adnexektomie durchgeführt werden. Dabei kann selbstverständlich ein laparoskopischer Zugang gewählt werden. Im Rahmen dieser OP empfiehlt es sich, großzügig multifokale Peritonealbiopsien zum Ausschluss eines primären Peritonealkarzinoms zu entnehmen. Die Entnahme einer Peritoneallavage scheint die Detektionsrate okkulter disseminierter Karzinome zu verbessern (Colgan et al. 2002). Manche Autoren (Paley et al. 2001) favorisieren aufgrund der Tubenreste nach Adnexektomie sogar die Hysterektomie als präventive Operation der Wahl.

Abschließend soll die Frage beantwortet werden, welcher Lebenszeitgewinn von einer prophylaktischen Operation für bereits an einem Mammakarzinom erkrankte BRCA-Mutationsträgerinnen erwartet werden darf.

Schrag et al. untersuchten 2002 vergleichend die Effekte von Tamoxifen, bilateraler Ovarektomie und prophylaktischer kontralateraler Mastektomie. Die Ergebnisse dieser hypothetischen Modellrechnung, bezogen auf eine 30-jährige Patientin mit einer BRCA-Mutation und nachgewiesenem Mammakarzinom sind der Tabelle 2 zu entnehmen. Dabei muss zwischen den

Tabelle 2. Rechnerischer Lebenszeitgewinn für Mutationsträgerinnen mit MaCa. (Nach Schrag et al. 2002)

Lebenszeitgewinn bei niedriger Penetranz	Lebenszeitgewinn bei hoher Penetranz	Präventive Maßnahme
24% kontralaterales MaCa, 6% Ovarial-Ca	65% kontralaterales MaCa, 40% Ovarial-Ca	Spontanrisiko
0,2	1,8 Jahre	Prophylaktische Ovarektomie
0,6	2,1 Jahre	Kontralaterale Mastektomie
0,4	1,3 Jahre	5 Jahre Tamoxifen

Extremen einer niedrigen bzw. hohen Penetranz der Mutation stratifiziert werden. Der Effekt der präventiven Maßnahme ist im Vergleich zu einem beobachtenden Abwarten zu sehen.

Diese Modellrechnung belegen die Effizienz prophylaktischer Maßnahmen auch im Falle des bereits eingetretenen genetisch determinierten Mammakarzinoms.

Für die von uns aufgrund der vorliegenden Evidenz bei erkrankten Mutationsträgerinnen klar befürworteten bilateralen prophylaktischen Adnexektomie bleibt nur noch die Frage zu klären, wann die Operation durchgeführt werden sollte. Die in der Literatur dazu vorliegenden Empfehlungen gehen von einem möglichst frühen Zeitpunkt nach Vollendung der Familienplanung aus, auf jeden Fall um das 40. Lebensjahr. Im Datensatz von Rebbeck et al. (2002) lag das mittlere Alter der Patientinnen, die unter Erhalt der Ovarien später an einem Ovarialkarzinom erkrankten bei 50,3 Jahren (30,1–73,2). Somit sollte nach der Erfüllung des Kinderwunsches nicht unnötig lange gezögert werden (Haber 2002; Struewing et al. 1995).

Literatur

Agoff SN, Mendelin JE, Grieco VS, Garcia RL (2002) Unexpected gynecologic neoplasms in patients with proven or suspected BRCA-1 or -2 mutations: implications for gross examination, cytology, and clinical follow-up. Am J Surg Pathol 26 (2): 171–178

Colgan TJ, Boerner SL, Murphy J, Cole DE, Narod S, Rosen B (2002) Peritoneal lavage cytology: an assessment of its value during prophylactic oophorectomy. Gynecol Oncol 85 (3): 397–403

Elit L (2001) Familial ovarian cancer. Can Fam Phys 47: 778–774

Haber D (2002) Prophylactic oophorectomy to reduce the risk of ovarian and breast cancer in carriers of BRCA mutations. N Engl J Med 346 (21): 1660–1662

Hartmann LC, Schaidf DJ, Woods JE et al. (1999) Efficacy of bilateral prophylactic mastectomy in women with a family history of breast cancer. N Engl J Med 340: 77–84

Kauff ND, Satagopan JM, Robson ME et al. (2002) Risk-reducing salpingo-oophorectomy in women ewith a BRCA1 or BRCA2 mutation. N Engl J Med 346: 1609–1615

Kiechle M (2002) Genetik und Prävention. In: v. Minckwitz G (Hrsg) Aktuelle Empfehlungen zur Therapie primärer und fortgeschrittener Mammakarzinome, State of the Art Meeting Gravenbruch 2002, für die AGO-Organkommission „Mamma". Zuckschwerdt, München Wien New York, S 10–15

Meijers-Heijboer H, van Geel B, van Putten WL et al. (2001) Breast cancer after prophylactic bilateral mastectomy in women with a BRCA1 or BRCA2 mutation. N Engl J Med 345: 159–164

Møller P, Borg A, Evans D et al. (2002) Analysis of a series stratified by tumor characteristics, BRCA mutations and oophorectomy. Int J Cancer 101: 555–559

Paley PJ, Swisher EM, Garcia R et al. (2002) Occult cancer of the fallopian tube in BRCA-1 germline mutation carriers at prophylactic oophorectomy: a case for recommending hysterectomy at surgical prophylaxis. Gynecol Oncol 80 (2): 176–180

Rebbeck TR, Levin AM, Eisen A et al. (1999) Breast cancer risk after bilateral prophylactic oophorectomy in BRCA1 mutation carriers. J Natl Can Inst 91: 1475–1479

Rebbeck TR, Lynch HT, Neuhausen SL et al. (2002) Prophylactic oophorectomy in carriers of BRCA1 or BRCA2 mutations. N Engl J Med 346: 1616–1622

Schrag D, Kuntz KM, Garber JE, Weeks JC (2002) Life expectancy gains from cancer prevention strategies for women with breast cancer and BRCA1 or BRCA2 mutations. JAMA 283 (5): 617-624

Struewing JP, Watson P, Easton DF et al. (1995) Prophylactic oophorectomy in inherited breast/ovarian cancer families. Hereditary breast, ovarian, and colon cancer. Natl Canc Inst 17: 33–35

Muss das HPV-Screening Kassenleistung werden?

F. Oehmke, U. Lang

Das Zervixkarzinom ist weltweit eines der häufigsten Karzinome der Frau. Nach dem Mamma- und dem Kolonkarzinom stellt das Zervixkarzinom die dritthäufigste Krebserkrankung der Frau dar. Insgesamt erkranken weltweit ca. 370.000 Frauen/Jahr an einem Zervixkarzinom. Zu den Risikofaktoren zählen u. a. soziokulturelle Faktoren, das Alter, Anzahl der Sexualpartner und sexuell übertragene Erkrankungen, Rauchen, Immunsuppression sowie eine High-risk-HPV-Infektion.

Die Inzidenz des Zervixkarzinoms ist in Deutschland seit der Einführung des jährlichen Zervixabstriches im Rahmen der Krebsfrüherkennung im Jahre 1971 um über 60 % gefallen. Inzidenz und Mortalität haben sich aber seit vielen Jahren nicht verändert.

Jährlich erkranken rund 6200 Frauen in Deutschland an Gebärmutterhalskrebs, ca. 2400 sterben daran. Somit steht das Zervixkarzinom an 7. Stelle aller neu aufgetretenen Krebserkrankungen der Frau.

Das Ziel der Krebsvorsorge mit Entnahme und Anfertigung einer Exfoliativzytologie der Zervix ist die Erkennung von Vorstufen eines Karzinoms. Es ist unbestritten, dass die Zytologie einen großen Beitrag zur Früherkennung des Zervixkarzinoms leistet. Die Methode hat aber auch ihre Lücken und Tücken. Die Methode ist personalintensiv, die Befundung ist abhängig von der Qualifikation des Begutachters und die korrekte Anfertigung der Abstriche weist häufig Qualitätsmängel auf.

Etwa 50 % der Frauen in Deutschland unterziehen sich regelmäßig einer zytologischen Krebsvorsorge. Trotz dieser Maßnahme ist das Risiko, an Gebärmutterkrebs zu erkranken, nicht gleich null. Ungefähr die Hälfte der Frauen, bei denen ein Zervixkarzinom diagnostiziert wird, hat in den Jahren vor der Diagnosestellung an der Vorsorgeuntersuchung teilgenommen. Oft wird nach einem auffälligen zytologischen Ergebnis nicht adäquat reagiert. Die kolposkopische Evaluierung bei PAP-III D ist nicht Standard. Wäre ein Test auf High-risk-HPV geeignet, die Sicherheit der Vorsorgeuntersuchung zu erhöhen und dieser Test im primären Screening ein Zugewinn an Effizienz?

Humane Papillomviren sind als der zentrale Faktor für die Entstehung des Zervixkarzinom gesichert. Zahlreiche epidemiologische und experimentelle Studien belegen dies. Persistierende HPV-Infektionen bergen ein hohes Risiko, an einem Zervixkarzinom zu erkranken. Von wesentlicher Bedeutung ist dabei auch die Menge der HPV-DNA/Zelle. Die Hochrisiko-HPV-Typen, besonders 16, 18 und 45, können Gebärmutterhalskrebs verursachen. Frauen mit über Jahre persistierenden HR-HPV-Infektionen erkranken 6-mal so häufig wie nichtinfizierte Frauen an Gebärmutterhalskrebs.

Die Infektion mit humanen Papillomviren tritt bei jungen Frauen häufig auf und ist in den meisten Fällen vorübergehend und symptomlos mit Ausnahme der nichtonkogenen HPV-Varianten, welche die Condylomata verursachen (Melkert et al. 1993; Jacobs et al.1987). In ca. 80 % der Fälle kommt es nach einer HPV-Infektionen binnen 12 Monaten ohne Komplikation zu einer spontanen Heilung. Die Infektion hat somit keinen Krankheitswert. Schätzungen zeigen, dass die Wahrscheinlichkeit, sich im Laufe des

Lebens mindestens einmal mit HPV zu infizieren, bei ca. 75–90% liegt. Frauen unter 30 Jahren haben eine Infektionsrate von 10–25%, Frauen über 30 Jahre ein Infektionsrisiko von 5–8%. Das Risiko, eine HPV-Infektion zu akquirieren, wird auf 15%/Partner geschätzt.

Remmink et al. (1995) zeigten in ihrer Arbeit an Frauen mit einer CIN-III-Läsion, dass nur bei einer HR-HPV-Erkrankung mit einer Progredienz der Erkrankung zu rechnen und mit persistierender Infektion ein Fortschreiten zu erwarten ist. Der mehrmalige Nachweis von HR-HPV hat einen höheren prädiktiven Wert hinsichtlich der Progression oder dem Auftreten einer höhergradigen Läsion als der einmalige Nachweis. Für die Entstehung eines Zervixkarzinoms ist die HPV-Infektion als solche nicht allein ursächlich. Endogene (Immunsuppression) und exogene Kofaktoren (Rauchen, Chlamydieninfektion, hohe Parität, langjährige Einnahme von Sexualsteroiden) sind für die Entstehung unerlässlich.

Screeninguntersuchungen können mit erheblichen Kosten die Krankenkassen belasten. Deshalb müssen Screeninguntersuchungen bestimmte Qualitätsmerkmale erfüllen, sowohl medizinische als auch volkswirtschaftliche. Die Anforderungen an einen Suchtest sind daher hoch. Von medizinischer Seite muss ein Suchtest die Krankheit mit hoher Sensitivität und Spezifität erkennen. Jede Reduktion an Sensitivität des Testes führt zu einer Zunahme von nicht erkannten Krankheitsbildern. Der Verlust an Spezifität führt dazu, dass gesunde Patientinnen ein positives Testergebnis erhalten, obwohl keine Erkrankung vorliegt. Dies kann besonders im Falle von Reihenuntersuchungen zu erheblichen Kosten im Gesundheitssystem führen aufgrund der erforderlichen Abklärung falsch-positiver Befunde. Weiterhin muss die Praktikabilität und Durchführbarkeit berücksichtigt werden und für die durch die Screeninguntersuchung erkannten Frühstadien muss ein suffizientes Behandlungskonzept vorliegen.

Screeninguntersuchungen können aber auch durch einen sinnvollen Einsatz zu einer deutlichen Kostenreduktion im Gesundheitssystem beitragen. Bei rechtzeitiger Diagnose kann das Zervixkarzinom in nahezu 100% der Fälle geheilt werden.

Kritiker des HPV-Screenings führen an, dass positiv getestet Frauen unnötig beunruhigt werden und lehnen den routinemäßigen Einsatz von HPV-Tests in der Vorsorge ab. In Anbetracht der hohen Erkrankungszahl sollte dieser Einwand jedoch zweitrangig sein. Die Kenntnisse über die natürliche Entwicklung der HPV-Infektion speziell bei jungen Frauen soll nicht zu einem unüberlegten Einsatz der HPV-Testung führen.

Durch das Screening auf onkogene HPV-Viren bei Frauen mit negativer, normaler Zytologie im Alter ab 35 Jahren kann die Gruppe der Frauen identifiziert werden, welche ein geringes Risiko für die Erkrankung an einem Zervixkarzimon aufweist. Unter diesen Umständen scheint ein erneutes Screening innerhalb von 5, möglicherweise 10 Jahren unnötig. Die bisher vorliegenden Daten zeigen, dass die Entstehung des Zerviskarzinoms aus einem HPV-Infekt bis auf einige Ausnahmen länger als 10 Jahre dauert. HPV-Negativität bedeutet eine fast 100%ige Sicherheit, in den nächsten Jahren nicht an einem Zervixkarzimon oder einer hochgradigen Vorstufe zu erkranken. Als Voraussetzung muss dabei jedoch berücksichtigt werden, dass die Frau in einer stabilen Beziehung lebt und dass keiner der Partner eine neue HPV-Infektion akquiriert.

Nach Behandlung einer CIN II und CIN III durch organerhaltende Methoden wie z. B. die Konisation ermöglicht die HPV-Testung ein früheres Erkennen eines Rezidivs als dies mit der Zytologie möglich ist. Patientinnen mit einer CIN in ihrer Anamnese haben ein mehr als 5-mal höheres Risiko, ein invasives Zervixkarzinom zu entwickeln (Ickenberg und Deutsche Krebsgesellschaft).

Die Kombination eines HPV-Tests mit der Zytologie verspricht eine zuverlässigere Vorsorge. Bei der Beurteilung muss aber berücksichtigt werden, dass jeder Test nur optimal effektiv sein kann, wenn er entsprechend seinen Möglichkeiten und Grenzen eingesetzt wird.

Literatur

Jacobs MV, Walboomers JMM, Snijders PJF et al. (2000) Distribution of 37 mucosotropic HPV Types in women with cytologically normal cervical smears: the age-related patterns for high-risk ans low-risk types. Int J Cancer 87: 221–227

Melkert PJW, Hopman E, van den Brule AJC et al. (1993) Prevalence of HPV in cytomorphologically normal cervical smears as determined by the polymerase chain reaction is age-dependent. Int J Cancer 53: 919–923

Miller A (2002) Der natürliche Verlauf einer Infektion der Cervix uteri mit humanen Papillomaviren. Frauenarzt 43/6: 686–690

Remmink AJ, Walboomers JMM, Helmerhorts TJM et al. (1995) The presence of persistent high-risk HPV types in dysplastic cervical lesions is associated with progressive disease: natural history up to 36 months. Int J Cancer 61: 306–311

Schneider A, Scheungraber C, Ikenberg H (2002) Zervixkarzinom und HPV – Bedeutung der HPV-Testung für die Praxis. Frauenarzt 43/10: 1165–1170

Die 3D-Sonographie ist Standard in der Fehlbildungsdiagnostik

S. Grüssner

MERKE

1. 3D-Sonographie ermöglicht die simultane online Darstellung aller 3 senkrecht aufeinander stehenden Schnittebenen und bietet 3 optionale Darstellungsmöglichkeiten: Multiplanar- + Oberflächen- + Transparenzmode.
2. Die Vorteile der simultanen 3-Ebenen Darstellung zeigen sich in der Transparenz der Anatomie mit der Darstellung eines realen Gesichtsprofils, der Detektion von komplexen Missbildungen und in der Transparenzdarstellung ähnlich einer Skelettszintigraphie (z. B. Skelettfehlbildungen/Spina bifida).
3. Spezifische Anwendungsoptionen in der Pränatalmedizin sind derzeit: fetale Nackenregion, Detailbeurteilung zystisches Nackenhygrom; faziale Dysmorphien; ZNS – z. B. Oberfläche – Meningomyelozele, Verlauf (Volumina) Ventrikelerweiterung; Abdomen, Thorax, Urogenitaltrakt: Ausmaß des Defektes, Hüllstrukturen; Skelett und Extremitäten: Skoliose, Kyphose, Syn- und Polydaktylie etc.; fetale Gewichtsschätzung durch 3D-Volumetrie: z. B. Hydrozephalus, Omphalozele; Vaskularisation – Nabelschnur, Plazentagefäße, Nieren-Lungen-intrakranielle Gefäße.
4. Limitationen der 3D Ultraschalltechnologie: Fetale Bewegungen – Artefakte; Oligohydramnie; 3D-Rekonstruktion bei hoher Anzahl von Einzelbildern; überlappende Strukturen; 3D-Darstellung setzt hohe Speicherkapazität voraus; Größe und Form des 3D-Ultraschallkopfes.
5. Rechtsunsicherheit betreffend möglicher Regressansprüche bei einer späteren Bearbeitung und Auswertung eines bereits archivierten Datensatzes. Die nachträgliche Bildmanipulation birgt die Gefahr sekundär Bildartefakte zu produzieren und damit die Diagnose zu verfälschen.

Einführung

Die Fortschritte auf dem Gebiet der computertechnologischen Bildverarbeitung ermöglichten in den letzten Jahren aus zweidimensionalen Ultraschallschnittbildern dreidimensionale Rekonstruktionen zu berechnen [3, 8, 11, 13].

Prinzipiell sind 2 Methoden der sonographischen 3D- Bilddatensatzaufnahme etabliert:

- die *En-bloc*-Volumendatenaufnahme,
- die automatisierte Aufnahme von seriell parallelverschobenen 2D-Schnittebenen (Parallelscan), seriell fächerförmigen 2D-Schnitten (Fächerscan) oder durch serielle Rotation (Rotationsscan, Endoluminal- bzw. Transrektalsonde).

3D-Sonographie – technisches Prinzip

Das technische Prinzip der gebräuchlichsten 3D-Ultraschallsysteme basiert auf Serien von zweidimensionalen Schnittbildern, aus denen zeitversetzt od. zeitgleich (realtime) ein dreidimensionales Bild berechnet wird. Dazu sind Ultraschallgeräte mit integrierten 3D-Rechenmodulen und speziellen 3D-Schallköpfen ausgerüstet oder die konventionellen 2D-Ultraschallgeräte werden mit externer 3D-Computersoft- und -hardware erweitert.

Die Vorraussetzung einer dreidimensionalen Bildrekonstruktion sind präzise, kontrastreiche zweidimensionale Ultraschallbilder.

Der Vergleich 2D- gegenüber 3D-Ultraschalltechnik zeigt, dass durch die Anwendung des dreidimensionalen Modus in mehreren Fehlbildungssituationen diagnostische Vorteile gewonnen werden könnten [3, 11, 13].

3D-Sonographie – Vorteile

Die Vorteile der dreidimensionalen Ultraschalltechnik zeigen sich in der räumlich-plastischen Darstellung des Fetus, mit der Möglichkeit das ungeborene Kind auch nach Abschluss (offline) des Untersuchungsganges aus unterschiedlichen Blickwinkeln zu beurteilen. Es werden damit optische Perspektiven darstellbar die eine 2D-Sonographie wegen anatomisch vorgelagerter Strukturen oder aufgrund der Körperlage des Fetus nicht ermöglichen kann.

Weitere Vorteile der 3D-Sonographie ergeben sich durch die mehrdimensionale Größenbestimmung eines fetalen Defektes, der fetalen Skelettdarstellung im röntgenähnlichen Transparenzmodus, sowie der Oberflächendarstellung komplexer fetaler Fehlbildungen.

Die Speicherung von Datensätzen ermöglicht dabei beliebig wiederholbare Analysen, sowie die Übermittlung von Daten an z. B. konsultierte Kollegen.

Trotzdem sind zum derzeitigen Zeitpunkt die Meinungen zum Stellenwert der 3D-Sonographie in der regulären Pränataldiagnostik geteilt. Der Nutzen des Einsatzes der 3D- Bildtechnik wird kontrovers beurteilt.

Der Euphorie einiger Arbeitsgruppen steht der Ernüchterung in der Praxis gegenüber.

Vorteile der 3D-Sonographie im II. und III. Trimenon ergeben sich durch die räumliche Darstellung der Vaskularisation der Plazenta, der Nabelschnur, der renalen, pulmonalen und intrakraniellen Gefäße [4, 9, 10, 12]. Unbestritten ist ein weiterer Vorteil im II. und III. Trimenon durch die Möglichkeit der 3D-Tomographie des fetalen Skelettes gegeben. Dies spielt in der Beurteilung der Skoliose, Lordose, Kyphose, Spina bifida, sowie der Extremitätenfehlbildungen z. B. Syn- und Polydaktylie eine entscheidende Rolle [5, 6].

3D-Sonographie – Limitationen

Die Kritik wird am hohen technischen und zeitlichen Aufwand der 3D-Sonographie gegenüber der konventionellen 2D-Technik deutlich [3, 13].

Die Gründe hierfür sind v. a. in Abhängigkeit von der jeweils angewandten Ultraschalltechnik zu suchen bei der Ultraschallgeräte mit integrierten 3D-Rechenmodulen und speziellen 3D-Schallköpfen oder die konventionellen 2D-Ultraschallsysteme mit nachrüstbarer externer 3D-Computersoft- und -hardware zum Einsatz kommen, die dann mit zeitversetzter od. zeitgleicher (realtime) Berechnung eines dreidimensionales Bildes ermöglichen.

Desweiteren sind eine Reihe von Limitationen der 3D-Sonographie ausschlaggebend, sodass ein 3D-Bild nur so gut ist, wie es die zweidimensionale Aufzeichnung zulässt. Fetale Bewegungen lösen in der 3D-Aufzeichnung Artefakte aus. Ebenso ist die 3D Sonographie bei einem Oligohydramnion nicht möglich. Die Orientierung in einem gespeicherten Volumen und 3D-Rekonstruktion bei einer hohen Anzahl von Einzelbildern ist oft nur dem geübten und trainiertem Auge zugänglich. Überlappende Strukturen sind nur mit einem elektronischen Skalpell eliminierbar. Für die 3D-Darstellung ist eine hohe Speicherkapazität des Computers eine unabdingbare Voraussetzung. Schließlich sind die Größe und die Form des verwendeten Ultraschallkopfes gewöhnungsbedürftig [3].

Weltweit wird das Fehlen von geeigneten randomisierten, kontrollierten Studien der 2D-Sonographie und 3D-Sonographie mit Verifizierung der diagnostischen Sensitivität und Spezifität kritisiert [3, 13].

Es besteht außerdem Klärungsbedarf hinsichtlich juristischer Belange und Regressansprüche, die sich aufgrund einer späteren, offline Bearbeitung und Auswertung des archivierten Datensatzes ergeben, die eine gewisse Übung und klinische Erfahrung voraussetzt. Wie sieht es mit der Haftung des durch Datentransfer konsultierten Kollegen aus? [2].

3D-Sonographie – I. Trimenon

Vor allem zum I. Trimenon sind im Jahre 2002 Publikationen zum Vergleich 2D- und 3D-/live (realtime) 3D- (4D) Ultraschalltechnik verfasst worden [1, 7, 8, 9, 10, 11].

Im I. Trimenon wird von diesen Arbeitsgruppen ein deutliches Benefit in der Frühdiagnostik von Fehlbildungen beschrieben, die durch die Anwendung der realtime od. sog. live 3D- (4D) Sonographie erreicht wird. Sie wird von diesen Arbeitsgruppen als Standardmethode schon praktiziert und von diesen Arbeitsgruppen für die weltweite Anwendung im I. Trimenon proklamiert. [1, 7, 10, 11].

Die Volumenspeicherung dauert dabei in der 3D-Transvaginalsonographie nur wenige Sekunden, der Bildaufbau und die Bildanalyse erfolgen offline. Dies alles reduziert die tatsächliche Untersuchungszeit. Die 2 Darstellungsmöglichkeiten, zum einen die multiplanare Darstellung mit exaktem, rotierendem und detailgetreuem Bildaufbau, sowie zum anderen der Oberflächen – (Gesicht) bzw. Transparenzdarstellung (Skelett und innere Organe) ermöglichen schon in der Frühgravidität eine exakte Fehlbildungsdiagnostik. In den Studien von Kurjak und Kupesic zeigte sich, dass mittels live 3D-Sonographie Kopf- Körper-Bewegungen schon 1 Woche früher, d. h. in der 7. SSW als in der 2D-Sonographie (8.–9. SSW) darstellbar waren. Ebenso wurden Extremitätenbewegungen 1–2 Wochen früher, d. h. in der 8.–9. SSW in der live 3D-Sonographie gegenüber der 2D-Sonographie (9.–10. SSW) beurteilbar. Komplexe simultane Körperbewegungen (alle 4 Extremitäten, Kopf- und Körperbewegungen) ließen sich in der live 3D-Sonographie schon in der 10. SSW verifizieren, während dies in der 2D-Sonographie erst ab der 11. SSW beurteilbar wird. Diese Beobachtungen der dynamischen fetalen motorischen Bewegungsmuster könnten zukünftig bei der frühen Detektion der spinalen Muskelatrophie, Arthogryposis oder diabetisch bedingten Veränderung des fetalen Nervensystems eine Rolle spielen [5, 11]. Weitere randomisierten Untersuchungen zwischen 2D- und live 3D-Sonographie im I. Trimenon werden notwendig sein um die Validität dieser Aussagen zu unterstützen.

3D-Sonographie – II. und III. Trimenon

Im II. und III. Trimenon wird die 3D-Sonographie bisher als spezifische Anwendungsoption gesehen und erscheint in Einzelfällen als eine sinnvolle Erweiterung der diagnostischen Methoden. Komplexe anatomische Strukturen lassen sich mittels 3D-Sonographie mehrdimensional abbilden. Dies erscheint z. B. bei Bauchwanddefekten (Omphalozele) von Vorteil um das Größenausmaß der Zele, die involvierten Organe und den Nabelschnuransatz zu beurteilen [8]. Auch in der optischen Analyse von kleineren Defekten in der Gesichtssymmetrie (Lippen-Kiefer-Gaumenspalte, Ohrdysmorphien) [14] ist die 3D-Sonographie hilfreich. Insbesondere verbessert die Volumenmessung von Organen und Organstrukturen gerade beim Hydrozephalus oder bei der Omphalozele die fetale Gewichtsschätzung, da die Dicke des Weichteilmantels des Oberarms bzw. des Oberschenkels mit in die Berechnung einbezogen wird. Die multiplanare, dh. die sog. Drei-Ebenen Darstellung hilft in der Orientierung von Wirbelsäulenfehlstellungen (Skoliose, Kyphose, Lordose), da in bestimmten Abschnitten oder der gesamten Achse untersucht werden kann. Hand- und Fußmissbildungen (Polysyndaktylie, Dysmelie) werden in der räumlich plastischen 3D-Sonographie rascher erfasst als bei der 2D-Sonographie [6].

Literatur

1. Benoit B, Hafner T, Kurjak A, Kupesic S, Bekavac I, Bozek T (2002) Three-dimensional sonoembryology. J Perinat Med 30 (1): 63–73
2. Burg G, Haeffner A (2002) Dr. JPEG and Mr. BYTE Perspektiven telemedizinischer Applikationen. Dtsch Ärztebl 99 (27): A1888–A1890
3. Campbell S (2002) 4D, or not 4D: that is the question. Ultrasound Obstet Gynecol 19: 1–4
4. Chaoui R, Kalache KD (2001) Three-dimensional power Doppler ultrasound of the fetal great vessels. Ultrasound Obstet Gynecol 17 (5): 455–456
5. Hull AD, Pretorius DH, Lev-Toaff A, Budorick NE, Salerno CC, Johnson MM, James G, Nelson TR (2000) Artifacts and the visualization of fetal distal extremities using three-dimensional ultrasound. Ultrasound Obstet Gynecol 16 (4): 341–344
6. Kos M, Hafner T, Funduk-Kurjak B, Bozek T, Kurjak A (2002) Limb deformities and three-dimensional ultrasound. J Perinat Med 30: 40–47
7. Kurjak A (2002) 3D ultrasound and perinatal medicine. J Perinat Med 30 (1): 5–7
8. Kurjak A, Hafner T, Kos M, Kupesic S, Stanojevic M (2000) Three-dimensional sonography in prenatal diagnosis: a luxury or a necessity? J Perinat Med 28 (3): 194–209
9. Kurjak A, Hafner T, Kupesic S, Kostovic L (2002) Three-dimensional power Doppler in study of embryonic vasculogenesis. J Perinat Med 30 (1): 18–25
10. Kurjak A, Kupesic S, Kos M (2002) Three-dimensional sonography for assessment of morphology and vascularization of the fetus and placenta. J Soc Gynecol Invest 9 (4): 186–202
11. Kurjak A, Vecek N, Hafner T, Bozek T, Funduk-Kurjak B, Ujevic B (2002) Prenatal diagnosis: what does four-dimensional ultrasound add? J Perinat Med 30 (1): 57–62
12. Matijevic R, Kurjak A (2002) The assessment of placental blood vessel by three-dimensional power Doppler ultrasound. J Perinat Med 30: 26–32
13. Platt LD (2000) Three-dimensional ultrasound. Ultrasound Obstet Gynecol 16: 295–297
14. Rotten D, Levaillant JM, Martinez H, Ducou le Pointe H, Vicaut E (2002) The fetal mandible: a 2D and 3D sonographic approach to the diagnosis of retrognathia and micrognathia. Ultrasound Obstet Gynecol 19 (2): 122–130

Die Kernspintomographie präzisiert den Tastbefund der Parametrien

R. Schulz-Wendtland

Voraussetzung: Kernspintomographie nativ und nach Kontrastmittelgabe, Feldstärke 1 Tesla, T1- und T2- gewichtete Sequenzen

Endometriumkarzinom

Stadium III A: Unregelmäßige Begrenzung des Uterus gegenüber dem pelvinen Fettgewebe – allerdings können peritumorale entzündliche Läsionen zu einer Überschätzung der Tumorausdehnung führen.

Zervixkarzinom

Stadium II B: Fehlen/Verschmälerung der Begrenzung < 3 mm des normalen Zervixgewebes in der Peripherie (kein Beweis).

Konturunregelmäßigkeiten der Begrenzung der Zervix gegenüber dem parametranen Gewebe.

Vaginalkarzinom

Eine Ausdehnung in die Parametrien ist durch eine unscharfe und unregelmäßige Begrenzung der Vagina charakterisiert, abgrenzbar gegenüber dem Fettgewebe.

Ovarialkarzinom

Ausdehnung des Tumors auf das pelvine Fettgewebe ist erfassbar.

Fazit

Die Kernspintomographie ist ausschließlich im Rahmen des Tumorstagings in Kombination von Tast- und ultrasonographischem Befund zu sehen.

Literatur

Bauer M, Tontsch B, Schulz-Wendtland R (Hrsg) (2002) Kernspintomographie in Gynäkologie und Geburtshilfe. Thieme, Stuttgart

Reproduktionsmedizin

Beratung und Therapie der Kinderwunschpatientin beim PCO-Syndrom

H. Gips

MERKE

1. Das PCO-Syndrom (PCOS) ist eine der häufigsten Endokrinopathien bei der Frau. 5–10% der Frauen in der Prämenopause sind hiervon betroffen. Bei 75% der anovulatorischen Sterilität ist das PCOS die pathogenetische Ursache.
2. Pathogenese: Insulinresistenz mit kompensatorischer Hyperinsulinämie, erhöhte LH-Pulsfrequenz/Amplitude → erhöhte Thekazell-/Stroma-Stimulation → erhöhte ovarielle Testosteron-/Androstendionbiosynthese/-sekretion; veränderter Androgenmetabolismus der Thekazellen; familiäre genetische Disposition zur Adipositas, Insulinresistenz, pathologischen ovariellen/adrenalen Androgenproduktion.
3. Diagnostik: a) Symptome: Zyklusstörungen, Hirsutismus, Akne; b) Ultraschall + Hormonanalyse; c) Insulin-/Glucosemetabolismus (Insulinresistenz?) insbesondere bei Adipositas.
4. Therapie: Gewichtsreduktion und Bewegung bei Adipositas; instabile Zyklen → Oligo/Amenorrhoe: 1. Clomifen (CC): beginnend niedrig dosiert mit 25–50 mg/die, 2. kombinierte CC-/FSH-hMG-Therapie, 3. low dose FSH-hmg-Therapie; stimulationsresistente Ovarien: bei Insulinresistenz Basistherapie 1500 mg/die Metformin, evtl. ovarielle Punktkoagulation.
5. Wünschenswerte Perspektiven bei der Therapie von Patienten mit PCOS: Frühzeitige gynäkologische Diagnostik des PCOS; frühzeitige internistische Diagnostik der Insulinresistenz mit frühzeitiger Therapie: Verminderung der ovariellen Hyperandrogenämie; Verbesserung der Schwangerschaftsrate; Verminderung der Frühaborte; Verminderung der Adipositas; Verminderung der Entwicklung eines Diabetes mellitus; Verhinderung des metabolischen Syndroms (Hypertonus, Hyperlipidämie, kardiovaskuläre Erkrankung).

Das polyzystische Ovarialsyndrom (PCOS) ist die häufigste Endokrinopathie bei prämenopausalen Frauen. Das Vorkommen liegt bei 5–10% (Dunaif 1997; Gordon 1999). Polyzystische Ovarien sind die häufigste Ursache der anovulatorischen Sterilität, insbesondere bei übergewichtigen oder adipösen Patientinnen (Adams et al. 1986).

Legt man bei der Diagnostik des PCOS eine biochemisch nachgewiesene Hyperandrogenämie der Ovarien sowie Zyklusstörungen wie Oligo-/Amenorrhö zugrunde (NIH-Konferenz USA, 1990), dann liegt die Prävalenz des PCOS bei 4–9% (Knochenhauer et al. 1998; Michelmore et al. 1999; Diamanti-Kandarakis et al. 1999; Asunción et al. 2000). Erfolgt lediglich eine sonographische morphologische Diagnostik der Ovarien, dann liegt die Prävalenz bei 21–22% (Polson et al. 1988; Tayob et al. 1990; Clayton et al. 1992; Cresswell et al. 1997). Bei der rein sonographischen Diagnostik der polyzystischen Ovarien ohne zusätzliche Zyklusdiagnostik und ohne biochemischen Nachweis einer Hyperandrogenämie zeigt sich somit ein hoher Anteil polyfollikulärer Ovarien ohne die pathophysiologischen Kriterien des PCOS.

Die Entstehung des PCOS ist ein multifaktorieller Mechanismus, mit wohl auch genetischer Disposition. Im Vordergrund nach den heutigen Erkenntnissen steht eine selektive Insulinresistenz der Muskulatur, auch des Fettgewebes, mit hieraus resultierender kompensatorischer Hyperinsulinämie. Das Insulin stimuliert in den Thekazellen der Ovarien die Zytochrome P450-17α-Aktivität mit folgender Erhöhung der 17α-Hydroxylase/17,20-Lyase-Aktivität und hieraus resultierender hoher Produktion der Androgene, des Androstendions und des Testosterons.

Zusätzlich zeigt sich eine erhöhte Amplitude des LH, ebenso eine erhöhte Pulsfrequenz, wobei das hohe LH zusätzlich die Thekazellen und das Stroma der Ovarien stimuliert. Im Kontrast hierzu zeigt sich ein erniedrigtes FSH mit verminderter Stimulation der Granulosazellen, zusätzlich eine verminderte Aromataseaktivität der Granulosazellen, wohl ebenfalls hervorgerufen durch das erhöhte Insulin. Die Folge dieser Imbalance ist eine mangelhafte Konversion des Testosterons in Estradiol-17β mit hieraus resultierender Follikelreifungsstörung.

Polyzystische Ovarien zeigen in 40–70% eine Vergesellschaftung mit einer erhöhten Androgenproduktion der Nebennierenrinde (Rosenfield 1999; Moran et al. 1999). Das Insulin stimuliert auch hier in der Zona fasciculata das Zytochrom P450 17α mit folgender vermehrter Produktion des DHEAS. Die familiäre Häufung des PCOS spricht für eine genetische Disposition (Legro et al. 1998; Govind et al. 1999). Als Gen-Kandidaten werden zum einen Polymorphismen der in die Steroidbiosynthese eingebundenen Enzyme diskutiert (CYP 11a/P450 SCC, CYP 19/P450 Aromatase, CYP 17/P450c 17α-17α-Hydroxylase/17,20-Lyase), ebenso wie Abnormalitäten am Insulin-Gen und Insulinrezeptor-Gen (Franks et al. 2000).

Eine sinnvolle biochemische Diagnostik bei der Patientin mit PCOS und Kinderwunsch sind zum einen die Messung der Androgene im Serum (Testosteron und Androstendion), zusätzlich die Messung des DHEAS als adrenaler Parameter, des LH und des FSH, insbesondere bei Kinderwunsch auch des Prolaktins.

Der Nachweis einer Insulinresistenz ist ebenfalls sinnvoll, insbesondere auch im Hinblick auf die spätere Betreuung der Patientin bei Disposition zum metabolischen Syndrom.

Da Patientinnen mit PCOS häufig ein Übergewicht (BMI >25) oder eine Adipositas (BMI >30) zeigen, ist der erste Therapieansatz die Gewichtsabnahme unter kontrollierten diätetischen Bedingungen in Kombination mit einer vermehrten körperlichen Bewegung. Bereits eine Gewichtsreduktion von 5% bei adipösen Patientinnen führt häufig zu spontanen Ovulationen und regelmäßigen Menstruationen (Kiddy et al. 1992; Pettigrew u. Hamilton-Fairley 1997). Neben dem Auftreten von spontanen Ovulationen zeigt sich auch eine verminderte Frühabortrate, auch das Risiko eines Schwangerschaftsdiabetes wird durch die Gewichtsabnahme vermindert (Guzick et al. 1995; Holte et al. 1995; Huber-Buchholz et al. 1999; Clark et al. 1995, 1998). Die Gewichtsreduktion sollte somit vor Beginn einer Stimulationstherapie bei Patientinnen mit PCOS und Kinderwunsch empfohlen werden.

Bedingt durch die Gewichtsreduktion zeigt sich eine Verminderung der Insulinresistenz mit abfallenden Insulinkonzentrationen und hieraus resultierender verminderter ovarieller Androgenproduktion. Der sich gleichzeitig zeigende Abfall des LH, zusätzlich der Anstieg der Granulosazellaromatase, führt zu einem geordneten Follikelwachstum. Wenn nach Gewichtsreduktion keine spontanen Ovulationen auftreten, sollte eine Clomifen-Stimulationstherapie eingesetzt werden.

Die Grundlage der Stimulationstherapie ist die unifollikuläre Ovulation bei ausgeprägt stimulationssensiblen Ovarien, Vermeidung der Überstimulation, Vermeidung der Mehrlingsschwangerschaft und die Vermeidung rezidierender Frühaborte.

Die Clomifen-Stimulationstherapie sollte zunächst niedrig dosiert beginnen, mit 25 mg/die von Tag 5–9 und langsamer Steigerung jeweils um 25 mg bis auf maximal 100 mg/die. Lediglich bei einem BMI > 30 können höhere Konzentrationen bis 150 mg/die eingesetzt werden. Eine Ovulationsinduktion kann mit 5000–10000 IE hCG bei einer Größe des Leitfollikels von 18–20 mm erfolgen. Wenn sich zusätzlich ein erhöhtes DHEAS zeigt, mit dem Hinweis auf eine vermehrte adrenale Androgenproduktion, so ist die abendliche Gabe von 0,25 mg Dexamethason von Tag 1 des Zyklus bis zur geschätzten Ovulation oder dem Tag der hCG-Gabe ebenfalls sinnvoll.

Wenn unter 100 mg Clomifen/die bzw. 150 mg/die bei adipösen Patientinnen keine Ovulation eintritt, so liegen clomifenresistente Ovarien vor. In diesem Fall ist eine zusätzliche Therapie mit Metformin sinnvoll, zur Erhöhung der Insulinsensitivität, mit abfallender Insulinkonzentration und hieraus resultierender verminderter ovarieller Androgenproduktion. Auch das LH zeigt unter dieser Therapie einen Abfall, sodass allein über diesen Mechanismus physiologische Follikelreifungen möglich sind, mit Heranwachsen eines dominanten Follikels und folgender Ovulation. Um Nebenwirkungen zu vermeiden (Übelkeit, Erbrechen, Diarrhö), sollte die Therapie einschleichend beginnen, mit niedriger Dosierung. In der 1. Woche 500 mg/die, in der 2. Woche 2-mal 500 mg/die, ab der 3. Woche dann 3-mal 500 mg/die. Bei einem BMI > 30 ist evtl. eine höhere Dosis mit 2-mal 1000 mg/die notwendig. Vor Beginn der Therapie sollten die Leber- und Nierenfunktion überprüft werden, das Kreatinin sollte < 1,4 ng/ml, primär um nicht das Risiko einer Laktatazidose aufkommen zu lassen (Nestler et al. 2002).

Untersuchungen von Nestler et al. (1998) konnten unter der alleinigen Gabe von Metformin bereits bei 34% der Patientinnen spontane Ovulationen nachgewiesen werden, die Ovulationsrate lag in der reinen Clomifen-Gruppe lediglich bei 8%. Unter der kombinierten Clomifen- und Metformin-Therapie ließen sich dann bei 90% der Patientinnen Ovulationen nachweisen. In einer weiteren Studie konnten Vandermolen et al. (2001) unter der kombinierten Therapie mit Clomifen und Metformin bei 75% der Patientinnen Ovulationen nachweisen, unter der reinen Clomifen-Therapie nur in 27% der Fälle. Die Schwangerschaftsrate in diesem Kollektiv lag in der Clomifen-/Metformin-Gruppe bei 55%, in der Clomifen-/Placebo-Gruppe lediglich bei 7%.

Alternativ zur kombinierten Clomifen-/Metformin-Therapie kann auch zunächst eine reine FSH-/hMG-Stimulationstherapie versucht werden, wobei hier aufgrund der Neigung zur Überstimulation der polyzystischen Ovarien ein sog. Low-dose-Protokoll eingesetzt werden sollte. Die Stimulation beginnt am 3. Tag nach spontan einsetzender Menstruation oder nach Blutungsauslösung mit 1 Ampulle (75 IE) zunächst über 14 Tage, nach 7–8 Tagen der Therapie sollte die Follikelreifung sonographisch kontrolliert werden und auch zusätzlich der Stimulationseffekt durch die Messung des Estradiol-17β im Serum nachgewiesen werden. Zeigt sich ein Follikel von > 10 mm und eine Konzentration des Estradiol-17β von 80–100 pg/ml, so liegt der Hinweis auf eine effiziente Stimulationsdosis vor, diese sollte dann beibehalten werden, bis zur Größe des Leitfollikels von 18–20 mm, mit folgender Ovulationsinduktion mit 5000–10000 IE hCG. Zeigt sich kein Follikelwachstum, so wird die FSH-/hMG-Dosis jeweils um ½ Ampulle erhöht, diese Dosis dann weiter über 7 Tage eingesetzt, mit evtl. weiterer Steigerung wiederum um ½ Ampulle. Wenn sich unter der Therapie mit 2–2,5 Ampullen FSH/hMG/die kein Follikelwachstum zeigt, dann liegen stimulationsresistente Ovarien vor, sodass die Stimulationstherapie abgebrochen werden sollte. Der nächste Schritt ist dann eine kombinierte Metformin-Clomifen- oder Metformin-Gonadotropin-Therapie, wie beschrieben.

Eine Variante der Low-dose-Therapie ist das sog. „Step-up-/Step-down-Protokoll". Hierbei beginnt die Stimulationstherapie wiederum mit 1 Ampulle FSH/hMG/die zunächst über 6 Tage mit folgender Steigerung um ½ Ampulle jeweils über weitere 6 Tage, je nach Stimulationseffekt.

Bei Erreichen des Leitfollikels von 14 mm wird dann jedoch die Dosis um ½ Ampulle reduziert, bis zum Heranwachsen des Leitfollikels von 18–20 mm, mit folgender Ovulationsinduktion mit 5000–10000 IE hCG (Hugues et al. 1996).

Alternativ zum Einsatz des Metformins bei stimulationsresistenten Ovarien ist eine laparoskopische Elektro-/Laser-Punktion der Ovarien in Betracht zu ziehen. Eine Re-Analyse von 29 Publikationen von 1983–1993 mit 729 Patientinnen (Donesky u. Adashi 1995) zeigte bei clomifenresistenten Ovarien eine spontane Ovulationsrate im Mittel von 84,2%, die Schwangerschaftsrate lag im Mittel bei 55,7%. Der Effekt der Punktion der Ovarien liegt zum einen in der Reduktion der Stroma- und der Thekazellen, auch in einer Verminderung der Stromaperfusion mit einem Abfall der Testosteron- und Androstendionproduktion. Zusätzlich werden durch die Punktion arrestierte Follikel reduziert, es kommt zum Abfall des Inhibin B mit einem Anstieg des FSH. Der Abfall der Androgene führt zu einem Abfall des LH, die sich normalisierende Konstellation der Gonadotropine LH und FSH führt zu einer Normalisierung der Feedbackregulation zwischen Hypothalamus, Hypophyse und Ovar. Zusätzlich bewirkt die Punktion eine Verminderung der Oberflächenkollagenisierung. Als Ergebnis zeigt sich dann eine physiologische Reifung arrestierter Follikel mit dann folgender Ovulation an der ovariellen Oberfläche (Cohen 2000).

Der postoperative Langzeitverlauf über 9 Jahre (Amer et al. 2002) bei 116 Patientinnen zeigte im 1. Jahr nach der Punktion regelmäßige Menstruationen bei 67% der Patientinnen, im 1.–3. Jahr bei 37%, im 4.–9. Jahr dann wiederum einen Anstieg auf 55%. Vor der Punktion lagen die regelmäßigen Menstruationen lediglich bei 8%. Spontane Schwangerschaften traten innerhalb des 1. Jahres nach der Punktion bei 49% der Patientinnen auf, in den weiteren 9 Jahren noch einmal bei 38%. Die Frühabortrate vor der Punktion lag bei 54%, nach der Punktion bei 22%. Die habituelle Abortrate sank von 6 auf $<1\%$.

Wenn nach maximal 6, bei jüngeren Patientinnen nach 9 stimulierten ovulatorischen Zyklen keine Schwangerschaft eintritt, sollte als nächster Schritt die In-vitro-Fertilisation empfohlen werden.

Literatur

Adams J, Polson DW, Franks S (1986) Prevalence of polycystic ovaries in women with anovulation and idiopathic hirsutism. Br Med J Clin Res 293: 355–359

Amer SAK, Gopalan V, Li TC, Ledger WL, Cooke ID (2002) Long term follow-up of patients with polycystic ovarian syndrome after laparoscopic ovarian drilling: clinical outcome. Hum Reprod 17: 2035–2042

Asunción M, Calvo RM, San Millán JL, Sancho J, Avila S, Escobar-Morreale HF (2000) A prospective study of the prevalence of the polycystic ovary syndrome in unselected Caucasian women in Spain. J Clin Endocrinol Metab 85: 2434–2438

Clark AM, Ledger W, Galletly C (1995) Weight loss results in significant improvement in pregnancy and ovulation rates in anovulatory obese women. Hum Reprod 10: 2705–2712

Clark AM, Thornley B, Tomlinson L, Galletley C, Norman RJ (1998) Weight loss in obese infertile women results in improvement in reproductive outcome for all forms of fertility treatment. Hum Reprod 13: 1502–1505

Clayton RN, Ogden V, Hodgkinson J, Worswick L, Rodin DA, Dyer S, Meade TW (1992) How common are polycystic ovaries in normal women and what is their significance for the fertility of the population? Clin Endocrinol 37: 127–134

Cohen J (2000) Laparoscopic surgical treatment of infertility related to polycystic ovary syndrome. In: Kovacs GT (ed) Polycystic ovary syndrome. Cambridge University Press, pp 144–158

Cresswell JL, Barker DJ, Osmond C (1997) Fetal growth, length of gestation, and polycystic ovaries in adult life. Lancet 350: 1131–1135

Diamanti-Kandarakis E, Kouli CR, Bergiele AT, Filandra FA, Tsianateli TC, Spina GC, Zapanti ED, Bartzis MI (1999) A survey of the polycystic ovary syndrome in the Greek island of Lesbos: hormonal and metabolic profile. J Clin Endocrinol Metab 84: 4006–4011

Donesky B, Adashi E (1995) Surgically induced ovulation in the PCO syndrome: wedge resection revisited. Fertil Steril 63: 439–463

Dunaif A (1997) Insulin resistance and the polycystic ovary syndrome: mechanism and implications for pathogenesis. Endocr Rev 18: 774–800

Franks S, Cela E, Gharani N, Waterworth D, McCarthy M (2000) The inheritance of polycystic ovary syndrome. In: Kovacs GT (ed) Polycystic ovary syndrome. Cambridge University Press, pp 23–34

Gordon CM (1999) Menstrual disorders in adolescents: excess androgens and the polycystic ovary syndrome. Pediatr Clin North Am 46: 519–543

Govind A, Obhrai MS, Clayton RN (1999) Polycystic ovaries are inherited as an autosomal dominant trait: analysis of 29 polycystic ovary syndrome and 10 control families. J Clin Endocrinol Metab 84: 38–43

Guzick DS, Wing R, Smith D, Berga SL, Winters SJ (1994) Endocrine consequences of weight loss in obese, hyperandrogenic, anovulatory women. Fertil Steril 61: 598–604

Holte J, Bergh T, Berne C, Wide L, Lithell H (1995) Restored insulin sensitivity but persistently increased early insulin secretion after weight loss in obese women with polycystic ovary syndrome. J Clin Endocrinol Metab 80: 2586–2593

Huber-Buchholz MM, Carey DGP, Norman RJ (1999) Restoration of reproductive potential by lifestyle modification in obese polycystic ovary syndrome: role of insulin sensitivity and luteinizing hormone. J Clin Endocrinol Metab 84: 1470–1474

Hugues JN, Cédrin-Durnerin I, Avril C, Bulwa S, Hervé F, Uzan M (1996) Sequential step-up and step-down dose regimen: an alternative method for ovulation induction with follicle-stimulating hormone in polycystic ovarian syndrome. Hum Reprod 11: 2581–2584

Kiddy DS, Hamilton-Fairley D, Bush A (1992) Improvement in endocrine and ovarian function during dietary treatment of obese women with polycystic ovary syndrome. Clin Endocrinol 36: 105–111

Knochenhauer ES, Key TJ, Kahsar-Miller M, Waggoner W, Boots LR, Azziz R (1998) Prevalence of the polycystic ovary syndrome in unselected black and white women of the Southeastern United States: a prospective study. J Clin Endocrinol Metab 83: 3078–3082

Legro RS, Driscoll D, Strauss JF, Fox J, Dunaif A (1998) Evidence for a genetic basis for hyperandrogenemia in polycystic ovary syndrome. Proc Natl Acad Sci USA 95: 14956–14960

Michelmore KF, Balen, AH, Dunger DB, Vessey MP (1999) Polycystic ovaries and associated clinical and biochemical features in young women. Clin Endocrinol 51: 779–786

Moran C, Knochenhauer E, Boots LR (1999) Adrenal androgen excess in hyperandrogenism: relation to age and body mass. Fertil Steril 71: 672–674

Nestler JE, Jakubowicz DJ, Evans WS, Pasquali R (1998) Effects of metformin on spontaneous and clomiphene-induced ovulation in the polycystic ovary syndrome. N Engl J Med: 1876–1880

Nestler JE, Stovall D, Akhter N, Iuomo MJ, Jakubowicz DJ (2002) Strategies for the use of insulin-sensitizing drugs to treat infertility in women with polycystic ovary syndrome. Fertil Steril 77: 209–215

Pettigrew R, Hamilton-Fairley D (1997) Obesity and female reproductive function. Br Med Bull 53: 341–358

Polson DW, Adams J, Wadsworth J, Franks S (1988) Polycystic ovaries – a common finding in normal women. Lancet 1: 870–872

Rosenfield RL (1999) Ovarian and adrenal function in polycystic ovary syndrome. Endocrinol Metab Clin North Am 28: 265–293

Tayob Y, Robinson G, Adams J (1990) Ultrasound appearance of the ovaries during the pill-free interval. Br J Fam Plan 16: 94–96

Vandermolen DT, Ratts VS, Evans WS, Stovall DW, Kauma SW, Nestler JE (2001) Metformin increases the ovulatory rate and pregnancy rate from clomiphene citrate in patients with polycystic ovary syndrome who are resistant to clomiphene citrate alone. Fertil Steril 75: 310–315

Schwanger mit 60?

J. Kleinstein

MERKE

1. Zwischen der kategorischen Ablehnung und der euphorischen Bejahung der postmenopausalen Schwangerschaft besteht ein wissenschaftliches Diskussionsfeld.
2. Die Diskussion wird durch folgende Fragen bestimmt: *Ist es praktikabel? Ist es sinnvoll? Ist es gefährlich?*
3. *Ist es praktikabel?* Ja, es liegen – wenn auch in limitierter Fallzahl – Erkenntnisse über die erfolgreiche Behandlung postmenopausaler Frauen mittels Eizellspenden vor. Die Eizellspenderin sollte das 30., ausnahmsweise 35. Lebensjahr nicht überschritten haben. Im Rahmen der Vorbereitung durchlaufen alle drei Parteien (Donor, Rezipient(R), R- Ehemann) ein Screeningprogramm.
4. *Ist es sinnvoll?* Ja und nein. Ja, weil die Behandlungsergebnisse mit Schwangerschaftsraten von ca. 40% pro Transfer außerordentlich erfolgreich sind und damit die natürlich vorgegebene, „geteilte Elternschaft" – Männer können noch im hohen Alter Vater werden, Frauen aber nicht Mutter – überbrückt werden kann. Nein, weil bislang kein Konsens über das Rekrutierungsverfahren – anonym, altruistisch, kommerziell – und die legeslativen Rahmenbedingungen – Recht auf Kind in jedem Lebensalter – existiert.
5. *Ist es gefährlich?* Ja. Schwangere über 40 Jahre haben eine 4-fach höhere Mortilität als Schwangere unter 25 Jahren zu erwarten. Allerdings gibt es Evidenzen, dass das Abortrisiko und fetale Missbildungen nicht erhöht sind.
6. *Zukunftsperspektiven:* Parallel zu den Innovationen in der Technik der Kryokonservierung von Eizellen ist das Anlegen einer „Eizellbank" in der frühen Reproduktionsphase mit Abrufen dieser Eizellen zu späteren Lebensjahren vorstellbar. Damit können zumindestens die Probleme, die mit der Eizellspende verbunden sind, vermieden werden.

Während das gültige Embryonenschutzgesetz in Deutschland die Eizellspende nicht zulässt, bestehen im Ausland ausreichende Erfahrungen mit der Eizellspende einerseits und mit Eizellspenden an postmenopausale Frauen im Besonderen. Der provokativen Fragestellung im Titel soll nachfolgend durch eine differenzierte Analyse des Themas Rechnung getragen werden.

Ist es praktikabel?

Ja. In den Zentren, in denen die Eizellspende etabliert ist, hat sich ein Screening-Programm, das alle 3 beteiligten Parteien – Spenderin, Rezipientin und deren Ehemann – einschließt, durchgesetzt. Für die Spenderin ergeben sich Verpflichtungen, die im wesentlichen bereits

Teil ihres eigenen In-vitro-Fertilistions-(IVF-) Programmes sind. Im Einzelnen handelt es sich dabei um die Bestimmung des *Blutbildes* und der *Blutgruppe*, des Screenings von *Hepatitis*, *HIV*, *Lues*, der Entnahme von Zervixabstrichen zum Auschluss der *Gonorrhö* und *Chlamydienzervicitis* sowie der pathologischen *Zytologie*. Die Vaginalsonographie dient dem Ausschluss von *Myomen* und *Ovarialzysten*. Mittels eines Fragebogens werden familiäre Risiken für *genetisch bedingte Erkrankungen* aufgedeckt. Bezüglich des Alters der Spenderin bestehen Präferenzen für ein Lebensalter unter 30 Jahren, weil damit eine höhere Wahrscheinlichkeit für eine weitergehende Schwangerschaft bei der Rezipientin gegeben ist und keine Indikation zur pränatalen Diagnostik zum Ausschluss chromosomaler Aberrationen besteht. Ausnahmsweise kann aber auch eine 30- bis 35-jährige Spenderin in Frage kommen, wenn sie aufgrund ihres Habitus, Blutgruppenstatus, oder ihrer ethnischen Herkunft besser geeignet ist als eine jüngere Donatorin. Die Anforderungen an die Rezipientin im Rahmen der Vorbereitungen sind umfangreicher und tragen dem postmenopausalen Alter Rechnung (Tabelle 1). Nicht selten wird dabei eine für eine Schwangerschaft bedrohliche Erkrankung aufgedeckt. Ein besonderes Augenmerk liegt dabei auf dem Glukosetoleranztest und EKG, schließlich stellt die Schwangerschaft eine Belastung für den Kohlenhydratstoffwechsel und das Herz dar. Der Ehemann der Rezipientin ist mit Spermiogrammen und mikrobiologischen Analysen zum Ausschluss eines Samenwegsinfektes am Screening Programm beteiligt. Die Synchronisation zwischen Donatorin und Rezipientin ist denkbar einfach. In einem programmierten Zyklus erfolgt der Endometriumaufbau bei der amenorrhoischen Rezipientin mittels Estradiol. Dabei kann Estradiol oral oder transdermal appliziert werden. Dem Aufbau des Endometriums tragen zunehmende, tägliche Estradioldosen Rechnung [3]. Von Vorteil ist, dass sich die Empfängerin in einer Warteschleife bezüglich der Proliferationsphase von minimal einer Woche bis maximal 12 Wochen befinden kann, ohne dass diese Varibilität den Erfolg der Behandlung beeinflusst. Der Beginn der Transformation des Endometriums mittels injizierbarer oder vaginaler Progesterongabe ist durch die hCG-Applikation bei der Eizellspenderin determiniert, in dem die Rezipientin einen Tag später ihre Progesteronanwendung beginnt. Der entscheidende Schritt ist die Übertragung von maximal 3 Embryonen, die aus assistierten Reproduktionstechniken der donierten Eizellen und Spermien des Ehemannes der Rezipientin hervorgegangen sind. Der Zeitpunkt des Embryotransfers liegt 3–4 Tage nach dem Beginn des Progesteroneinsatzes. Der programmierte Zyklus endet mit der ersten β-hCG-Kontrolle, wenn keine Schwangerschaft nachweisbar ist. Er wird bis zur 10. SSW fortgeführt, wenn eine Schwangerschaft vorliegt. Letztere Maßnahme dient dem Abwarten des luteal-plazentaren Übergangs.

Tabelle 1. Screening für Eizellenempfängerin und deren Partner

Rezipientin	Partner
Blutbild, Blutgruppe, TSH, ANA	Blutgruppe
Hepatitis-, HIV-, Lues-Screening	Spermiogramm
Zervixabstrich, (Go, Chlamydien, Pap)	Mikrobiologie Samenwege
Vaginalsonographie inneres Genitale	Hepatitis-, HIV-, Lues-Screening
Probezyklus mit HRT	–
OGTT, EKG, Mammographie, Röntgen Thorax	–

TSH Thyreoidea-stimulierendes Hormon, *ANA* antinukleäre Antikörper, *HIV* humanes Immundefizienzvirus, *Go* Gonorrhö, *Pap* Papanicolaou, *HRT* Hormonersatztherapie, *OGTT* oraler Glukosetoleranztest, *EKG* Elektrokardiogramm

Ist es erfolgreich?

Ja. Der drastische Rückgang an Lebendgeburten nach natürlicher Fortpflanzung und künstlicher Befruchtung ab dem 36. Lebensjahr ist eine bekannte Tatsache [4]. Diesen physiologischen Nachteil können Frauen im fortgeschrittenen Reproduktionsalter überwinden, in dem ihnen donierte Eizellen junger Frauen zur Verfügung gestellt werden. Es gibt sogar Evidenzen dafür, dass amenorrhoische Frauen über 40 Lebensjahre bezüglich der Implantations-, Schwangerschafts- und Lebendgeburtenrate in Donor-Eizellen-Programmen besser abschneiden als unter 40-jährige Rezipientinnen [3]. Dieser Vorteil kann zum einen durch eine verbesserte endometriale Rezeptivität des postmenopausalen Uterus und zum anderen durch die Hypothese vom „ausgeruhten Uterus" erklärt werden. So resultieren aus dem Aufbau des noch zyklisch stimulierten Endometriums eine Reihe von Nachteilen, die bei dem Endometriumaufbau der postmenopausalen Frau in einem programmierten Zyklus nicht vorkommen (Tabelle 2). Ein wesentlicher Vorteil besteht darin, dass beliebig oft Probezyklen etabliert werden können, während Frauen mit eigenem Zyklus erst der Zyklusblockade mittels GnRH-Analoga bedürfen. Die mit dem Implantationsfenster auftretenden Pinopodien sind in artifiziellen, programmierten Zyklen zahlreicher. Nach der 3. Faktortheorie führen ovarielle Faktoren – hier insbesondere Androgene – zu einem gestörten Endometriumaufbau. Dieser Störfaktor entfällt bei postmenopausalen Frauen. Während Frauen mit zyklischer Endometriumsaktivität oft Zeichen einer chronischen Endometritis aufweisen, kommt dieses Bild beim ruhenden Endometrium sehr selten vor. Lutealphasendefekte kommen in stimulierten Zyklen vergleichsweise häufiger vor als in artifiziellen Zyklen. Bezüglich der Rezepitivität des „ausgeruhten Uterus" existieren Theorien, die noch spekulativen Charakter haben. Dennoch kann ein noch so lang in der Postmenopause verharrender Uterus jederzeit hormonell reaktiviert werden. Die Menstruationsruhe über Jahre senkt den Gehalt an toxischen Sauerstoffradikalen ab, verbessert die Expression von Adhäsionsmolekülen und trägt zur Erholung der Pinopodien bei. Die geschilderten, besonderen Vorgänge um den postmenopausalen Uterus in programmierten Zyklen können die auffallend hohen Schwangerschaftsraten in Donor-Eizellen-Programmen von 40–60 Jahren alten Rezipientinnen erklären.

Ist es sinnvoll?

Ja und nein. Die Literatur über Sinn und Unsinn von Schwangerschaften und Mutterschaft im postmenopausalen Alter ist sehr umfangreich. Die Positionen, die dabei vertreten werden, reichen von entschiedener Ablehnung bis zur euphorischen Befürwortung. Dem Pro in Form einer neuen Aufgabe nach Beendigung des Berufslebens, den besseren finanziellen Möglichkeiten, dem Ersatz eines evtl. verstorbenen Kindes, der Familiengründung nach später, zweiter Heirat, stehen eine Reihe von Contras gegenüber. Das betroffene Paar muss sich die Frage gefallen lassen, ob die Zeit reicht, um dem spätgeborenen Kind zur Verfügung zu stehen. In unserer Gesellschaft werden dafür ca. 25

Tabelle 2. Unterschiede der endometrialen Rezeptivität im stimulierten und programmierten Zyklus

Parameter	Stimulierter Zyklus	Programmierter Zyklus
Probezyklen	Erschwert möglich	Leicht möglich
Pinopodien	Vermindert	Zahlreich
Ovarielle Faktoren	Vorhanden	Ausgeschlossen
Endometritis	Häufig	Selten
Lutealphase	Häufig defekt	Adäquat

Jahre eingeplant. Außerdem stellt sich die Frage, ob das Kind mit der geteilten Elternschaft zu Recht kommt. Evtl. ist der späte Kinderwunsch nur Ausdruck eines übersteigerten Narzissmus der Frau, die mit dem Älterwerden nicht zurecht kommt. In diesem Fall ist die Motivation einer adäquaten Kindeserziehung in Frage gestellt.

Der einzig nachvollziehbare Grund für Schwangerschaften im fortgeschrittenen Reproduktionsalter ist die Aufhebung der geteilten Elternschaft in unserer Gesellschaft. Während ein beachtlicher Anteil an Vaterschaft im Alter über 50 Jahre statistisch nachweisbar ist, ist Mutterschaft in diesem Alter die Ansnahme [2]. Mutterschaft zwischen 50 und 60 Jahren wäre demnach ein Beitrag zur Gleichberechtigung der Geschlechter in unserer Gesellschaft.

Ist es gefährlich?

Ja. Epidemiologische Studien, unter anderem aus Schweden [1] haben den Nachweis erbracht, dass Schwangere im Alter von 40–52 Jahren im Vergleich zu Schwangeren im Alter von 20–24 Jahren z. T. erhebliche Risiken aufweisen. So war das relative Risiko (RR), ein Kind in der Fetalzeit oder frühen Neonatalzeit zu verlieren, um 1,4 erhöht. Frühgeburtlichkeit vor der 32. SSW hatte ein RR von 1,9 und Geburten in der 33.–36. SSW eines von 1,5. Das Risiko von Kindern mit einem Geburtsgewicht <1500 g war 1,8-fach erhöht, Geburtsgewichte von 1500–2499 g kamen bei den älteren Schwangeren doppelt so häufig vor. Zudem war der Anteil von Kindern mit Retardierung (small for gestational age) mit dem Faktor 1,4 erhöht. Fraglich ist, ob eine präkonzeptionelle und intragravidäre Intensivbetreuung die geschilderten Risiken verhindern kann. Vielmehr sind Risikokonstellationen, wie sie von M. Sauer [5] im Jahre 1996 zusammengestellt wurden, zu erwarten. In diesem Patientengut von 45–59 Jahre alten Schwangeren eines Donor-Rezipienten-Programmes wurden 64,8% der Schwangeren per Sectio caesarea entbunden. 39,2% der Schwangerschaften waren durch Mehrlinge belastet und in 37,8% der Fälle traten bedrohliche Komplikationen (Frühgeburtlichkeit, Hypertonie, Gestationsdiabetes, Eklampsie, HELLP-Syndrom, Wachstumsretardierung) auf. Neonatale Komplikationen bestanden bei 4,6% der Kinder.

Zusammenfassung

Über das kontroverse Thema „Schwanger mit 60" liegen im Ausland überwiegend positive Erfahrungen vor. Unter Einhaltung eines Screeningprogramms mit Einschluss aller Beteiligten – Donatorin, Rezipientin und deren Partner – resultiert eine hohe Schwangerschaftsrate um 40% auch bei Frauen, die sich in der postmenopausalen Lebensphase befinden. Dennoch bedingt das hohe mütterliche Alter eine Reihe maternaler und fetaler Komplikationen, die höchstwahrscheinlich auch nicht durch eine Intensivierung des präkonzeptionellen Screenings und der Schwangerenbetreuung verhindert werden können. Prinzipiell ist es eine gesellschaftliche Entscheidung, ob wir diese Innovationen der assistierten Reproduktionstechniken nutzen oder davon Abstand nehmen.

Literatur

1. Cnattingius S et al. (1992) Delayed childbearing and risk of adverse perinatal outcome. JAMA 268: 886–890
2. Rolf C, Nieschlag E (1996) Seneszenz. In Nieschlag E, Behre HM (Hrsg) Andrologie. Grundlagen und Klinik der reproduktiven Gesundheit des Mannes. Springer, Berlin Heidelberg New York, S 417–429

Sauer MV (1995) Oocyte donation to women of advanced reproductive age. Semin Reprod Endocrinol 13: 231–236

Sauer MV (1998) Treating women of advanced reproductive age. In: Sauer MV (ed) Principles of oocyte and embryo donation. Springer, Berlin Heidelberg New-York, pp 271–291

Sauer MV, Paulson RJ, Lobo RA (1996) Oocyte donation to women of advanced reproductive age: pregnancy results and obstetrical outcomes in patients 45 years and older. Hum Reprod 11: 2540–2543

Kosteneffiziente Diagnostik vor und während der Kinderwunschtherapie

K. Rudolf

MERKE

1. Die endokrine Basisdiagnostik bei der Frau beinhaltet außer der Überprüfung der Achse Hypothalamus-Hypophyse-Ovar (FSH, LH, Estradiol, Progesteron; bei Verdacht auf ovarielle Erschöpfung zusätzlich α-Inhibin) die Abklärung des Androgenhaushaltes (Testosteron, DHEAS, SHBG), die Prolaktinspiegelbestimmung sowie die Überprüfung der Schilddrüse (TRH-Test).
2. Parallel zur Ursachensuche bei der Frau erfolgt die Abklärung des männlichen Fertilitätspotenzials (Spermiogramm nach WHO-Kriterien) einschließlich endokriner Basisdiagnostik (FSH, LH, Estradiol, Testosteron, PRL, THS) durch einen Andrologen.
3. Berechtigt das männliche Fertilitätspotenzial zum konventionellen Vorgehen (z. B. hormonelle Stimulation der Ovarien, intrauterine Insemination nach Aufbereitung des Sperma) stellt der vorherige Ausschluss einer gestörten Tubenfunktion durch Chromopelviskopie oder Hydropelviskopie einschließlich Hysteroskopie eine Basisvoraussetzung dar.
4. Bei extrakorporaler Befruchtung (IVF, ICSI) erübrigt sich die Abklärung des Tubenfaktors, nicht jedoch die Durchführung der Hysteroskopie, die mit am Anfang der Behandlung stehen sollte.
5. Vor jeder Therapieaufnahme Abklärung von HIV, Chlamydien, Hepatitis B und C bei beiden sowie zusätzlich bei der Frau serologische Untersuchungen auf Röteln, Varizellen, Toxoplasmose, Ferritin und Folsäure.
6. Bei Durchführung der ICSI-Behandlung Chromosomenanalyse und Untersuchung auf zystische Fibrose bei Mann und Frau; bei extremer männlicher Fertilitätsminderung zusätzlich Azoospermie-Faktor-(AZF) Bestimmung.
7. Während der Therapie müssen auf der Basis der klinischen Erfordernisse Stimulationsschema und Monitoring den individuellen Bedürfnissen entsprechend festgelegt und zu häufige Untersuchungen (z. B. Ultraschall und Hormonanalytik jeden 2. Tag) vermieden werden, da diese keine Qualitätssteigerung, sondern lediglich eine erhebliche Belastung der Patienten mit sich bringen.

Der Anteil ungewollt kinderloser Paare in der Bundesrepublik Deutschland beträgt ca. 15%. Damit würde ca. jedes 7. Ehepaar ohne ärztliche Unterstützung kinderlos bleiben. In absoluten Zahlen ausgedrückt, wären hiervon etwa 1,5–2 Mio. Paare betroffen, ein auch unter bevölkerungspolitischem Aspekt nicht zu unterschätzendes und somit ein sehr ernstzunehmendes Problem. Häufig bedarf es längerer Zeit, bis sich Paare mit unerfülltem Kinderwunsch in ärztliche Behandlung begeben. Die enge Zusammenarbeit zwischen allgemein ausgerichteten Gynäkologen und spezialisierten Reproduktionsmedizinern/Endokrinologen stellt eine wesentliche Voraussetzung für eine effektive Diagnostik und Therapie dar.

Das diagnostische Stufenprogramm bei ungewollter Kinderlosigkeit

Bei Paaren mit unerfülltem Kinderwunsch kommt einer rationellen Diagnostik entscheidende Bedeutung zu, um in einer überschaubaren Zeit mit vertretbarem Aufwand eine ursachenorientierte Therapie einleiten zu können. Auf der Basis dieser gründlichen Diagnostik basiert das therapeutische Konzept, das die Korrektur der vorliegenden Störfaktoren entsprechend deren Schwere beinhaltet.

Am Anfang der ärztlichen Maßnahmen steht das intensive Gespräch zwischen dem primär betreuenden Arzt und dem Paar. Außer der Erhebung einer sorgfältigen Anamnese dient dieses auch zur Schaffung einer vertrauensvollen Atmosphäre und sollte, je nach vorhandenen Voraussetzungen, Grundkenntnisse über Follikelreifung, Eisprung und Gelbkörperphase, die Ermittlung des optimalen Empfängniszeitpunktes, die natürliche Fruchtbarkeit des Menschen in Abhängigkeit vom Lebensalter sowie die Information über diagnostische und therapeutische Maßnahmen vermitteln. Als sehr wesentlich hat sich dabei gezeigt, gemeinsam mit dem Paar Vorstellungen auch über den zeitlichen Ablauf der Diagnostik und Therapiemaßnahmen zu entwickeln. Im Gegensatz zum Erstgespräch bei dem Reproduktionsmediziner sucht beim allgemein ausgerichteten Gynäkologen meistens zunächst die Frau allein den Arzt auf, da oft bei ihr der Kinderwunsch ausgeprägter ist und beim Partner eine natürliche Hemmschwelle besteht, einen „normalen Gynäkologen" aufzusuchen. Wesentlich ist aber die Einbeziehung beider Partner von Anfang an. Eine Aufgabe bei der Anamneseerhebung besteht darin, Umweltnoxen sowie individuelle Lebensgewohnheiten zu eruieren, die sich störend auf die Fortpflanzungsfähigkeit auswirken. Bei letzteren sind in erster Linie zunehmender Stress durch den Beruf, aber auch vermehrter Zigaretten-, Alkohol- und Kaffeekonsum zu nennen. Die Auswirkung von Umweltnoxen auf die Fertilität ist im einzelnen hingegen schwer nachzuweisen, sollte aber mit in die anamnestischen Erhebungen einbezogen werden, ebenso die Frage nach der Häufigkeit von Kohabitationen.

Die *Überprüfung des männlichen Fertilitätspotenzials* steht am Anfang der Primärdiagnostik und sollte parallel zu den bei der Frau durchzuführenden diagnostischen Schritten erfolgen. Dies ist auch deshalb von Bedeutung, da in zunehmendem Maße männliche Fertilitätsstörungen für die ungewollte Kinderlosigkeit verantwortlich sind, sodass männliche Faktoren als Hauptursache in bis zu 40% der Fälle angenommen werden. Dabei hat sich die Zusammenarbeit mit einem andrologisch versierten Spezialisten bewährt, da erst die differenzierte Beurteilung des Spermas entsprechende Rückschlüsse für die Therapie zulässt.

Ursachen beim Mann:

- idiopathisch: 30–35%,
- anatomische Störungen: 30–35%,
- immunologisch: 10–15%,
- Fehlfunktion der Gonaden (Keimdrüsen): 10–15%,
- hormonelle Fehlfunktion: 2–5%.

Störungen der Ovarialfunktion werden in 20–40% als Ursache unerfüllten Kinderwunsches angesehen. Symptomatisch kann die gestörte Ovarialfunktion sich in einer Corpus-luteum-Insuffizienz, Anovulation oder Oligoamenorrhö ausdrücken.

Bei der Frau können der Sterilität ursächlich folgende Störungen zugrunde liegen:

- ovulatorische Störungen: 20–40%,
- mechanische Störungen (z. B. Eileiterverschluss): 20–30%,
- andere, z. B. Hyperprolaktinämie, Endometriose etc.: 10–20%,
- idiopathisch: 10–25%.

Nach vorangegangener klinischer Untersuchung der Patientin sowie sonographischer Abklärung des Genitale schließt sich nunmehr auf der Suche nach der Ursache der gestörten Ovarialfunktion die Hormonanalytik an. Die hormonelle Basisdiagnostik sollte zwischen dem 3. und 5. Tag der Follikelphase durchgeführt werden. Diese umfasst die Bestimmung von DHEA-S, Testosteron, LH, FSH, Estradiol und Prolaktin sowie die Durchführung des TRH-Testes, durch den eine latente Hypothyreose sicher diagnostiziert bzw. ausgeschlossen werden kann. Nur bei unauffälligen Hormonspiegeln schließt sich die Überwachung eines Spontanzyklus an. Bei Nachweis einer hormonellen Störung hingegen ist vor dem Zyklusmonitoring die entsprechende medikamentöse Korrektur erforderlich. Auf der Basis der Hormonanalytik und des Zyklusmonitoring lässt sich eine spezifische, ursachenorientierte Therapie einleiten. In Abb. 1 sind die Primärmaßnahmen bei ungewollter Kinderlosigkeit zusammengefasst.

Orientierende Untersuchungen in der Sterilitätsdiagnostik und -therapie

Zu den *indirekten Methoden des Nachweises von ausreichender Estradiol- und/oder Progesteronwirkung* zählen die *funktionelle Zervixdiagnostik*, die *Vaginalzytologie*, die Messung der *Basaltemperatur*, der *Gestagentest* sowie die *Endometriumbiopsie*.

Funktionelle Zervixdiagnostik

Der funktionellen Zervixdiagnostik kommt nach wie vor große Bedeutung bei der Sterilitätsbehandlung zu. Unter Östrogeneinfluss besteht das Zervixsekret zu 95–98% aus Wasser, zu 1% aus Proteinen und zu etwa 0,5–1,5% aus Muzin. Dieser Schleim ist spinnbar, glasklar und führt nach Lufttrocknung zur Ausbildung des Farnkrautphänomens. Unter Progesteroneinfluss nimmt der Wassergehalt ab, der Protein- und Muzingehalt zu. Semiquantitativ werden diese Veränderungen mit Hilfe des Zervikalscores nach Insler ausgedrückt, der maximal präovulatorisch einen Wert von 12 erreichen kann. Ein Zervikalscore von 8 und kleiner spricht für eine unzureichende zervikale Reaktion, die Folge einer gestörten Ovarialfunktion oder einer zervikalen Dysfunktion sein kann. In beiden Fällen wäre die Spermatozoenpenetration erschwert oder unmöglich.

Vaginalzytologie

Die Östrogenspiegel im Blut korrelieren gut mit dem Ergebnis der Vaginalzytologie. In der Routinediagnostik bei Patienten mit Kinderwunsch steht diese Methode im Allgemeinen im Hintergrund.

Messung der Basaltemperatur

Bei der Messung der Basaltemperatur handelt es sich um eine Screening-Methode, die Auskunft darüber erlaubt, ob es sich um ovulatorische oder anovulatorische Zyklen handelt. Die Aussagekraft ist allerdings aufgrund der relativ hohen Irrtumswahrscheinlichkeit von etwa 15% eingeschränkt und kann keinesfalls die hormonelle Diagnostik ersetzen. Auch eignet sich diese Methode nicht, um den Zeitpunkt der Ovulation zu benennen. Eine normale Fertilität kann allerdings dann angenommen werden, wenn die Basaltemperatur über 11–14 Tage um 0,4–0,6° höher liegt, als dies in der Follikelrei-

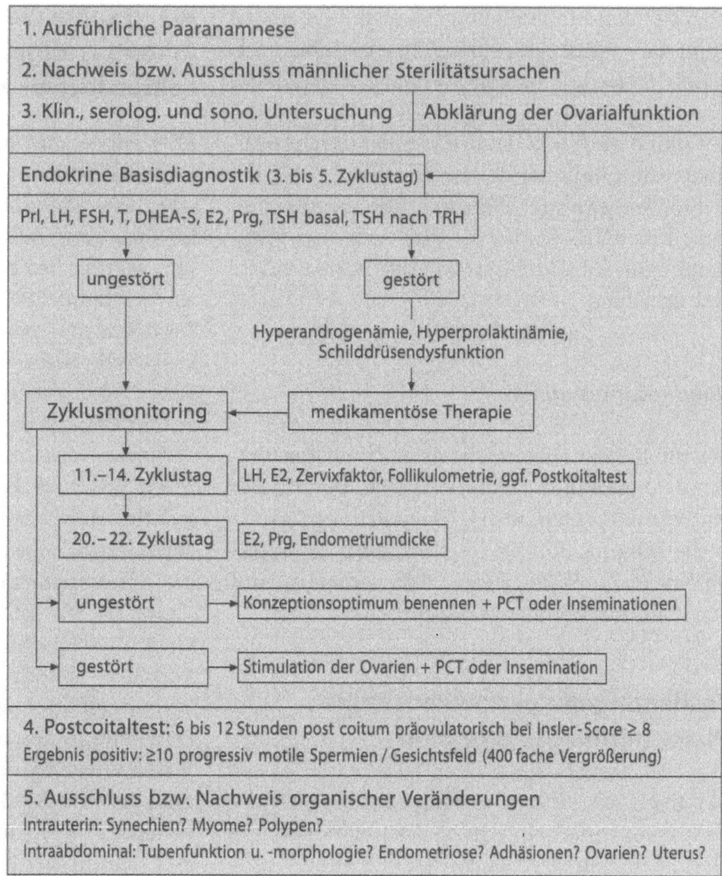

Abb. 1. Primärmaßnahmen bei ungewollter Kinderlosigkeit

fungsphase der Fall ist. Die Basaltemperaturmessung sollte max. über 2–3 Zyklen erfolgen.

Gestagengest

Der Gestagentest ist indirekt geeignet, eine endogene Östrogensekretion nachzuweisen. Eine nach Gestagengabe erfolgende Abbruchblutung schließt damit einen hochgradigen Östrogenmangel, eine Schwangerschaft sowie eine uterine Amenorrhö aus.

Endometriumbiopsie

Die Wirkung der Sexualsteroide am Endometrium lässt sich histologisch nachweisen. Vertretbar ist eine Endometriumbiopsie jedoch nur noch dann, wenn durch andere diagnostische Maßnahmen wie Sonographie und Estradiol-/Progesteronbestimmung ein vorliegendes Sterilitätsproblem nicht hinreichend abgeklärt werden kann.

Postkoitaltest (PCT)

Voraussetzungen für die Brauchbarkeit dieses Tests sind definierte Bewertungskriterien. Bei ungestörtem männlichen Fertilitätspotenzial kann der negative Ausfall des Postkoitaltests folgende Ursachen haben: Genitale Infektionen, Sperma-Antikörper, ungünstiger Zervixscore, Dysmukorrhö (z. B. unter Clomifen), nicht optimaler Zeitpunkt der Durchführung.

Bei ausgeprägter Störung der männlichen Fertilität (OAT-Syndrom) lässt sich von vornherein auf die Durchführung des Postkoitaltestes verzichten.

Vaginalsonographie

Sowohl bei der Diagnostik als auch bei der Therapie ungewollter Kinderlosigkeit kommt der *vaginalsonographischen Untersuchung* große Bedeutung zu. Für die Überwachung des spontanen oder stimulierten Zyklusverlaufes sind Serienuntersuchungen erforderlich.

Festlegung der periovulatorischen Phase mittels Sonographie

Bei Nachweis eines Cumulus oophorus ist die Ovulation innerhalb von 36 h zu erwarten, bei Darstellung einer echoarmen Zone in der Follikelwand innerhalb der nächsten 24 h. Durch zusätzliche LH-Bestimmung kann die prognostische Aussagekraft erhöht werden.

Der sonographische Nachweis einer Ovulation eignet sich auch, um ein LUF-Syndrom auszuschließen; mit diesem Phänomen muss man bei 10–15 % der sterilen Paare rechnen. Die mittluteale Bestimmung von Estradiol und Progesteron allein schließt ein LUF-Syndrom nicht aus.

Die *mittluteale Bestimmung der Endometriumstärke* in Korrelation mit der Höhe von Estradiol und Progesteron erlauben Rückschlüsse auf eine zyklusphasengerechte Entwicklung. Bei Vorliegen einer Endometriumstärke von <7,0 mm mittluteal ist der Eintritt einer Gravidität wenig wahrscheinlich.

Wann sollte die Abklärung des Tubenfaktors erfolgen und welche Methode sollten hierfür zum Einsatz kommen?

Erst wenn das männliche Fertilitätspotential bekannt ist, sind operative Verfahren zur Abklärung der Tubendurchgängigkeit berechtigt, da im Falle einer beispielsweise hochgradigen Einschränkung des männlichen Fertilitätspotenzials wie beim OAT-Syndrom (Oligo-, Astheno-, Teratozoospermie) von vornherein die extrakorporale Befruchtung infrage käme und die Tubendurchgängigkeit für den Therapieerfolg mithin ohne Bedeutung wäre.

Sofern das männliche Fertilitätspotenzial allerdings zum konventionellen Vorgehen berechtigt, steht zur Abklärung der Tubenfunktion die diagnostische Pelviskopie in Verbindung mit der Chromopertubation im Vordergrund. Der Nachweis der Tubendurchgängigkeit allein ist nicht ausreichend, um eine ungestörte Tubenfunktion annehmen zu können. Auch Auftreibungen oder deutliche Schlängelungen oder Transparenz des blauen Farbstoffes durch die Wand während der Chromopertubation sprechen für eine gestörte Tubenfunktion. Derartige Veränderungen, die häufig unzureichend berücksichtigt werden, sind in vielen Fällen Ursache langdauernder Sterilität. In die pelviskopische Beurteilung muss auch der Zustand des Fibrientrichters einbezogen werden. Darüber hinaus gilt besonders das Augenmerk der Suche nach Endometrioseherden oder Verwachsungen. Von der differenzierten pelviskopischen Abklärung des Tubenfaktors wird entscheidend die Prognose des ungewollten Kinderwunsches mitbestimmt. Durch die Kombination der Chromopelviskopie mit der Hysteroskopie kann ein Optimum an Informationen über mögliche organische Sterilitätsursachen erhalten werden.

Oft eingesetzte Verfahren wie Hysterosalpingografie, Pertubation oder Hydropertubation liefern weit weniger Informationen als dies mit Hilfe der Chromopelviskopie möglich ist und können diesen Eingriff nicht ersetzen. Die operative Abklärung des Tubenfaktors ist beson-

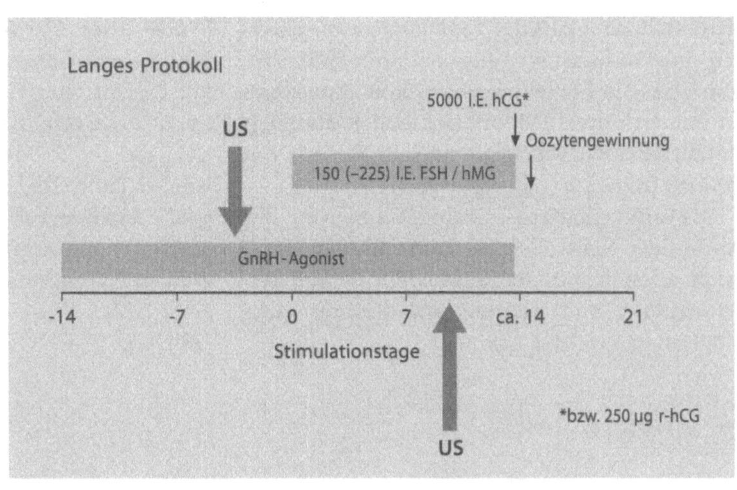

Abb. 2. Überwachung von Kontroll-, Clomifen- und Low-dose-Gonadotropin-Stimulationszyklen. Eine Therapievoraussetzung ist das Fehlen von Ovarialzysten. Die Ultraschalluntersuchung stellt das Basiselement der Überwachung dar, in Zyklusmitte in Verbindung mit dem Zervixfaktor. Die Bestimmung von LH in Zyklusmitte erfolgt bei Verdacht auf LH-Anstieg, die Bestimmung von Progesteron bei Verdacht auf vorzeitige Luteinisierung. Estradiol ist zu diesem Zeitpunkt entbehrlich. Mittluteal sind zusätzlich zum Ultraschall die Estradiol-Progesteron-Bestimmung indiziert. *US* Ultraschall, *E2* Estradiol, *LH* luteinisierendes Hormon, *P* Progesteron

ders nach bekannter Adnexitisanamnese, zurückliegenden abdominellen Operationen, bekannten zurückliegenden Chlamydieninfektionen, *Endometrioseverdacht* und langjähriger Sterilität indiziert. *Allerdings zeigt die tägliche Praxis immer wieder, dass auch bei völlig leerer Anamnese morphologische Tubenveränderungen keine Seltenheit sind.*

Das diagnostische Vorgehen ist in Abb. 1 wiedergegeben.

Überwachung von Therapiezyklen

3–5 Tage nach spontaner oder Gestagen-induzierter Menstruation werden die Therapievoraussetzungen geprüft. Wenn Ovarialzysten ausgeschlossen wurden, wird im Falle eines *Clomifenzyklus* entweder vom 3.–7. oder 5.–9. Zyklustag Clomifen in einer Dosis von zunächst 50 mg täglich verabfolgt.

Ab 9./10. Zyklustag erfolgen dann im Abstand von 2 Tagen bis zum Vorliegen reifer Follikel die sonographische Kontrolle einschließlich Beurteilung der Zervixfaktoren (Abb. 2). Bei Verdacht auf LH-Anstieg oder vorzeitige Luteinisierung des Follikels sind die Bestimmung der relevanten Hormone LH bzw. Progesteron hilfreich. Die Estradiolbestimmung gibt Auskunft über die Aktivität der Granulosazell-Population und korreliert in gewissem Umfang mit dem Zervixfaktor, sodass diese in den meisten Fällen verzichtbar ist. Mit der Ovulation kann im allgemeinen 4–6 Tage nach Einnahme der letzten Tablette gerechnet werden.

Für die sog. *Low-dose-Stimulation mit Gonadotropinen* gelten die für Clomifen genannten Kriterien. Der Beginn der Stimulation liegt im allgemeinen am 3. Zyklustag. Die erste Follikulometrie empfielt sich nach der 5./6. Gonadotropindosis, um rechtzeitig die Notwendigkeit zur Erhöhung oder auch Reduktion der Gonadotropindosis erfassen zu können (Abb. 3).

Bei der *kontrollierten Überstimulation mit Gonadotropinen* (Superovulation), unabhanängig, ob diese nach dem langen oder kurzen Protokoll mit GnRH-Agonisten oder unter Verwendung von GnRH-Antagonisten durchgeführt wird, stellt ebenfalls das Fehlen von Ovarialzysten eine Voraussetzung für den Stimulationsbeginn dar. Die Festlegung der Stimulationsdosis ist immer individuell unterschiedlich und liegt im allgemeinen altersabhängig im Bereich von 175–225 IE.

Die rationelle Basis für die Minimierung der Anzahl der Kontrollen bei kontrollierter Überstimulation liegt in der Physiologie der Follikelentwicklung und -reifung, auf die hier nicht eingegangen werden soll.

Die erste Ultraschallkontrolle erfolgt nach 8–10 Stimulationstagen und bietet bei den meisten Patientinnen bereits ein ausreichendes Stimulationsergebnis, sodass ohne weitere Untersuchungen der Tag der Follikelpunktion festgelegt werden kann. Da hierfür eine optimale Follikelgröße erforderlich ist – wenigstens 3 Follikel sollten 18 mm erreicht haben – macht sich bei einigen Patientinnen eine kurzfristige Kontrolle erforderlich, um dieses Ziel zu erreichen (Abb. 4).

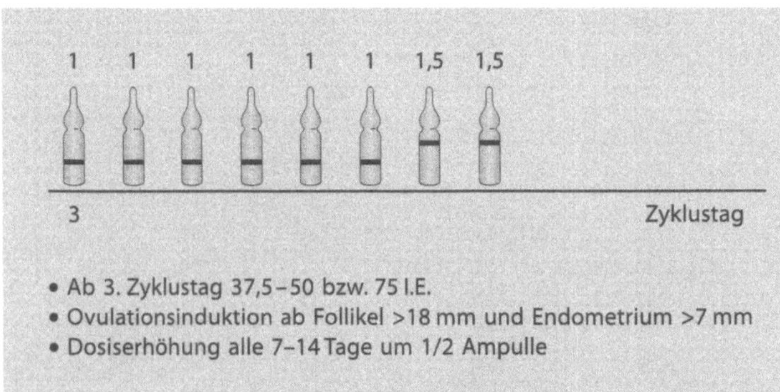

Abb. 3. Schematische Darstellung bei der niedrig dosierten Gonadotropin-Stimulation. Die Stimulation beginnt am 3. Zyklustag. Die Dosisanpassung erfolgt nach 5–6 Stimulationstagen in Abhängigkeit vom Ultraschallbefund. Die Festlegung der nächsten Kontrolle muss sich an den individuellen Gegebenheiten orientieren

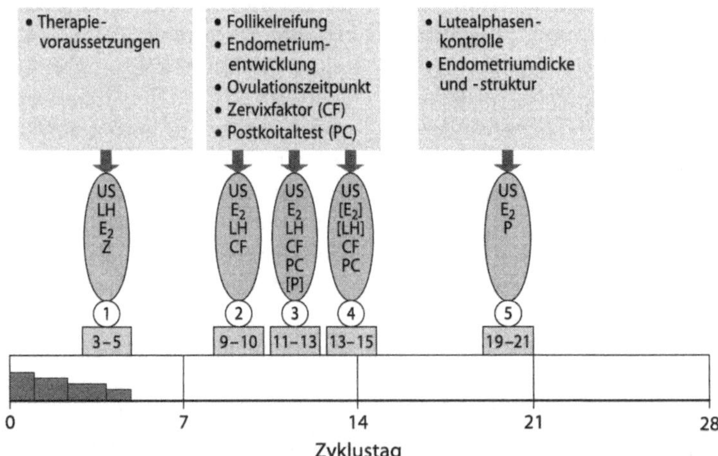

Abb. 4. Therapiekontrolle bei der In-vitrio-Fertilisation am Beispiel eines langen Protokolls. Nach Kontrolle des „Downeffekts" mittels Ultraschall ca. 10–14 Tage nach Beginn der GnRH-Agonisten-Anwendung wird die Stimulation festgelegt. Die erste Ultraschallkontrolle erfolgt nach 8–10 Tagen und reicht häufig bereits aus, um den Zeitpunkt der Ovulationsinduktion und damit der Follikelpunktion festzulegen. Zusätzliche Estradiolbestimmungen sind nur bei starker follikulärer Reaktion (20 oder mehr Follikel) wegen der Gefahr des ovariellen Überstimulationssyndroms unabdingbar und bringen sonst keinen Vorteil

Unsere Erfahrungen stimmen mit den Ergebnissen anderer Arbeitsgruppen überein, nach denen durch ein auf ein Minimum reduziertes Zyklusmonitoring einerseits Messgrößen wie Oozytenqualität, Fertilisierungsrate, Schwangerschafts- und Geburtenraten nicht beeinträchtigt und andererseits die Kosten der Therapie reduziert und die Akzeptanz auf Seiten der Patienten erhöht werden [1–4]. Die zusätzlichen Bestimmung von Estradiol zur Ultraschalluntersuchung ist für die Vorhersage des Behandlungserfolges kein geeigneter Prädikator und kann deshalb unterbleiben. Die Bestimmung dieses Hormons ist nur dann unerlässlich, wenn aufgrund des Ultraschallbefundes - Vorliegen von 20 oder mehr Follikeln - der Verdacht auf die Ausbildung eines ovariellen Überstimulations-Syndrom (OHSS) besteht [3, 4].

Literatur

1. Hurst BS, Tucker KE, Schlaff WD (2002) A minimal monitored assisted reproduction stimulation protocol reduces cost without compromising success. Fertil Steril 77: 98–100
2. Murad NM (1998) Ultrasound or ultrasound and hormonal determinations for in vitro fertilization monitoring. Int J Gynaecol Obstet 63: 271–276
3. Strawn EY, Roesler M, Aimann EJ (2000) Minimal precycle testing and ongoing for in vitro fertilization and fresh pre-embryo transfer do not compromise fertilization, implantation, or ongoing of pregnancy rates. Am J Obstet Gynecol 182: 1623–1628
4. Thomas K, Searle T, Quinn A, Wood S, Lewis-Jones I, Kingsland C (2002) The value of routine estradiol monitoring in assisted conception cycles. Acta Obstet Gynecol Scand 81: 551–554

Fehlgeburten und EUG nach IVF/ICSI

A. Hajimohammad

MERKE

1. Patientinnen werden vor jeder Behandlung ausführlichst über die Stimulation, Punktion, Embryotransfer, Risiken und Komplikationen aufgeklärt.
2. Das Aufklärungsgespräch erfolgt durch den behandelten Gynäkologen und den Reproduktionsmediziner unabhängig von einander.
3. Eine häufig gestellte Frage der Patientinnen ist, ob die Fehlgeburtsrate bei künstlicher Befruchtung gegenüber der normalen Konzeption erhöht sei.
4. Laut statistischen Daten des „D.I.R." und der Gießener Datenbank ist die Abortrate nach IVF/ICSI gegenüber der „normal eingetretenen Schwangerschaft" nicht signifikant erhöht.
5. Die Rate an EUG in der Reproduktionsmedizin ist gegenüber den „normal eingetretenen Schwangerschaften" nicht erhöht.

Einleitung

Die Reproduktionsmedizin hat in den letzten Jahren auf der ganzen Welt an Bedeutung zugenommen. Allein die Anzahl der Follikelpunktionen hat sich in den letzten Jahrzehnten verhundertfacht. Gründe für diese Entwicklung sind, erstens, dass der Stand der Technik sich weiter entwickelt hat, und zweitens, dass die Patientinnen viel besser aufgeklärt sind und viel früher den Arzt aufsuchen mit der Frage der ungewollten Kinderlosigkeit.

Eine wichtige Frage, die uns häufig beim Aufklärungsgespräch gestellt wird ist, ob das Abortrisiko nach IVF/ICSI erhöht sei.

Abort nach IVF/ICSI

Die natürlichen Risiken für Aborte sind:

- das Alter der Patientinnen,
- vorausgegangene Aborte,
- hormonelle Störung (z. B. PCO-Syndrom),
- anatomische Ursachen,
- Mehrlingsschwangerschaft.

In der Literatur wird die klinische Abortrate nach natürlicher Konzeption zwischen 11–15% beschrieben, nach IVF 18–22% und nach ICSI 11–21%. Laut dem Deutschen-IVF-Register im Jahr 2001 betrug die klinische Abortrate nach IVF 21,3% und nach ICSI 21%.

Die Abortrate zeigt eine eindeutige Altersabhängigkeit. Während die Abortrate bei jungen Patientinnen (unter 30 J.) nach natürlicher Konzeption nur 15% beträgt, ist das Risiko für einen Abort bei Patientinnen über 36 Jahren 22–30%. Ähnliche Abortraten konnten auch bei Patientinnen nach IVF/ICSI in den entsprechenden Altersgruppen gezeigt werden. Aber im IVF-/ICSI-Kollektiv sind Patientinnen über 36 Jahren überrepräsentiert. Laut dem Deutschen-IVF-Register im Jahr 2001 waren 45% der Patientinnen, die an einer IVF/ICSI-Behandlung teilgenommen haben über 36 Jahre alt.

Extrauteringravidität nach IVF/ICSI

Eine andere Frage, die uns häufig begegnet ist, ob es durch IVF/ICSI zu einer höheren Rate von EUG kommt.

Ursachen für EUG sind:

- Salpingitis,
- Adnexitis,
- vorausgegangene EUG (bei tubenerhaltenden Operationen beträgt das Risiko für erneutes Auftreten einer EUG auf derselben Seite ca. 20%),
- Hormonanwendung etc.

Die EUG-Häufigkeit wird in der Literatur nach natürlicher Konzeption zwischen 1–2% beschrieben, wobei die Zahl sich in den letzten Jahrzehnten verdreifacht hat. Ursachen für diesen Anstieg sind die Umwelteinflüsse und die mikrochirurgischen Operationen. Die EUG-Rate nach IVF wird in der Literatur zwischen 2–5% beschrieben und nach ICSI 1–2%. Laut dem Deutschen-IVF-Register im Jahr 2001 betrug die EUG-Rate nach IVF ca. 2,6% und nach ICSI 1,9%.

Zu den Formen der EUG nach IVF/ICSI lässt sich sagen, dass es zu 85% tubare Einlingsgraviditäten sind, 5% tubare Mehrlingsgraviditäten, 7–15% heterotope Graviditäten und ca. 5% Ovarialgraviditäten.

Gametenqualität und Schwangerschaftsrate

T. STALF

MERKE

Durch moderne medizinische Reproduktionsverfahren ist der Kinderwunsch heute bereits dann erfüllbar, wenn lediglich einzelne Spermien und Eizellen vorhanden sind. Diese unterliegen jedoch qualitativen Anforderungen, welche die Erfolgsraten maßgeblich beeinflussen. Eizellen müssen reif sein und sollten morphologischen Kriterien entsprechen. Im Rahmen der ICSI ist die Vitalität der eingesetzten Spermien sowie ihre Herkunft für die Befruchtung der Eizelle bedeutsam. Doch auch nach der Befruchtung gibt es erkennbare Qualitätsunterschiede. Die Entwicklungskompetenz befruchteter Eizelle lässt sich aufgrund morphologischer Strukturen abschätzen, nach der die zum Transfer geeigneten Eizellen selektiert werden. Die Selektion in einem späteren Entwicklungszustand (bis zum Blastozystenstadium) ist wesentlich aussagekräftiger, in Deutschland aus rechtlichen Gründen jedoch nicht zulässig.

Die Schwangerschaftsraten in der modernen Reproduktionsmedizin sind von vielen Faktoren abhängig. Besonders bedeutsam dabei ist die Qualität der zur Verfügung stehenden Gameten. Darüber hinaus stellt die nach der Befruchtung zu beobachtende Zygoten- und Embryoqualität einen wichtigen Marker für die Implantationsfähigkeit des Embryos dar. Im Folgenden wird daher separat auf die Qualität der Spermatozoen, der Oozyten und der befruchteten Eizellen bzw. Embryonen eingegangen.

Spermatozoenqualität

Seit der Einführung der intrazytoplasmatischen Spermieninjektion (ICSI) Anfang der 90er Jahre konnte der andrologische Faktor in der Reproduktionsmedizin weitgehend kompensiert werden. Dichte, Anteil der motilen und morphologisch intakten Spermatozoen verloren ihre Bedeutung für die in-vitro-Befruchtung von Eizellen. Mit der ICSI-Technik ist nunmehr lediglich die Existenz mindestens eines Spermatozoons notwendig. Allerdings existieren spermienrelevante Qualitätskriterien, die den Therapieerfolg maßgeblich mit beeinflussen.

An erster Stelle zu nennen ist die Vitalität der Spermatozoen, die bei der ICSI-Durchführung nicht durch Färbemethoden, sondern nur an der Motilität zu erkennen ist. Der hypoosmotische Schwelltest (HOS-Test, Ved et al. 1997) zur Vitalitätsprüfung ist in der Praxis schwierig, da sich die Identifizierung der osmotisch geschwollenen Spermatozoen in Ejakulaten mit sehr geringer Dichte und hohem Anteil an Dendritus sehr schwierig gestaltet. Warum aber spielt die Vitalität eine große Rolle? Bei toten Spermatozoen ist die Membranintegrität nicht mehr vorhanden. Daher kann es einerseits zu degenerativen Prozessen in der DNA des Zellkerns kommen, andererseits zum Austritt und Verlust von Zytoplasmafaktoren, die für die Befruchtungsreaktion in der Eizelle notwendig sind. Dies erklärt den scheinbaren Widerspruch, dass auf der einen Seite stets motile Spermien für die ICSI verwenden sollten, die aber auf der anderen Seite direkt vor der Injektion immotilisiert werden. Die bisher nicht genau identifizierten Faktoren im Spermienzytoplasma sollen bei diesem Vorgang freigesetzt werden, allerdings in der Eizelle und unmittelbar nach der Injektion.

Die Bedeutung der Vitalität ergibt sich durch einen Vergleich der Ergebnisse von ICSI-Zyklen mit und ohne motilen Spermien (Tabelle 1). Im IVF-Zentrum Gießen war der Anteil an Zyklen ohne Motilität zwar gering (79 vs. 2717 Zyklen), doch war die Befruchtungsrate (52,4 vs. 78,8%) wie auch die Schwangerschaftsrate (15,1 vs. 31,6%) deutlich reduziert.

Als weiteres Qualitätskriterien zu nennen sind genetische Faktoren. So spielen z. B. Aneuploidien keine Rolle bei der Befruchtung, wirken sich jedoch stark auf die Schwangerschaftschance aus. Kürzlich konnte im Rahmen einer Studie des IVF-Zentrums und dem Zentrum für Andrologie in Gießen gezeigt werden, dass auch der Anteil an DNA-Fragmentierung, ausgelöst durch z. B. reaktive Sauerstoffspezies (ROS), nicht die Befruchtungsrate, aber signifikant die Schwangerschaftsrate beeinflusst (Henkel et al. 2002). Anders als bei der Vitalität existieren hier jedoch keine Marker, mit denen man die betroffenen männlichen Gameten während der ICSI ausselektieren könnte. Nur in den seltenen Fällen, bei denen Zytoplasmareste am Spermien zu erkennen sind, ist von einer erhöhten Aneuploidierate auszugehen (Kovanci et al. 2001).

Ein drittes Qualitätskriterium betrifft Spermatozoen, die nicht aus dem Ejakulat, sondern aus testikulärem Gewebe (testikuläre Spermienextraktion, TESE) gewonnen werden. Während bei epididymalem Gewebe in der Regel eine zumindest geringe Motilität vorhanden ist, sind testikuläre Spermien überwiegend immotil, allerdings zu 90% vital (Schulze et al. 1999). Bei vorhandener Vitalität dürfte es demnach zu keinen Einschränkungen in den Erfolgschancen geben. Tatsächlich aber erkennt man große Unterschiede zwischen TESE-Zyklen mit vorhandenen motilen und solchen mit durchweg immotilen Spermien. Tabelle 2 zeigt die Ergebnisse der Arbeitsgruppe Endokrinologie, Fortpflanzungsmedizin und Mikrochirurgie in Gießen. Während keine signifikanten Unterschiede zwischen ICSI-Zyklen mit ejakulierten, epididymalen Spermien oder motilen Spermien aus Hodengewebe gefunden wurden, waren die Ergebnisse mit immotilen testikulären Spermien deutlich eingeschränkt (Befruchtungsrate 52,7 vs. 75,6%; Schwangerschaftsrate 10,8 vs. 32,0%; Geburtenrate 5,2 vs. 22,3%). Dies könnte ein Hinweis auf die Bedeutung des Reifegrades

Tabelle 1. Vergleich der Ergebnisse der intrazytoplasmatischen Spermieninjektion mit motilen Spermatozoen (ICSI m) und ausschließlich immotilen Spermatozoen (ICSI i) im IVF-Zentrum Gießen. Die Zyklenzahl zeigt, dass sich nur in einer sehr geringen Patientengruppe keinerlei motile Spermatozoen finden lassen. In diesen Fällen aber sind Befruchtungs- und Schwangerschaftsraten deutlich erniedrigt

	ICSI m	ICSI i
Zyklen	2717	79
Befruchtung	78,8%	52,4%
Schwangerschaften	31,6%	15,1%
Geburt	20,0%	8,6%

Tabelle 2. Daten der Arbeitsgruppe Endokrinologie, Fortpflanzungsmedizin und Mikrochirurgie in Gießen. Während die Ergebnisse der ICSI-Zyklen mit motilen epidydiymalen und testikulären Spermatozoen (MESA/TESE (m)) denen der konventionellen ICSI entsprechen, sind die Zahlen bei immotilen testikulären Spermatozoen (TESE (m)) deutlich niedriger. Unterschiede zwischen motilen epididymalen und testikulären Spermatozoen zeigten sich nicht, daher wurden diese Zyklen zusammengefasst

	MESA/TESE (m)	TESE (i)
Zyklen	130	131
Befruchtung	75,6%	52,7%
Schwangerschaften	32,0%	10,8%
Geburt	22,3%	5,2%

der Spermatozoen sein, deren biochemischen Grundlagen allerdings bisher unbekannt sind. Auch die Verwendung von Rundzellspermatiden bei der ICSI ist hinter den Erwartungen zurückgeblieben. Es wurden zwar vereinzelt Schwangerschaften beschrieben, die Erfolgsrate blieb jedoch äußert gering (Levran et al. 2000).

Eizellqualität

Die Eizellqualität lässt sich durch verschiedene Kriterien beschreiben. An erster Stelle zu nennen ist der Reifegrad. Rund 80% der im Rahmen der IVF gewonnen Eizellen befinden sich in der Metaphase II, sind also befruchtungsfähig. Bei längerer Kultivierung kann es zu einer Nachreife von unreifen Eizellen kommen, doch bleiben die Ergebnisse mit diesen Oozyten gering. Neben dem Reifegrad besitzen auch morphologische Strukturen eine große Bedeutung für den Schwangerschaftserfolg. Deformationen, Anomalien, Vakuolen und granuliertes Zytoplasma können die Implantation beeinträchtigen (Serhal et al. 1997). So genannte Rieseneizellen sind oft diploid (Funaki u. Mikam 1980) und werden daher nicht zur ICSI herangezogen.

Chromosomenanomalien spielen bei der Eizelle eine sehr viel größere Rolle als bei Spermien. Man schätzt, dass etwa 80–90% der Aneuploidien von entstandenen Embryonen auf die Eizelle zurückzuführen sind (Hunt u. Hassold 2002). Dieses Ungleichgewicht wird verursacht durch das Alter der Eizelle und ist daher im hohen Maße vom Alter der Patientin abhängig. Dies drückt sich bereits in der abnehmenden Schwangerschaftsrate bei fortschreitendem Alter aus. So lag die Implantationsrate im IVF-Zentrum Gießen bei Frauen <35 Jahren bei 33,0%, bei Frauen zwischen 35 und 40 Jahren bei 25,7% und bei Frauen >40% nur noch bei 14,2%. Neben diesem genetischen Faktor dürften aber auch noch bisher nicht identifizierten zytoplasmatischen Faktoren geben, die sich zumindest auf die Fertilisierung auswirken (Meng u. Wolf 1997).

Zygoten

Zygoten resultieren aus der Verschmelzung beider Gameten. Qualitätskriterien, die sich an ihnen beobachten lassen, sind sehr bedeutsam für den Schwangerschaftserfolg in der IVF und sollen daher ebenfalls erwähnt werden.

Das deutsche Embryonenschutzgesetz verbietet die Selektion von Embryonen. Daher muss die Auswahl der zum Transfer vorgesehenen Zellen bereits auf der Ebene der Pronukleus-Stadien (PN-Stadien) erfolgen. Grundsätzlich verworfen werden PN-Stadien mit nur einem oder mehr als zwei Vorkernen. An den 2PN-Stadien wiederum lassen sich morphologische Gegebenheiten erkennen, wie sie bereits bei den Oozyten beschrieben wurden. Granulierte oder deformierte PN-Stadien, das Vorhandensein von Vakuolen oder anderen Anomalien schränken die Implantationsfähigkeit ein und werden daher so weit als möglich vermieden.

Darüber hinaus wurde Ende der 90er Jahre ein Scoresystem entwickelt, dass die implantative Kompetenz der Embryonen beschreiben soll (Scott u. Smith 1998; Tesarik u. Greco 1999). Der PN-Score beschreibt die Anordnung der Nukleoli innerhalb der Vorkerne. PN-Stadien mit symmetrisch angeordneten und polar an der Fusionsfront ausgerichteten Nukleoli werden eine besonders hohe Implantationsfähigkeit zugeschrieben. Die Chancen sind reduziert bei fehlender Polarisation und noch deutlicher bei fehlender Symmetrie. Auch im IVF-Zentrum Gießen konnte die Effizienz des PN-Scores beobachtet werden: so stieg in der Gruppe der Patienten mit 3 transferierten Embryonen die Schwangerschaftsrate von 33,3% (keine Eizellen mit polar-symmetrischen PN) auf 54,5% bei 3 Eizellen mit polar-symmetrischen PN-Stadien (Tabelle 3). Allerdings waren die Zyklenzahlen in der letzten Gruppe noch zu gering, um Signifikanz zu erreichen.

Die Anzahl der resultierenden Embryonen spiegelt sich in der Schwangerschaftsrate wieder. Die in vielen Zentren inzwischen bevorzugte Beschränkung auf 2 transferierte Embryonen pro Transfer führt allerdings zu keiner

Tabelle 3. Abhängigkeit der Schwangerschaftsrate von der Anzahl der transferierten Embryonen, die aus PN-Stadien mit polarisiert-symmetrischen Nukleoli resultierten. Nur Embryotransferzyklen mit 3 Embryonen wurden berücksichtigt. Die Ergebnisse sind unabhängig vom Alter der Patientinnen

Anzahl PN-Stadien mit polarisiert-symmetrischen Nukleoli	% SS	Alter der Patientinnen
0	33,3	32,8
1	35,4	33,3
2	45,0	32,0
3	54,5	33,0

Reduzierung der Erfolgsraten. Dies gilt zumindest bei bestimmten Patientengruppen (z. B. Patientin <35 Jahre, >3 befruchtete Eizellen). Deutlich reduziert ist die Schwangerschaftschance nur dann, wenn grundsätzlich nur zwei Zygoten zur Verfügung stehen (Jahrbuch des deutschen IVF-Registers).

Neben der Anzahl der Embryonen gibt es auch morphologische Kriterien, mit denen sich die Schwangerschaftschancen abschätzen lassen. Zu nennen ist die Teilungsrate (Teilungsgeschwindigkeit) der Embryonen, wobei idealerweise 72 Stunden nach der Insemination Embryonen im 8-Zellstadium vorliegen sollten. Zum anderen sollte die Fragmentierungsrate, d. h. der Volumenanteil an anukleären Vesikel im Embryo, möglichst gering sein (Steer et al. 1992). Eine Selektion auf dieser Ebene, wie sie in anderen europäischen Staaten oder in den USA üblich ist, verbietet allerdings in Deutschland das Embryonenschutzgesetz. Eine Beurteilung der Embryoqualität hat daher lediglich deskriptiven Charakter. Die Qualität der Embryonen in diesem Stadium ist abhängig von den Kulturbedingungen, aber auch von den genetischen und zytoplasmatischen Bedingungen der Gameten, aus denen sie resultieren.

Literatur

Funaki K, Mikam M (1980) Giant diploid oocytea as a cause of digynic triploidy in mammals. Cytogenet Cell Genet 28: 158–168

Henkel R, Hajimohammad M, Stalf T, Menkveld R, Schill W-B, Kruger TF, Gips H (2002) DNA-fragmentation of spermatozoa affects pregnancy but not fertilization rate. Andrologia 34 (im Druck)

Hunt PA, Hassold TJ (2002) Sex matters in meiosis. Science 296: 2181–2183

Kovanci E, Kovacs T, Moretti E, Vigue L, Bray-Ward P, Ward DC, Huszar G (2001) FISH assessment of aneuploidy frequencies in mature and immature human spermatozoa classified by the absence or presence of cytoplasmic retention. Hum Reprod 16: 1209–1217

Levran D, Nahum M, Weissman A (2000) Poor outcome with round spermatid injection in azoospermic patients with maturation arrest. Fertil Steril 74: 443–449

Meng L, Wolf DP (1997) Sperm induced-activation in the rhesus monkey: nuclear and cytoplasmic changes following intracytoplasmatic sperm injection. Hum Reprod 12: 1062–1068

Schulze W, Thoms F, Knuth UA (1999) Testicular sperm extraction: comprehensive analysis with simultaneously performed histology in 1418 biopsies from 766 subfertile men. Hum Reprod 14: 82–96

Scott LA, Smith S (1998) The successful use of pronuclear embryo transfers in the day following oocyte retrival. Hum Reprod 13: 1003–1013

Serhal PF, Ranieri DM, Kinis A, Marchant S, Davis M, Khadum IM (1997) Oocyte morphology predicts outcome of intracytoplasmic sperm injection. Hum Reprod 12: 1267–1270

Steer CV, Mills CL, Tan SL, Campbell S, Edwards RG (1992) The cumulative embryo score: a predictive embryoscoring technique to select the optimal number of embryos to transfer in an in-vitro fertilization program. Hum Reprod 7: 117–119

Tesarik J, Greco E (1999) The probability of abnormal preimplantation development can be predicted by a single static observation on pronuclear stage morphology. Hum Reprod 14: 1318–1323

Ved S, Montag M, Schmutzler A, Prietl G, Haidl G, van der Ven H (1997) Pregnancy following intracytoplasmic sperm injection of immotile spermatozoa selected by the hypo-osmotic-swelling-test: a case report. Andrologia 29: 241–242

Seminare

Entfernung und (Wieder-)Einlage von Implanon®

T. Müller

MERKE

1. Implanon, das von Organon entwickelte und in Deutschland von Nourypharma vertriebene Einzelstäbchen-Implantat, hat seit seiner Einführung im Juni 2000 eine große Resonanz erlebt. Mehr als 100.000 Frauen in Deutschland wenden derzeit diese Methode an.
2. Die Einlage und das Entfernen des Implantates ist ein einfacher Vorgang, der jeweils nur wenige Minuten in Anspruch nimmt. Für das problemlose Entfernen ist jedoch die korrekte Einlage des Implantates ausschlaggebend und sollte, analog zur detaillierten Beschreibung in der Fachinformation, daher nur von Ärzten durchgeführt werden, die mit der Technik des Einsetzens und Entfernens von Implanon vertraut sind.

Korrektes Entfernen von Implanon

Für ein einfaches und problemloses Entfernen des Implantates ist die vorherige eindeutige Lokalisation Voraussetzung. Ein korrekt gelegtes Implantat ist aufgrund seiner subdermalen Lage leicht zu ertasten.

Nach dem Desinfizieren wird das Implantat am proximalen Ende mit einem Finger fixiert und gegen gehalten (Abb. 1). Eine Lokalanästhesie mit 1–2 ml 1%igem Lokalanästhetikum sollte unbedingt *unterhalb* der Implantatspitze erfolgen (Abb. 2).

Die Inzision erfolgt am Besten mit einem spitzen Skalpell von unten, direkt bis an das Implantat heran, sodass die das Implantat umgebende Fibrinhülle bereits bei der Inzision gespalten wird. Den Kontakt mit dem Implantat erkennt man deutlich an einem kratzenden Geräusch (Abb. 3). Falls bei der ersten Inzision die Fibrinhülle noch nicht mit gespalten wurde, muss dies anschließend erfolgen. Dass die Kapsel gespalten ist, erkennt man an dem kratzenden Geräusch, das entsteht, wenn man mit der Spitze des Skalpells die Oberfläche des Implantates erreicht (Abb. 4).

In keinem Fall sollte der Versuch unternommen werden das Implantat herauszuziehen, wenn die Fibrinhüllen noch nicht gespalten ist. Nach dem Spalten der Fibrinhülle lässt sich das Implantat problemlos herausdrücken und mit einer Klemme entfernen (Abb. 5).

Die Einlage eines neuen Implantates kann unmittelbar in den Entfernungsschnitt erfolgen, wobei eine Lokalanästhesie des Legekanals zu empfehlen ist (Abb. 6). Bei einer Wiedereinlage ist auf das korrekte Vorgehen, v. a. auf die streng subdermale Applikation zu achten.

Wenn Implanon nicht oder nicht eindeutig getastet werden kann, sollte in jedem Fall zunächst per Ultraschall, wie unten beschrieben, die Lage des Implantats eindeutig festgestellt und markiert werden. Es darf in keinem Fall ein Entfernungsversuch unternommen werden, wenn das Implantat nicht eindeutig zu lokalisieren ist. Bei einer intramuskulären Lage

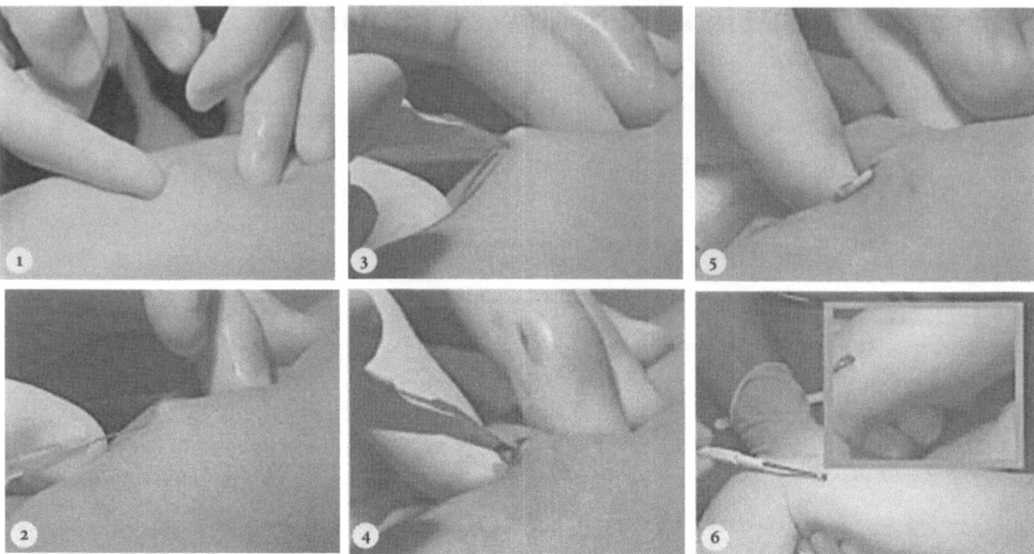

Abb. 1. Fixierung des Implantates
Abb. 2. Lokalanästhesie mit 1–2 ml 1%igem Lokalanästhetikum
Abb. 3. Inzision der Haut
Abb. 4. Inzision der Fibrinhülle, die das Implantat umgibt
Abb. 5. Herausdrücken des Implantates
Abb. 6. Neueinlage unmittelbar danach in den Entfernungsschnitt

oder einer tiefen Lage in der Nähe eines Gefäßes, sollte dringend der Rat eines chirurgisch erfahrenen Kollegen gesucht werden.

Lokalisationstechniken

Die Entfernung eines Implantates sollte grundsätzlich nur durchgeführt werden, wenn das Implantat eindeutig zu lokalisieren ist. Das heißt, primär sollte das Implantat eindeutig an der Einlagestelle unter der Haut (subdermal) zu tasten sein. Falls dies nicht der Fall ist, muss von einem explorativen Vorgehen (Schnitt und anschließendes Suchen) dringend abgeraten werden. *Das Ertasten ist die erste und wichtigste Methode der Lokalisation und sollte immer bereits unmittelbar nach der Einlage, zur Bestätigung der korrekten Lage durchgeführt werden. Dabei ist das Implantat ohne großen Druckaufwand mit den Fingerkuppen zu ertasten.* Ist das Implantat nicht zu ertasten, kann Implanon mittels Ultraschall leicht und sicher lokalisiert werden.

Lokalisation per Ultraschall

Implanon kann anhand seines *akustischen Schattens* identifiziert und lokalisiert werden. Dieser akustische Schatten ermöglicht es, die genaue Position des Implantats selbst festzustellen, das als kleine, jedoch klar abgrenzbare *echogene* Stelle sichtbar wird (Abb. 7–9):

- Der US-Kopf wird quer zur vermuteten Längsrichtung des Implantats gehalten.
- Es sollte mit einer oberflächlichen Fokussierung begonnen werden, da es unwahrscheinlich ist, dass das Implantat tiefer als 3 cm eingesetzt wurde. Zunächst sollte nur nach der Schallauslöschung hinter (unter) dem Implantat gesucht werden. Dieser Schallschatten ist meist bereits unmittelbar zu erkennen.

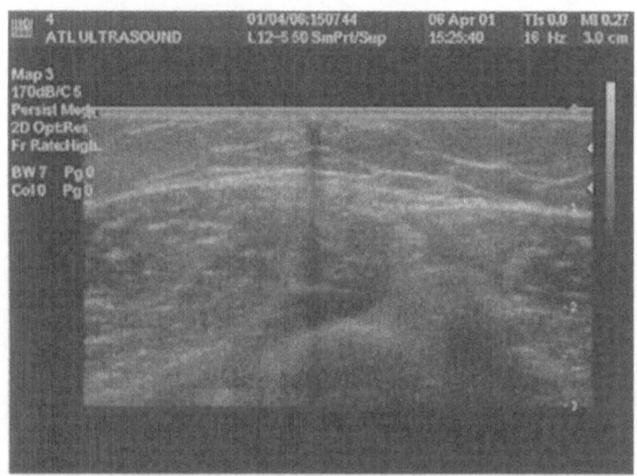

Abb. 7. Ultraschallbild (transversale Darstellung) eines korrekt eingesetzten Implantats; verwendet wurde ein 12,5-MHz-Schallkopf. Beachten Sie bitte die oberflächliche Position des Implantats und den klar abgrenzbaren akustischen Schatten

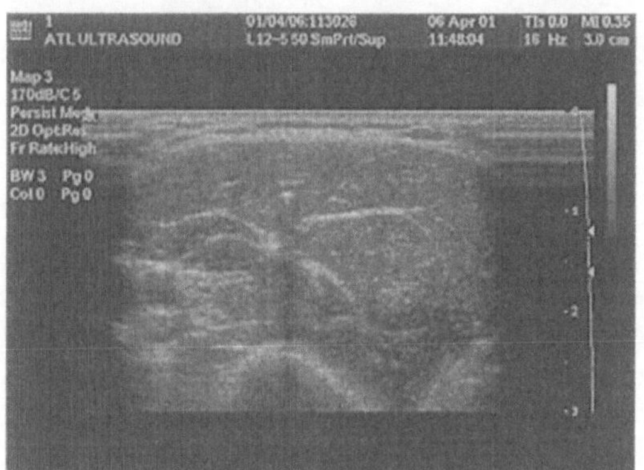

Abb. 8. Ultraschallbild (transversale Darstellung) eines Implantats, das in den Bizepsmuskel eingesetzt wurde; verwendet wurde ein 12,5-MHz-Schallkopf ohne SonoCT-Technik

- Wenn der akustische Schatten des Implantats identifiziert ist, wird nach dem tatsächlichen Implantat gesucht.
- Der Schallkopf kann nun um 90° gedreht werden, um eine Längsdarstellung des Implantats zu erhalten und die Richtung des Implantats zu markieren.

Abschließend wird die Haut an beiden Enden des Implantats markiert.

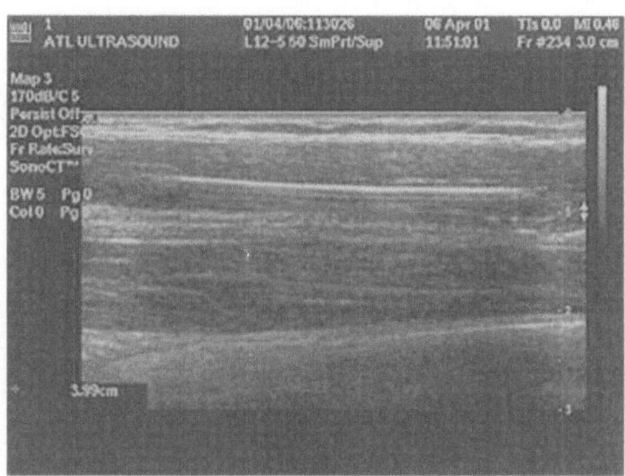

Abb. 9. Ultraschallbild (longitudinale Darstellung) der vollen Länge eines Implantats, das in den Bizepsmuskel eingesetzt wurde; verwendet wurde ein 12,5-MHz-Schallkopf

Schallköpfe mit mittlerer und hoher Frequenz produzieren Ultraschall-(US-)Bilder mit hoher Auflösung. Da Implanon einen Durchmesser von nur 2 mm hat, ist die Auflösung wichtiger als die akustische Gewebepenetration, die niederfrequente Schallköpfe ermöglichen.

Die besten Ergebnisse werden mit den folgenden mittel- und hochfrequenten Schallköpfen erzielt: Vaginalsonde (7,4 MHz), mittelfrequenter Schallkopf (8,4 MHz), hochfrequenter Linear-Array-Schallkopf (12,5 MHz) und hochfrequenter Kompakt-Linear-Schallkopf (15,7 MHz). Bei Verwendung eines Schallkopfes mit niedriger oder mittlerer Frequenz kann die Anwendung eines Silikonpflasters oder einer großen Menge Kontaktgel die Darstellbarkeit verbessern.

Kernspintomographie (MRI)

Falls Implanon auf diese Weise im US nicht darstellbar ist, bzw. noch Unsicherheit besteht, kann es auch mit Hilfe der Kernspinresonanztomographie dargestellt werden. MRI ist eine nicht-invasive Technik, im Vergleich zu einer Ultraschalluntersuchung jedoch deutlich aufwändiger.

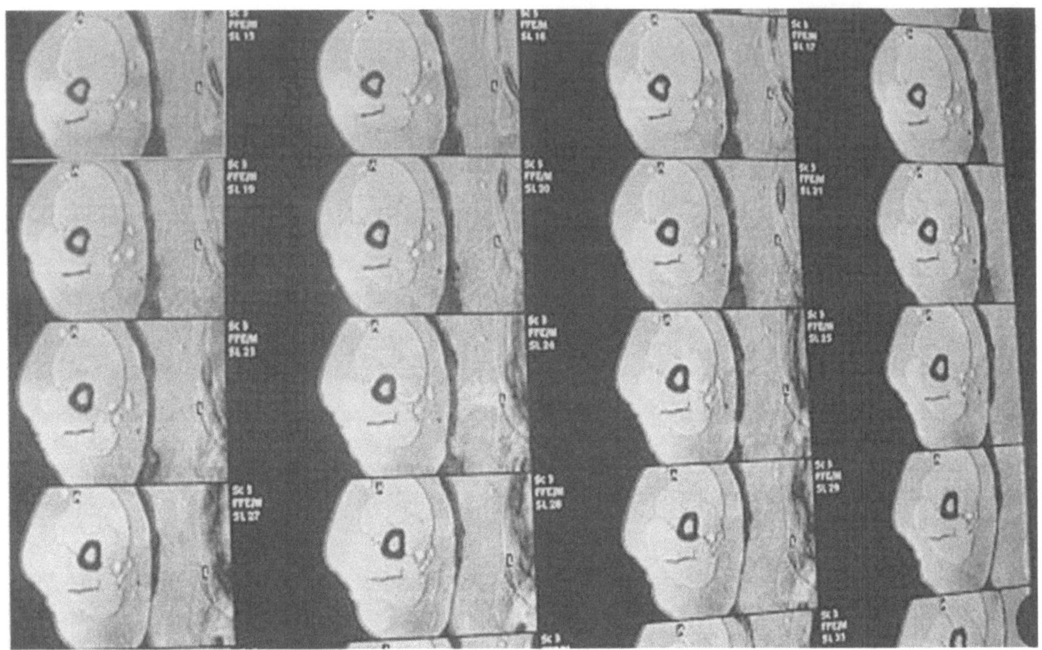

Abb. 10. Kernspintomographische Implanondarstellung

Implanon produziert eine sog. „Signalleere“ im MRI. Das bedeutet, dass Implanon ein schwaches/kein Signal zurücksendet und als schwarze Struktur gegenüber den benachbarten Strukturen identifiziert werden kann.

Um das Implantat darzustellen, muss unbedingt eine Sequenz gewählt werden, die die Strukturen um das Implantat herum möglichst hell erscheinen lässt. Das Implantat selbst ist dann als schwarze Struktur sichtbar. Wenn das Implantat in das subkutane Fettgewebe eingesetzt wird, lässt ein T1-gewichtetes Spin-Echo oder ein T2-gewichtetes Fast-Spin-Echo das subkutane Fettgewebe hell erscheinen. Eine Fettsättigung in Form einer Spektralsättigung oder in Form einer STIR-Sequenz ist bei dieser Untersuchung nicht wünschenswert, da das Implantat mit schwacher Signalaussendung dann gegenüber dem Hintergrund mit ebenfalls schwacher Signalaussendung schwieriger zu erkennen ist.

Als zufriedenstellendste Sequenz hat sich bisher eine 3D-Gradientenecho gewichtete Sequenz erwiesen. Diese Sequenz führt im allgemeinen dazu, dass Muskel, Sehnen und Fett mittlere bis intensive Signale aussenden. Außerdem geben auch Gefäße mit fließendem Blut intensive Signale zurück; dadurch wird verhindert, dass Blutgefäße versehentlich als Implantat identifiziert werden (Abb. 10).

Es ist zu beachten, dass das Implantat nur einen Durchmesser von 2 mm hat und somit in longitudinaler Ebene leicht übersehen werden kann.

Wenn Implanon intramuskulär oder subfaszial eingesetzt wurde, könnte sich eine Ultraschalluntersuchung als günstiger erweisen. Das schwache Signal von Implanon im MRI ist gegen den Hintergrund von Muskel/Faszienqewebe, das ebenfalls ein schwaches Signal zurücksendet, oft schwierig abzugrenzen.

Wenn das Implantat weder durch Ertasten, US-Untersuchung oder MRI eindeutig zu lokalisieren ist, besteht als ultima ratio die Möglichkeit, die Blutspiegel der aktiven Substanz Etonogestrel zu bestimmen, um sicherzustellen, dass Implanon tatsächlich gelegt wurde, da auch an eine Fehleinlage im Sinne einer Nichteinlage gedacht werden muss. Dies muss unter besonderen Bedingungen erfolgen und kann nicht in den üblichen Labors durchgeführt werden. Vor einer Blutentnahme sollte daher in jedem Fall mit Nourypharma Kontakt aufgenommen werden. Bis zu dem sicheren Nachweis sollte die Patientin zusätzlich mit einer Barrieremethode, z. B. mit einem Kondom, verhüten.

Korrekte Einlage von Implanon

Das Einsetzen von Implanon soll unter aseptischen Bedingungen und nur durch einen mit der Technik vertrauten Arzt durchgeführt werden. Die Patientin sollte auf dem Rücken liegen und den weniger beanspruchten Arm nach außen gedreht und im Ellbogen abgewinkelt halten.

Implanon sollte an der Innenseite des Oberarms (weniger beanspruchter Arm) ca. 6–8 cm oberhalb der Ellbogenbeuge in der „Rinne" zwischen Bizeps und Trizeps (Sulcus bicipitalis medialis) eingesetzt werden.

Die Insertionsstelle wird mit einem Desinfektionsmittel gereinigt. Anästhesieren Sie entlang dem „Implantationskanal" mit 2 ml Lidocain (1%), das direkt unter die Haut gespritzt wird.

Der Applikator muss bis zum Einsetzen stets mit der Nadel nach oben gehalten werden, um ein Herausfallen des Implantats zu verhindern. *Grundsätzlich sollte man sich vor der Einlage immer vergewissern, dass sich das Implantat tatsächlich innerhalb des Metallteils der Kanüle (Nadel) befindet.* Das Implantat ist als weißes Ende innerhalb der Nadel sichtbar. Wenn das Implantat aus der Nadel herausragt, bringt man es in die ursprüngliche Position zurück, indem man auf den Plastikteil der Kanüle klopft.

Der sterile Einwegapplikator, der Implanon enthält, wird aus dem Blister entnommen und der Nadelschutz entfernt. Die Nadel und das Implantat müssen steril bleiben. Bei einer Kontamination muss eine neue Packung mit einem neuen sterilen Applikator verwendet werden.

Die Haut um die Insertionsstelle sollte mit Daumen und Zeigefinger gespannt werden und die Nadelspitze in einem möglichst flachen Winkel eingeführt werden. Die Nadel wird so oberflächlich wie möglich und parallel zur Hautoberfläche in die Rinne zwischen Bizeps und Trizeps in Ihrer gesamten Länge eingeführt (Abb. 11). Es ist wichtig, mit der Kanüle parallel zur Hautoberfläche zu bleiben, da bei einem zu tief gelegten Implantat, das Entfernen später Schwierigkeiten bereiten kann.

Eine Wiedereinlage kann unmittelbar nach der Entfernung des vorherigen Implantates in die Inzisionsstelle erfolgen.

Die Versiegelung des Applikators wird durch Drücken des Kolbensupports gebrochen und der Kolben um mindestens 90° gegenüber der Kanüle gedreht. der Kolben wird fest am Arm fixiert (Abb. 12).

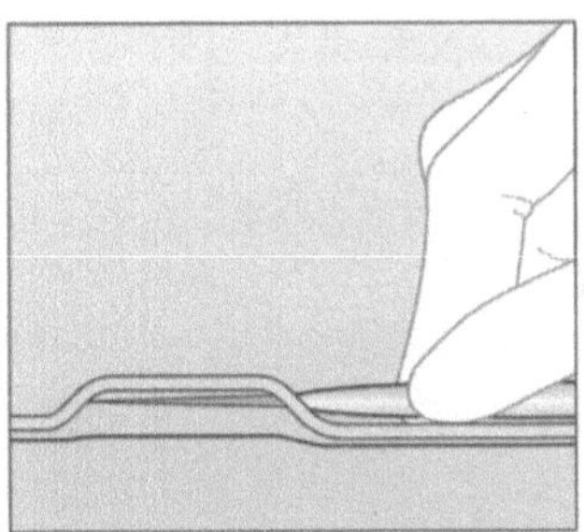

Abb. 11. Strenge subdermale Applikation von Implanon

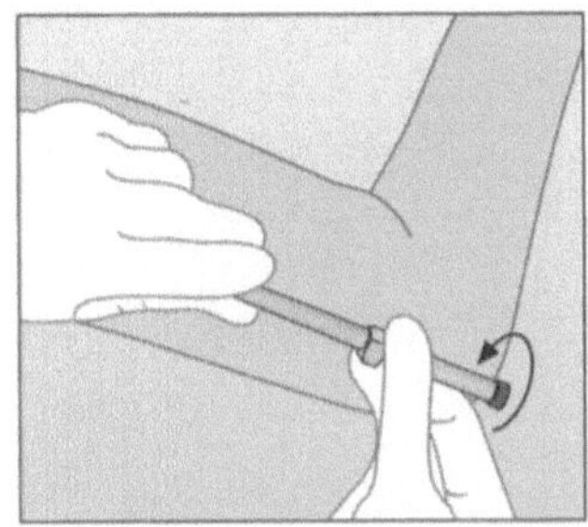

Abb. 12. Drehung des Kolbens um 90° gegenüber der Kanüle.

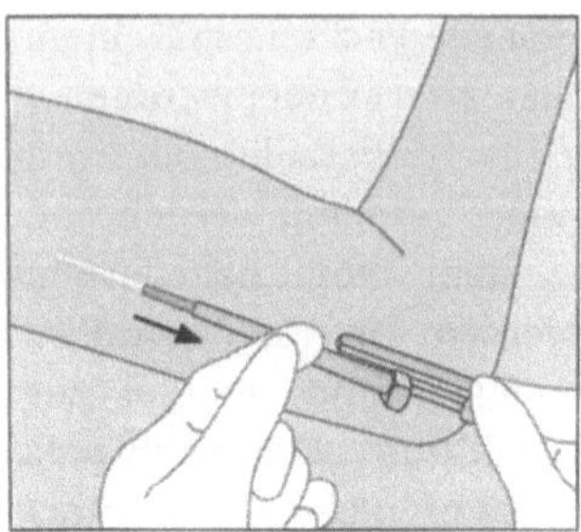

Abb. 13. Mit der freien Hand Kanüle aus dem Arm drehen

Mit der freien Hand wird langsam die Kanüle aus dem Arm gezogen, wobei der Kolben an Ort und Stelle fixiert bleibt. *Achtung:* Dieses Vorgehen unterscheidet sich grundlegend von einer Injektion, bei der der Kolben gedrückt wird und die Spritze fixiert ist. Durch Festhalten des Kolbens an seinem Platz und gleichzeitiges Herausziehen der Kanüle bleibt das Implantat im Oberarm (Abb. 13).

Abschließend wird mittels Sichtkontrolle geprüft, dass sich das Implantat nicht mehr in der Nadel befindet. Dabei sollte nicht das herausragende Ende des Kolbens mit dem Implantat verwechselt werden. *Zusätzlich ist unbedingt das Implantat unter der Haut zu ertasten, um festzustellen, dass es tatsächlich eingelegt ist.* Wenn das Implantat nicht ertastet werden kann oder wenn Zweifel bestehen, ob das Implantat tatsächlich eingelegt ist, muss wie oben beschrieben vorgegangen werden, um das Vorhandensein des Implantats zu bestätigen.

Literatur

Kaptein MCJ, Ganpat R (2002) Localization of nonpalpable single-rod contraceptive implants using ultrasound sonography. Eur J Contracept Reprod Health Care 86 (7) [suppl 1]: 6–50

Mascarenhas L (1998) Insertion and removal of Implanon®. Contraception 58 (6) [suppl]: 79S–83S

Merki-Feld GS, Brekenfeld C, Migge B, Keller PJ (2001) Nonpalpable ultrasonographically not detectable Implanon rods can be localized by magnetic resonance imaging. Contraception 63 (6): 325–328

Fehlbildungsdiagnostik

M. Hermsteiner, H.-J. Born, S. Niemann, M. Zygmunt

„Häufiges ist häufig, Seltenes ist selten.“ Dieses Statement beinhaltet – obwohl es vielleicht beruhigend wirkt – eine möglicherweise schwerwiegende diagnostische Gedankenlosigkeit. „Man denkt nicht daran, weil es selten ist, also diagnostiziert man es nicht.“ Was schützt die Diagnostiker vor einem Diagnosefehler und dessen mögliche Folgen?

Gerade das Ersttrimesterscreening, mit dem man in praxi häufig beschäftigt ist, stellt einen gefährlichen Zeitabschnitt dar, der durch das Machbare, die Einfachheit des Eingriffs und nicht zuletzt den Zeitdruck, eine Schwangerschaft gefährden kann. Zur Vermeidung diagnostischer Einbrüche ist eine diagnostische Systematik erforderlich, die abhängig vom Schwangerschaftsalter die sonographische Beurteilung der Konturen der Strukturen und – sofern vorhanden – von Funktionsparametern wie z. B. Herzaktion, Bewegung, Fruchtwassermenge und Durchblutung einbezieht (Born et al. 1993).

Zu Beginn einer Schwangerschaft ist lediglich die Schwangerschaftsanlage zu beurteilen, deren Lokalisation mittels sonographischer Untersuchung laut Mutterschaftsrichtlinien erstmals in der 9. Schwangerschaftswoche vorzunehmen ist (Richtlinien des Bundesausschusses der Ärzte und Krankenkassen über die ärztliche Betreuung während der Schwangerschaft und nach der Entbindung; „Mutterschafts-Richtlinien“ geändert am 23.10.1998, veröffentlicht im Bundesanzeiger Nr. 16 vom 26.1.1999). Dieser Zeitpunkt für eine Erstuntersuchung ist weder sinnvoll noch medizinisch haltbar, entzieht er u. a. die ektope Schwangerschaft der Diagnostik.

Funktionsparameter sind abhängig vom Schwangerschaftsalter zu werten. Zwar sind Vitalitätszeichen (7. Schwangerschaftswoche) früh darstellbar, die sichere Beurteilung beispielsweise der Nierenfunktion aber ist erst ab der 18. Schwangerschaftswoche sinnvoll und aussagekräftig. So kann man die Urinproduktion anhand der Beurteilung der Fruchtwassermenge feststellen, die Konzentrationsleistung der Nieren lässt sich aber nur anhand der Bestimmung der Elektrolytwerte (Na, Ca etc.) im fetalen Urin bzw. im Fruchtwasser abschätzen. Nicht nur die Beurteilung solcher Funktionsparameter setzt, um Fehlinterpretation zu vermeiden, eine sichere Datierung des Schwangerschaftsalters voraus. In praxi wird der Befragung der Patientin zur Zyklusanamnese und zum möglichen Konzeptionszeitpunkt des öfteren zu wenig Zeit gewidmet. Abweichungen der Zyklusdauer vom 28-Tage-Rhythmus werden häufig bei der Datierung des voraussichtlichen Geburtstermins nicht berücksichtigt. Bei unsicheren Angaben sollte die Terminierung, möglichst durch drei konsekutive Messungen, im ersten Trimenon erfolgen und später nicht mehr rückgängig gemacht werden, da es sonst keine verlässliche Grundlage für die Beurteilung des fetalen Wachstums im weiteren Verlauf der Schwangerschaft gibt.

Mittels Dopplertechnik lassen sich leicht Durchblutungsparameter darstellen, z. B. bei V. a. eine gestörte Gravidität oder als Prognosefaktor für eine Frühschwangerschaft. Hierbei ist aber die Indikation eng zu stellen und auf die erhöhte Energiemenge zu achten.

Einer der schon früh zu bestimmenden sonographischen Parameter, die Nackenfalte, nuchal translucency, oder in seiner stärkeren Ausprägung das dorsonuchale Ödem, schien lange Zeit das somatische Kardinalsymptom für eine Chromosomenanomalie darzustellen. Nicolaides zeigte auf, dass durch sonographische Beurteilung der fetalen Nackentransparenz und Einbeziehen des mütterlichem Alters über 70%, und bei zusätzlicher Bestimmung des freien β-HCG und des schwangerschafts-assoziierten Plasma-Proteins-A (PAPP-A) über 90% der Feten mit Chromosomenanomalien entdeckt werden könnten (Nicolaides et al. 1999).

Schon früh musste man aber erkennen, dass auch andere Störungen mit einer Flüssigkeitseinlagerung im Hautbereich einhergehen. Nach Ausschluss einer Vortäuschung eines Ödems bei Anlagerung der Amnionbegrenzung an den Embryo, sollte uns eine derartige Veränderung neben den numerischen Chromosomenaberrationen (Turner-Syndrom, Down-Syndrom etc.) an Herzfehlbildungen, venöse Stauungen, Fehlmündungen des Ductus thoracicus und andere Anomalien des lymphatischen Systems oder etwa an das Pterygium-Syndrom denken lassen. Außerdem muss darauf geachtet werden, ob das Nackenödem möglicherweise nur Teil eines frühen generalisierten Hydrops mit den ihm eigenen Ursachen ist. Die praktische Erfahrung aus spezialisierten Kliniksambulanzen und Schwerpunktpraxen lehrt, dass bei zuvor diagnostiziertem Nackenödem allzu häufig und voreilig nach Bestimmung eines normalen Karyotyps „Entwarnung" gegeben wird. Im Frankfurter Kollektiv der Feten mit Nackenödem mussten wir bei der Analyse der jeweiligen Ätiologie feststellen, dass nur bei 38% der Feten mit einem derartigen Marker eine Chromosomenstörung vorlag (Born et al. 1996).

Die Angaben zur Inzidenz angeborener Fehlbildungen bei Neugeborenen schwanken zwischen 2% (Shapiro et al. 1958) und 16% (Marden et al. 1964). Zahlreiche Fehlbildungen wurden in diesen Untersuchungen nicht zum Zeitpunkt der Geburt diagnostiziert, sondern erst viel später. Dies trifft insbesondere auf Herzfehler und urogenitale Anomalien zu. In einer umfangreichen Studie (McIntosh et al. 1954) wurden bei Geburt weniger als die Hälfte der Fehlbildungen diagnostiziert, die bei Nachuntersuchungen im Alter von 6 und 12 Monaten auffielen. Die Prognose der Kinder mit schweren Fehlbildungen ist begrenzt. 25% verstarben neonatal, 10–12% waren geistig behindert, 12% hatten körperliche Einschränkungen und – je nach Sichtweise – nur oder immerhin 50% hatten eine reale Prognose nach Behandlung (Van Regemorter et al. 1984).

Auch schwerwiegende Entwicklungsstörungen entziehen sich im ersten Trimenon nicht selten der exakten Darstellung. Sonographisch findet man u. a. das Ausbleiben von Vitalitätszeichen oder das komplette Fehlen von Embryonalstrukturen. So enden ca. 15% aller Schwangerschaften im 1. Trimenon in einem Abort. Hiervon sind 40–50% bedingt durch Chromosomenanomalien, von denen wiederum mehr als die Hälfte in Trisomien bestehen (Trisomien 52%, Monosomien 19%, Triploidien 16%, Tetraploidien 6%). Bei zunächst noch vitaler Anlage ist in den frühen Schwangerschaftswochen oftmals nur die Diskrepanz zwischen erwartetem Wachstum (Scheitel-Steiß-Länge, Chorionhöhlendurchmesser usw.) und tatsächlichen biometrischen Daten das Leitsymptom einer fundamental gestörten Entwicklung. Bei pathologisch-anatomischer Untersuchung der Spontanaborte des 1. Trimenons wurden in ca. 80% eine Entwicklungs- oder Wachstumsstörung dokumentiert. Im 2. und 3. Trimenon dagegen sind nur noch bei ca. 30% der Aborte letale Fehlbildungen festzustellen. Die gleiche Größenordnung gilt für die neonatale Sterblichkeit, bei der auch nur ca. 25% der Todesfälle durch angeborene Fehlbildungen bedingt sind. Der Anteil angeborener Fehlbildungen an den Ursachen des intrauterinen Versterbens sinkt also im Verlauf der Schwangerschaft kontinuierlich ab (Tabelle 1).

Betrachtet man die Inzidenz der einzelnen sonographisch diagnostizierten Fehlbildungen, so muss man feststellen, dass Häufigkeit hier doch eher eine Seltenheit darstellt. Eine Art Screening mit Hilfe genetischer Methoden, beispielsweise unter Ausweitung invasiver Metho-

Tabelle 1. Sonographisch zu diagnostizierende Fehlbildungen mit Angabe der Häufigkeit des Vorkommens

Fehlbildungen des ZNS	
Neuralrohrdefekte (Anenzephalus 50–65%)	0,4–4,5:1000
Hydrozephalus	1:2000
Holoprosenzephalie	1:16.000–1:40.000
Mikrozephalus	1:6200–1:8000
Zephalozele	0,3–0,6:1000
Porenzephalie	Sehr selten
Thorakale Fehlbildungen	
Herzvitien	0,7–0,8%
Kongenitaler Chylothorax	1:10.000
Nichtimmunologischer Hydrops fetalis (NIHF)	1:1500–1:4000
Zwerchfellmissbildungen	1:2200
Gastroinestinale Fehlbildungen	
Ösophagusatresie	1:1500–1:3000
Duodenalatresie (Jejunum-, Ileumatresie)	1:10.000
Mekoniumileus	Extrem selten
Omphalozelen	1:2280–1:10.000
Gastroschisis	1:10.000–1:15.000
Lippen-Kiefer-Gaumen-Spalte	1:700–1: 2500
Fehlbildungen im Urogenitalsystem	
Potter-Syndrom	1:3000–1:4000
Zystische Nierenerweiterung (Potter Typ 1)	1:6000–1:14.000
Prune-Belly-Syndrom	1:3500–1:50 000
Ovarialzysten	Selten, < 1:1000
Hygroma colli	1:200 (Spontanaborte)
Teratome	Extrem selten, ca. 1:40.000

den, ist derzeit nicht in Sicht. Um so wichtiger ist es, bei den rasant zunehmenden Möglichkeiten molekulargenetischer Diagnostik diese Methoden bei tot oder lebend geborenen Kindern, auch Spätaborten, mit Fehlbildungen zum Einsatz zu bringen. Viel häufiger als bisher sollte bei unklarem Spätabort oder intrauterinem Kindstod zur fetal-pathologischen Untersuchung geraten werden, auch wenn vielen betroffenen Eltern dieser Schritt zunächst schwer fällt. Um bei Fehlbildungssyndromen ohne strukturelle oder numerische Chromosomenaberration für weitere Schwangerschaften eine pränatale Diagnostik zu ermöglichen, sollte an die Asservierung von erkranktem Gewebe und/oder DNA der betroffenen Person gedacht werden.

In der Praxis muss man viele Jahre Ultraschall anwenden, um überhaupt eine Chance zu haben, einige der seltenen Fehlbildungen selbst gesehen zu haben, und man muss, um Diagnosemängel mit prognostischer Auswirkung zu vermeiden, – wie zuvor ausgeführt – früher und häufiger in der Schwangerschaft sonographisch untersuchen, als es uns vorgegeben ist. Klinik und Praxis begegnen der selben Problematik: man muss die Normalität (Sonoanatomie!) beherrschen, um Auffälligkeiten (Sonopathologie) erkennen zu können. Bei dem hohen Erwartungsdruck, der von Seiten der „Patientenöffentlichkeit" auf jeder Art pränataler Diagnostik lastet, ist angesichts limitierter zeitlicher, ökonomischer und apparativer Ressourcen im Praxisbereich zunehmend die Frage zu stellen, ob eine Diagnostik auf ständig höherem Niveau überhaupt noch zu leisten ist. Wie in der gesamten aktuellen Debatte um unsere Sozialsysteme fehlt eine klare Definition dessen, was gesundheitspolitisch gewollt und finanzierbar ist. So ist im derzeitigen Rahmen selbst bei sonographisch gesicherter Fehlbildung Wirtschaftlichkeit im Hinblick auf die Anwendung medizinisch sinnvoller Zusatzuntersuchungen und im Hinblick auf den notwendigen Zeitaufwand für Beratungen und Kontrolluntersuchungen nicht gegeben.

Neben der aktiven Beteiligung an der politischen Diskussion kann trotz unklarer Vorgaben und fehlender finanzieller Mittel eine angemessene Reaktion nur in der kontinuierlichen persönlichen Fortbildung bestehen.

Literatur

Born H-J, Baier P, Rettwitz-Volk W, Heller B, Schneider M, Halberstadt E (1993) Fetale Konturanomalien als Indikator sonographischer Missbildungsdiagnostik. Ber Gynäk Gebh 130: 701

Born H-J, Herber U, Petrusevska J, Halberstadt E (1996) Sonographische Früherkennung chromosomaler Anomalien im I. und II. Trimenon. Vortrag auf der 168. Tagung der Mittelrheinischen Gesellschaft für Geburtshilfe und Gynäkologie

Marden PM, Smith DW, McDonald MJ (1964) Congenital anomalies in the newborn infant, including minor variations. J Pediatr 64: 357–371

McIntosh R, Merritt KK, Richards MR, Samuels MH, Bellows MT (1954) The incidence of congenital malformations: a study of 5965 pregnancies. Pediatrics 14: 505–522

Nicolaides KH, Sebire NJ, Snijders JM (1999) Die Ultraschalluntersuchung der 11.–14. Schwangerschaftswoche. The Parthenon Publishing Group, New York London

Shapiro RN, Eddy W, Fitzgibbon J, O'Brien G (1958) The incidence of congenital anomalies discovered in the neonatal period. Am J Surg 96: 396–400

Van Regemorter N, Dodion J, Druart C et al. (1984) Congenital malformations in 10000 consecutive births in a university hospital: need for genetic counseling and prenatal diagnosis. J Pediatr 104: 386–390

Das Kardiotokogramm während Schwangerschaft und Geburt

W. Künzel

MERKE

1. Auch beim Feten ist der arterielle Blutdruck die Regelgröße im Herz-Kreislauf-System. Bei fetaler Hypoxämie fällt langfristig der Blutdruck ab und kompensatorisch steigen Herzfrequenz und peripherer Strömungswiderstand an. Das wird begleitet vom Verlust der Akzelerationen infolge Einschränkung der Kindsbewegungen und der Reduktion der Oszillationsamplitude als Ausdruck eines durch Hypoxämie, Hypoxie und Katecholaminfreisetzung des Feten erhöhten Sympathikotonus. Präfinal fällt die Herzfrequenz aufgrund einer verminderten kardialen Leistung wieder ab. Die Auswirkungen der Hypoxämie sind durch den Herzfrequenzscore zu erfassen.
2. Durch die rasch aufeinanderfolgenden Kontraktionen des Uterus erfolgen die Veränderungen im CTG während der Geburt schneller als während der Schwangerschaft. Die Zunahme von Häufigkeit, Dauer und auch Tiefe der Dezelerationen als Ausdruck der Hypoxämie sind in der Regel vom Anstieg der basalen fetalen Herzfrequenz, dem Verlust der Akzelerationen und der Einschränkung der Oszillationsamplitude gefolgt. Zu diesen im CTG nachweisbaren Veränderungen ist die Zentralisation des fetalen Kreislaufs mit metabolischer und respiratorischer Azidose korreliert. Der Grad der Azidose kann aus dem CTG nur abgeschätzt, aber nie genau ermittelt werden. Dazu sind pH-Analysen oder die Bestimmung des Lactats unerlässlich. Auf die Differenzierung und Bewertung der Dezelerationsformen und auf die Pulsoxymetrie kann verzichtet werden. Der CTG-Score im Partogramm ist eine wichtige Entscheidungshilfe für die Leitung der Geburt.

Das CTG während der Schwangerschaft

Der CTG-Score

Der CTG-Score zur Beurteilung der fetalen Herzfrequenz während der Schwangerschaft ist in Tabelle 1 wiedergegeben. Er bewertet die basale fetale Herzfrequenz (b/min), die Oszillationsamplitude (b/min), die Langzeitschwankungen der Herzfrequenz (Anzahl/min), die Akzelerationen (Anzahl/30 min) und das Vorhandensein von Dezelerationen (ja/suspekt/nein). Alle Parameter werden in 3 Stufen gegliedert und mit Punkten von 0 (fetale Gefährdung) bis 2 (keine fetale Gefährdung) beurteilt. Daraus ergibt sich für einen vitalen Feten ein maximaler Score von 10 Punkten. Aus dem Verlauf des Scores ist eine Information über die Zunehmende Gefährdung des Feten während der Schwangerschaft zu erhalten.

Tabelle 1. Der CTG-Score während der Schwangerschaft

CTG-Befund	0	1	2
Basale fetale Herzfrequenz (b/min)	<150	141–150	≤140
Oszillationsamplitude (b/min)	<5	5–10	>10
Langzeitschwankungen (n/h)	≤1	2–5	≥6
Akzelerationen (/30 min)	0	4–1	≥5
Dezelerationen	Ja	Suspekt	Nein

Beachte: die Dezelerationen werden nicht in frühe, variable und späte Dezelerationen unterteilt. Die basale Herzfrequenz ist in der Höhe anders als in den bisher verfügbaren Scores eingeteilt

Der Kontraktionstest

Der Kontraktionstest beruht auf der Beurteilung der fetalen Herzfrequenz während einer Kontraktion der Uterus, d. h. während einer Wehe. Sie kann spontan auftreten oder durch Wehenmittel (Oxytocin) induziert sein. Ein Kardiotokogramm, das spontane Wehentätigkeit aufweist, ist kein Non-Stress-Test (NST). Fehlen spontane Kontraktionen im CTG, dann ist es ratsam, Wehen zu induzieren, um die hämodynamische Reservekapazität am Uterus zu untersuchen. Unter dieser Wehenbelastung kann die Reaktion der fetalen Herzfrequenz bei einen möglichen Sauerstoffmangel (Borderline-Oxygenation), z. B. bei fetaler Wachstumsretardierung, besser beurteilt werden, da die Kontraktionen des Uterus mit einer Einschränkung der uterinen Durchblutung einhergehen. Kontraktionen sind in der Regel durch Oxytocin-Nasenspray leicht zu induzieren. Die Induktionsstärke des Oxytocin ist vom Gewicht der Mutter und vom Schwangerschaftsalter abhängig.

Dopplersonographie und CTG

Mit der Dopplersonographie werden die Blutflussgeschwindigkeiten in einzelnen Stromgebieten des fetalen Organismus gemessen. Die Stromkurve besteht aus zwei zeitlichen verschiedenen Abschnitten: dem systolischen Anteil, der im Wesentlichen das Schlagvolumen des Herzens widerspiegelt, und dem diastolischen Anteil, der eine Information über die Verteilung der Widerstände im arteriellen Gefäßsystem des Feten gibt. Die Abnahme der enddiastolischen Blutflussgeschwindigkeit (EDBFG) in den verschiedenen Gefäßgebieten (Aorta, A. umbilicalis, A. renalis) bedeutet eine Zunahme des Gefäßwiderstandes, d. h. eine Zentralisation des fetalen Kreislaufs. Nur die A. cerebri media zeigt ein entgegengesetztes Verhalten: hier erfolgt unter der Zentralisation eine Zunahme der EDBFG. Erst später, präfinal erfolgt auch in diesem Gefäßgebiet eine Vasokonstriktion.

Die Abnahme des CTG Score zeigt eine direkte Korrelation zum Abfall der EDBFG.

Das CTG und andere Überwachungsmethoden während der Geburt

Der CTG-Score während der Geburt

Der CTG-Score für die Beurteilung der fetalen Herzfrequenz während der Geburt ist in Tabelle 2 dargestellt. Er unterscheidet sich vom Score während der Schwangerschaft durch die zusätzliche semiquantitative Bewertung der Dezelerationen und durch die fehlende Bewertung der Langzeitschwankungen. Auch mit diesem Score werden die basale fetale Herzfrequenz (b/min), die Oszillationsamplitude (b/min), und die Akzelerationen (Anzahl/h) bewertet. Hinzu kommt die Analyse der Dezele-

Tabelle 2. Der CTG-Score während der Geburt

CTG-Befund	0	1	2
Basale fetale Herzfrequenz (b/min)	>160	141–160	110–140
Oszillationsamplitude (b/min)	<5	5–10	>10
Akzelerationen (n/h)	0	1–9	≥10
Dezelerationen - Tiefe (b/min)	<40	20–40	<20
Dezelerationen - Dauer (s)	<45	15–45	<15
Dezelerationen - Häufigkeit/h	>15	5–15	<5

Beachte: Die Dezelerationen werden unabhängig ihrer Ursache durch eine semiquantitative Analyse erfasst. Es werden die Tiefe, Dauer und Häufigkeit beurteilt und mit einem Score unter Hinzuziehung der anderen Parameter bewertet.

rationen nach Tiefe (b/min), Dauer (s) und Häufigkeit (Anzahl/h). Damit wird eine Abschätzung der Dezelerationsfläche erreicht. Die einzelnen Parameter werden mit einer Punktezahl von null (kritischer fetaler Zustand) bis 2 (keine fetale Gefährdung) bewertet. Die kontinuierliche Bewertung des CTGs während der Geburt mit einem Score und die Dokumentation des Befundes im Partogramm lässt die fetale Gefährdung frühzeitig erkennen. Daraus sind dann ggf. weitere diagnostische Maßnahmen (Mikroblutanalyse, Lactatbestimmung) abzuleiten.

Dezelerationsfläche und pH-Analyse

Die Fläche der Dezeleration ist ein Spiegelbild der Hypoxämie, des fetalen Sauerstoffmangels während der Geburt. Aus ihr kann jedoch nur begrenzt die Belastung des Säure-Base-Status (SBS) des Feten abgeschätzt werde. Sie kann daher als alleiniger Parameter für die Zustandsbeurteilung des Feten nicht herangezogen werden. Auch die Beurteilung der verschiedenen Formen der Dezelerationen sind dafür nicht geeignet. Maßgeblich für die Veränderung des SBS ist die aktuelle Sauerstoffkonzentration im arteriellen Blut des Feten. Deshalb ist es sinnvoll, beim Abfall des CTG-Scores den Zustand des Feten durch eine Mikroblutanalyse zu ermitteln.

Pulsoxymetrie

Experimentelle Untersuchungen an Schaffeten haben gezeigt, dass die Sauerstoffsättigung des Feten bei Reduktion der uterinen Durchblutung parallel zum Abfall und zur Normalisierung der Herzfrequenz erfolgt. Dagegen benötigt die Normalisierung des pH-Wertes und der Lactatkonzentration bei einer 3 min dauernden vollständigen Reduktion der uterinen Perfusion ca. 60 min. Sie war von der aktuellen arteriellen O_2-Sättigung abhängig. Es ist daher davon auszugehen, dass auch beim Menschen die durch Pulsoxymetrie gemessene O_2-Sättigung während der Geburt ebenfalls nur das Verhalten der fetalen Herzfrequenz widerspiegelt. Aufgrund der physikalischen Bedingungen des Meßsystems werden zudem keine Informationen über die Zentralisation des fetalen Kreislaufs und Säure-Basen-Status erhalten.

Lactatmessung während der Geburt

Derzeit steht ein einfaches und wenig störanfälliges Messsystem zur Bestimmung der Lactatkonzentration während der Geburt zur Verfügung (Lactat Card; KDK Corporation, Kyoto, Japan). Es bestehen gute Korrelationen zwischen der Lactatkonzentration und dem pH-Wert sowie dem Base Excess der Nabelarterie. Es fehlen jedoch noch ausreichend klinische

Erfahrungen in der Bewertung der Methode, um die pH-Metrie vollständig durch die Lactatbestimmung ersetzen zu können.

Literatur

Künzel W (2002) CTG-Buch. Urban & Fischer, München

Künzel W (2003) Klinik der Frauenheilkunde und Geburtshilfe, Bd IV, Schwangerschaft 1, und Bd VI, Geburt 1. Urban & Fischer, München

3D-Ultraschall in der Pränatalmedizin und in der Gynäkologie

S. Grüssner

MERKE

1. Die 3D-Sonographie bietet 3 optionale Darstellungsmöglichkeiten und erlangt dadurch in der nichtinvasiven pränatalen und gynäkologischen Diagnostik den gleichen Stellenwert wie die Computertomographie oder die MRT-Untersuchung.
2. Vorteile ergeben sich aus der Oberflächendarstellung und der multiplanaren Darstellung in drei Ebenen, sodass komplexe anatomische Strukturen aus unterschiedlichen optischen Blickwinkeln tomographisch genau betrachtet werden können.
3. Die 3D-Sonographie ermöglicht die mehrdimensionale Größen- und Volumenbestimmung eines fetalen Defektes, die fetale Skelettdarstellung im röntgenähnlichen Transparenzmodus und die Speicherung von Datensätzen, mit unbegrenzter offline-Analyse der Bilddateien.
4. Limitationen der 3D-Sonographie sind je nach Anwendung von zeitversetzter oder zeitgleicher (realtime) Berechnung von Bilddateien insbesondere in der pränatalen Diagnostik durch fetale Bewegungsartefakte und durch Oligohydramnie gegeben.
5. Aufgrund des höheren technischen und zeitlichen Aufwandes, sowie der noch zu geringen Anzahl von randomisierten Vergleichsstudien zwischen 2D- und 3D-Sonographie ist die 3D-Sonographie derzeit noch eine komplementäre Anwendungsoption in der pränatalen und gynäkologischen Diagnostik.

Einleitung

In den letzten 10 Jahren hat die rasante Entwicklung der dreidimensionalen Ultraschalltechnologie dazu geführt, dass eine neue Schwelle der nicht-invasiven Diagnostik in der klinischen Anwendung beschritten werden kann [4, 19, 23, 30]. Durch die Visualisierung von drei Dimensionen werden neue Optionen der Speicherung und Bearbeitung von Bilddateien, sowie der Reproduktion anatomischer Strukturen ermöglicht. Der Ultraschall erreicht durch die multiplanare Darstellung von Strukturen den Stellenwert der diagnostischen Verfahren die vorher nur der Computertomographie bzw. der MRT-Untersuchung vorbehalten waren [23, 30]. Nach Meinung vieler Autoren wird besonders in der geburtshilflichen Diagnostik eine detaillierte Darstellung fetaler Anatomie möglich. Fetale Fehlbildungen werden damit besser diagnostizierbar und es kann den werdenden Eltern die Möglichkeit gegeben werden vorgeburtliche Fehlbildungen ihres Kindes zu sehen, zu verstehen und besser einzuordnen.

Durch Presseberichte in Zeitschriften, TV aber auch via Internet werden zunehmend Fragen und Forderungen von Seiten vieler schwangerer Patientinnen an die geburtshilflichen Ultraschalluntersucher laut primär eine dreidimensionale statt zweidimensionale Sonographie vorzunehmen ohne dass die Möglichkeiten und Grenzen der Untersuchungsform ausreichend bekannt sind.

Technische und methodische Grundlagen

Die dreidimensionale Sonographie bietet im Vergleich zur konventionellen zweidimensionalen Sonographie drei optionale Darstellungsmöglichkeiten - die multiplanare Darstellung, die Oberflächen- und die Transparenzdarstellung. Die multiplanare Darstellung - saggital, transversal, frontal - ist die Basisdarstellung in der 3D-Sonographie [4, 23]. Nach dem Abspeichern eines Volumens werden immer alle 3 senkrecht aufeinander stehenden Schnittebenen gleichzeitig auf dem Monitor sichtbar. Die korrespondierenden Schnittgeraden sind als Striche im Randbereich gekennzeichnet, das Drehzentrum erscheint als Punkt. Integrierte Drehregler ermöglichen die tomographische Untersuchung, in der das gesamte Volumen in 3 Ebenen beurteilt werden kann. Ein integriertes Computerprogramm ermöglicht die Berechnung der innerhalb eines Volumens gespeicherten Objekte in Form eines 3D-Oberflächen- oder Transparenzbildes. Die Anzahl der Einzelbilder bestimmt dabei die Dauer der Berechnung. Derzeit können bis zu 20 Bilder/s berechnet werden [18, 23].

Bildebenen, die mit der zweidimensionalen Technik nicht visualisierbar sind können aus dem elektronischen Speicher problemlos und repetitiv rekonstruiert werden. Eine plastische Darstellung gespeicherter Strukturen wird durch den Oberflächen-(z. B. Gesichtskonturen) und den Transparenzmode, ähnlich einer Skelettszintigraphie erleichtert. Diese Technik ermöglicht es Strukturen schrittweise tomographisch genau zu analysieren. Ein elektronisches Skalpell verbessert die Bildqualität, in dem störende überlappende oder vorgelagerte Strukturen selektiv gelöscht oder unterdrückt werden [4, 13,18, 23].

Die sonographische 3D-Bilddatensatzaufnahme kann prinzipiell auf zwei Arten erfolgen: Durch eine En-bloc-Volumenakquisition oder durch eine automatisierte Aufnahme von seriell parallel-verschobenen 2D-Schnittebenen (Parallelscan), seriell fächerförmigen 2D-Schnitten (Fächerscan) oder durch serielle Rotation (Rotationsscan). Aus einer Serie von zweidimensionalen Schnittbildern kann dann zeitversetzt oder nahezu zeitgleich (real-time) ein dreidimensionales Bild berechnet werden.

Derzeit stehen zwei kommerziell unterschiedliche Gerätesysteme zur Verfügung, ein externes Akquisitionssystem (free-hand scan) und ein schallkopfintegriertes Akquisitionssystem. Das externe Akquisitionssystem basiert auf der konventionellen zweidimensionalen Ultraschalltechnik mit nachgerüsteter externer 3D-Computersoft- und -hardware, während das schallkopfintegrierte Akquisitionssystem ein Ultraschallgerät mit integriertem 3D-Rechenmodul und speziellen 3D-Schallköpfen bezeichnet.

Eine besondere Entwicklung in der 3D-Sonographie ist durch die dreidimensionale Gefäßdarstellung erreicht worden, die aus den Daten der entsprechenden Farbdoppleruntersuchung berechnet wird [7, 20].

Vorteile der 3D-Sonographie

Durch die Speicherung und Rekonstruktion von Volumina simultan, online in 3 Ebenen kann eine detaillierte, tomographisch genaue Bilddarstellung erreicht werden. Die offline Analyse des Datenmateriales reduziert dabei die Untersuchungszeit und kann beliebig oft und ohne Belastung der Schwangeren und des Fetus durchgeführt werden. Der Rotationsmode ermöglicht dabei die zu beurteilenden Struktur aus allen optischen Blickwinkeln quasi zu durchleuchten und ermöglicht damit eine zuvor nicht bekannte Transparenz der Anatomie. Der Transparenzmode lässt eine Darstellung der ossifizierten Wirbelkörper und Rippen zu. Die Oberflächendarstellung lässt ein reales Gesichtsprofil erscheinen mit Detektion kleinster anatomischer Defekte, aber auch komplexer Missbildungen mit mehrdimensionaler Größenbestimmung und präziser Volumenberechnung [4, 24, 30]. Die Einbeziehung des Weichteilmantels von Oberarm bzw. Oberschenkel ermöglicht eine exakte Gewichtsschätzung insbesondere bei Vorliegen eines fetalen Hydrozephalus oder bei Bauchwanddefekten, z. B. wie der Omphalozele.

Die Erstellung eines sog. pränatalen – BABYGRAM – wird durch die 3D-Sonographie erleichtert. Durch die Entwicklung der Telemedizin lassen sich gespeicherte Daten konsultierten Kollegen zur Beurteilung zur Verfügung stellen [3].

Limitationen der 3D-Sonographie

Bei der dreidimensionalen Ultraschalluntersuchung können durch fetale Bewegungen während der Aufnahme Artefakte entstehen, sodass dieser Datensatz nicht auswertbar ist. Teilweise ist dieses Problem durch die live 3D-Systeme (4D) gelöst worden, die eine nahezu simultane dreidimensionale Oberflächendarstellung durch verkürzte Bildaufnahmezeiten ermöglichen und dadurch die fetalen Bewegungsartefakte weitgehend eliminieren [4]. Die 3D-Bildrekonstruktion ist bei einem Oligohydramnion ohne deutliche Abgrenzung einzelner Strukturen nahezu unmöglich. Überlappende Strukturen, die eine exakte Oberflächendarstellung im 3D-Bild verhindern, können nur durch ein sog. elektronisches Skalpell weitgehend eliminiert werden. Die Orientierung und 3D-Rekonstruktion in einem gespeicherten Volumen setzt bei einer hohen Anzahl von Einzelbildern Erfahrung im räumlichen Vorstellungsvermögen des Untersuchers voraus. Trotz des heutigen technischen Standards wird ein höherer Zeitaufwand, als bei der konventionellen zweidimensionalen Untersuchung, für die Aufnahme und Verarbeitung der sonographischen Daten in dreidimensionale Bilder benötigt [4, 30]. In Abhängigkeit von der bestehenden Software des 3D-Gerätesystems sind die Bearbeitungszeiten für die Berechnung von Bilddateien unterschiedlich. Bei Geräten mit integrierten Rechenmodulen können die Bilder nahezu in Echtzeit (zeitgleich sog. real-time/live 3D- oder 4D-Sonographie) berechnet werden; andere benötigen Latenzzeit (zeitversetzt). Die Größe und Form des speziellen 3D-Ultraschallkopfes ist für den Untersucher außerdem gewöhnungsbedürftig. Die nachträgliche, offline Bearbeitung der 3D-Bilddatensätze birgt das Risiko sekundär Bildartefakte hinzuzufügen und damit die Ergebnisse zu verfälschen. Dies führt zu der bisher nicht geklärten Frage welche Rechtssicherheit für den 3D-Anwender, Untersucher und ebenfalls durch den 3D-Datentransfer konsultierten Kollegen besteht, wenn aus dem archivierten Datensatz die Auswertung und Bearbeitung erfolgt [4, 30]. Schließlich wird weltweit die geringe Anzahl von geeigneten randomisierten, kontrollierten Studien zwischen 3D- und 2D-Sonographie kritisiert, da durch den Vergleich beider Methoden die Verifizierung der diagnostischen Spezifität und Sensitivität der 3D Sonographie möglich würde [4, 30].

3D-Sonographie in der Pränatalmedizin – I. Trimenon

3D-Untersuchungen können in der Frühgravidität bereits ab der 5. SSW durchgeführt werden. Zum I. Trimenon sind im Jahre 2002 Publikationen zum Vergleich 2D- und 3D/live (real-time) 3D-(4D-)Ultraschalltechnik verfasst worden [2, 18, 19, 20, 22, 23].

Im I. Trimenon wird von diesen Arbeitsgruppen ein deutliches Benefit in der Frühdiagnostik von Fehlbildungen beschrieben, das durch die Anwendung der realtime od. sog. live 3D-(4D-)Sonographie erreicht wird. Die live 3D-(4D-)Sonographie wird von diesen Arbeitsgruppen als Standardmethode schon praktiziert und von diesen Arbeitsgruppen für die weltweite Anwendung im I. Trimenon proklamiert

[2, 18, 22, 23]. Die Volumenspeicherung dauert bei der 3D-Transvaginalsonographie nur wenige Sekunden, der Bildaufbau und die Bildanalyse erfolgen offline. Dies alles reduziert die tatsächliche Untersuchungszeit. Die zwei Darstellungsmöglichkeiten, zum einen die multiplanare Darstellung mit exaktem, rotierendem und detailgetreuem Bildaufbau, sowie zum anderen die Oberflächen - (Gesicht) bzw. Transparenzdarstellung (Skelett und innere Organe) ermöglichen schon in der Frühgravidität eine exakte Fehlbildungsdiagnostik. In den Studien von Kurjak und Kupesic zeigte sich, dass mittels live 3D-Sonographie Kopf- und Körperbewegungen schon 1 Woche früher, d. h. in der 7. SSW als in der 2D-Sonographie (8.–9. SSW) darstellbar waren. Ebenso wurden Extremitätenbewegungen 1–2 Wochen früher, d. h. in der 8.–9. SSW in der live 3D-Sonographie gegenüber der 2D-Sonographie (9.–10. SSW) beurteilbar. Komplexe simultane Körperbewegungen (alle 4 Extremitäten, Kopf- und Körperbewegungen) ließen sich in der live 3D-Sonographie schon in der 10. SSW verifizieren, während dies in der 2D-Sonographie erst ab der 11. SSW beurteilbar wird. Diese Beobachtungen der dynamischen fetalen motorischen Bewegungsmuster könnten zukünftig bei der frühen Detektion der spinalen Muskelatrophie, Arthrogryposis oder diabetisch bedingten Veränderung des fetalen Nervensystems eine Rolle spielen [14, 23]. Weitere randomisierten Untersuchungen zwischen 2D- und live 3D-Sonographie im I. Trimenon werden notwendig sein um die Validität dieser Aussagen zu unterstützen.

3D-Sonographie in der Pränatalmedizin – II. und III. Trimenon

Gesicht und Nacken

In den frühen Gestationswochen ist es wichtig die fetale Nackenregion sonographisch exakt zu untersuchen, um eine verdickte Nackentransparenz von einem sich entwickelndem Nackenhygrom zu differenzieren. Die 3D-Sonographie lässt dabei das Nackenhygrom in allen drei Ebenen mit seiner Septierung darstellen und erleichtert damit das Ausmaß und die Beurteilung im Hinblick auf die postpartale Therapie. Nach Meinung einiger Autoren wird auch die Ausmessung der fetalen Nackentransparenz in der 3D-Sonographie durch die multiplanare Darstellung erleichtert und ihre Berechnung scheint gegenüber der 2D-Sonographie exakter zu sein [8, 19, 26, 28]. In der Ultraschalldiagnostik des II. und III. Trimenons spielt die Detektion orofazialer Dysmorphien im Zusammenhang mit Entwicklungsstörungen eine wichtige Rolle, da sie als Hinweiszeichen chromosomaler Aberrationen gewertet werden können [33]. Die 3D-Sonographie ermöglicht die räumlich plastische Darstellung des Gesichtes und hilft isolierte Spaltbildungen des Nasen-Lippen-Gaumenbereiches schneller zu visualisieren [4, 5, 13]. Den werdenden Eltern kann ein nahezu reales Bild der kindlichen Störung vermittelt werden und die Akzeptanz der bestehenden Therapiemöglichkeiten erhöht werden.

Zentralnervensystem

Studien zur 3D-Sonographie des ZNS weisen auf einen Anstieg der Sensitivität (> 80 %) dieser Methode in der pränatalen Detektion von Fehlbildungen des fetalen Gehirnes, so z. B. Anencephalus, Plexus choroideus-Zysten, Encephalocelen, Ventrikulomegalien, hin [2, 19, 27, 29]. Da aber größere kontrollierte randomisierte Vergleichsstudien zwischen der zwei- und dreidimensionalen Diagnostik bisher fehlen ist es derzeit noch umstritten ob ein diagnostischer Nutzen aus den 3D-Ultraschalldaten gezogen werden kann, oder ob lediglich die Verlaufskontrolle der Volumenbestimmung bestimmter Fehlbildungen eine Bedeutung gewinnt [32]. Bei der transvaginalen, transfontanellären 3D-Datenaufnahme wird das fetale Gehirn durch die vordere oder hintere Fontanelle gescannt und offline nach Speicherung der Daten untersucht. Dabei ist die Darstellung der Horizontalebene von vaginal nur durch die 3D-Technik möglich [31].

Eine weitere Bedeutung der 3D Sonographie besteht in der Lokalisation und der Berechnung des Ausmaßes von dorsalen Spaltbildungen wie der Spina bifida oder Meningomyelozele [19, 23].

Thorax, Abdomen, Urogenitaltrakt

Bauchwanddefekte können durch die dreidimensionale Datenakquirierung lokalisiert und die prolabierten Organsyteme visualiert werden [18, 19, 30]. Dies ist natürlich auch mit der konventionellen zweidimensionalen Sonographie möglich. Der Vorteil liegt in der dreidimensionalen Oberflächendarstellung. Nach Rekonstruktion und Rotation der Bildaufnahme in drei Ebenen kann die Größe des Defektes mit den involvierten Organen bzw. den Organteilen, der Nabelschnuransatz und die umhüllenden Strukturen realistisch dargestellt werden. Die Quantifizierung des gespeicherten Volumens mittels automatischer oder manueller Konturierung des abgebildeten Objektes ermöglicht die Berechnung des tatsächlichen räumlichen Volumens auch von intra- und extraabdominalen irregulären Strukturen [19, 41]. Dies ermöglicht auch volumetrische Verlaufskontrollen von Anomalien des Urogenitaltraktes oder zystischer Strukturen wie z. B. von Ovarialzysten.

Skelett und Extremitäten

Im Transparentmodus der 3D-Sonographie lassen sich durch eine besondere Grauwerteinstufung speziell fetale Knochenstrukturen abbilden. Es werden vorrangig echodichte Strukturen darstellbar, die Weichteilstrukturen dagegen nur noch schemenhaft. Die Ossifikation des fetalen Skelettes lässt sich so frühzeitig überprüfen [4, 15]. Fehlstellungen und Fehlbildungen der oberen und unteren Gliedmaße sind in der dreidimensionalen Oberflächen- und Transparenzdarstellung besser zu erkennen als mit der konventionellen zweidimensionalen Sonographie.

Die nachträgliche Bearbeitung und Betrachtung aus unterschiedlichen optischen Winkeln lässt Achsenabweichungen leichter darstellen. Dabei hilft die multiplanare, d. h. die sog. drei-Ebenen, Darstellung in der Orientierung von Wirbelsäulenfehlstellungen (Skoliose, Kyphose, Lordose), da in bestimmten Abschnitten oder der gesamten Achse untersucht werden kann.

Hand- und Fußmissbildungen (Polysyndaktylie, Dysmelie) werden in der räumlich plastischen 3D-Sonographie rascher erfasst als bei der 2D-Sonographie [15]. Bei der üblichen 3D-Datenaufnahme führen fetale Bewegungen jedoch zu Artefakten, die entweder die Bildwiedergabe unmöglich machen oder zu artifiziellen Defekten in der offline Rekonstruktion des Volumens führen und damit Fehldiagnosen produzieren können [14].

Durch die Entwicklung der realtime oder live 3D-Sonographie, die als 4D-Sonographie bezeichnet wird, ist dieses Problem durch die verkürzte Bildaufnahmezeit gelöst worden, sodass zusammenhängende motorische Bewegungsabläufe ohne Artefakte in der Regel 1–2 Wochen früher als mit der 2D-Sonographie detektierbar werden [15, 23].

Fetale Echokardiographie

Limitierend für die 3D-Bildqualität des fetalen Herzens sind wie bei der konventionellen 2D-Sonographie die fetale Lage und die fetalen Bewegungen, das Oligohydramnion, aber auch die maternale Dicke der Bauchdecke. Die 3D-Sonographie des fetalen Herzens ist derzeit noch von der Weiterentwicklung der 3D-Bilddatenquisition mit zeitgerechter und exakter Registrierung des Herzzyklus im Sinne eines EKG-ähnlichen Triggermechanismus abhängig. Die Darstellung der komplexen Anatomie des fetalen Herzens wird nach erfolgreicher technischer Weiterentwicklung der 3D-Sonographie die pränatale Fehlbildungsdiagnostik im Bereich der kardialen Vitien durch die simultane räumlich bewegte Darstellung des fetalen Herzens verbessern helfen. Derzeit fehlen randomisierte Vergleichsstudien der 2D- und 3D-Sonographie des fetalen Herzens und zudem sind die technischen Voraussetzungen der 3D-Sonographie der konventionellen 2D-Sonographie weit unterlegen [11, 35, 37].

Gewichtsschätzung

Bei Anomalien im fetalen Kopf- und Körperbereich (Hydrozephalus, Omphalozele) wird eine Gewichtsschätzung vom Feten mit den üblichen Standardparametern zu ungenau. Hier scheint sich der Einsatz der 3D-Volumetrie von Oberarm und Oberschenkel unter Einbeziehung des fetalen Weichteilmantels als besonders geeignet zur Gewichtsschätzung zu bestätigen [36, 38].

3D-Powerdoppler in der Pränataldiagnostik

Die dreidimensionale Gefäßdarstellung stellt eine deutliche Weiterentwicklung auf dem Gebiet der dreidimensionalen Sonographie dar. Die Berechnung der entsprechenden 3D-Daten erfolgt aus der Berechnung von Farbdoppleruntersuchungen.

In der Frühschwangerschaft kann durch diese Gefäßdarstellung die Vaskularisation und die Entwicklung des embryonalen Kardiovaskulärsystems beurteilt werden [12, 20, 22]. Im II. und III. Trimenon kann diese Technik zur Beurteilung der Plazenta und Nabelschnurgefäße genutzt werden. Das Ausmaß der Plazenta prävia mit Ausbildung der vasa prävia, sowie die Darstellung der singulären Nabelarterie und der Nabelschnurumschlingung lässt sich leichter beurteilen. Die fetalen Nieren-, Lungen- und intrakraniellen Gefäße können problemlos dargestellt werden [7, 9, 22, 25]. Renale Fehlbildungen wie z. B. Nierenzysten, Lungenzysten oder auch die Hufeisen- oder Beckenniere, die Diaphragmahernie, sowie intrakranielle Gefäßmissbildungen lassen sich in der 3D-Power Dopplereinstellung besser beurteilen. Desweiteren lassen sich das fetale Herz und seine großen Arterien darstellen. Dies spielt z. B. bei AV-Shunts und bei der Transposition der großen Arterien eine Rolle [6, 20].

3D-Sonographie – Gynäkologie

Die 3D-Sonographie spielt in der nicht invasiven Diagnostik der Fehlbildungen und Neubildungen des weiblichen inneren Genitale eine zunehmende Rolle. Neben der Oberflächendarstellung lässt sich durch die Volumenberechnung der uterinen, tubaren oder ovariellen Neubildung die Tumorgröße besser einschätzen. Die Dignität der Neubildung kann dabei durch die 3D-Sonographie nicht invasiv abgeschätzt werden [10, 21]. Die 3D-Powerdoppleruntersuchung ist dabei hilfreich in der Detektion atypischer uteriner oder ovarieller Gefäßneubildungen. In der Fertilitätsdiagnostik lassen sich nichtinvasiv uterine Synechien, Septierungen des Uterus, submuköse Myome und Polypen problemlos in drei Ebenen in Größe und Lokalisation differenzieren [17]. Vorteile der 3D Sonographie werden insbesondere in der Sterilitätstherapie infertiler Patientinnen gesehen, da durch die 3D-Volumetrie die Follikelgröße, sowie Zystenbildungen nach der Stimulationstherapie besser bestimmt werden können, als dies durch die konventionelle 2D-Sonographie möglich ist [16]. Auch der Einsatz des 3D-Power Doppler bei Patientinnen mit PCO-Syndrom mit Darstellung eines Anstiegs des Stromablutflusses im Ovar scheint als neuer diagnostischer Parameter den Vorteil der 3D-Sonographie gegenüber der konventionellen 2D-Sonographie zu begründen [16]. Im Rahmen der Urogynäkologie kann mit Hilfe der 3D-Sonographie eine detailierte Darstellung der Urethra, des Urethralsphinkter, des Beckens und des Volumens der Harnblase ermöglicht werden. Neben Neubildungen der Harnblase, den vaskulären Veränderungen kann auch die Ansprechbarkeit einer hormonellen Ersatztherapie mit Hilfe der 3D-Sonographie und 3D-Power Doppler überprüft werden [1].

Die 3D-Sonographie scheint auch bei der Differenzierung von Brusttumoren neue Möglichkeiten aufzuzeigen [34, 39, 40]. Insbesondere scheint die mittels 3D-Ultraschall durchgeführte Feinnadelbiopsie eine exakte Positionierung im verdächtigen Gewebe zu ermöglichen. (Sensitivität 94%, Spezifität 100%) [40].

Inhalt des Seminars – 3D-Ultraschall

Vermittlung von technischen sowie visuell plastischen Grundkenntnissen

1. Technische Aspekte der 3D-Systeme, Multiplanar-Oberflächen-Transparenzmode.
2. Vorteile und Limitationen der 3D-Sonographie.

3D-Sonographie in der Pränatalmedizin

1. Sonoembryologie – Fehlbildungsdiagnostik im I. Trimenon.
2. Normale Anatomie im II. und III. Trimenon – 2D vs. 3D-Sonographie.
3. Fehlbildungsdiagnostik im II. und III. Trimenon – 2D vs. 3D-Sonographie.
4. ZNS-Diagnostik – Zerebrale Fehlbildungen – 2D vs. 3D-Sonographie.
5. Fetale Herzdiagnostik – 2D vs. 3D-Sonographie.
6. Einsatz des 3D-Powerdopplers in der Pränataldiagnostik.

3D-Sonographie in der Gynäkologie

1. 3D-Sonographie der Mamma.
2. 3D-Sonographie des Uterus.
3. 3D-Sonographie der Tuben.
4. 3D-Sonographie der Adnexe.
5. 3D-Sonographie in der Urogynäkologie.

Zukünftige Entwicklungen – 4D-Sonographie

Alle derzeit verfügbaren 3D und 4D Ultraschallsystemen werden live vorgeführt und können von den Seminarteilnehmern angewandt werden.

Literatur

1. Battaglia C, Salvatori S, Giuini MR, Primavera A, Gallinelli A, Volpe A (1999) Hormonal replacement therapy and urinary problems as evaluated by ultrasound and color Doppler. Ultrasound Obstet Gynecol 13: 420–424
2. Benoit B, Hafner T, Kurjak A, Kupesic S, Bekavac I, Bozek T (2002) Three-dimensional sonoembryology. J Perinat Med 30 (1): 63–73
3. Burg G, Haeffner A (2002) Dr. JPEG and Mr. BYTE Perspektiven telemedizinischer Applikationen. Dtsch Ärztebl 99 (27): A1888–A1890
4. Campbell S (2002) 4D, or not 4D: that is the question. Ultrasound Obstet Gynecol 19: 1–4
5. Carlson DE (2000) The ultrasound evaluation of cleft lip and palate – a clear winner for 3D. Ultrasound Obstet Gynecol 16: 299–301
6. Chaoui R, Kalache KD (2001) Three-dimensional power Doppler ultrasound of the fetal great vessels. Ultrasound Obstet Gynecol 17 (5): 455–456
7. Chaoui R, Kalache KD, Hartung J (2001) Application of three-dimensional power Doppler ultrasound in prenatal diagnosis. Ultrasound Obstet Gynecol 17 (1): 22–29
8. Eppel W, Worda C, Frigo P, Lee A (2001) Three- vs. two-dimensional ultrasound for nuchal translucency thickness measurements: comparison of feasibility and levels of agreement. Pren Diagn 21 (7): 596–601
9. Forsberg F, Rawool NM, Merton DA, Liu JB, Goldberg BB (2002) Contrast enhanced vascular three-dimensional ultrasound imaging. Ultrasonics 40 (1–8): 17–122
10. Greene NH, Platt LD, Santulli TS, Krutilin S, Karlan BY (2000) Usefulness of three-dimensional ultrasound in evaluation of ovarian pathology. J Ultrasound Med 19: S83
11. Guerra FA Isla, I, Aguilar RC, Fritz EG (2000) Use of free-hand three-dimensional ultrasound software in the study of fetal heart. Ultrasound Gynecol Obstet 16 (4): 329–334
12. Hafner T, Kurjak A, Funduk-Kurjak B, Bekavac I (2002) Assessment of early chorionic circulation by three-dimensional power Doppler. J Perinat Med 30: 33–39

13. Hull AD, James G, Salerno CC, Nelson T, Pretorius DH (2001) Three-dimensional ultrasonography and assessment of the first-trimester fetus. J Ultrasound Med 20 (4): 287–293
14. Hull AD, Pretorius DH, Lev-Toaff A, Budorick NE, Salerno CC, Johnson MM, James G, Nelson TR (2000) Artifacts and the visualization of fetal distal extremities using three-dimensional ultrasound. Ultrasound Obstet Gynecol 16 (4): 341–344
15. Kos M, Hafner T, Funduk-Kurjak B, Bozek T, Kurjak A (2002) Limb deformities and three-dimensional ultrasound. J Perinat Med 30: 40–47
16. Kupešic S, Hafner T, Bjelos D (2002) Events from ovulation to implantation studied by three-dimensional ultrasound. J Perinat Med 30: 84–98
17. Kupešic S, Kurjak A, Skenderovic S, Bjelos D (2002) Screening for uterine abnormalities by three-dimensional ultrasound improves perinatal outcome. J Perinat Med 30: 9–17
18. Kurjak A (2002) 3D ultrasound and perinatal medicine. J Perinat Med 30 (1): 5–7
19. Kurjak A, Hafner T, Kos M, Kupesic S, Stanojevic M (2000) Three-dimensional sonography in prenatal diagnosis: a luxury or a necessity? J Perinat Med 28 (3): 194–209
20. Kurjak A, Hafner T, Kupesic S, Kostovic L (2002) Three-dimensional power Doppler in study of embryonic vasculogenesis. J Perinat Med 30 (1): 18–25
21. Kurjak A, Kupesic S, Anic T, Kosuta D (2000) Three-dimensional ultrasound and power Doppler improve the diagnosis of ovarian lesions. Gynecol Oncol 76: 28–32
22. Kurjak A, Kupesic S, Kos M (2002) Three-dimensional sonography for assessment of morphology and vascularization of the fetus and placenta. J Soc Gynecol Invest 9 (4): 186–202
23. Kurjak A, Vecek N, Hafner T, Bozek T, Funduk-Kurjak B, Ujevic B (2002) Prenatal diagnosis: what does four-dimensional ultrasound add? J Perinat Med 30 (1): 57–62
24. Less W (2001) Ultrasound imaging in three and four dimensions. Semin Ultrasound CT MR 22 (1): 85–105
25. Matijevic R, Kurjak A (2002) The assessment of placental blood vessel by three-dimensional power Doppler ultrasound. J Perinat Med 30: 26–32
26. Michailidis GD, Papageorgiou P, Economides DL (2002) Assessment of fetal anatomy in the first trimester using two- and three-dimensional ultrasound. Br J Radiol 75 (891): 215–219
27. Monteagudo A, Timor-Tritsch IE, Mayberry P (2000) Three-dimensional transvaginal neurosonography of the fetal brain: navigation in the volume scan. Ultrasound Obstet Gynecol 16: 307
28. Ohno M, Kanenishi K, Kuno A, Akiyama M, Yamashiro C, Tanaka H, Shiota A, Senoh D, Hata T (2002) Three-dimensional sonographic features of nuchal edema. Gynecol Obstet Invest 53 (2): 125–128
29. Pilu G, Perolo A, Falco P, Visentin A, Gabrielli S, Bovicelli L (2000) Ultrasound of the fetal central nervous system. Curr Opin Obstet Gynecol 12: 93
30. Platt LD (2000) Three-dimensional ultrasound. Ultrasound Obstet Gynecol 16: 295–297
31. Pooh RK, Pooh KH (2002) The assessment of fetal brain morphology and circulation by transvaginal sonography and power Doppler. J Perinat Med 30 (1): 48–56
32. Ritsuko KP, Kyong HP (2002) The assessment of fetal brain morphology and circulation by transvaginal 3D sonography and power Doppler. J Perinat Med 30: 48–56
33. Rotten D, Levaillant JM, Martinez H, Ducou le Pointe H, Vicaut E (2002) The fetal mandible: a 2D and 3D sonographic approach to the diagnosis of retrognathia and micrognathia. Ultrasound Obstet Gynecol 19 (2): 122–130
34. Rotten D, Levaillant JM, Zerat L (1999) Analysis of normal breast tissue and of solid breast masses using three-dimensional ultrasound mammography. Ultrasound Obstet Gynecol 14: 114–124
35. Scharf A, Geka F, Steinborn A, Frey H, Schlemmer A, Sohn C (2000) 3D realtime imaging of the fetal heart. Fetal Diagn Ther 15: 267–274
36. Schild RL, Fimmers R, Hansmann M (2000) Fetal weight estimation by three-dimensional ultrasound. Ultrasound Obstet Gynecol 16: 445–452
37. Slansky MS, Nelson T, Strachan M, Pretorius D (1999) Real-time-three-dimensional fetal echocardiography: initial feasibility study. J Ultrasound Med 18: 745–752
38. Song TB,Moore Tr, Lee JI, Kim YH, Kim EK (2000) Fetal weight prediction by thigh volume measurement with three-dimensional ultrasonography. Obstet Gynecol 96: 157–161
39. Surry KJ, Smith WL, Campbell LJ, Mills GR, Downey DB, Fenster A (2002) The development and evaluation of a three-dimensional ultrasound guided breast biopsy apparatus. Med Image Anal 6 (3): 301–312
40. Weismann CF, Forstner R, Prokop E, Rettenbacher T (2000) Three-dimensional targeting: a new three-dimensional ultrasound technique to evaluate needle position during breast biopsy. Ultrasound Obstet Gynecol 16: 359–364
41. Wilson RD (2002) Prenatal evaluation for fetal surgery. Curr Opin Obstet Gynecol 14 (2): 187–193

Knochendichtemessung

K. Manolopoulos, H. Stracke, U. Lang, H.-R. Tinneberg

MERKE

1. Durch die verminderten Östrogenspiegel in der Postmenopause gerät das ausgewogene Verhältnis von Knochenresorption und -neubildung aus der Balance. Infolgedessen nimmt die Knochendichte ab und das Frakturrisiko steigt an. Auch junge Frauen mit Gonadeninsuffizienz, Stoffwechselerkrankungen (z.B. Hyperthyreose, Diabetes mellitus), starke Raucherinnen und untergewichtige Patientinnen sind gefährdet, an einer Osteoporose zu erkranken. Die dadurch entstehenden Kosten belasten in Milliardenhöhe das Gesundheitssystem.
2. In Deutschland leiden ca. 40% aller Frauen in der Postmenopause an einer präklinischen oder manifesten Osteoporose. Jede dritte Frau, die älter als 65 Jahre ist, erleidet eine oder mehrere osteoporosebedingte Frakturen.
3. Die osteodensitometrischen Messverfahren Dualröntgen-Absorptiometrie (DXA), Quantitative-Computertomographie (QCT) und Quantitative-Knochenultrasonographie (QUS) können das Frakturrisiko einordnen. Die vorhandenen Geräte sind präzise und können zum Therapiemonitoring mit unterschiedlicher Wertigkeit herangezogen werden.
4. Prävention, Diagnostik und Therapie der Osteoporose sollten nach dem Leitlinien-Entwurf des Dachverbandes für Osteologie erfolgen. Nach den Kriterien einer evidenzbasierten Medizin bieten A-klassifizierte Medikamente einen bewiesenen Schutz vor Frakturen.
5. Jede Osteoporose muss diagnostiziert und behandelt werden. Der Frauenarzt als „begleitender Hausarzt der Frau" ist hier gefordert an Prävention, Diagnose und Therapie mitzuwirken.

Daten und Fakten über Osteoporose

Die Osteoporose ist die häufigste metabolische Knochenerkrankung. Jährlich erleiden über 74.000 Frauen eine neue Wirbelkörperfraktur (Ismail 2002).

In Deutschland sind ca. 4–6 Mio. Patienten davon betroffen. Damit zählt die Osteoporose zu einer der häufigsten Volkskrankheiten (Pfeifer et al. 2001a). Die WHO hat die Osteoporose in die Liste der zehn wichtigsten, weltweit auftretenden Erkrankungen aufgenommen (Kanis et al. 1994).

Eine unbehandelte Osteoporose belastet das Gesundheitssystem mit hohen Kosten. Etwa 2,0–2,5 Mio. Euro werden für medizinische Betreuung, Reha-Maßnahmen und Pflege ausgegeben. Davon entfallen ca. 6,5% an Kosten für

Osteoporose-Medikamente und 0% davon werden für Prävention und Vorsorge ausgegeben (Pfeifer et al. 2001a; Brecht et al. 1997). Man geht davon aus, dass die Anzahl an Osteoporose erkrankte Patienten zunehmen wird. Eine wichtige Rolle spielen einerseits die demographische Bevölkerungsentwicklung, der zunehmende Anstieg der durchschnittlichen Lebenserwartung, genauso wie die Veränderungen der Lebensgewohnheiten, wie Ernährung, berufliche Tätigkeit und körperliche Aktivität.

Definitionen der Osteoporose

Nach der *International Consensus Development Conference* in Hongkong 1993 wird die Osteoporose als eine systemische Skeletterkrankung charakterisiert, welche gezeichnet ist durch eine Verminderung der Mikroarchitektur des Knochengewebes einhergehend mit reduzierter Festigkeit und erhöhter Frakturneigung.

Nach der *osteodensitometrischen Definition* der Osteoporose nach der WHO wird der T-Wert herangezogen (WHO 1994): Der T-Wert wird definiert als die Abweichung des Messwertes vom Mittelwert des Referenzkollektivs von jungen, geschlechts- und ethnisch angepassten gesunden Personen um die 30 Jahre, d.h. der „peak bone mass". Die WHO unterteilt Normal, Osteopenie, Osteoporose und schwere bzw. manifeste Osteoporose (Tabelle 1).

Ursachen und Risikofaktoren der Osteoporose

Jede dritte postmenopausale Frau ist von Osteoporose betroffen. Hauptursache ist der physiologische Abfall des Östradiolspiegels in der Menopause. Einerseits führt der erniedrigter Östradiolspiegel zu einer verstärkten Aktivität der Osteoklasten, andererseits kommt es zum Abbau der Muskulatur, welcher wiederum einen biomechanisch basierten Knochenabbau induziert. Weiterhin ist die Aktivität der 1-alpha-Hydroxylase der Niere vermindert, sodass weniger aktives Vitamin D_3 gebildet wird. Dies führt zu einer verminderten Kalziumresorption aus dem Dünndarm mit einer hieraus resultierenden negativen Kalziumbilanz (Hadji et al. 2001a).

Die in Tabelle 2 aufgeführten Risikofaktoren wurden in prospektiven Studien als prädikativ für ein erhöhtes Frakturrisiko evaluiert (Cummings et al. 1995).

Diagnose der Osteoporose

Bei der Diagnose der Osteoporose sollte eine Kombination folgender Untersuchungen erfolgen:

- Anamnese,
- körperliche Untersuchung,
- osteodensitometrische Verfahren,
- ggf. konventionelles Röntgen,
- ggf. Laborwertbestimmungen.

Tabelle 1. Einteilung der Osteoporose nach der WHO (osteodensitometrische Diagnose)

Stadium	T-Wert
Normal	T-Score 0–1 SD (bis ca. 10% Knochendichteverlust)
Osteopenie	T-Score zwischen –1 bis –2,5 SD (ca. 10–25% Knochendichteverlust)
Osteoporose	T-Score tiefer als –2,5 SD (mehr als 25% Knochendichteverlust)
Schwere Osteoporose	Osteoporose und Fraktur

Tabelle 2. Risikofaktoren für ein erhöhtes Frakturrisiko – *OsteoPOroseRISIKO*

O	Osteoporostische Schenkelhalsfraktur der Mutter
P	(Poly-)Stürze
O	Östrogenmangel (späte Menarche, frühe Menopause)
R	Rauchen
I	Intestinale Malabsorption oder geringe Zufuhr von Kalzium und/oder Vitamin D
S	Schilddrüsenüberfunktion
I	Immobilität
K	Kachexie, Anorexie, Untergewicht
O	Osteoporoseassozierte Fraktur der Patientin seit dem 50. Lebensjahr

Die Evaluierung und Erstellung eines individuellen Risikoprofils mit anschließender, angepasster Therapieentscheidung wird heutzutage empfohlen (Hadji et al. 2001b).

Klinische Indikationen zur Osteodensitometrie

Folgende klinische Indikationen zur Osteodensitometrie werden von den Fachgesellschaften empfohlen (Hadji et al. 2001a):

- Frakturen ohne adäquates Trauma,
- Östrogenmangel mit folgenden Risikofaktoren
  - familiäre Belastung,
  - nutritiver Kalziummangel,
  - Rauchen,
  - niedriges Körpergewicht (<15% Broca-Index),
  - nichtknochenprotektive HRT-Dosis,
- Anorexia nervosa,
- chronische Glukokortikoidtherapie, (>7,5 mg Prednisonäquivalent/Tag >6 Monate),
- geriatrische Patienten mit Risikofaktoren,
- primärer/sekundärer Hyperparathyreodismus,
- Hypogonadismus des Mannes,
- Osteogenesis imperfecta.

Nach dem Beschluss des Bundesausschusses der Ärzte und Krankenkassen ist die radiologische Osteodensitometrie seit dem 1. April 2000 nur noch dann eine Kassenleistung, wenn bereits eine osteoporosebedingte Fraktur vorliegt.

Osteodensitometrische Messmethoden

Dualröntgen – Absorptiometrie (DXA)

- Messort: Wirbelsäule, Schenkelhals, Kalkaneus.
- Messprinzip: Selektive Messung von Spongiosa und Kortikalis, dabei rotieren eine Strahlenquelle und ein Detektor um den Patienten. Gemessen wird die Stahlenschwächung.
- Mögliche Messfehler: Degenerative Veränderungen der Wirbelsäule, Aortenverkalkungen.
- Vorteile: Internationale, exzellente Standardisierung, Vorhandensein von Phantomen zur Kalibrierung, Erfahrung in Therapiestudien.
- Nachteile: (geringe) Strahlenbelastung, hohe Anschaffungskosten, große Geräte, planare Messung.

Quantitative Computertomographie (QCT)

- Messort: Wirbelsäule, (Radius, Tibia pQCT).
- Messprinzip: Messung eines definierten Volumens und Unterscheidung zwischen kortikalen und spongiösen Knochen.

- Mögliche Messfehler: Knochenmarksfettfehler, Artefakte durch degenerative Veränderungen, Messstellenwiederfindung in Therapieverlaufskontrollen.
- Vorteile: hohe Präzision, Messung physikalischer Dichtem, langjährige Erfahrung, Unterscheidung Spongiosa-Compacta.
- Nachteile: hohe Anschaffungskosten, geringe Verfügbarkeit, höhere Strahlenbelastung.

Quantitative Knochenultrasonographie (QUS)

- Messort: Kalkaneus, Phalangen, Tibia, „Multisite" Geräte.
- Messprinzip: Messung der Ultraschall-Leistungsgeschwindigkeit („Speed of Sound" SOS) und/oder der Breitband-Ultraschallabschwächung (BUA) bzw. Kombination aus beiden bei der Passage durch den Knochen.
- Mögliche Messfehler: Falsche Positionierung, Ödeme, Luftblasen.
- Vorteile: Strahlenfrei, kleine Geräte, ggf. transportabel, geringe Anschaffungskosten, schnelle Messung.
- Nachteile: geringe Erfahrung bei Therapiemonitoring, schwierige Standardisierbarkeit, Fehlen internationaler Phantome.

Dual-Röntgen-Radiogrammetrie (DXR)

- Messort: Lange Röhrenknochen (Hand, Metakarpalia, Radius, Ulna).
- Messprinzip: Messung der kortikalen Dicke, woraus sich durch Umrechnung Knochendichtewerte ermittelt werden. Dies erfolgt nach Einscannen von konventionellen Röntgenbildern und Auswertung mittels einer speziellen Computersoftware.
- Mögliche Messfehler: Qualitativ schlechte konventionelle Röntgenbilder.
- Vorteile: Bei schon vorhandenen konventionellen Röntgenbildern ist eine weitere apparative Untersuchung nicht erforderlich.
- Nachteile: Begrenzte Anzahl von Studiendaten, nur kortikale Knochenanteile werden erfasst.

Konventionelles Röntgen – kein osteodensitometrisches Messverfahren im eigentlichen Sinne

- Messort: Wirbelsäule.
- Messprinzip: Morphologische Veränderungen der Grund- und Deckplatten, Sinterungsfrakturen, Fisch- und Keilwirbeln oder Kompressionsfrakturen.
- Nachteile: Mineralsalzgehalt des Knochens nicht beurteilbar, Quantitative Beurteilung der Osteoporose nicht möglich, Erkennung der Osteoporose bei fortgeschrittenen oder manifesten Stadien.

Hautdickemessung

Diese sonographische Methode eignet sich nicht zur Abschätzung des individuellen Frakturrisikos. Sie hat keine Bedeutung im Rahmen der Osteoporosediagnostik (Hadji et al. 2001a).

Befundinterpretation und Stadieneinteilung

Zwei Werte werden zur Befundinterpretation herangezogen: der Z- und der T-Wert.

Der *Z-Wert* ist die Abweichung des Messwertes vom Mittelwert des Referenzkollektives von alters-, geschlechts- und ethnisch angepassten gesunden Personen, angegeben in Standardabweichung (SD).

Der *T-Wert* ist die Abweichung des Messwertes vom Mittelwert des Referenzkollektives von jungen, geschlechts- und ethnisch angepassten gesunden Personen um die 30 Jahre, d.h. der „peak bone mass".

Die Stadieneinteilung der Osteoporose erfolgt weltweit nach der Definition der WHO. Diese Einteilung gilt streng genommen nur

Tabelle 3. Knochenstoffwechselrelevante Dosierungen in der HRT-Therapie

Estradiol	Oral	1–2 mg/Tag
	Transdermal	50 µg/Tag
	Perkutan	1,5 mg/Tag
	Subkutan	25–50 mg/(6 Monate)
Estradiolvalerat	Oral	1–2 mg/Tag
Konjugierte Östrogene	Oral	0,625 mg/Tag

für die DXA-Messung vom Oberschenkelhals (Tabelle 1).

Die klinische Limitierung nach dieser Stadieneinteilung wäre, dass mehr als 50% der über 70-jährigen Frauen osteoporotisch wären. Aus diesem Grund wird zur Therapieentscheidung der altersphysiologische Z-Wert hinzugezogen. Als möglicher Grenzwert wird Z-Wert von −1 SD angegeben, unter dem eine Prophylaxe erfolgen sollte. Weiterhin sollten die anamnestisch erhobenen Risikofaktoren bei der Wahl der Behandlung eine große Rolle spielen.

Wann Prävention? Wann Therapie?

Bei osteodensitometrischen Normal- und Osteopeniebefunden wird die Osteoporoseprävention empfohlen. Hierzu gehören:

- Regelmäßige körperliche Aktivität, gesunder Lebensstil,
- knochenstoffwechselgesunde Ernährung (kalziumreich, phosphatrarm),
- Vermeidung von knochenschädigenden Genussmitteln (z. B. Nikotin, Alkohol),
- Kalzium- und Vitamin-D-Zufuhr als Basistherapie (Tabelle 3),
- knochenprotektive Östrogen-/Gestagen-Substitutionstherapie (HRT) bei peri- bzw. postmenopausalen Frauen (Abb. 1).

Bei osteodensitometrischer bzw. manifester Osteoporose wird nach Ausschluss anderer Erkrankungen und sekundärer Osteoporose die Therapie nach den Leitlinien Entwurf des Fachverbandes Osteologie (2002) empfohlen. Es wird unterscheiden zwischen einer postmenopausalen Osteoporose (Alter <75 Jahre) und einer Osteoporose bei einer älteren Frau (75 Jahre und älter) (Abb. 2).

Bisher sind die Wirkstoffe Raloxifen, Alendronat, Risedronat und Kalzium/Vitamin D (als Basismedikation) als Osteoporosemittel der A-Klassifikation im Sinne einer „Evidence based“ Medizin klassifiziert (Abb. 3).

Zusammenfassung

Die osteodensitometrischen Messverfahren Dualröntgen-Absorptiometrie (DXA), Quantitative-Computertomographie (QCT) und Quantitative-Knochenultrasonographie (QUS) können im bestimmten Umfang das Frakturrisiko voraussagen. Die vorhandenen Geräte sind präzise und können zum Therapiemonitoring mit unterschiedlicher Wertigkeit herangezogen werden.

Diagnose, Prävention und Therapie der Osteoporose sollten nach dem Leitlinien-Entwurf des Dachverbandes für Osteologie erfolgen. Nach den Kriterien einer evidenzbasierten Medizin bieten A-klassifizierte Medikamente einen bewiesenen Schutz vor Frakturen.

Jede Osteoporose muss diagnostiziert und behandelt werden. Der Frauenarzt als „begleitender Hausarzt der Frau“ ist hier gefordert an Prävention, Diagnose und Therapie mitzuwirken.

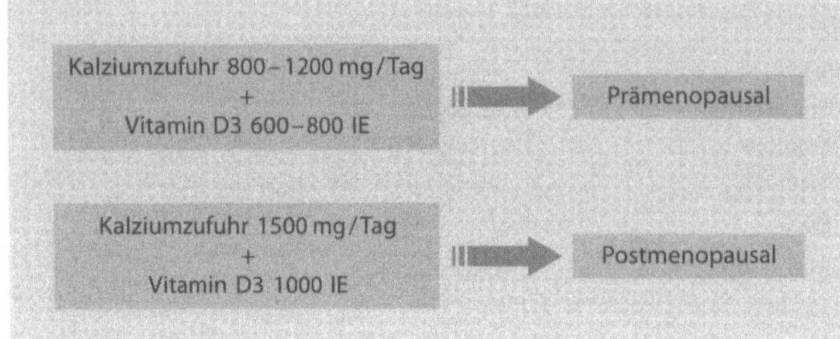

Abb. 1. Basistherapie – Relevante Kalzium- und Vitamin-D3-Dosierungen

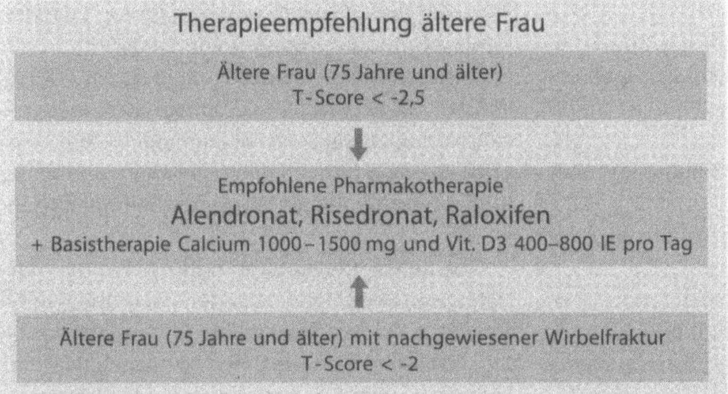

Abb. 2. Leitlinienentwurf des Fachverbandes Osteologie zur Therapie der Osteoporose

A-Klassifikation
mehrere randomisierte, kontrollierte, prospektive Doppelblindstudien mit konsistenten Ergebnissen bzw. plausiblen Ergebnissen bei einer „Mega-Studie"
- Alendronat
- Risedronat
- Raloxiten
- Kalzium und Vitamin D (nur als Basismedikation)

B-Klassifikation
mehrere randomisierte, kontrollierte, prospektive Doppelblindstudien mit widersprüchlichen Ergebnissen
- Etidronat
- Calcitonin
- Fluoride
- Vitamin D-Metaboliten

C-Klassifikation
Kohortenstudien, retropektive Analysen, ungeeigneter Studienendpunkt
- Pamidronat
- Inbandronat
- Östrogene/Gestagene
- Testosteron

modifiziert nach: Pfeifer M, Lehman R, Minne HW. Medizinische Klinik 2001; 96: 270–280

Abb. 3. Klassifikation der Osteoporosemedikamente im Sinne einer „Evidence-based-Medizin". (Mod nach Pfeifer et al. 2001b)

Literatur

Brecht JG, Schädlich PK (2000) Krankheitskosten durch Osteoporose in Deutschland 1997. HEPAC 1: 26–32

Cummings SR, Nevitt MC, Browner WS, Stone K, Fox KM, Ensrud KE, Cauley J, Black D, Vogt TM (1995) Risk factors for hip fracture in white women. Study of Osteoporotic Fractures Research Group. N Engl J Med 332 (12): 767–773

Hadji P, Emons G, Schulz K-D (2001a) Möglichkeiten und Grenzen der Osteoporoseprävention in der gynäkologischen Praxis. Frauenarzt 42: 3–13

Hadji P, Bock K, Wüster C, Emons G, Gottschalk M, Schulz K-D (2001b) Osteedensitometrie: Quo vadis? Möglichkeiten und Grenzen der modernen Osteoporosediagnostik. Reproduktionsmedizin 17: 261–270

Ismail AA, Pye SR, Cockerill WC, Lunt M, Silman AJ et al. (2002) Incidence of limb fracture across Europe: results from the European Prospective Osteoporosis Study (EPOS). Osteoporos Int 13 (7): 565–571

Kanis JA (1994) Assessment of fracture risk and its application to screening for postmenopausal osteoporosis: synopsis of a WHO report. WHO Study Group. Osteoporos Int 4 (6): 368–381

Leitlinien Entwurf des Fachverbandes Osteologie (2000). www.bergmannsheil.de

Pfeifer M, Wittenberg R, Würtz R, Minne HW (2001a) Schenkelhalsfrakturen in Deutschland. Dtsch Ärztebl 26: 1502–1507

Pfeifer M, Lehmann R, Minne HW (2001b) Die Therapie der Osteoporose aus dem Blickwinkel einer auf Evidenz basierenden Medizin. Med Klin 96: 270–280

World Health Organization (1994) Assesment of fracture risk and ist application to screening for postmenopausal osteoporosis. WHO technical Report series 843, Genf

Gynäkologisch-geburtshilfliche Fallbeispiele aus forensischer Sicht

R. Ratzel

Sonographische Überwachung der Schwangerschaft

Mit Wirkung zum 01.04.95 ist ein neues Ultraschallscreening in die Mutterschafts-Richtlinien eingeführt worden, das das bisherige 2-stufige Screening durch ein 3-stufiges Screening mit einer präziseren Beschreibung der jeweiligen Indikation für eine weiterführende Untersuchung ablöst. Dies ist ein begrüßenswerter Fortschritt und bringt ein plus an Sicherheit für die Frauen sowie die sie betreuenden Ärzte. Der Bereich des Screenings wird schärfer vom Bereich der weiterführenden Untersuchungen getrennt. Die bislang ergangenen Urteile zu Fragen der sonographischen Überwachung der Schwangerschaft belegen im übrigen, dass die Rechtsprechung sehr wohl den Unterschied zwischen Screening und ggf. weiterführender Diagnostik beim entsprechend ausgewiesenen Spezialisten respektiert.[1] Dies belegt neues Urteil des LG Tübingen[2], das sich mit der Frage der Angemessenheit der nach den Mutterschaftsrichtlinien vorgesehenen Routineuntersuchungen befasst. Eine 22-jährige Frau bekam in der 31. SSW wehenartige Schmerzen. Nach der Aufnahme im örtlichen Kreiskrankenhaus wurden bei einer sonographischen Kontrolle keine Herztöne mehr nachgewiesen. Kurz darauf wurde ein lebloser hypotropher Knabe mit 700 g geboren. Die pathologische Untersuchung zeigte eine dissoziierte Zottenreifestörung mit ausgedehnten Infarkten. Als Todesursache wurde eine chronische Plazentainsuffizienz angegeben. Die Frau war zuvor von der beklagten Frauenärztin am 5.11., 14.12.98, 11.1., 11.2., 16.3. und 13.4.99 untersucht worden. Es wurden jeweils unauffällige Befunde erhoben. Eine leichte Hämophilusinfektion wurde mit einer Jogurttherapie behandelt. Ultraschalluntersuchungen wurden am 14.12.98 (12.SSW) und am 11.2.99 (21. SSW) durchgeführt. Die Frau verlangte DM 12.000 Schmerzensgeld wegen den mit der Totgeburt verbundenen psychischen Belastungen. Die Frauenärztin hätte weitere (Ultraschall-)Untersuchungen durchführen müssen. Dann hätte die Plazentainsuffizienz erkannt – und entsprechende Maßnahmen eingeleitet werden können. Das Landgericht gab der Frau nicht recht und wies die Klage ab. Die Frauenärztin habe sich exakt an die Vorgaben der Mutterschaftsrichtlinien gehalten. Da alle Befunde regelgerecht waren, durfte am 13.4. eine Ultraschalluntersuchung unterbleiben; der Zeitraum für die dritte Screeninguntersuchung war noch nicht erreicht. Nur wenn Hinweise auf eine Mangelentwicklung vorgelegen hätten, wäre z. B. an die Bestimmung von Plazentahormonen zu denken gewesen. Im übrigen, so das Landgericht, würde nicht jede Totgeburt ein Schmerzensgeld rechtfertigen. Der Schock, den jemand durch den Tod oder Verletzung eines anderen erleide, sei grundsätzlich dem allgemeinen Lebensrisiko zuzurechnen. Die verständliche Niedergeschlagenheit der Frau nach der Totgeburt habe noch nicht das Mass erreicht, das z. B. einer psychiatrischen Behandlung bedurft habe. Wieviele Ultraschalluntersuchungen muss ein Frauenarzt in der Schwangerschaft machen? Was muss er sehen?

[1] KG VersR 1996, 332.

[2] LG Tübingen Urt.v. 18.4.2001 Az. 8 O 4/00.

Welchen Hinweiszeichen muss er nachgehen? Mit diesen Fragen befasst sich eine Urteil des LG Berlin[3]. Eine 1968 geborene Frau befand sich seit 1988 in der Betreuung des beklagten Gynäkologen. Im Dezember 1998 war die Frau nach 3 Schwangerschaften, von denen 2 mit einer Fehlgeburt endeten, erneut schwanger. Der Frauenarzt führte insgesamt 7 Ultraschalluntersuchungen durch, davon drei innerhalb der jeweiligen Screeningzeitpunkte nach den Mutterschafts-Richtlinien. Gegen Ende der Schwangerschaft wurde die Frau in einer Universitätsklinik konsiliarärztlich vorgestellt. Auch dort wurden Ultraschalluntersuchungen durchgeführt. Auffälligkeiten konnten nicht festgestellt werden. Nach der Entbindung stellte sich heraus, dass dem Kind beide Ober- und Unterarme fehlten. Ferner leidet das Kind unter einer Kontraktur beider Kniegelenke und einer Patellaaplasie beidseits. Die Frau verlangte Schmerzensgeld, Ersatz des Pflegeaufwands und Unterhalt mit dem Argument, der beklagte Gynäkologe hätte die Fehlbildung erkennen müssen. Dann hätte sie aus medizinischer Indikation einen Schwangerschaftsabbruch vornehmen lassen. Das Landgericht wies die Klage als unbegründet ab. Der zu beachtende Standard richte sich nach den Mutterschafts-Richtlinien. Der Frauenarzt habe die Klägerin zu Recht als Risikoschwangerschaft eingestuft und behandelt. Das Risiko habe aber in der Fehlgeburtsneigung und nicht in einem Verdacht auf Fehlbildungen gelegen. Deswegen durfte sich der Frauenarzt grundsätzlich mit dem Screening begnügen. Bei der ersten Screening-Sonographie habe der Frauenarzt die Fehlbildung nicht erkennen müssen. Bei der zweiten Screening-Untersuchung habe der Frauenarzt den Oberschenkelknochen exakt dokumentiert. Ein zusätzlicher Nachweis des Oberarmknochens sehe die Richtlinie nicht vor. Die Kniegelenksfehlbildung könne im Screening gar nicht erkannt werden. Bei der dritten Screening-Untersuchung habe sich der Frauenarzt auf die Biometrie und die Kontrolle der bisherigen Hinweiszeichen beschränken dürfen.

[3] LG Berlin Urt.v.25.10.2001 –Az.. 6 O 282/00.

Kommt der Gynäkologe mit Berechtigung zum normalen Ultraschall-Screening nach sorgfältiger Untersuchung zu der Überzeugung, dass kein abklärungsbedürftiges Risiko besteht, wird man ihm in der Regel keinen Vorwurf machen können, wenn er eine Fehlbildung übersehen hat, die nur in einem Zentrum bzw. bei einem Spezialisten hätte erkannt werden können[4]. Ungefragt besteht in diesen Fällen auch keine Pflicht zur weiteren Fehlersuche[5]. Ohne besondere Hinweiszeichen besteht auch keine Pflicht, die Schwangere an ein Zentrum zur weiterführenden Ultraschalldiagnostik zu überweisen[6]. Dies gilt erst recht, wenn in dem fraglichen Zeitpunkt noch gar nicht sicher ist, ob eine Fehlbildung überhaupt erkennbar wäre[7]. Das OLG Köln geht sogar noch darüber hinaus, indem es feststellt, es sei gar nicht zu rechtfertigen, dass über eine allgemeine Aufklärungspflicht zur Fehlbildungssuche jede werdende Mutter, die mit der allgemeinen Betreuung zufrieden ist und sie als ausreichend ansieht, ohne medizinisch zu rechtfertigenden Anlass beunruhigt werde, weil der Arzt auf diese Weise Vorsorge dagegen treffen müsse, nicht nach der Geburt eines behinderten Kindes auf Schadensersatz in Anspruch genommen zu werden.

Steht jedoch die Notwendigkeit weiterführender spezieller Ultraschalluntersuchungen fest, muss jeder einzelne sich fragen, ob er sowohl nach Kenntnisstand als auch apparativer Ausrüstung in der Lage ist, diese Untersuchungen vorzunehmen. Ist dies nicht der Fall,

[4] z. B. Hydrozephalus und lumbale Myelomeningozele, OLG Karlsruhe, VersR 1993,705; OLG München, MedR 1999, 466 spina bifida 1991 nicht, aber heute Vorsicht lemon sign.

[5] OLG München, Urteil vom 14.01.1993, Schlund, FRAUENARZT 1993, 533, Phokomelie nicht erkannt, zur Gesamtproblematik s. auch R. Rauskolb, Ultraschalluntersuchungen im Rahmen der Pränataldiagnostik aus forensischer Sicht, Der Gynäkologe 1994, 191; KG, VersR 1996, 332.

[6] OLG Köln, VersR 1993, 705.

[7] KG, VersR 1996, 332, Ärzte dürfen auf MU-Richtlinien vertrauen. Wenn im Screening keine Verdachtshinweise auftreten, bedarf es keiner weiteren Fehlbildungssuche. S. auch LG Berlin

kann eine Haftung unter dem Gesichtspunkt des Übernahmeverschuldens in Betracht kommen. Spätestens mit Einführung der Qualitätssicherungs-Richtlinien im Bereich der speziellen sonographischen Pränataldiagnostik wird mit dem Ansatz der entsprechenden Leistungspositionen im EBM dokumentiert, dass der Arzt sich die notwendigen Kenntnisse zutraut. Hat er dennoch etwas übersehen, muss er sich am Standard eines spezialisierten gynäkologischen Ultraschallexperten messen lassen.

Das „nicht erkannte" Mammakarzinom

Seit Jahren beobachten große Haftpflicht-Versicherungsgesellschaften, dass mittlerweile der Vorwurf der fehlerhaften Aufklärung, bzw. Diagnostik bei Mammakarzinomen bei Gynäkologen (außer Geburtshilfe) mit weitem Abstand an erster Stelle der Schadenersatz-Ansprüche steht. Demgegenüber sind die veröffentlichten einschlägigen Gerichtsentscheidungen noch eher selten.

In der Rechtsprechung sind im Wesentlichen 4 Fallgruppen zu unterscheiden:

- Es wird zunächst nur eine Mastopathie festgestellt und eine kurzfristige Kontrolle empfohlen. Die Patientin erscheint jedoch nicht. Monate später stellt sie selbst einen Knoten in der Brust fest.
- Der Arzt gibt deutliche Warnhinweise und empfiehlt engmaschige Kontrolle. Die Patientin sagt später, er habe alles bagatellisiert.
- Die Patientin sagt, sie habe den Arzt immer wieder auf tastbare Knoten in ihrer Brust hingewiesen. Der Arzt erwidert, die Thematik sei nur einmal angesprochen und anschließend abgeklärt worden.
- Die durchgeführte Mammographie war unauffällig; dennoch wird 9 Monate später ein pathologischer Befund erhoben.

Ursachen für den zunehmenden Schadensanspruch, insbesondere im Bereich der Diagnostik können nur vermutet werden: vergleichbar zu neuen Untersuchungsverfahren anderer Fachdisziplinen erwecken die, an sich begrüßenswerten Publikationen in der Laienpresse, vorab in den zahlreichen Frauen-Illustrierten, überzogene Erwartungen. Auch renommierte Fachautoren vergessen beim Interview häufig darauf hinzuweisen, dass es auch bei bester Diagnostik keine 100%ige Sicherheit gibt.

Ohne jeglichen Verdacht ist der Arzt nicht verpflichtet, bei einer Frau eine Mammographie durchzuführen oder zu empfehlen[8]. Dies gilt trotz z. T. anderslautenden Empfehlungen der Fachgesellschaften bis heute. Im übrigen ist zu beachten, dass nach der RöV Strahlen im Rahmen der Ausübung der Heilkunde prinzipiell nur aus kurativem Anlass angewendet werden dürfen[9]. Prinzipiell darf sich der Arzt auf das Ergebnis der Mammographie verlassen, wenn keine davon abweichenden klinischen oder anamnestischen Hinweiszeichen verbleiben. Handelt es sich z. B. bei Mikroverkalkungen um einen mammographisch unklaren Befund, muss dies jedoch durch eine weiterführende Diagnostik (z. B. Sonographie) abgeklärt werden. Hilft auch dies nicht weiter, müssen invasive Untersuchungsverfahren wie Punktion oder Probeinzision in Betracht gezogen werden[10]. Allerdings wäre es falsch, aus den vorliegenden Urteilen auf eine Tendenz der Rechtsprechung zur invasiven Diagnostik zu schließen. Weisen alle angewendeten nicht invasiven Diagnosemethoden auf eine gutartige Mastopathie hin

[8] OLG Hamm, MedR 1994, 281.

[9] § 25 Abs, 1 der neuen RöV sieht die Möglichkeit eines Screenings zur Früherkennung unter strengen Voraussetzungen. Die oberste Landesgesundheitsbehörde muss derartige Vorhaben genehmigen.

[10] OLG Düsseldorf, VersR 1988, 1297, 1298; OLG München, VersR 1995, 1499, 1500; OLG München, VersR 1998, 588, fehlerhafte Auswertung einer Mammographie durch Gynäkologen und Unterlassung einer Probeexzession; OLG Brandenburg, NJW-RR 1999, 967, zur Frage, ob und unter welchen Voraussetzungen im Anschluss an eine Mammographie, die gruppierte Mikrokalzifikationen aufzeigt, eine Nachbefundung durch Entnahme und Untersuchung einer Gewebeprobe gegeben ist.

und ergibt sich kein Verdacht auf ein Karzinom, kann eine Gewebeuntersuchung unterbleiben[11].

Eine sinnvolle Mitwirkung der Patientin setzt eine zutreffende Information durch den Arzt voraus. Hierzu gehört bei Eintreffen eines pathologischen oder verdächtigen Befundes bei der Wiedereinbestellung die Angabe des Zwecks des Arzttermins. Ist in absehbarer Zeit ohnehin ein Termin zur Vorsorge vereinbart, darf sich der Arzt nicht darauf verlassen, die Patientin werde diesen Termin schon wahrnehmen. Da die Patientin bislang noch im unklaren ist, dass ein pathologischer Befund vorliegt, muss sie auf die geänderte Sachlage hingewiesen werden. Erscheint sie dann trotzdem nicht, ist sie je nach Dringlichkeit an einen Kontrolltermin zu erinnern. Vorsorglich sollte dies schriftlich geschehen.

Liegt die laufende Betreuung der Patientin beim Frauenarzt, die technische Diagnostik jedoch beim Radiologen, gilt prinzipiell der Vertrauensgrundsatz zwischen beiden Disziplinen[12]. Der Frauenarzt darf sich auf die fachlich ordnungsgemäße Durchführung von Mammographie und Mammasonographie durch den Radiologen[13] verlassen. Er muss sich die Bilder nicht zeigen lassen. Der schriftliche Befund genügt. Anderes gilt dann, wenn er aus eigener Kenntnis Zweifel an der Diagnose des Radiologen haben muss bzw. wenn sich sein eigener Befund nicht mit dem Befund des Radiologen deckt. Wurde der Auftrag zur Durchführung der Mammographie durch den hauptbehandelnden Frauenarzt erteilt, trifft ihn bei Eingang eines pathologischen Befundes primär die Informationspflicht der Patientin. Er darf sich nicht darauf verlassen, dass die Patientin direkt vom Radiologen informiert wird[14].

Regelmäßig geht es bei Schadensersatzprozessen wegen eines nicht rechtzeitig entdeckten Mammakarzinoms um die Frage, ob bei früherer Entdeckung ein weniger belastendes Verfahren ausreichend gewesen – oder die Lebenserwartung der Patientin besser gewesen wäre. Die Beweislast hierfür trifft prinzipiell die Anspruchstellerin. Geht es jedoch um eine unterbliebene Befunderhebung, kann nach der neueren Rechtsprechung des Bundesgerichtshofs[15] eine Beweislastumkehr vorgenommen werden. Die Annahme eines groben Behandlungsfehlers in diesem Bereich ist allerdings selten. Auch die Frage der Kausalität ist nicht immer einfach zu klären. Bleibt ein Karzinom z. B. aufgrund eines Behandlungsfehlers acht Monate therapeutisch unbehandelt, muss der Patient nachweisen, dass infolge des verzögerten Eingriffs ein zusätzlicher Gesundheitsschaden eingetreten ist[16].

---

[11] OLG Zweibrücken, VersR 1991, 427; OLG Jena, VersR 2000, 637.

[12] OLG Hamm, MedR 1999, 35.

[13] OLG Hamm, VersR 2002, 98 zum Umfang der Untersuchungspflichten eines Radiologen, dem ein Gynäkologe eine Patientin zu Kontrolluntersuchungen überwiesen hat.

[14] OLG Jena, VersR 2000, 673.

[15] BGH, NJW 1996, 1589; 1998, 1780; 1999, 860; 1999, 862; 1999, 2731 und 3408.

[16] OLG Stuttgart, VersR 1994, 1306.

Die Privatpraxis – ökonomische und soziale Aspekte

I. Lipinska

MERKE

1. Das Burn-out-Syndrom
2. Der Arzt als Freiwild
3. Die Pflichten der Gesellschaft
4. Die Pflichten der Patienten
5. Die Rechte des Arztes
6. Der Sprung in die Freiheit
7. Der Weg vom Kassenlöwen zum Nischenarzt
8. Die Zukunft ist jetzt
9. Die objektive Subjektivität
10. Die neue Freiheit

Das Burn-out-Syndrom

Es besteht eine chronische Überforderung im Anspruch der Gesellschaft, der Patienten, der eigenen Person.

Laut einer Umfrage wollen 87% der Ärzte unter den jetzigen Bedingungen nicht mehr weiterarbeiten, auch weil sie nicht mehr können; und dabei kommt von außen und von innen der ethische Appell.

Zur Zeit ist das Einkommen umgekehrt proportional zum Zeitaufwand und der Verantwortung. Ein ganzer Berufsstand ist in der Identitätskrise, was sind wir eigentlich? Heiler, Dienstleister, Kundenbetreuer, Manager? Seinem Wesen nach ist der Arzt jedenfalls für politische und merkantile Interessen ungeeignet.

Der Arzt als Freiwild

Wir Ärzte sind nicht mehr das, als was wir angetreten sind, sondern ob wir es wollen oder nicht, wir sind nicht nur „zoon politicon", sondern auch politisiert worden. Die Ärzteschaft ist zum Sündenbock und zum Buhmann, für eine seit langem (etwa 20 Jahre) verfehlten Gesundheitspolitik gemacht worden. Überdies werden Ärzte perseverierend für Defizite der Krankenkassen verantwortlich gemacht. Um es ganz knapp und klar zu sagen, die Gesundheitspolitik ist bankrott. Die Ärzte sind nur noch Erfüllungsgehilfen für die Gesundheitspolitik. Die KV ist keine Selbstverwaltung mehr, sondern nur noch Vollzugsverwaltung, durch gesetzlich vorgegebene Inhalte zur Mitgliederdisziplinierung.

In einer Umfrage der Ärztezeitung, veröffentlich im November 2002 halten 84,5% der Ärzte die Gesundheitspolitik für Ärztefeindlich und lediglich 0,4% für Ärztefreundlich. 94% beklagen sich über immer mehr Bürokratie und 82% klagen über vermehrte Leistungsanforderungen bei gleichzeitig sinkendem Honorar.

Die Pflichten der Gesellschaft

Immer mehr Probleme werden im Gesundheitssystem gelöst, obwohl sie primär nichts damit zu tun haben. Beispielsweise sinken bei derzeit mehr als 4 Mio. Arbeitslosen die Einnahmen der Pflichtkassen in Milliardenhöhe, gleichzeitig werden mit den Mitteln ebendieser Kassen primär Löcher im Arbeitslosenbereich gestopft. Gleiches gilt für das Rentenwesen. So sind riesige Defizite durch Kassenfeindliche Leistungen entstanden. Bei den Krankenversicherungen haben sich die Prämissen geändert, die Lohnquote sinkt, die Beiträge steigen. Wir leben in einer Gesellschaft des langen Lebens und der kurzen Lebensarbeitszeit. Der Generationsvertrag stimmt nicht mehr.

Nur Rechte und keine Pflichten haben das Kollektivbewusstsein verwirrt. Aus dieser Verführung wird der Mensch maßlos - immer und in jedem Zusammenhang.

Eine falsche Politik ist schon immer die Geschichte der ignorierten Möglichkeiten. Die Verantwortung für miserable und ungesunde Lebensführung soll den Ärzten aufgebürdet werden (aktuellste absurde Überlegung: Ausstellen von Nichtraucher-Bescheinigungen durch den Arzt). Es ist aber Aufgabe der Gesellschaft, Präferenzen zu setzen und unbequeme Fragen zu beantworten (z. B., „was wird bezahlt?", „wer wird bevorzugt?"). Es ist Pflicht der Politiker und der Gesellschaft solche Präferenzen umzusetzen.

Es gibt derzeit noch immer ein unbegrenztes Leistungsversprechen von Politik und Krankenversicherungen, trotz der massiver werdenden Ressourcenknappheit, nach dem Motto: *Alles für nichts.* So kann man die Medizin bestens politisieren.

Die Pflichten des Patienten

Gegenüber dem Arzt und gegenüber sich selbst. Der Patient soll für sich selbst Sorge tragen (vernünftiger Lebensstil, vernünftige Ernährung, vernünftiger Umgang mit Stress, vernünftiger Umgang mit Genussmitteln). Eine ethische Haltung ist nicht nur vom Arzt, sondern auch vom Patienten zu erwarten und zu verlangen, das bedeutet, Respekt und Achtung vs. Dienstleistungsabrufmentalität. Derzeit gilt aber eher das Motto: „sie tun nichts, und können selten mehr".

Die Rechte des Arztes

Die Rechte des Arztes sind auch seine Pflichten, das bedeutet: „Nein" sagen können, um sich selbst sorgen sollen, d. h. es ist Pflicht des Arztes, achtsam mit sich selbst umzugehen, heil zu bleiben, oder wieder zu werden, um heilen zu können, wenn eigene Wirtschaftlichkeit und fremdes Wirtschaftsangebot sich nicht mehr zur Deckung bringen lassen, muss man aussteigen. Der Arzt hat das Recht, in eine Beziehungswelt zurückzukehren, in der es wieder Einmaliges und Unverwechselbares gibt.

Der Sprung in die Freiheit

Sozial (s. oben). Ökonomisch: es gilt, die eigenen Ansprüche zurückzunehmen. Ethisch, d. h., Mut haben, nach der Prämisse: „so wie ich die Lage sah, gab es ein Problem, jetzt sehe ich sie anders und es ist kein Problem mehr" (Änderung der Perspektive). Wenn es dich betrifft, wirst du es verstehen und auch können.

Der Weg vom Kassenlöwen zum Nischenarzt

Oder: nicht nur gut, sondern auch anders sein. Menschlichkeit ist zum Luxus geworden. Die Arzt-Patienten-Beziehung braucht: Freiheit, Zeit, Schutz und Vertrauen. Routinepraxis der vielen

Scheine vs. Spezialpraxis mit individuellem Angebot, z. B. Hormonsprechstunde, Lebensvorsorge, Homöopathie, Naturheilkunde.

Die Zukunft ist jetzt

Kreativ in die Gegenwart zu bringen versuchen, was in der Gegenwart nicht ist, z. B. „Kronberger Kreis" (völliger Systemwechsel, Mindestversicherung und Paket von Zusatzleistungen, Beiträge als Kopfprämie, prozentualer Selbstbehalt). Privatpatientenklientel hat andere Vorstellungen und Ansprüche als gemischtes Klientel (Beispiele aus der Praxis).

Die objektive Subjektivität

Cicero: „Wer, was, wann, wie, warum". Interaktives Marketing = Mund-zu-Mund-Propaganda. Wo: interdisziplinäre Fachgespräche und Seminare, Altenheime, Betriebe, Schulen. Was: gesundheitliche, präventive, medizinische Themata. Wie: ein Zuhörer will Info = passive Teilnahme.

Die neue Freiheit

Mehr Zeit für das eigene Leben, mehr Zeit für die Patienten, mehr Zeit für selbstbestimmte Fortbildung. Weniger Geld, aber: Einkommen-Arbeitszeitverdienst: Proportionen stimmen wieder. Es ist immer eindeutig, wie viel man Ende eines Arbeitstages verdient hat. Es gibt immer Zusatzmöglichkeiten zum Verdienen.

Klinische Mammographie – Sonographie

G. Bachmann

Einführung

Die Brustkrebserkrankung hat in der Bundesrepublik Deutschland in den letzten dreißig Jahren stetig zugenommen und zählt heute mit ca. 40.000 Neuerkrankungen/Jahr zu den häufigsten Krebserkrankungen der Frau. Die optimale Diagnostik und Therapie der Erkrankungen verlangt die Bündelung aller erforderlichen Ressourcen und die Integration vieler Fachgebiete unter einem Dach, insbesondere der Gynäkologie, Radiologie und Pathologie, was am besten in sog. „Brustzentren" realisiert werden kann. Moderne Anschauungen, die sich in Begriffen wie „evidence-based medicine", leitlinienorientierte Therapie und Qualitätssicherung kondensieren, können in solchen Zentren am besten realisiert werden. Im Gegensatz zur Vorsorge- oder Screeninguntersuchung, wo es um die flächendeckende Untersuchung asymptomatischer Frauen auf Brustkrebs geht [7], muss in der klinischen Diagnostik der Brustkrebs bei Patientinnen mit anamnestischen Hinweisen und konkreten Symptomen schnell und sicher durch den Einsatz verschiedener diagnostischer Methoden bestätigt oder ausgeschlossen werden. Die Mammographie ist auch heute noch die Standardmethode unter den bildgebenden Verfahren, die in fast allen Fällen durch die Ultraschalluntersuchung ergänzt wird. Eine dritte wichtige Methode ist die MR-Mammographie, die aber speziellen Indikationen vorbehalten bleibt [9].

Klinische Mammasonographie

Technische und personelle Voraussetzungen

Hinsichtlich der apparativen Ausstattung und der notwendigen Erfahrung des Untersuchers sind von der KVen wie auch von der Deutschen Gesellschaft für Ultraschall in der Medizin (DEGUM) präzise Vorschriften erlassen worden, die hohe Ansprüche an Gerät und Untersucher stellen [1]. So verlangt die DEGUM u. a. ein Ultraschallgerät mit einem Schallkopf von >5 MHz, einer Bildrate von mindestens 12 Bildern/s und eine Feldbreite am Eintrittsbereich von mindestens 3,8 cm, was in der Regel durch einen Linearschallkopf realisiert wird. Das Bild sollte mindestens 128 Graustufen haben und eine Strukturanalyse in verschiedenen pathologischen Bereichen ermöglichen. Eine ausführliche Dokumentation aller Brustabschnitte auf stabilem und hochwertigem Bildträger ist selbstverständlich, auf dem immer auch die jeweilige Position des Schallkopfes zum Drüsenkörper in Piktogrammen notiert ist. Die fachlichen Qualifikationen schließen klinische Erfahrungen während der Facharztausbildung, Mindestzahlen von selbständig durchgeführten und dokumentierten Untersuchungen und regelmäßige Teilnahmen an Kursen der Fachgesellschaften ein [1]. Die Indikationen zur Mammasonographie haben sich durch zunehmende klinische Erfahrung und bessere apparative Voraussetzungen zunehmend erweitert [2, S. 83]. In der Regel wird die Mammasonographie im Anschluss an eine Mammographie durchgeführt. Nur bei jungen Frauen unter 20 Jahren mit Beschwerden oder Tastbefund kann bei dem sehr geringem Krebsrisiko zur Abklärung die alleinige Ultraschalluntersuchung des Drüsenkörpers ausreichen. Die wichtigste Indikation zum Ultraschall bleibt die Differenzierung zwischen einer blanden Zyste und einem soliden Prozess, wobei ersterer Befund in der Regel keiner weiteren Abklärung bedarf, der zweite Befund definitiv abgeklärt werden muss. Des weiteren sollte bei jedem zweifelhaften Befund im Mammogramm, bei sehr dichtem Drüsenkörper und bei brustwandnahem Befund ergänzend die Ultraschalluntersuchung durchgeführt werden. Auch ist der umschriebene Tastbefund eine Indikation, da er zunächst mit der Hand und dann mit dem Ultraschallkopf lokalisiert und weiter differenziert werden kann. Wichtig ist, dass jeder im Ultraschall lokalisierbare Befund, der nicht eindeutig als Zyste einzuordnen ist, in gleicher Sitzung relativ einfach punktiert werden kann. Hierfür stehen mittlerweile etablierte Methoden zur Gewinnung von zytologischem und histologischem Material zur Verfügung, wie die Feinnadel- und Stanzbiopsien mit speziellen Punktionssets auch in der Nachsorge nach therapiertem Mammakarzinom empfiehlt sich die Ultraschalluntersuchung, um einen neu aufgetretenen solide Befund zu dokumentieren und evtl. einer Punktion zuzuführen.

Das Mammakarzinom im Ultraschall

Der typische Befund eines Mammakarzinoms im Ultraschall ist der komplex und irregulär strukturierte Lokalbefund (Abb. 1–3). Im Vergleich zur Umgebung ist er vorwiegend echoärmer und hat eine polyzyklische, unscharfe Begrenzung. Das Reflexmuster ist unregelmäßig und kann Bezirke mit verstärkter und oder reduzierter Echogenität einnehmen. Wichtig ist die genaue Beurteilung des Schallschattens hinter dem Befund, der in der Regel asymmetrisch, manchmal nur einseitig auftritt und auch aus mehreren Linien mit Schallabschwächung bestehen kann. Eine dorsale Schallverstärkung ist selten. Zeigt das umgebende Gewebe eine erkennbare Musterung mit waagerechten Linien, so durchsetzt bzw. unterbricht der maligne Tumor diese Strukturen, verlagert oder komprimiert das Drüsengewebe meist nicht. Die Ultraschallstudien haben gezeigt, dass kleine Mammakarzinome von unter 1 cm Ausdehnung im Ultraschall in Abhängigkeit vom umgebenden

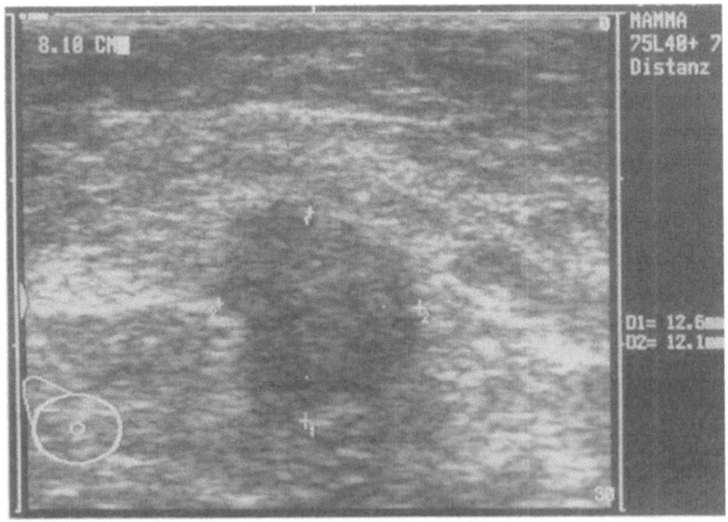

Abb. 1. Typischer Befund eines Mammakarzinoms im Ultraschall: irregulärer Lokalbefund mit komplexer Randbegrenzung und asymmetrischem dorsalem Schallschatten

Echomuster oft schwer zu diagnostizieren sind und die Sensitivität dann absinkt [2, S. 84]. Trotzdem gelingt bei genauer Durchmusterung des Drüsenkörpers auch hier die Diagnose, wenn kleine Karzinome ein vergleichbares Echomuster mit typischen Malignitätszeichen wie große Karzinome aufweisen. Ein anderes wichtiges Schallmuster ist bei vielen duktal invasiv wachsenden Karzinomen zu finden. In einem großen Areal bestehen echoarme irreguläre Schallmuster und dorsale Schallauslöschungen, wobei der Tumor kaum als zusammenhängender, solider Prozess von der Umgebung abgrenzbar ist.

Wichtiges Argument für die planmäßige und komplette Durchmusterung beider Drüsenkörper ist das häufige Auftreten multifokaler Karzinome in einem oder in beiden Drüsenkörpern, wobei z. T. ausgeprägte Größenunterschiede unter den Tumoren bestehen können und nur

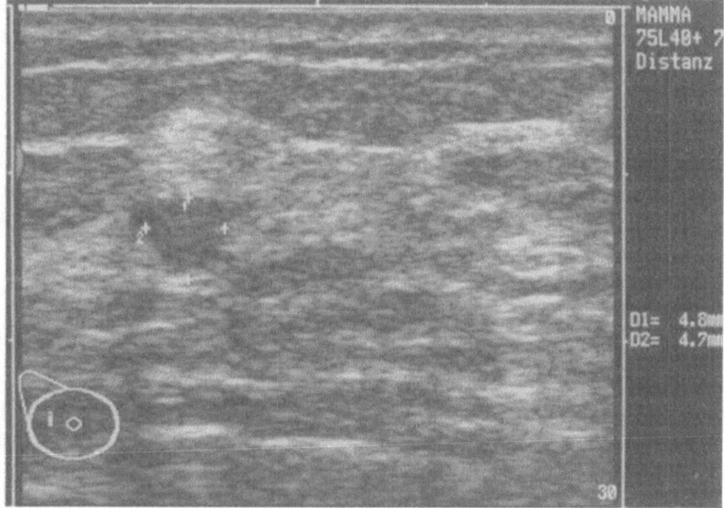

Abb. 2. Kleines Karzinom: Die Diagnose von kleinen Karzinomen im Ultraschall bereitet keine Schwierigkeiten, wenn sie gut von der Umgebung abgrenzbar sind und typische Malignitätszeichen haben

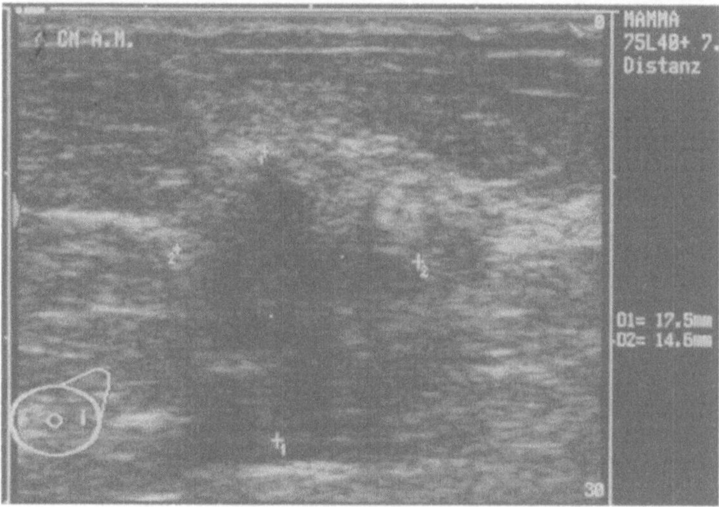

Abb. 3. Irregulär strukturiertes Mammakarzinom: Viele duktal invasive Karzinome haben keine definiertes Randzone und imponieren als irreguläres, echoarmes Gebilde mit irregulären dorsalen Schallschatten

ein Teil der Tumoren bereits durch die Palpation auffällt. Im Ultraschall findet man dann meist mehrere Herde mit ähnlichem Schallmuster.

Zu jeder Abklärung eines Lokalbefundes gehört der Kompressionsversuch, bei dem durch kräftigen aber dosierten Druck mit dem Ultraschallkopf der Befund mit dem dazwischen liegenden Drüsengewebe zusammengedrückt wird. Maligne Tumoren sind in der Regel nicht komprimierbar, während Zysten und Fibroadenome u. a. benigne Läsionen meist unter der Druckaufnahme eine stärkere und harmonische Deformation zeigen.

Die zusätzliche Untersuchung eines Tumors mit (Farb-)Doppler ist immer indiziert, da nur ein geringer zusätzlicher Zeitbedarf besteht und die Vaskularisation eines Befundes die Diagnose unterstützen kann. Zu beachten ist aber, dass einerseits viele medulläre und muzinöse Karzinome wenig vaskularisiert sind und anderseits schnell proliferierende Adenome stärker vaskularisiert sein können, wodurch die Sensitivität und Spezifität des Dopplers reduziert wird [3].

Ein weiterer Vorteil der Ultraschalluntersuchung liegt in der Abklärung der regionalen und überregionalen Lymphknotenstationen in Achselhöhle und Halsregion im gleichen Untersuchungsgang. Der Lymphknoten stellt sich meist als längsovales Gebilde mit echoarmem Randsaum dar, der infolge Verfettung eine echoreiches Zentrum haben kann (Abb. 4). Wird der Lymphknoten durch eine Metastase weitgehend zerstört, ist die Ringstruktur nur allenfalls noch abschnittsweise zu erkennen und durch Fremdgewebe mit irregulärer Echogenität ersetzt. Da der Ultraschall auch die Auflösung von Binnenstrukturen im Lymphknoten ermöglicht, können auch sehr kleine Lymphknotenmetastasen von wenigen Millimetern Größe erkannt werden. Bei großen Metastasen ist die Ultraschalldiagnose bei bekanntem Ausbreitungsweg des Mammakarzinoms relativ unproblematisch. Zu beachten ist, dass die Metastase im Lymphknoten viel größer als der Primarius in der Brust sein kann. Die Lymphknotenmetastase kann eine ähnliche Struktur hinsichtlich Binnenmuster, Randbegrenzung und Schallschatten wie der Primarius aufweisen oder aber echoärmer strukturiert sein.

Benigne Befunde im Ultraschall

Einen eindeutigen Befund liefert die Zyste im Ultraschall [3] (Abb. 5). Sie ist charakterisiert durch eine kugelige bis längsovale Läsion mit

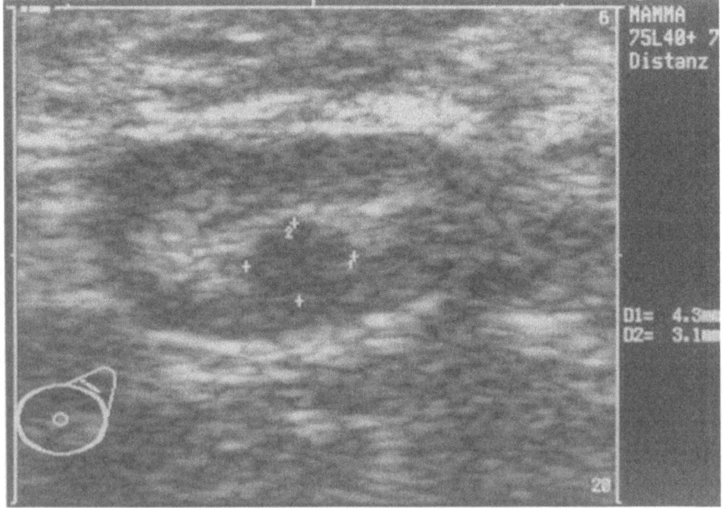

Abb. 4. Lymphknotenmetastase: Durch echoarmes Fremdgewebe wird die Ringstruktur der Lymphknoten gestört. Im hoch auflösenden Ultraschall können auch kleine Metastasen erfasst werden

sehr scharfer glatter Begrenzung, echofreier Binnenstruktur und ausgeprägter dorsaler Schallverstärkung. Hierbei sollte die gesamte Zystenwand abgebildet werden. In seltenen Fällen entsteht ein Karzinom in der Wand der Zyste oder in unmittelbarer Nachbarschaft und führt zu einem intraluminal wachsenden Tumor. Dieser sollte dann unbedingt bioptisch abgeklärt werden. Typisch für eine Zyste ist die Kompressibilität.

Das Fibroadenom selbst ist ein häufiger Befund, der im Ultraschall weiter abgeklärt werden sollte. Er ist charakterisiert durch eine meist längsovale Läsion mit scharfer Begrenzung, feine, gleichmäßige Binnenmuster und symmetrische dorsale Schallphänomene (Abb. 6).

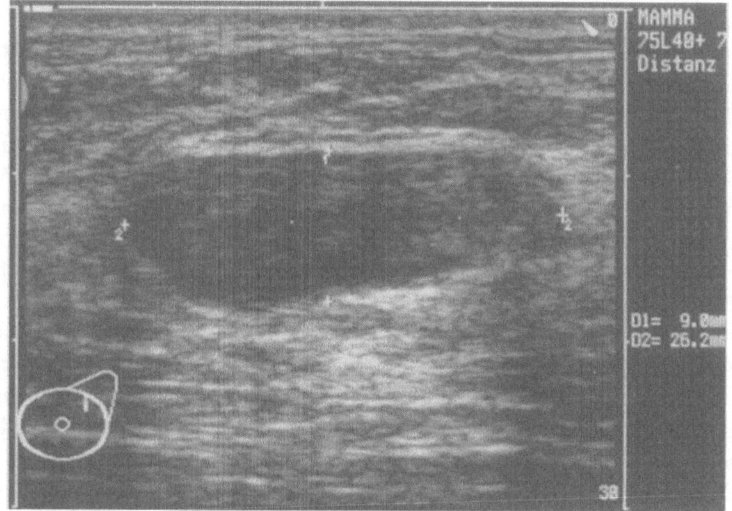

Abb. 5. Zyste: Die Zyste lässt sich meist eindeutig an der zarten Wand, der fehlenden Binnenstruktur und der dorsalen Schallauslöschung erkennen

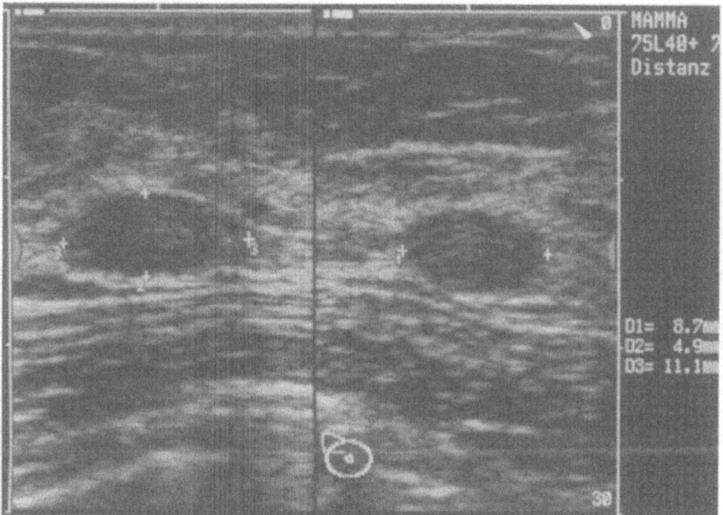

Abb. 6. Fibroadenom: Das längsovale Fibroadenom hat meist feine Binnenechos und kann im Kompressionsversuch (linkes Bild) gut deformiert werden

Das Fibroadenom ist in der Regel im Kompressionsversuch gut kompressibel. Erleichtert wird die Diagnose des Fibroadenoms dann, wenn ausgeprägte grobschollige Verkalkungen im Fibroadenom auftreten, die durch die typische dorsale Schallauslöschung imponieren.

Die sonographische Diagnose eines Hämatoms ist dann unproblematisch, wenn die Anamnese und der klinische Befund hinweisend sind und im Ultraschall eine zystische Läsion mit typischer Sedimentation der festeren Blutbestandteile und Spiegelbildung imponieren (Abb. 7). Das Hämatom selbst ist durch Einblutung in die Umgebung unscharf begrenzt mit breitem symmetrischem Schallschatten. Schwieriger wird die Diagnose dann, wenn kleinere Hämatome ohne Sedimentation im Ultraschall erkennbar sind und die Anamnese leer ist. Zum anderen geben viele Patienten, bei denen dann ein Karzinom entdeckt wird, auch ein voran gegangenes Trauma, z. B. ein Stoß gegen die Brust an. Ähnliches gilt für die Diagnose eines Abszesses. Die Klinik ist auch hier wegweisend durch fokale Überwärmung und Hautrötung mit entsprechenden Fluktuationen in der Palpation. Die zusätzliche Ultraschalluntersuchung zeigt hier oft diffus infiltriertes Gewebe, das echoarm ist und infolge Einschmelzung einen Spiegel aufweist.

Eindeutig lässt sich im Ultraschall ein Hämangiom nachweisen. Es ist charakterisiert durch eine glatt begrenzte, sehr echogene Raumforderung, die auch eine gelappte Außenkontur aufweisen kann. Typisch ist die dorsale Schallverstärkung, die durch die multiplen, unterschiedlich großen Bluthohlräume im Hämangiom verursacht wird. Das Lipom zeigt sich im Ultraschall durch die ausgeprägte echogene Struktur ohne Schallschatten.

Limitationen der Mammasonographie

Nicht alle Karzinome bilden das typische Echomuster im Ultraschall. Muzinöse oder medulläre Karzinome können ausgesprochen echoarm im Ultraschall erscheinen, eine relativ scharfe Wandbegrenzung haben und sogar einen symmetrischen Schallschatten zeigen, sodass die Differenzierung zum Fibroadenom schwierig wird. Mache muzinösen Karzinome können sogar einer Zyste weitgehend gleichen. Ein relativ typischer Befund ist dahingegen das Cystosarkoma phylloides. Es handelt sich um ein Karzinom, das bei jüngeren Patientinnen auftreten kann, lange als Fibroadenom imponiert und plötzlich ein aggraviertes Wachstum

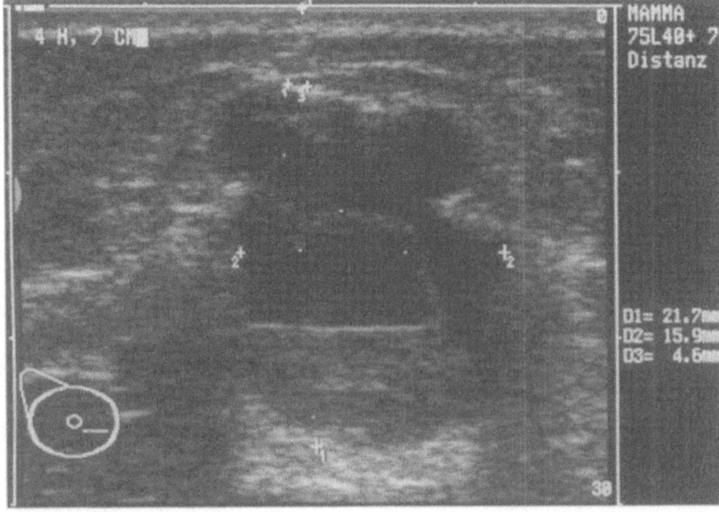

Abb. 7. Hämatom: Typisch für das Hämatom ist die Spiegelbildung durch Sedimentation der Blutbestandteile

zeigt. Hier unterstreichen gerade die sehr atypischen Befundmuster beim Ultraschall die Bedeutung der histologischen Absicherung durch ultraschallgezielte Punktion.

Degenerative und auch dysplastische Veränderungen an den Milchgängen und den Drüsenläppchen führen zu Duktektasien, zystischen Erweiterungen der Milchdrüsen und zu Kalkeinlagerungen. Diese Umbauprozesse, auch als sklerosierende Duktektasie bekannt, führen im Ultraschall zu sehr irregulären Strukturen mit sehr harten Schallmustern und multiplen Schallschatten. In diesen Zonen sind dann Karzinome nur schwer zu diskriminieren. Ein anderes Problem in der sonographischen Diagnostik stellen Karzinome dar, die vorwiegend oder ausschließlich intraduktal in den Milchgängen wachsen wie die kribriformen Milchgangs- oder Komedokarzinome. Wenn sie nicht von umschriebenen soliden infiltrierenden Tumorkomponenten begleitet sind, sind sie im Ultraschall entweder gar nicht zu diagnostizieren oder gleichen dysplastischen Veränderungen. Intraduktale Verkalkungen führen einheitlich zu dorsalen Schallauslöschungen oder sind wegen der begrenzten Auflösung des Ultraschalls nicht detektierbar. Daher sind Mikrokalzifikationen in voran gegangenen Mammogrammen in der Regel keine Indikation für eine ergänzende Ultraschalluntersuchung.

Die postoperative Kontrolle mit Ultraschall

In der postoperativen mammographischen Kontrolle ist ein Granulom bzw. eine umschriebene Narbe oft schwer von einem Rezidiv zu unterscheiden. Das Granulom bereitet im Ultraschall dann keine Probleme, wenn ausgeprägte Verkalkungen mit dorsaler Schallauslöschung vorliegen (Abb. 8 und 9). In der postoperativen Kontrolle ist weiterhin das Lymphödem zu beachten, wobei typische netzartige Linien mit erniedrigter Echogenität den Drüsenkörper durchziehen und die Kutis verdickt ist. Das Lymphödem kann allein durch den operativen Eingriffen am Drüsenkörper oder nach Strahlentherapie entstehen, aber auch Zeichen eines sich lymphangisch ausbreitenden Karzinomrezidivs sein. Ein besonderes Problem bereitet die Aufbauplastik nach Operation. Wird zum Aufbau eine Silikonprothese eingesetzt, ist diese im postoperativen Verlauf sonographisch gut abgrenzbar und sollte in allen Abschnitten eine glatte und zarte Wand haben. Die Kapselfibrose

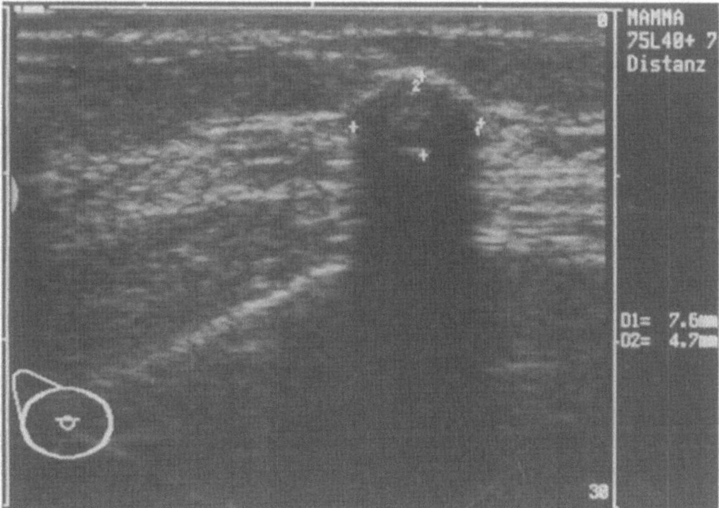

Abb. 8. Verkalktes Granulom: bei starker Verkalkung von Narben ist im Ultraschall nur die massive dorsale Schallauslöschung zu erkennen

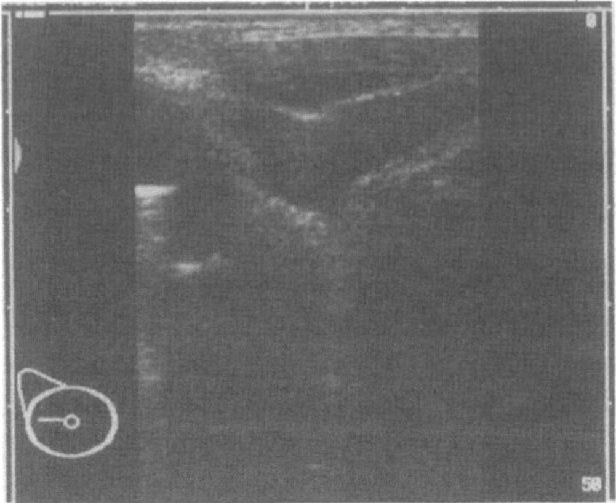

Abb. 9. Prothesenruptur: Die gesamte Hülle der Silikonprothese muss im Ultraschall dargestellt werden. Rupturen erscheinen als umschriebene Knickbildung mit Austritt von Silikon

führt zu einer irregulären Verdickung der Wand mit echoreichem Rand. Eine Ruptur der Prothese kann durch eine umschriebene Konturunterbrechung der Wand mit Austritt von Protheseninhalt erkannt werden.

Einige Merkregeln zur Mammasonographie

- Die Mammasonographie ist eine wichtige Zusatzuntersuchung zur konventionellen Mammographie.
- Für die Ultraschalluntersuchung der Brust sind spezielle apparative und personelle Voraussetzungen notwendig.
- Viele Karzinome haben ein typisches Erscheinungsbild im Sonogramm.
- Viele Karzinome können wie Fibroadenome aussehen.
- Kleine Karzinome unter 1 cm sind schwieriger zu diagnostizieren.
- Die Mammasonographie ist für die Suche nach Karcinoma in situ nicht geeignet.
- Die Ultraschalluntersuchung ist nicht für die weitere Differenzierung von Mikrokalzifikationen im Mammogramm geeignet.
- Mastopathien (Duktektasien, periduktale Proliferationen) können die Karzinomsuche erheblich erschweren.
- Ist ein umschriebener Befund sonographisch darstellbar, sollte in der Regel punktiert werden (Ausnahme: Zysten, klassische Fibrodenome. Hämangiome, Lipome).

Klinische Mammographie: Allgemeine Einführung

Technische Voraussetzungen

Für die Durchführung der Mammographie haben sich aufgrund der besonderen Anforderungen an den Weichteilkontrast und die Auflösung speziell ausgestattete Röntgengeräte durchgesetzt, die im Bereich von 28–34 kV arbeiten und mit Molybdän-Anoden ausgestattet sind. Generell werden spezielle Film-Folien-Kombinationen und ein flaches Mammographieraster eingesetzt, um ein Optimum zwischen Auflösung bei minimaler Strahlenbelastung für die Patientin zu garantieren [6]. Auch hinsichtlich der Aufnahmetechnik sind Standards zu beachten. Generell wird zunächst die Aufnahme jeder Brust in je zwei senkrecht zueinander stehenden Ebenen durchgeführt, das ist die kraniokaudale und die mediolaterale Aufnahme. Hierbei muss der gesamte Drüsenkörper einschließlich der Umschlagfalten, der Thoraxwand oder des Pektoralismuskels abgebildet werden. In beiden Einstellungen muss die Mamille im Profil erfasst werden. Wichtig ist eine gute Kompression des Drüsenkörpers, um überlagernde Drüsenstrukturen auseinander zu schieben und Karzinome besser sichtbar zu machen. Zudem ist die Strahlenbelastung wegen der geringeren durchstrahlten Gewebedicke niedriger. Die Mammogramme in den Standardprojektionen müssen sofort durch einen erfahrenen Befunder beurteilt werden, um zu entscheiden, ob weitere mammographische Aufnahme indiziert sind, um die Patientin nicht noch einmal einbestellen zu müssen. Hierzu zählen Schrägaufnahmen, spezielle Kompressionsaufnahmen, v. a. aber die Vergrößerungsmammographie. Bei letzterer wird durch Erhöhung des Abstandes zwischen Film und Brust eine projektionsbedingte Vergrößerung um den Faktor 1,4–2,0 erreicht. Durch Verwendung eines Mikrofokus von 0,1–0,15 mm wird die Halbschattenbildung reduziert und die Auflösung verbessert. Mit dieser Technik lassen sich Mikrokalzifikationen weiter analysieren, die Randkonturen von Herdläsionen besser beurteilen und überlagerungsbedingte Strukturverdichtungen auflösen.

Befundung von Mammogrammen

Zur jeder Befundung von Mammogrammen gehört nicht nur die eigentliche Bildanalyse, sondern auch Informationen zur Anamnese (Mammakarzinom der Familie, Befunde der Eigenuntersuchung, Beschwerden in der Brust) und der klinische Untersuchungsbefund (Form- und Konturveränderungen, Größenunterschiede der Brust, Hautveränderungen, Palpationsbefund). Wichtig für die Befundung sind zudem Informationen zum Menstruationszyklus, zur Einnahme von Hormonpräparaten und zur Schwangerschaft und Stillperiode, da das Erscheinungsbild des Drüsenkörpers im Mammogramm sehr von aktuellen Hormonstatus abhängt [2, S. 140].

Die eigentliche Befundung von Mammogrammen umfasst die Erfassung und Beschreibung von Herdbefunden sowie von gruppierten Mikrokalzifikationen. Generell werden Herdbefunde zunächst ohne Angabe von histologischen Diagnosen beschrieben, wobei die Läsion im Vergleich zum umgebenden Drüsenkörper (röntgendicht, röntgentransparent, gemischt röntgendicht oder transparent) und die Randkontur (glatt, gelappt, unscharf, mit radiären Ausläufern, Halophänomen) bewertet werden. Nach der Befundbeschreibung kann meist schon eine Eingrenzung hinsichtlich benignem oder malignem Prozess vorgenommen werden. Einige Befunde haben ein derart charakteristisches Aussehen, dass eine definitive Diagnosestellung möglich ist. Hierzu zählen die Lipome, Füllzysten, Zysten, die verkalkten Fibroadenome und die Lymphknoten. Zu jedem Befund gehört die genaue Lokalisation im Quadranten, wobei die Beschreibung eines Herdbefundes sowie gruppierter Mikrokalzifikationen in beiden Projektionen erfolgen muss. Somit sollte jeder mammographische Befund mindestens folgende Informationen enthalten [2, S. 66]:

- Parenchymstruktur (Anordnung von möglichen Seitendifferenzen und Asymmetrien),
- Herdbefunde (Angabe von Lokalisation, Größe, Dichte und Kontur),
- Verkalkungen (Lokalisation, Verteilungsmuster und Einzelform),
- Strukturveränderungen hinsichtlich sternförmiger Verschattung oder eher diffuser Strukturveränderungen.

Diagnostische Sicherheit der klinischen Mammographie

Wichtigste Aufgabe der Mammographie ist die zuverlässige Erfassung eines Mammakarzinoms und die zuverlässige Differenzierung zwischen benigner und maligner Läsionen. Die Sensitivität und Spezifität der klinischen Mammographie liegt nach großen Studien bei ca. 90 bzw. 60 %. Das Verhältnis von benignen zu malignen Läsionen bei chirurgischen Befundentnahmen oder Schnellschnittdiagnosen liegt in den letzten Jahren konstant bei 3–4:1, d. h. es werden 3- bis 4-mal mehr gutartige Befunde operiert als bösartige. Daher werden auch weiterhin enorme Anstrengungen zur Verbesserung dieser Relation und der Mammographie allgemein unternommen. Im Wesentlichen sind es standardisierte Untersuchungstechnik und Befunderhebung, die Befundung durch zwei unabhängige Auswerter, die gemeinsame Befundbesprechung durch Kliniker und Radiologen und die regelmäßige Kontrolle in Qualitätszirkeln.

Klinische Mammographie: Spezielle Erkrankungsbilder

Das Fibroadenom

Fibroadenome imponieren klinisch meist als derbe, gut verschiebliche Knoten. Mammographisch handelt es sich um glatt begrenzte, meist gelappte Verdichtungen. Ein umlaufendes Halozeichen (schmale umlaufende Zone erhöhter Transparenz) ist in der Regel vorhanden (Abb. 10). Viele Fibroadenome respektieren die vorgegebene septale Struktur des Drüsenkörpers und richten sich in ihrem längsovalen Durchmesser parallel zu den Septen (Cooper-Ligmente) aus. Erleichtert wird die Diagnostik des Fibroadenoms, wenn typische grobscholligen Verkalkungen im Fibroadenom vorliegen. Auch im Ultraschall ist das Fibroadenom durch glatte Kontur und feine Binnenechos charakterisiert. Bei zusätzlichen Verkalkungen finden sich dorsale Schallauslösungsphänomene.

Die Zyste

Zysten imponieren klinisch meist als prall elastische und gut verschiebliche Knoten. Mammographisch findet sich die glatt begrenzte ovaläre bis kugelige Verdichtung mit umlaufendem Halozeichen. Verkalkungen gehören nicht zu Zysten. Die weitere definitive Erklärung erfolgt dann durch den ergänzenden Ultraschallbefund mit Darstellung der typischen Morphologie. Die vor der Ultraschallära häufig praktizierte Punktion der Zyste mit Luftauffüllung und erneuter Mammographie („Pneumozystographie") ist daher nur noch selten notwendig.

Das duktal infiltrierende Mammakarzinom

Dieser Tumortyp zählt zu den häufigsten Mammakarzinomen und entsteht im Epithel der Milchgänge. Klinisch imponieren meist derbe, wenig verschiebliche Knoten (Abb. 11). Im Mammogramm ist das Erscheinungsbild sehr variabel. Wächst er mit solider Komponente extraduktal, finden sich häufig gelappte Verdichtungen mit wandständigen Verziehungen. Hinweisend kann ein fehlendes Halozeichen sein. Mikrokalzifikationen kommen bei ca. jedem zweiten Befund vor und können weiter spezifiziert werden. Im Ultraschall sind die Befunde oft durch irreguläre Randkontur und Schallschattenphänomene weiter einzugrenzen und können dann punktiert werden.

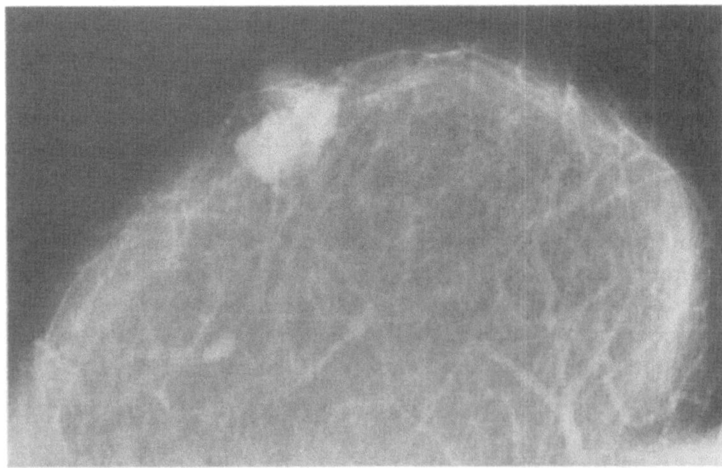

Abb. 10. Fibroadenom: Typisch für dieses retromamilläre Fibroadenom sind die gelappte Verdichtungen und das Halo-Zeichen

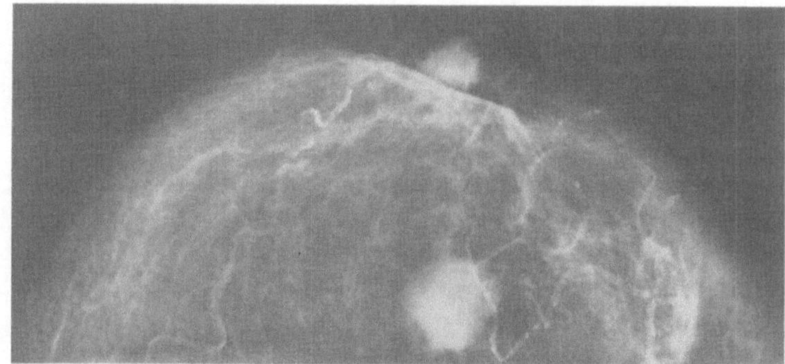

Abb. 11. Duktales Mammakarzinom: Bei diesem typischen Befund einer wandständigen Verdichtung fallen randständige Ausziehungen in die Umgebung und fehlendes Halo-Zeichen auf, sodass dringender Karzinomverdacht besteht

Das muzinöse und medulläre Mammakarzinom

Diese beiden Tumortypen können im Mammogramm eine benigne Läsion, z. B. ein nicht verkalktes Fibroadenom vortäuschen und stellen somit ein diagnostisches Problem dar. Oft findet sich eine begrenzte, gelappte, nicht verkalkte Läsion, die sogar ein Halozeichen aufweisen kann. Auch im Ultraschall imponieren die Tumoren als relativ glatt begrenzte Läsionen mit geringer Echogenität, sodass sie von einem Fibroadenom kaum zu unterscheiden sind.

Das szirrhöse Mammakarzinom

Kein Problem bereitet die mammographische Karzinomdiagnose, wenn der typische Befund eines Szirrhus vorliegt, meist als Folge eines intraduktal infiltrierenden Mammakarzinoms (Abb. 12). Im Mammogramm imponiert eine sternförmige Verdichtung sehr variabler Größe. Immer sollte ein Kernschatten abgrenzbar sein, der in Proportion zur Dicke und Länge der sternförmigen Randausläufer steht. Zu beachten sind Aus- und Verziehungen der angrenzenden Cooper-Ligamente und der Septenstrukturen, die fast immer zur Läsion hingezogen sind. Oft finden sich amorphe Verkalkungen im Szirrhus. Bei größeren Karzinomen ist auch die Haut an den Tumor gezogen, was zum typischen Orangenhautzeichen führt.

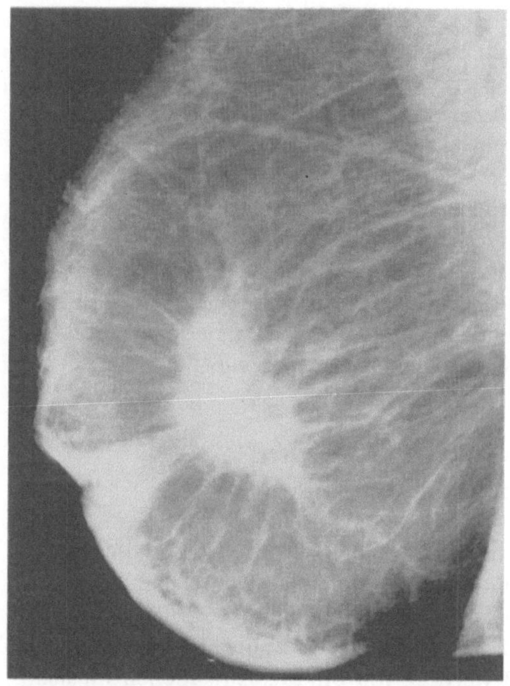

Abb. 12. Das szirrhöse Karzinom: Der Szirrhus besteht aus einem Tumorkern mit sternförmigen Ausläufern in die Umgebung. Die Kutis ist in die Tumorentwicklung einbezogen

Die Diagnose eines Szirrhus in 2 Ebenen ist dann unproblematisch, wenn der Drüsenkörper selbst durch Involution gut röntgentransparent ist. Sind aber durch mastopathischen Umbau (oder bei jungen Frauen) sehr dichte Drüsenkörper zu finden, kann die Darstellung in zwei Ebenen durch Überlagerungseffekte schwierig werden. Daher sollte jede Störung der Drüsenarchitektur und jede irreguläre Verdichtung weiter abgeklärt werden. Hierfür bieten sich zusätzliche Schrägaufnahmen oder auch die Vergrößerungstechnik an. In jedem Fall ist die ergänzende Ultraschalluntersuchung indiziert, die auch die weitere histologische Abklärung ermöglicht.

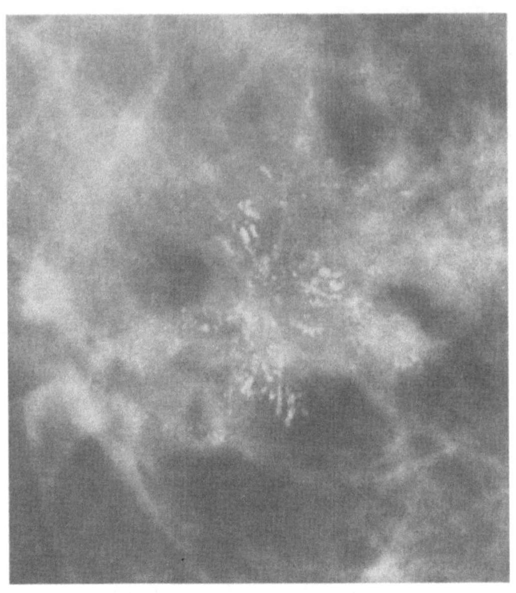

Abb. 13. Amorphe Mikrokalzifikationen: Bei dieser sternförmigen Anordnung von Mikrokalzifikation in Vergrößerungstechnik haben die einzelnen Verkalkungen alle Malignitätszeichen (Aufzweigungen, längliche Konfiguration, harte Begrenzungen)

Die sklerosierende Duktadenose

Dieses Krankheitsbild ist im Mammogramm durch eine sternförmige Verdichtung charakterisiert, deren Ausläufer weit in den Drüsenkörper hineinreichen, aber keinen zentralen Tumorkern hat. Klinisch ist oft trotz der Größe im Mammogramm kein tastbarer Befund zu erheben. In der Vergrößerungstechnik ist die Sternformation oft besser abgrenzbar. Eine histologische Absicherung dieser seltenen gutartigen Läsion ist trotzdem oft notwendig, da eine eindeutige Differenzierung zu duktal invasiven Karzinomen nicht immer möglich ist.

Mikrokalzifikationen im Mammogramm

Für die Beurteilung von Mikrokalzifikationen im Mammogramm sind zahlreiche und ausgefeilte Schemata publiziert worden [5, 8, 10] (Abb. 13 und 14). Hilfreich ist zunächst eine Bewertung von Mikrokalzifikationen hinsichtlich solitärer oder gruppierter Anordnung und intraduktaler oder intrazystischer Lokalisation. Die intraduktalen Mikrokalzifikationen sind in der Regel suspekt auf Mammakarzinom und imponierten als verzweigte amorphe bis längliche Verkalkungen. Oft ist noch eine anatomische Beziehung zu den Drüsenläppchen zu erkennen. Dagegen sind die benignen intrazystischen Verkalkungen meist tüpfelig und unscharf begrenzt. Wenn sie zusätzlich auch flüssige Komponenten haben, tritt das sog. „Kaffeetassenzeichen" auf. Leider ist in der täglichen Routine eine eindeutige Differenzierung zwischen beiden Formen von Mikrokalzifikationen nicht immer möglich, da alle Übergangsformen existieren können, insbesondere bei benignen intraduktalen Verkalkungen (z. B. bei sklerosierender Duktadonose). Bei gruppierten Mikrokalzifikationen ist daher meist eine Excision (z. B. nach Drahtmarkierung) notwendig. Die Ultraschalluntersuchung hilft bei Mikrokalfifikationen nur selten weiter

Klinische Mammographie: Besondere Problemfälle

Das multifokale Karzinom

Multiple Karzinome in einem oder in beiden Drüsenkörpern treten simultan oder konseku-

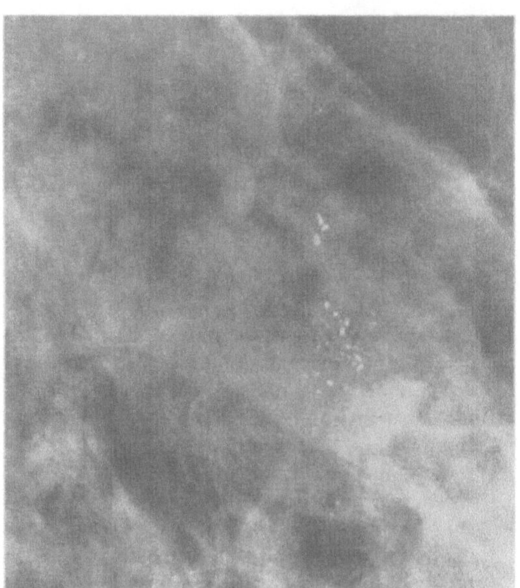

Abb. 14. Gruppierte Mikrokalzifikationen: Zu beachten ist die Zuordnung von Mikrokalzifikationen zu den Milchgängen eines Drüsenlappens, was für intraduktale Lokalisation spricht und Hinweis auf einen malignen Prozess ist (intraduktales Mammakarzinom)

tiv in 5–15% der Fälle auf. Wird zudem eine diffuse Ausbreitung in großen Arealen des Drüsenkörpers mit berücksichtigt, steigt die Rate multifokaler Entstehung auf bis zu 40% an. Mammographisch können diese Karzinome ein Problem darstellen, wenn das Zweitkarzinom in einem sehr dichten Drüsenareal auftritt oder in der Randzone entsteht. Dies unterstreicht die Bedeutung der kompletten Darstellung beider Drüsenkörper in mehreren Ebenen sowie die systematische Befunderfassung aller Brustabschnitte. Wichtig ist auch hier die ergänzende Ultraschalluntersuchung, die ebenfalls mehrere Befunde dokumentieren kann. Auch ergibt sich für diese spezielle Fragestellung eine Indikation für die ergänzende Durchführung einer MR-Mammographie.

Der zweifelhafte mammographische Befund

Oft ist im mastopathisch verdichtetem Drüsenkörper kein eindeutig malignomsuspekter Tastbefund zu erheben. In der zugehörigen Mammographie imponiert an dieser Stelle dann oft nur eine Störung der Septenarchitektur oder diffuse Verdichtung des Drüsenkörpers. Hier hilft die Vergrößerungstechnik des Areals oft weiter. Auch kann der obligate Ultraschall in diesem Bereich dann oft eine malignomsuspekte Weichteilformation nachweisen oder ausschließen.

Der homogen dichte Drüsenkörper

Bei ausgeprägtem mastopathischem Umbau und auch bei sehr jungen Damen ist der Drüsenkörper im Mammogramm oft so dicht, dass eine detaillierte Beurteilung nicht mehr möglich ist. Es liegt ein gut beurteilbarer Tastbefund vor. Sollte dieser sonographisch weiter abgeklärt werden, lässt sich dann durch die obligate Sonographie eine Zyste eindeutig festlegen, ist keine weitere Diagnostik notwendig. Handelt es sich um eine anderweitige Läsion, sollte die Punktion angeschlossen werden. Bei eindeutig klinisch malignomsuspektem Tastbefund ist zusätzlich zur Ultraschalluntersuchung auch die sofortige Exstirpation zu diskutieren.

Der suspekte Befund ist nur in einer Ebene dargestellt

Eine sternförmige Verdichtungsformation, die nur in einer Ebene als Sternformation imponiert und sich in der anderen Ebene auflöst, ist in aller Regel kein malignomsuspekter Befund. Zu überlegen ist in diesem Fall, ob durch zusätzliche Vergrößerungstechnik in gleicher Ebene diese sternförmige Formation weiter aufgelöst werden kann. Auch sollte dieser Befund nochmals durch den Ultraschallbefund abgeklärt werden.

Gruppierter Mikrokalk ohne eindeutige Malignitätszeichen

Sind im Mammogramm vereinzelte und gruppierte Mikrokalzifikationen zu finden, die klein, rund und unscharf sind, so kann die Einordnung in benigne oder maligne Mikrokalzifikationen schwierig sein. Selten kann sich auch hier der zusätzliche Ultraschall lohnen, wenn an der betreffenden Stelle eine Weichteilverdichtung abzugrenzen ist, die einer Punktion zugänglich ist. In den meisten Fällen wird aber weder der Ultraschall noch eine ergänzende Kernspinuntersuchung eine weitere Erklärung bringen. Meist ist in diesen Fällen dann Exstirpation unter Drahtmarkierung notwendig. Eine Alternative zur konventionellen Drahtmarkierung und Mammographie stellen neue Röntgengeräte mit stereotaktischer Punktion von suspekten Herden dar, wobei eine offene chirurgische Exspirpation vermieden werden kann.

Einige Merkregeln zur klinischen Mammographie

- Keine Mammographie ohne Anamnese und klinische Untersuchung.
- Neben jedes Mammogerät gehört ein Ultraschallgerät.
- Die MR-Mammographie ist nur bei speziellen Indikationen als ergänzende Untersuchung zur Mammographie indiziert (multilokuläres Karzinom, Differenzierung von Narbe und Karzinom).
- Die Mammographie ist erste und wichtigste bildgebende Methode in der klinischen Abklärung des Mammakarzinoms.
- Viele Krankheitsbilder haben typische Befunde im Mammogramm.
- In Problemfällen sind der Ultraschall, evtl. MRT und die histologische Abklärung notwendig.
- In der Diagnostik des Brustkrebs gewinnen Kriterien wie Qualitätssicherung, evidenzbasierte Diagnostik, leitlinienorientiertes Vorgehen und Integration der ärztlichen Erfahrung in sog. Brustzentren immer mehr an Bedeutung.

Literatur

1. Arbeitskreis Mammasonographie der DEGUM (2003) Die Mammasonographie zur Kontrolle von Tumoren der weiblichen Brust. DEGUM-Richtlinien für Aus- und Weiterbildung in der Mammasonographie. Geräterichtlinien für die Mammasonographie. www.degum.de/D/ARBMAM
2. Heywang-Kobrünner SH, Schreer I (1996) Bildgebende Mammadiagnostik: Untersuchungstechnik, Befundmuster, und Differenzialdiagnostik in Mammographie, Sonographie und Kernspintomographie. Thieme, Stuttgart
3. Grumbach Y, Baratte B, Doriez I (1999) Mammographie und Sonographie der Mamma. Huber, Bern
4. Möller TB, Reif E (1997) Diagnostische Radiologie der Mamma: Befundmuster erkennen und im klinischen Kontext bewerten. Thieme, Stuttgart
5. Tabár L, Dean PD (1985) Lehratlas der Mammographie. Thieme, Stuttgart
6. Jung H (1998) Mammographie und Strahlenrisiko. Übersicht. Fortschr Röntgenstr 169: 336–343
7. European guidelines for quality assurance in mammography screening (2001), 3rd ed. zu bestellen unter www.euro-op.eu.int.
8. Lanyi M (1986) Diagnostik und Differenzialdiagnostik der Mammaverkalkungen. Springer, Berlin Heidelberg New York
9. Hewang-Köbrunner SH (1990) Contrast-enhanced MRI of the breast. Karger, München
10. LeGal M, Chavanne D, Pellier D (1984) Valeur diagnostique des microcalcifications groupées découvertes par mammographies. Bull Cancer 71: 57–64

Forensische Medizin – Sexualdelikte

K. Bock, G. Weiler, M. Kirschbaum

Sexueller Kindesmissbrauch (SKM)

Unter sexuellem Kindesmissbrauch (SKM) sind alle sexuellen Handlungen Erwachsener mit/an Kindern zu verstehen, nicht nur vaginale oder anale Penetrationen, wie häufig in der Öffentlichkeit fehlinterpretiert.

Dem Tatbestand des sexuellen Kindesmissbrauchs wird seit einigen Jahren in der Öffentlichkeit in Deutschland größere Aufmerksamkeit gewidmet. Einen nicht unerheblichen Anteil an dieser gesteigerten Wahrnehmung haben die Medien durch Berichte über spektakuläre Prozesse, die zu einer stark emotionalisierten Diskussion führen.

Angaben zur Prävalenz des sexuellen Kindesmissbrauchs variieren stark in unterschiedlichen Kollektiven. Verschiedenen Berichten deutscher Erhebungen zufolge muss mit einer Häufigkeit von bis zu 25% der Mädchen gerechnet werden.

Klinische oder psychische nicht unmittelbar missbrauchsassoziierte und daher unspezifische Symptome können den Verdacht auf einen sexuellen Kindesmissbrauch lenken wie auch Verletzungen im Genitalbereich. Solcher Art verdächtige Befunde sollten Anlass geben zu weiteren qualifizierten Untersuchungen und Begutachtungen durch Spezialisten (Tabelle 1).

Besteht der Verdacht auf sexuellen Kindesmissbrauch, so wiegt das gravierend gefährdete Kindswohl eindeutig höher als die ärztliche Schweigepflicht. Gleichwohl besteht jedoch keine Verpflichtung zur Strafanzeige [1] (Tabelle 2).

Unverzichtbarer Bestandteil der Diagnose des SKM ist die Aussage des Kindes, bzw. die psychologische Evaluation bei Kindern, die sich nicht entsprechend mitteilen können. Der Stellenwert der forensischen gynäkologischen Untersuchung wird demgegenüber häufig überschätzt. Das Fehlen körperlicher Symptome schließt die Möglichkeit eines sexuellen Miss-

Tabelle 1. Murams Befundklassifikation bei sexuellem Missbrauch von Mädchen

Kategorie	Genitalbefunde	Beschreibung
1	„Normal"	–
2	Unspezifisch	Möglicher sexueller Missbrauch: Rötung des äußeren Genitales, verstärkter vaginaler Ausfluss, Fissuren/Lazerationen der dorsalen Kommissur, Verklebung der kleinen Labien
3	Spezifisch	Abgeheilte/frische hymerale/vaginale Lazerationen, erweiterter Introitus ≥ 1 cm, Dammrisse/Analringrisse, intrakutane Zahnabdrücke (Bissspuren),
		laborchemischer Nachweis einer STD
4	Eindeutig	Nachweis von Sperma

Tabelle 2. Vorgehen bei Verdacht auf sexuellen Kindesmissbrauch

Data available			Response	
History	Physical examination	Laboratory results	Level of concern about sexual abuse	Report decision
None	Normal	None	None	No report
Behavior changes	Normal	None	Variable depending on behaviour	Possible report Follow closely Possible mental health referral
None	Nonspecific findings	None	Low worry	Possible report Follow closely
Nonspecific history by child or by parent only	Nonspecific findings	None	Intermediate	Possible report Follow closely
None	Specific findings	None	High	Report
Clear statement	Normal	None	High	Report
Clear statement	Specific findings	None	High	Report
None	Normal, nonspecific or specific finding	Possitive culture for GO, Lues, HIV, Sperm, Sperm acid phsophatase	Very high	Report
Behavior changes	Nonspecific findings	Other STD's	High	Report

brauchs niemals aus [2, 3, 4] (Tabelle 3). Eine qualifizierte gynäkologische Untersuchung setzt darüber hinaus spezielle Kenntnisse des Arztes in der Anatomie des kindlichen Genital- und Analbereiches inklusive möglicher Variationen sowie Kenntnisse der Physiologie der sexuellen Entwicklung voraus, um spezifische von unspezifischen Befunden unterscheiden zu können. Kenntnisse von den Heilungscharakteristika anogenitaler Traumen sind darüber hinaus Voraussetzung, um auch minimale ältere Spuren als solche deuten zu können. So kann auch eine Penetrationsverletzung innerhalb weniger Wochen nahezu komplett abheilen.

Bei allen Bemühungen um die Spurensicherung im Rahmen der forensischen Medizin darf niemals außer Acht gelassen werden, dass im Vordergrund das Wohl des Kindes steht. Verletzungen des Kindes – physischer wie psychischer

Tabelle 3. Kolposkopische „Normalbefunde“

	McCann n=93	Gardner n=79
Vestibulumerythem	56	44
Periurethrale Bänder	51	14
Labialadhäsionen	39	–
Avaskuläre Herbedfunde der hinterenKommissur	26	27
„Intakte“ Hymenalmembran	100	–
Hymenalasymmetrie	–	9
Hymenalbumps	–	11

Tabelle 4. Untersuchungsschritte bei Verdacht auf sexuellen Missbrauch eines Mädchens

1. Bezugsperson für das Kind
2. Assistenz für den Untersucher
3. Spielzeug oder altersgerechte andere Gegenstände
4. Überprüfung des Equipment, bevor das Kind den Raum betritt
5. Das Kind durch das Kolposkop sehen lassen
6. Untersuchungspositionen:
   a) Froschhaltung: Beurteilung von Labien, Vestibulum, hinterer Kommissur und Perinalregion;
   b) Knie-Ellbogen-Haltung: Beurteilung von Hymen, Vagina und falls möglich der Zervix
7. Kind und seine Bezugsperson vorher über jeden Untersuchungsschritt informieren
8. Fotodokumentation
9. Entscheidung über Abstrichentnahmen schon vor der Untersuchung
10. Das Kind nicht zur Untersuchung zwingen

Art – aufzudecken und der adäquaten Therapie zuzuführen, ist vorrangiges Ziel der Untersuchung.

Es bedarf eines hohen Maßes an Sensibilität und Einfühlungsvermögen in Hinblick auf kindliche Ängste, um nicht ebenfalls durch eine als grenzüberschreitenden Eingriff empfundene Untersuchung das Kind zusätzlich zu traumatisieren [5] (Tabelle 4).

Ärztliche Untersuchung und Beweissicherung nach Sexualdelikten

Die Untersuchung von Opfern sexueller Gewalt soll ebenso zeitnah, zügig und vollständig erfolgen mit dem Ziel der suffizienten Behandlung der verletzten Betroffenen sowie der gleichzeitigen Beweissicherung zur möglichen Überführung der Täter.

Trotz einer steigenden Zahl zur Untersuchung gebrachter Sexualdelikte bestehen häufig von ärztlicher Seite Unsicherheiten hinsichtlich der erforderlichen ärztlichen Maßnahmen. Aus forensischer Sicht ist dabei die zeitnahe Sicherung möglicher, nicht permanenter Spuren von entscheidender Bedeutung. Gleichzeitig darf aber auch nicht vergessen werden, dass es sich um eine verletzte, hilfsbedürftige Person handelt, die der suffizienten ärztlichen Versorgung und Behandlung bedarf.

Zur lückenlosen Datenerfassung und Dokumentation unabhängig von der Vigilanz des ärztlichen Untersuchers sind verschiedene Formulare von Medizinern und Polizei entwickelt und zusammengestellt worden. Teilweise existieren sogar sog. „Kits", komplette Pakete mit erforderlichen Utensilien zur korrekten Asservierung von Materialien, die jedoch aufgrund ihres hohen Anschaffungspreises nicht allerorts vorgehalten werden können.

Der hier vorgeschlagene standardisierte Erfassungsbogen (Abb. 1, Titelblatt) enthält alle erforderlichen Untersuchungsschritte, die auf ihren Beweiswert hin überprüft worden sind. Unnötige, die Opfer nur traumatisierende Maßnahmen wurden explizit aus den Anforderungen herausgenommen. Evtl. erforderliche ärztliche Verordnungen werden vorgeschlagen. Entbindungen von der ärztlichen Schweigepflicht und Einverständniserklärungen zur Durchführung verschiedener serologischer und Urinuntersuchungen sind ebenso Bestandteil des 10-seitigen Bogens wie zusätzliche Beratungsangebote und Verhaltensempfehlungen zur Weitergabe an die Patientin.

Auf der Grundlage der erhobenen Daten dieses Bogens soll der Arzt seinen Bericht formulieren. Eine komplette Weitergabe des Bogens an die Kriminalpolizei ist nicht zu befürworten, da im Interesse des Gesundheitszustandes der Patientin auch sensible Daten erfasst werden, die der Rechtsfindung bei einem möglichen Prozess nicht sachdienlich sind, wohl aber für die suffiziente Versorgung der Frau von Bedeutung sind. Wird aber der vollständige Bogen weitergegeben, besteht die Möglichkeit, dass der Beschuldigte Einsicht nehmen kann und so Informationen erhält, die geschützt bleiben sollen.

Fragebogen zur Erleichterung von Befragung, Untersuchung, Spurensicherung und Behandlung von Frauen und Mädchen, die Opfer sexueller Gewalt geworden sind.

Durchgeführte Maßnahmen im Sinne einer Checkliste abhaken!

1. Personalien / Anamnese ☐ Patientin / zur Vorstellung

- ☐ Angaben zum Tathergang
- ☐ Gynäkologische Anamnese
- ☐ Allgemeine Anamnese

2. a) Allgemeiner Untersuchungsbefund

- ☐ Allgemeinbefund
- ☐ Psychischer Befund
- ☐ Schmerzen
- ☐ Zustand der Bekleidung
- ☐ Fotodokumentation?

b) Spurensicherung

- ☐ Fingernägel
- ☐ Kleidung
- ☐ Verletzungsspuren am Körper
- ☐ Sperma- oder Speichelspuren

3. a) Gynäkologische Untersuchung

- ☐ Verletzungen äußeres/inneres Genital
- ☐ Gynäkologischer Testbefund
- ☐ Ultraschallbefund
- ☐ Zytologische Abstriche
- ☐ Fotodokumentation?

b) Spurensicherung

- ☐ Spermanachweis
- ☐ Hygieneabstriche
- ☐ Nativpräparat, Insler-Score

4. a) Blutentnahmen / Speichelproben / Urinproben

- ☐ Lues
- ☐ HIV, Hepatitis B, Chlamydien
- ☐ HCG
- ☐ DNA
- ☐ evtl. Blutalkohol
- ☐ evtl. Urinprobe zum Drogenscreening

5. Eventuell erforderliche Verordnungen

- ☐ Postkoitale Kontrazeption
- ☐ Lues- und GO-Prophylaxe
- ☐ Hepatitis-B-Prophylaxe
- ☐ Tetanusprophylaxe im Verletzungsfall
- ☐ Sanierung des Vaginalmilieus

6. Anhang

- ☐ Vordruck zur Entbindung von der Schweigepflicht
- ☐ Vordruck zum Einverständnis mit HIV-Test
- ☐ Verhaltensempfehlungen für die Patientin
- ☐ Adressenliste mit Hilfsangeboten für die Patientin

Abb. 1. Ärztliche Untersuchung und Beweissicherung nach Sexualdelikten. (1. Version von 1997: Bock, Bock, Hilgermann, Schneider, Schulz: Philipps-Universität Marburg, Frankfurt, LKA Hessen; 2. überarbeitete Version von 2001: Bock, Kirschbaum, Weiler: Philipps-Universität Marburg/ Justus-Liebig-Universität Gießen)

Literatur

1. American Academy of Pediatrics. Committee on Child Abuse and Neglect (1999) Guidelines for the evaluation of sexual abuse of children: subject review. Pediatrics 103/1: 186–191
2. Gardner JJ (1992) Descriptive study of genital variation in healthy, nonabused premenarchal girls. J Pediatr 120: 258–260
3. McCann J, Wells R, Simon M, Voris J (1990) Genital findings in prepubertal girls selected for nonabuse: a descriptive study. Pediatrics 86/3: 428–439
4. Heger AH, Ticson L, Guerra L et al. (2002) Appearance of the genitalia in girls selected for nonabuse: review of hymenal morphology and nonspecific findings. J Pediatr Adolesc Gynecol 15/1: 27–35
5. http://home.t-online.de/home/B.Herrmann/skm.htm

Weiterführende Literatur

Bayerisches LKA (1997) Untersuchungsbogen für Frauenärztinnen und Frauenärzte zur Untersuchung von Frauen und Mädchen nach einer sexuellen Gewalttat. Frauenarzt 38: 649–654

Bock K, Bock I, Hilgerman R, Schneider H, Schulz K-D (2000) Ärztliche Untersuchung und Beweissicherung nach Sexualdelikten. Bogen zur Befragung, Untersuchung, Spurensicherung und Behandlung von Opfern sexueller Gewalt. Frauenarzt 41/11: 1328–1338

Hartmann W, Klapproth CE, Bässler G, Nohe G, Bruder W (1995) Rape-Protec – Das ärztliche Set zur Untersuchung und Beweissicherung nach Sexualdelikten. Frauenarzt 36: 442

Schmerztherapie

F. Oehmke, U. Lang

> MERKE
>
> Vorraussetzungen für eine suffiziente Schmerztherapie sind:
>
> - Ausführliche Anamnese einschließlich der Schmerzanamnese (Lokalisation, Dauer, Charakter, auslösende Faktoren)
> - Körperliche Untersuchung
> - Ausschluss kausal zu therapierender Erkrankungen
> - Zum Einsatz sollten primär Monopräparate kommen statt Kombinationspräparate wegen der besseren Beurteilbarkeit der Wirkung
> - Häufig ist die interdisziplinäre Zusammenarbeit erforderlich, z. B. mit dem Neurologen, Orthopäden, Anästhesist, Physiotherapeut, Psychologe und Mitarbeitern des Sozialdienstes
> - Die medikamentöse Therapie chronischer Schmerzen soll nicht nach Bedarf, sondern nach einem festen Zeitschema erfolgen

Die Schmerztherapie hat in den letzten Jahren in Deutschland eine bemerkenswerte Entwicklung durchgemacht. Ein zufriedenstellender Standard und eine optimale Versorgung ist trotz allem noch nicht erreicht. Die Gründe für eine unzureichende Schmerztherapie sind zahlreich. Häufig wird die Schmerzintensität unterschätzt und die Behandlung zu spät begonnen, weiterhin die Dosierung der Medikamente zu niedrig gewählt aufgrund von Angst vor Sucht- und Toleranzentwicklung. Vielfach bestehen unzureichende Erfahrungen in der Verschreibung von Betäubungsmitteln und oft besitzen die betreuenden Ärzte nicht die erforderlichen Betäubungsmittelrezepte. Schmerzen führen häufig zu einer deutlichen Beeinträchtigung der Lebensqualität. Mit den heute zur Verfügung stehenden Mitteln und Möglichkeiten ist in den meisten Fällen eine adäquate Therapie möglich und keinem Patienten sollte diese vorenthalten werden wenn sie erforderlich ist.

Neben den akuten Schmerzen z. B. im Rahmen von Unfällen oder Operationen stellen Krebserkrankungen mit ihren tumorbedingten Schmerzen weltweit ein großes Problem dar. Jedes Jahr werden ca. 6 Mio. Neuerkrankungen diagnostiziert, über 4 Mio. Menschen sterben daran. In Abhängigkeit von der Tumor- und Metastasenlokalisation sowie dem Tumorstadium leiden 50–80 % der Patienten an Schmerzen.

Der akute Schmerz, welcher z. B. postoperativ vorkommt oder durch Verletzung oder eine akute Erkrankung ausgelöst wird, hat eine Warnfunktion und ist meistens vorübergehend. Häufig geht er mit kurzfristigen psychischen

Veränderungen einher, z. B. mit Angst. Das Therapieziel besteht in einer raschen Schmerzlinderung, die in der Regel durch oral zu applizierende Analgetika zu erreichen ist.

Der chronische Schmerz ist dadurch gekennzeichnet, dass er über 6 Monate anhält und sich zur eigenständigen Schmerzkrankheit entwickelt. Die sinnvollen Funktionen des Schmerzes (Melde-, Schutz- und Heilfunktion) sind verloren gegangen. Das Therapieziel bei chronischem Schmerz besteht in der Schmerzreduktion und Schmerzausschaltung nach einem individuell aufgestellten Therapieschema.

Das Ziel der Schmerztherapie besteht in erster Linie im Erreichen von Schmerzfreiheit für den Patienten. Die Therapie sollte nach Möglichkeit die Vigilanz und Kommunikationsfähigkeit und die Eigenständigkeit des Patienten nicht beeinträchtigen. Monopräparate sollten, wegen der besseren Beurteilbarkeit, bevorzugt eingesetzt werden. Eine ambulante Betreuung durch den Hausarzt, ggf. mit Unterstützung der Sozialstation und der Familie, ist einer stationären Behandlung vorzuziehen. Das Ziel der Initialbehandlung soll in einer deutlichen Schmerzlinderung in den ersten 24–48 h bestehen. Die Lebensqualität muss wieder in den Vordergrund rücken und eine gute Nachtruhe muss gewährleistet sein.

Für die Durchführung einer suffizienten Schmerztherapie ist eine ausführliche Anamnese mit entsprechender körperlicher Untersuchung erforderlich. Kausal zu behandelnde Erkrankungen müssen ausgeschlossen werden und ggf. entsprechend behandelt werden soweit dies möglich und sinnvoll ist. Weiterhin muss eine Schmerzanamnese erhoben werden die Aufschluss über Häufigkeit, Lokalisation, Dauer, Charakter, Verstärkung, Linderung und auslösende Faktoren gibt. Die Schmerzempfindung und deren Äußerung ist von vielen Faktoren abhängig. Kognitive Faktoren mit dem Bewusstwerden des Schmerzes, vegetative Faktoren wie z. B. Steigerung der Herz- und Atemfrequenz und psychische Einflüsse und die persönliche Situation haben dabei eine wichtige Rolle. Die Einschätzung der Schmerzintensität erfolgt zunächst durch die Beschreibung des Schmerzes durch den Patienten selbst. Die subjektive Schmerzintensität kann mittels der visuellen Analogskala (VAS), durch spezielle Fragebögen oder Schmerztagebücher erfasst werden. Erfolge und Misserfolge vorangegangener oder eingeleiteter Schmerztherapien sind zu erfragen. Falls erforderlich müssen dann noch vor Beginn der therapeutischen Maßnahmen zusätzliche apparative und laborchemische Untersuchungen vorgenommen werden, sofern man nicht auf die in der Regel schon zahlreichen Voruntersuchungen, welche häufig bei Patienten mit fortgeschrittenen Tumorstadium vorliegen, zurückgreifen kann.

Schmerzen unterscheidet man nach ihrem Ursprungsort. Der Nozizeptorschmerz wird unterteilt in den somatischen (Haut, Bindegewebe, Muskulatur, Knochen) und viszeralen (sympathisch innervierte Organe, parenchymatöse Organe, Hohlorgane, Peritoneum) Schmerz. Voraussetzung dafür ist eine direkte Irritation bzw. eine Gewebeschädigung. Somatische Schmerzen sind bei der Anamnese besser lokalisierbar als viszerale Schmerzen. Somatische Schmerzen sind gut lokalisierbar, scharf begrenzt und vom stechenden Charakter. Der viszerale Schmerz ist schlecht lokalisierbar und hat drückenden und ziehenden Charakter und wird häufig auf Dermatome übertragen.

Der Ursprung des neuropathischen Schmerzes liegt in einem anderen Bereich als dort, wo das Schmerzgeschehen tatsächlich empfunden wird. Der neuropathische Schmerz kann peripher (Nervenkompression, Polyneuropathie, Phantomschmerz) oder zentral als Thalamusschmerz oder in gemischter Form auftreten. Neuropathische Schmerzen treten zum Teil einschießend, stechend und häufig attackenweise auf. Die Form des Dauerschmerzes wird als brennend und bohrend charakterisiert und tritt oft in Verbindung mit einer Dys- und Hyperästhesie auf.

Die Methoden der Schmerztherapie sind vielfältig, und eine interdisziplinäre Zusammenarbeit mit Neurologen, Orthopäden, Anästhesisten und Psychologen ist häufig notwendig und wichtig für eine erfolgreiche Therapie. Neben der lokalen oder systemischen medikamentösen Therapie, den Nervenblockaden und Neurolysen welche nur einen begrenzten Einsatz haben, den operativen, insbesondere neurochirurgischen Verfahren, haben physikalische Maßnahmen einen großen Stellenwert in der Schmerztherapie. Mit der Einführung neuer medikamentöser Therapeutika (z. B. transdermale Applikationsformen) ist die Notwendigkeit zur invasiven Schmerztherapie jedoch deutlich zurückgegangen.

Eine effektive Schmerztherapie muss bestimmte Grundregeln berücksichtigen. Eine wichtige Voraussetzung ist die regelmäßige Einnahme nach einem festen Zeitschema und eine individuelle Dosierung. Im Laufe der Therapie muss ggf. eine kontrollierte Dosisanpassung erfolgen. Die Gabe der Medikation erfolgt nach dem Prinzip der Antizipation. Das Prinzip der Antizipation bedeutet, dass die nächste Medikamentengabe zu erfolgen hat, bevor der analgetische Effekt der vorangegangenen Applikation aufgebraucht ist und bevor der Patient bemerkt, dass die nächste Einnahme erforderlich wird. Die orale Medikamentenapplikation ist zu bevorzugen. Nebenwirkungen der Analgetikatherapie sollten ernst genommen werden und durch eine entsprechende Begleitmedikation therapiert bzw. reduziert werden.

Das Grundschema der Schmerztherapie wurde 1986 von der WHO festgelegt (Tabelle 1). Es dient zur Orientierung und darf keinesfalls die individuellen Bedürfnisse vernachlässigen. Die Stufe 1 beinhaltet die Nichtopioidanalgetika (sog. periphere Analgetika), Stufe 2 die Kombination mit den schwachen Opioiden und Stufe 3 die Kombination mit den starken Opioiden. Sofern erforderlich erfolgt parallel die Gabe von einer entsprechenden Begleitmedikation zur Reduktion von Nebenwirkungen.

Die Nebenwirkungen einer analgetischen Therapie sind nicht zu unterschätzen und sollten ernst genommen werden. Vielfach wird die regelmäßige Einnahme nach dem festen Zeitschema wegen der eingetretenen Nebenwirkungen von den Patienten nicht vorgenommen und dadurch die Effektivität der Therapie reduziert. Häufig anzutreffende Nebenwirkungen sind Übelkeit, Erbrechen, Schläfrigkeit, Obstipation, Verwirrtheit und Dysphorie.

Erbrechen ist ein Symptom, dass unterschiedliche Ursachen haben kann, z. B. Gastroenteritiden, (Sub)-Ileus, akutes Abdomen, metabolische

Tabelle 1. Stufenschema in Anlehnung an die WHO

Stufe 1	**Stufe 2**	**Stufe 3**
Nichtopioidhaltige Analgetika	Nichtopioidhaltige Analgetika **und schwache**, opioidhaltige Analgetika	Nichtopioidhaltige Analgetika **und starke**, opioidhaltige Analgetika
Paracetamol	Tramadol	Morphin
Metamizol	Codein	Hydromorphon
Diclofenac	Dihydrocodein	Oxycodon
Ibuprofen	Tilidin	Methadon
–	–	Buprenorphin
–	–	Fentanyl
Physikalische Maßnahmen		
Obstipations- und Emesisprophylaxe usw.		
Psychologische, verhaltenstherapeutische Maßnahmen		
Menschliche Zuwendung Offenheit, Ehrlichkeit, Aufklärung, Zeit und Einfühlungsvermögen		

Störungen wie Urämie oder Hyperkalzämie. Zur Emesisprophylaxe werden 5-HT3-Antagonisten, Glukokortikoide, Anticholinergika, Neuroleptika und prokinetische Substanzen eingesetzt.

Obstipation ist bei fortgeschrittener Tumorerkrankung ein häufiges Symptom und kann z. T. sehr hartnäckig sein. In manchen Fällen ist die Obstipation schwieriger zu behandeln als der Schmerz selbst. Der Obstipation kann man durch Mobilisation, ballaststoffreiche Kost, reichlich Flüssigkeit, hydragoge Abführmittel (Bisacodyl, Liquidepur), Stuhlaufweichende Substanzen (Laktulose, Sorbit), Gleitmittel (Agarol) und Quellstoffe (Agiolax) vorbeugen.

Neben den eigentlichen analgetisch wirksamen Medikamenten werden in der Schmerztherapie oft zur Unterstützung zusätzlich adjuvante Medikamente eingesetzt. Zu diesen zählen die trizyklischen Antidepressiva, Antikonvulsiva, Neuroleptika, Tranquilizer, Kalzitonin, Biphosphonate und Kortikoide. Antidepressiva wirken stimmungsaufhellend, Kortikoide sind indiziert bei erhöhtem Hirndruck. Antikonvulsiva können die Intensität neuropathischer Schmerzen abschwächen. Biphosphonate führen neben einer Stabilisierung des Knochens zu einer Reduktion von Knochenschmerzen.

Zusammenfassung: Die Schmerztherapie ist ein wichtiger Teil einer umfassenden Patientenbetreuung speziell bei Tumorpatienten und muss individuell gestaltet werden. Offenheit, Ehrlichkeit, Aufklärung und Zeit verbunden mit Einfühlungsvermögen sind wichtige Bestandteile einer Schmerztherapie. Ständiger Schmerz erfordert eine Prophylaxe und die Dosierungen müssen individuell austitriert werden. Die orale Applikation ist die Applikationsform der Wahl und das Ausmaß des Schmerzes bestimmt die Wahl des Analgetikums. Das Dreistufenschema der WHO bietet eine Orientierungshilfe und Monotherapien sind primär zu bevorzugen. Symptome wie Schlaflosigkeit, Übelkeit, Appetitlosigkeit und Obstipation müssen konsequent mittels entsprechender Begleitmedikation bekämpft werden.

Literatur

Kirschbaum M et al. (2001) Checkliste Gynäkologie und Geburtshilfe. Thieme, Stuttgart, S 130–140

Adamietz A, Beck D, Gralow I et al. (1999) Leitlinien zur Tumorschmerztherapie. Tumordiagn Ther 20: 105–129

Willenbrink H-J (2003) Grundlagen und Leitfaden mit regionalanästhesiologischen Methoden zur Diagnostik und Therapie.

Klaschik E (2000) Medikamentöse Therapie des Tumorschmerzes. In: Nowrousian MR (Hrsg) Supportive Therapie in der Onkologie. Zuckschwerdt, München, S 152–178

Impfen in der Praxis – Aktuelles Impfwissen und Impfempfehlungen

M. Wojcinski

Als Präventionsarzt sollte sich jede Frauenärztin und jeder Frauenarzt das aktuelle Impfwissen aneignen und in die tägliche Praxis einführen. Nur wer die Sinnhaftigkeit des Impfens selbst verinnerlicht hat, kann andere vom Impfen überzeugen.

Impfen in der Praxis sollte zum selbstverständlichen Bestandteil frauenärztlicher Betreuung werden.

Das Kurzseminar lieferte fokussiert die wichtigsten Impfinformationen zur schnellen Umsetzung in der Praxis, aktualisierte Ihr Wissen entsprechend der neuesten STIKO-Empfehlungen und bot Raum zur Diskussion Ihrer offenen Fragen zum Thema:

Seminarinhalt

1. FrauenärztInnen = ImpfärztInnen der Frau.
2. Welche Risiken stellen die impfpräventablen Erkrankungen dar?
3. Schutz durch Impfungen.
4. Impfungen vor und während einer Schwangerschaft.
5. Was muss der Frauenarzt vom Infektionsschutzgesetz wissen?
6. Der schnelle Impfbuch-Check
7. Wie wird aufgeklärt und dokumentiert?
8. Umgang mit Impfstoffen und Technik der Impfungen.
9. Reisemedizinische Beratung und Reiseimpfungen.
10. Abrechnung von Impfleistungen.

Infektionen sind die häufigste Todesursache in der Welt

Impfungen schützen gegen viele tödliche Infektionskrankheiten. Die modernen Impfstoffe haben – sieht man von den geringen Lokalreaktionen ab – kaum noch nennenswerte Nebenwirkungen. Impfstoffe gehören zu den nebenwirkungsärmsten injizierbaren Medikamenten, die wir zur Behandlung anwenden. Schwere Komplikationen treten so selten auf, wie jemand von einem Blitz getroffen wird.

Ziel ist es, weltweit die Gefahren durch Infektionen zu beseitigen. So gelang es bereits, durch weltweite Impfungen die Pocken auszurotten. Amerika, Europa und viele Länder Asiens sind bereits frei von Kinderlähmung, Masern sind die nächste weltweite Herausforderung. Noch heute sind die Masern in vielen Ländern die häufigste Todesursache in den ersten 5 Lebensjahren der Kinder. Viele Länder, zu denen leider Deutschland noch nicht gehört, sind bereits durch konsequente Impfungen masernfrei.

Hier in Deutschland ist der Impfschutz bereits bei Jugendlichen, erst recht bei den Erwachsenen beängstigend. Die Frauenärzte, zu deren Hauptaufgaben bereits lange schon die Vorbeugung von Krankheiten gehört, haben sich die Beseitigung von Impflücken bei ihren Patientinnen zu einer weiteren Aufgabe der Krankheitsvorbeugung gemacht.

30 Mio. Frauen haben regelmäßige Frauenarztkontakte, 2 Mio. Frauen haben den Frauenarzt als alleinigen Berater in Gesundheitsfragen. Frauen sind auch meistens verständnisvoller in gesundheitlichen Belangen der Familie als die

Männer. Deshalb ist die Frau eine geeignete Ansprechpartnerin, die Sinnhaftigkeit von Impfungen in die Familien hineinzutragen.

Was gehört zum Impfprogramm der frauenärztlichen Praxis?

Alle Jugendlichen sollten ihre Impfungen auffrischen lassen und fehlende Impfungen nachholen. Hier sind besonders wichtig die Impfungen gegen Tetanus, Diphtherie, Polio, Pertussis, Masern, Mumps, Röteln und nicht zuletzt die Impfung gegen Hepatitis-B. Manche dieser Impfungen werden nur bis zum 18. Geburtstag von den Krankenkassen gezahlt.

Für die *Erwachsenen* ist es wichtig, ihren Impfschutz regelmäßig auffrischen zu lassen.

Frauen mit Kinderwunsch sollten für die Schwangerschaft über einen vollständigen Impfschutz verfügen, damit in der Schwangerschaft keine gefährlichen Infektionen auftreten können, dies gilt besonders für Röteln und Windpocken.

Die älteren Frauen über 60 Jahre sollten gegen Pneumokokken geschützt sein und eine jährliche Impfung gegen Influenza erhalten.

Den Reiselustigen bringt die zunehmende Fernreisetätigkeit neue Gefahren mit sich. Hierauf weisen Reiseveranstalter nur unzureichend hin. Die Hepatitis A-Impfung sollten bereits alle erhalten, die in südliche Gefilde jenseits der Alpen reisen. Begibt man sich in Regionen mit Zeckengefahr, kann man mit einer Impfung die gefährliche FSME verhindern. Um jederzeit eine Last-Minute-Reise gefahrlos antreten zu können, sollte man immer über einen kompletten Impfschutz verfügen.

Keine medizinische Maßnahme – so spektakulär sie auch war – hat soviel zur Gesundheit der Menschheit beigetragen, soviel Leid und Todesfälle erspart und so sehr das Leben verlängert wie die Impfungen.

Wir Frauenärzte wollen uns intensiv um den Impfschutz unserer Patientinnen kümmern.

Der pathologische Zervixabstrich

P.H. Stoll, M. Deinas

MERKE

1. Die zytologische Krebsvorsorge ist eine effektive und kostengünstige Methode zur Früherkennung von zervikalen intraepithelialen Dysplasien (CIN). Voraussetzung ist eine strikte Einhaltung der Qualitätsanforderungen für die Zytologie.
2. Die erzielbare Sensitivität der Zytologie zur Entdeckung der CIN liegt bei ca. 80%, für leichte Dysplasien und Karzinome ist sie schlechter. Die Spezifität ist mit über 95% sehr hoch.
3. Zur Erhöhung der CIN-Entdeckungsrate sollte der HPV-Test eingesetzt werden. Die Indikationen sind: PAP IIw, III D evtl. IVA, Zustand nach Konisation. Die Sensitivität des HPV-Testes liegt bei ca. 90%, Nachteil ist eine schlechte Spezifität.
4. Die zytologische Diagnose einer CIN/CIS/Karzinoms erfordert die weitere Abklärung durch die Differenzialkolposkopie mit gezielter PE aus den verdächtigen Bezirken. Dabei werden auffällige Gewebsveränderungen nach gültiger Nomenklatur beschrieben und lokalisiert.
5. Die morphologische Diagnose (Zytologie/Histologie) dysplastischer/neoplastischer Gewebeareale führt in Kombination mit der Kolposkopie zur geeigneten Operationsmethode (Messerkonisation, Laserkonisation, LLETZ, einfache Hysterektomie, OP nach Wertheim)

Die Inzidenz des Zervixkarzinoms konnte in den letzten Jahrzehnten deutlich gesenkt werden, von 0.4% (1960) auf 0.01–0.02% (1990). Das Zervixkarzinom ist damit eine seltene Erkrankung geworden und steht in der Statistik der weiblichen Organkrebse an 11. Stelle.

Im gleichen Zeitraum stieg die Anzahl der diagnostizierten zervikalen Dysplasien stark an. Durch diese Verschiebung wurde es möglich, frühzeitig therapeutische minimal-invasive Maßnahmen zu nutzen, um präinvasives dysplastisches Gewebe zielgenau und schonend zu entfernen.

Es ist unbestritten und in zahlreichen Publikationen bewiesen, dass dieser Effekt der zytologischen Vorsorgeuntersuchung zuzuordnen ist. Seit 1.7.1971 existiert ein von der damaligen Bundesregierung initiiertes Vorsorgeprogramm, das es jeder Frau ab dem 20. Lebensjahr ermöglicht, sich auf Kosten der Gesetzlichen Krankenkasse einmal im Jahr einer zytologischen Vorsorgeuntersuchung zu unterziehen.

Die zytologische Vorsorgeuntersuchung („PAP-Test“) ist damit die effektivste Vorsorgeuntersuchung überhaupt und gilt nach wie vor als Goldstandart in der Früherkennung des Zervixkarzinoms.

Trotzdem wurde mittlerweile festgestellt, dass die Entdeckungsrate des Zervixkarzinoms nicht weiter zu steigern ist. In Übereinstimmung mit anderen Ländern, kann derzeit eine Stagnation der Erkrankungshäufigkeit festgestellt werden, wobei nur 35–50% der berechtigten Frauen das Vorsorgeprogramm wahrnehmen. Der überwiegende Anteil der heute diagnostizierten Zervixkarzinompatientinnen ließen keine oder seltene Vorsorgeuntersuchungen durchführen.

Heute erkranken jährlich immer noch mindestens ca. 7000 Patientinnen an Zervixkarzinom bei ca. 2000–2500 Todesfällen/Jahr.

Diese Zahlen weiter zu senken, gilt als eine der wichtigsten Aufgaben der nahen Zukunft.

Epidemiologie

Unter den epidemiologischen Faktoren kommt der HPV-Infektion mit „High-risk-Typen" (HPV 16, 18, 31, 33, 35,45, 51, 53 etc.) in Verbindung mit zusätzlichen Co-Faktoren, wie z. B. Nikotinabusus, geschwächtem Immunstatus oder chronischen Entzündungen, eine entscheidende Rolle in der kausalen Genese höhergradiger Dysplasien und von Karzinomen des Gebärmutterhalses zu. So lassen sich in Gewebeproben von schweren Dysplasien und Zervixkarzinomen in über 90% HPV-DNA vom High-risk-Typ nachweisen. Allerdings ist die Prävalenz von HPV-Infektionen sehr hoch. In der Altergruppe zwischen 20 und 30 Jahren sind über 50–60% junger Frauen und Männer infiziert. In den meisten Fällen heilt die Infektion spontan wieder ab, was auf eine geringe extrachromosomale Viruslast (low-copy-infection) zurückzuführen ist. In nur etwa 3% von chronisch mit „High-risk-HPV-Viren" infizierten Frauen werden virale DNA-Bruchstücke in die Wirtszelle eingebaut. Diese jetzt chromosomale Infektion (high-copy-infection) induziert im weiteren Verlauf höhergradige Dysplasien oder Karzinome.

Diagnostik

Bei der Diagnostik der zervikalen intraepithelialen Dysplasie (CIN) hat der zytologische Abstrich weiterhin eine wichtige Bedeutung. In den allermeisten Fällen ist es gerade die suspekte oder positive Zytologie, die bei der symptomlosen Patientin den ersten Hinweis liefert für das Vorliegen einer pathologischen Veränderung der Portio.

Es stehen 3 effektive diagnostische Methoden zur Verfügung:

- Zytologie,
- Kolposkopie,
- Histologie (Targetbiopsie und endozervikale Kürettage).

Dabei muss betont werden, dass diese Untersuchungsverfahren nicht in Konkurrenz zueinander stehen, sondern vielmehr als sich ergänzende Untersuchungstechniken die Rate der nicht entdeckten dysplastischen oder neoplastischen Veränderungen senken sollen. Jede der einzelnen Methoden hat ihre spezifischen Vor- und Nachteile und nur im Verbund und unter Einsatz aller Möglichkeiten lässt sich die Treffsicherheit effektiv steigern.

Zytologie

- Der Zytologie kommt die Rolle der Screeninguntersuchung zu. Dabei muss beachtet werden, dass die Vorsorgeuntersuchung in Deutschland als Serienuntersuchung konzipiert wurde.
- Wenn die Sensitivität bei einem einmaligen Abstrich mit ca. 80% angenommen wird, so steigt diese auf über 96% beim dritten Abstrich. Selbst bei einer 50%igen Sensitivität eines Einmalabstriches würde die Sensitivität beim 4. Abstrich schon bei über 90% liegen.
- Die Zytologie erkennt CIN-I–III- und Zervixkarzinome. Die Sensitivität verhält sich dabei direkt proportional zum Schweregrad der

Läsion: leichte Dysplasien haben eine geringere Treffsicherheit als schwergradige Dysplasien oder das Ca in situ. Klinisch bereits sichtbare invasive Karzinome können häufig nicht so exakt diagnostiziert werden. Die Gründe hierfür sind:

- oberflächliche Tumornekrose mit erheblicher entzündlicher Begleitreaktion und massiver Zellalteration,
- bakterielle Superposition und Erythrozytenüberlagerung,
- bei endozervikaler Lokalisation des neoplastischen Gewebes (ca. 10–15%) oder bei Zustand nach Konisation ist der Zugang zum Ort des Geschehens oft erschwert.

- Eine Aussage über die Lokalisation der dysplastischen Veränderung ist für CIN-Veränderungen nicht möglich. Für das Zervixkarzinom gelingt eine Zuordnung möglicherweise nur indirekt, indem die Zellveränderungen weiter entsprechend der WHO-Klassifizierung (1994) unterteilt werden in „verhornende" und „nicht verhornende" Läsionen. Dabei soll angenommen werden, dass die verhornenden Veränderungen im Gegensatz zu den nichtverhornenden weiter ektozervikal lokalisiert sind.
- Eine Beurteilung der Ausdehnung der Veränderung ist nicht möglich.
- Relativ geringe Sensitivität von ca. 80%.
- Hohe Spezifität.

Die Einteilung zytologischer Befunde erfolgt nach dem Schema der Münchner Nomenklatur II (1989):

- PAP I: Normalbefund,
- PAP II: Normalbefund, Entzündung, Metaplasie, Keratose,
- PAP III: zweifelhaft, Qualität schlecht, Verdacht auf CIN/Cis,
- adenomatöses Zellmaterial zweifelhafter Dignität,
- PAP III D: leichte und mittelgradige Dysplasie,
- PAP IVa: schwergradige Dysplasie, Ca in situ,
- PAP IVb: schwergradige Dysplasie, Ca in situ, Verdacht auf Invasion,
- PAP V: invasives Plattenepithelkarzinom/Adenokarzinom.

Im Jahre 1997 wurde die Nomenklatur hinsichtlich der Kolposkopieempfehlungen modifiziert. Dabei soll die Wichtigkeit dieser Untersuchung in der Diagnostik zervikaler Veränderungen unterstrichen werden.

Empfehlungen:

- PAP I: zytologische Kontrolle in 1 Jahr,
- PAP II: zytologische Kontrolle in 1 Jahr, bei klinischem Befund eher, evtl. nach Entzündungsbehandlung,
- PAP III: kurzfristige Kontrolle, Entzündungsbehandlung, je nach Klinik Kolposkopie, PE,
- PAP III D: zytologische Kontrolle in 3 Monaten, Kolposkopie,
- PAP IVa: kurzfristige Kontrolle, Kolposkopie, Histologie (Targetbiopsie, Konisation),
- PAP IVb: kurzfristige Kontrolle, Kolposkopie, Histologie (Targetbiopsie oder Gewebeentnahme, Konisation),
- PAP V: kurzfristige Kontrolle, Kolposkopie, Histologie (Gewebeentnahme).

Die Portioabschabung als diagnostische Maßnahme sollte heutzutage nicht mehr durchgeführt werden. Durch die mechanische Alteration des Plattenepithels ist die histologische Aufarbeitung erschwert, der innerepitheliale Schichtungsverlust liefert keine exakte Aussage über den Schweregrad der Dysplasie, und aufgrund des fehlenden Stromas ist die Beurteilung einer Frühinvasion mit genauer Stadieneinteilung (IA1/IA2) und konsequenter Therapieempfehlung nicht möglich.

Versagerrate der Zytologie

Die Angaben über die Sensitivität der Zytologie schwanken in der Literatur erheblich. Man muss aber annehmen, dass unter optimalen Voraussetzungen eine Sensitivität von ca. 80% erreicht werden kann. Damit verbleibt umgekehrt eine Quote von ca. 20 % „falsch-negativer“ Befunde, die besonders zu beachten sind.

Gründe für die „falsch-negative“ Quote:

- Zellentnahme 50–70 %: Zyklustag, Blutung, Leukozyten, Präparation, Fixation (Spray, Alkohol),
- Zellmaterial 15–20 %: Bakterien, Viren, Hormone, Medikamente, IUD,
- Labor 15 %: Färbung, Fortbildung, Qualitätskontrolle (Laborgröße).

Damit wird deutlich, dass in etwa 2/3 der „falsch-negativen“ Fälle die Qualität des Zellmaterials und die Begleitumstände der Zellentnahme ursächlich verantwortlich für die Fehldiagnose sind.

Für eine Qualitätsverbesserung müssen daher bei der Anfertigung eines zytologischen Abstriches optimale Voraussetzungen geschaffen werden:

- Zytologischer Abstrich *vor* gynäkologischer Untersuchung,
- *direkte* Zellentnahme von Portio und Zervikalkanal,
- *Getrenntes* Auftragen des Zellmaterials auf den markierten Objektträger,
- *Roll-on-Technik*,
- *sofortige* Fixation (Spray, Alkohol 70 %),
- keine Blutung,
- keine Infektion.

Der dem zytologischen Präparat beiliegende Anforderungsschein liefert dem Labor wichtige Informationen über Hormoneinnahmen, IUD, HPV- Status, auffällige Zytologie vorheriger Untersuchungen oder den Zustand nach Konisation. Dabei ist von besonderem Interesse ob das dysplastische Gewebe ekto- und endozervikal vollständig entfernt worden ist (R-Status: R0) oder ob die Resektatränder „nicht frei“ sind (R-Status: R1). Diese Informationen sind für die differenzierte Beurteilung unerlässlich.

Der Anforderungsschein sollte daher stets vollständig ausgefüllt sein, insbesondere dann, wenn bereits klinische Anzeichen einer Atypie zu erkennen sind.

Kolposkopie

- Die Kolposkopie ist keine Screeninguntersuchung.
- Die Kolposkopie erkennt Dysplasien der Portio und Zervixkarzinome. Die Sensitivität liegt im Vergleich mit der Zytologie etwa gleich. Anders als bei der zytologischen Untersuchung lassen sich Karzinome sicher diagnostizieren.
- Lokalisation und Ausdehnung der CIN lassen sich bei 6- bis 40facher lupenoptischer Vergrößerung des Portioepithels unter Zuhilfenahme weiterer chemischer Tests (Essigsäure 5 %/ Jod) gut beschreiben. Die Intensität und Dynamik des Farbumschlages werden bei der Diagnosestellung berücksichtigt (Grading). Die Abgrenzung der dysplastischen Veränderung oder des Karzinoms nach ekto- und endozervikal ist eine wichtige Voraussetzung für die OP-Planung. Mit Hilfe dieser Informationen können die Inzisionsränder der Konisation exakt gelegt werden und nicht selten ist die Beschreibung des vaginalen Absetzungsrandes bei der Wertheim-Operation entscheidend für das Vorgehen des Operateurs.
- Sensitivität ca. 80 %.
- Hohe Rate „falsch-positiver Befunde“, geringe Spezifität.
- Zeitaufwand: bei abnormalen Befunden ca. 15. min.

Die exakte Beschreibung kolposkopischer Befunde folgt einem Nomenklaturvorschlag (Rom, 1990), auf den sich insbesondere die europäischen Länder geeinigt haben:

- Normaler Befund: Plattenepithel, Drüsenepithel, Transformationszone.
- Abnormale Befunde: Leukoplakie, essigweißes Epithel zart/dicht, Punktierung zart/ grob, Mosaik zart/grob, atypische Gefäßzeichnung, Jod-negatives Areal, Lokalisation, Abgrenzbarkeit.

Die Begriffe „Grund" und „Felderung", wie sie zunächst von Hinselmann (1925) eingeführt worden sind, werden heute nicht mehr benutzt.

Histologie

- Der histologische Befund entscheidet über das weitere therapeutische Vorgehen.
- In Europa erfolgt die Einteilung der zervikalen Dysplasien nach der CIN-Klassifikation (WHO-Nomenklatur, Richard 1990). Das Ausmaß des Schichtungsverlustes des mehrschichtigen Plattenepithels bestimmt die Diagnose:
  - CIN I: undifferenzierte Zellen im Bereich des unteren Drittels, leichte Dysplasie,
  - CIN II: undifferenzierte Zellen in den unteren 2 Dritteln, mittelgradige Dysplasie,
  - CIN III: vollständiger Schichtungsverlust des gesamten Epithels, schwergradige Dysplasie, Ca in situ.
- Während sich leichte Dysplasien in ca. 60% zurückbilden und in nur ca. 15% eine schwere Dysplasie entwickeln, verhalten sich schwere Dysplasien umgekehrt (10% Regression zu 80–90% Progression).
- Eine im angloamerikanischen Raum eingeführte Nomenklatur (Bethesda 1989/2001) reduziert die Veränderungen auf nur 2 Dysplasiekategorien, „low grade intraepithelial lesion" (L-SIL) und „high grade intraepithelial lesion" (H-SIL). Zum Teil wird diese Einteilung auch für die histologische Klassifizierung übernommen.

Die 3 beschriebenen Methoden sind Bestandteil des gynäkologischen Untersuchungsablaufs:

- Einstellen der Portio (Entenschnabelspekulum): Lage, Form.
- Erste Inspektion: Infektion, Blutung.
- Zytologie Portio/CK: direkte Zellabnahme.
- Phasenkontrastzytologie (Nativzytologie): Bakterienflora.
- Kolposkopie (endo-/ektozervikal): normal/abnormal.
- Essigsäure (3–5%): Farbumschlag „rot/weiß".
- Targetbiopsie/Targetzytologie: stärkste Veränderung.
- Schiller-Jodprobe: Jodnegativität.
- Chrobak-Sonde: Elastizität des Gewebes.
- Inspektion von Vagina und Vulva: Vaginal-(Vulva-)Dysplasie.
- Dokumentation (Photo/Zervicographie): Reproduktion, Lehre

Fazit

1. Die zytologische Vorsorgeuntersuchung bleibt weiterhin eine effektive Methode zur Erkennung zervikaler Dysplasien oder Karzinome.
2. Zytologie und Kolposkopie sind sich ergänzende Untersuchungsmethoden und steigern die Sensitivität für höhergradige CIN-Läsionen und Zervixkarzinome auf über 90%.
3. Zytologisch auffällige Befunde müssen kolposkopisch und histologisch verifiziert werden.
4. Kolposkopisch auffällige Befunde müssen histologisch bestätigt werden (Targetbiopsie).
5. Klinisch bereits sichtbare Karzinome (Ulzera, Exophyten) müssen histologisch untersucht und bestätigt werden (Gewebeentnahme). Der zytologische Abstrich als alleinige Screeninguntersuchung ist in diesen Fällen ungeeignet (zu hohe „Falschnegativ-Rate").
6. Standarttherapie der CIN ist die Konisation (LLETZ, Messer, CO_2-Laser).
7. Die histologische Aufarbeitung des Konisates entscheidet über weitere therapeutische Konsequenzen:
   - Ca in situ (R0): Konisation ausreichend,
   - Ca in situ (R1): zytologische und kolposkopische Kontrollen, evtl. Nachkonisation oder Hysterektomie,
   - Mikroinvasion (IA1) (≤3 mm Invasion): Konisation (R0), einfache Hysterektomie,
   - Mikroinvasion (IA2) (≤5 mm Invasion): erweiterte Hysterektomie (Wertheim).

8. Ablative Therapien sind den destruierenden Verfahren vorzuziehen.
9. Die Blutstillung nach Konisation sollte thermisch erfolgen (Thermokoagulator nach Semm). Die Koagulationstiefe beträgt ca. 2–3 mm. Damit wird eine Destruktion randständiger Dysplasiereste gewährleistet. Nahttechniken führen zu CK-Stenosen und erschweren weitere zytologische Kontrollen.
10. Bei einer Diskrepanz Zytologie – Kolposkopie muss an endozervikale Veränderungen gedacht werden. Zur weiteren Diagnostik empfiehlt sich die endozervikale Kürettage (ECC).
11. Bei exophytischen Tumoren erfolgt die Diagnose aufgrund der starken Vaskularisation und der damit verbundenen Blutungsgefahr, sowie der gesteigerten Metastasierungsrate nicht durch Konisation sondern durch eine Inzisionsbiopsie.
12. Der HPV-Test (hybrid capture II) kann als Risikofaktor bestimmt werden und wird bei bestimmten Indikationen (u. a. suspekte Zytologie, Zustand nach Konisation) von den Krankenkassen bezahlt. Der Einsatz als Screening-Untersuchung ist z. Z. nicht geplant.
13. Ein negativer HPV-Nachweis in Kombination mit einer negativen Zytologie spricht für ein minimales Risiko an zervikaler Dysplasie (CIN) zu erkranken. Wahrscheinliches Sicherheitsintervall: 3 Jahre.

Literatur

American Society of Cytopathology (2001) Cervical cytology practice guidelines. Acta Cytol 45: 201

Burghardt E, Pickel H, Girardi F (1998) Colposcopy, cervical pathology. Thieme, Stuttgart

Cartier R (1977) Colposcopie pratique. Karger, Basel

Coppleson M, Pixley E (1992) Effects of human papillomavirus infections. In: Coppleson M (ed) Gynecological oncology, vol 1. Churchill Livingstone, Edinburgh

Davey DD, Armenti CA (2000) HPV primary screening for cervical cancer: more pain than protection. Diagn Cythopathol 22: 333–335

De Villiers EM, Wagner D, Schneider A et al. (1987) Human papillomavirus infections in women with and without abnormal cervical cytology. Lancet I: 703–706

Foulks MJ (1998) The Papanicolaou smear: its impact on the promotion of women's health. J Obstet Gynecol Neonatal Nurs 27: 367–373

Koss LG (1992) Diagnostic cytology and its histopathologic basis, vol 1. Lippincott, New York

Kurman RJ (2002) Blaustein's pathology of the female genital tract. Springer, Berlin Heidelberg New York

Kurman RJ, Solomon D (1994) The Bethesda System for reporting cervical/vaginal cytologic diagnosis. Springer, Berlin Heidelberg New York

Mandelblatt JS et al. (2002) Benefits and costs of using HPV testing to screen for cervical cancer. JAMA 287: 2372–2381

Meisels A, Morin C (1991) Cytopathology of the uterine cervix. ASCP Press, Chicago

Richart RM (1968) Natural history of cervical intraepithelial neoplasia. Clin Obstet Gynecol 10: 748–784

Ruffing-Kullmann B, Lehmacher W, Soost HJ (1987) Validierung zytologischer Krebsvorsorgeuntersuchungen in der Gynäkologie. Prädiktive Werte, Spezifität, Sensitivität. Verh Dtsch Ges Path 71: 387

Sawaya GF, Grimes DA (1999) New technologies in cervical cancer screening: a word of caution. Obstet Gynecol 94: 307–310

Wied GL, Bibbo M, Keebler CM, Koss LG, Patten SF, Rosenthal DL (1997) Compendium on diagnostic cytology, 8th ed. Tutorials of Cytology, Chicago

Infektionsdiagnostik

U.B. Hoyme

Blutung, Unterleibschmerz und Ausfluss sind die Leitsymptome in der Frauenheilkunde, zugleich aber auch die einer gynäkologischen Infektion. So ist die Ätiologie des Fluor genitalis vielfältig, aber überwiegend infektiös, das Erscheinungsbild stark von prädisponierenden Faktoren beeinflusst. Der normale genitale Ausfluss ist dadurch charakterisiert, dass er 5 ml/Tag nicht überschreitet, einen kontaminationsfrei an der Scheidenwand gemessenen pH < 4,5 aufweist und als weißlich sowie nicht übelriechend imponiert.

Folgendes methodisches Vorgehen hat sich in der Sprechstunde bewährt (Abb. 1): Mittels Spekulum werden Menge, Farbe, Konsistenz und Herkunft des Fluor genitalis beurteilt; der pH-Wert wird an der Vaginalwand mit Indikatorpapier gemessen. Aus dem Fornix posterior werden Fluorproben für Nativpräparate und Geruchstest entnommen. Bei Verdacht auf Zervizitis werden mit Watteträgern Abstriche aus dem Zervikalkanal angelegt. Danach folgt der zytologische Abstrich (in Verbindung mit der Kolposkopie). Den Abschluss bildet die bimanuelle Palpation. Das zytologische Präparat ergibt neben der Eingruppierung nach Papanicolaou und dem Proliferationsgrad ebenfalls im Nachhinein Hinweise auf die unten genannten Erkrankungen.

Die mikrobiologische Abklärung muss in Abhängigkeit von der Anamnese und klinischem Befund mehr oder weniger ausführlich sein. Der Nachweis von Gonokokken, Chlamydien und Herpesviren aus Zervix/Urethra ist aufwändig und problembeladen. Wegen der möglicherweise erheblichen sozialen Auswirkungen bei der Mitteilung der Diagnose muss er aber in jedem Falle adäquat erfolgen. Dies schließt auch die Berücksichtigung der Tatsache ein, dass alle Antigennachweise falsch-positiv ausfallen können, im Zweifelsfalle also mit einem alternativen Verfahren kontrolliert werden müssen. Dann sollte im übrigen auch die Partnerdiagnostik sowie die serologische Untersuchung zum Nachweis von Syphilis, Hepatitis und HIV veranlasst werden. Fluordiagnostik ist die Bewertung eines Symptoms. Dies impliziert, dass auch unter dem Gesichtspunkt der Karzinomfrüherkennung, der Hormonsituation, der Disposition und der psychosomatischen Reaktion abgeklärt werden muss.

In der Therapie der klinisch zu diagnostizierenden bakteriellen Vaginose hat außerhalb der Schwangerschaft Metronidazol p.o. günstige Heilungsraten ergeben. In der Schwangerschaft stellt Clindamycin i.vag. die Alternative dar. Eine Indikation für die oft propagierte Partnertherapie ist durch wissenschaftliche Untersuchungen nicht belegt, ebenso nicht für die Kandidose. Hier hat sich neben lokalen Antimykotika die systemische Behandlung mit Itraconazol und Fluconazol etabliert. Die Trichomoniasis wird systemisch unter anderem mit Metronidazol behandelt, auch in der Schwangerschaft nach Abschluss der Embryonalphase. Zugleich wird die orale Partnerbehandlung von der Mehrzahl der Autoren weiterhin als indiziert angesehen.

Die Behandlung der Chlamydieninfektion in der Schwangerschaft erfolgt mit Erythromycinethylsuccinat, z. B. 4-mal 500 mg p.o./Tag, wobei eine Therapiedauer von 10 Tagen nicht unter-

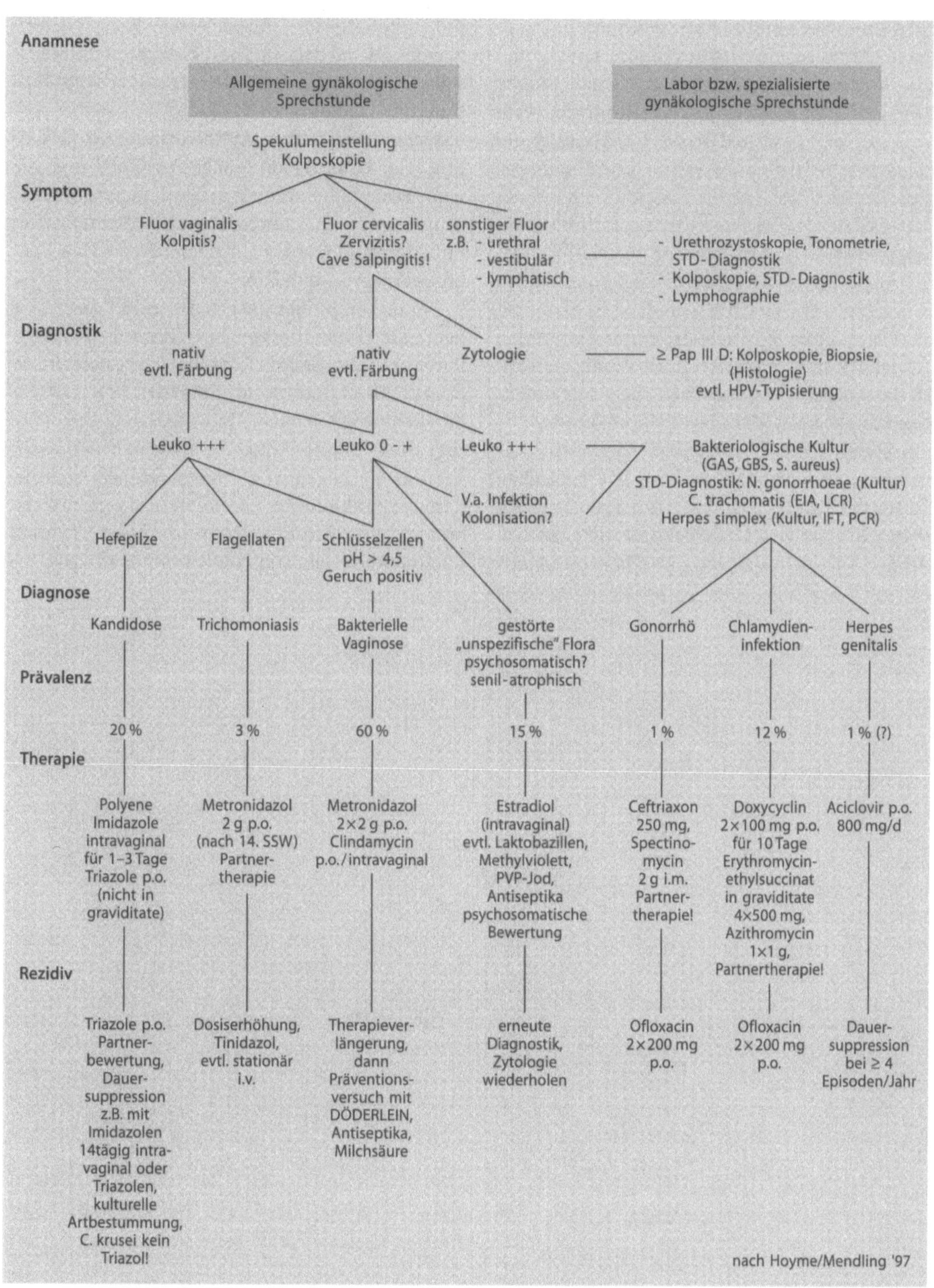

Abb. 1. Algorithmus zur Abklärung des Symptoms (!) Fluor genitalis

schritten werden sollte. Außerhalb der Schwangerschaft haben sich insbesondere auch unter dem Kostenaspekt Doxycyclin 2-mal 100 mg sowie einige Chinolone und Acithromycin (Einmaltherapie) bewährt. Für die Behandlung der Gonorrhoe wird heute wegen der zunehmend ungünstigen Resistenzentwicklung in erster Linie Ceftriaxon einmal 250 mg empfohlen. Im übrigen sei darauf hingewiesen, dass die Credésche Augenprophylaxe beim Neugeborenen mit 1% Silbernitrat weiterhin Standard of care bzw. von den zuständigen Fachverbänden empfohlen ist. Dies ist unter anderem auch damit begründet, dass nicht nur gonorrhoische Augeninfektionen fatale Auswirkungen haben können.

In erster Linie Chlamydien, aber auch Anaerobier und Gonokokken sind die typischen Erreger der Salpingitis bzw. des Tuboovarialabsesses. Nur mit der Laparoskopie ist eine eindeutige Diagnosestellung möglich; zugleich kann auch nur mit dieser Technik die relevante mikrobiologische Probe von den Eileitern gewonnen werden. In der Therapie steht einerseits Clindamycin (4-mal 600 mg) in Kombination mit Gentamycin (240 mg/Tag) sowie evtl. mit einem β-Laktam-Antibiotikum zur Schließung der Enterokokkenlücke zur Verfügung, für voraussichtlich vorzeitig zu entlassende Patientinnen ist z. B. Ofloxacin in der Kombination mit Metronidazol wegen der guten oralen Verfügbarkeit vorzuziehen.

Bei unkomplizierten Harnweginfektionen ist heute die Einmaltherapie mit Trimethoprim/Sulfamethoxazol, einem Chinolon oder auch einem β-Laktam-Antibiotikum Standard, so z. B. in der Schwangerschaft mit 3 g Amoxicillin. Versagt diese Behandlung, so ist dies ein Hinweis auf das Vorliegen von Risikofaktoren, auf die dann abzuklären ist. Es folgen also ggf. mikrobiologische Kultur, apparative Abklärung und nochmalige nachträgliche Risikobewertung.

Stufentherapie des unerfüllten Kinderwunsches – die gynäkologischen Sprechstunde

A. Lenhard, K. Manolopoulos, A. Hajimohammad, H. Gips, H. Tinneberg

Vorbemerkungen

Diese Bemerkungen gelten für diesen und den nachfolgenden Beitrag.

Stufenprogramm der Kinderwunschtherapie – ein alter Hut im Zeitalter der assistierten Fertilisation?

Etwa jedes siebte Paar im reproduktionsfähigen Alter mit Kinderwunsch bleibt ungewollt kinderlos (DIR 2002; Aboulghar et al. 2003). Durch Einführung moderner reproduktionsmedizinischer Verfahren wie IVF und ICSI ist die öffentliche Diskussion über dieses Thema nicht mehr so tabuisiert, wie es lange der Fall war. Aktuelle Informationen zu diesem Thema sind durch das Internet überall abrufbar, die im ungünstigen Fall jedoch auch zu einer erheblichen Verunsicherung des betroffenen Paares führen können.

Bei der Betreuung des fertilitätsgestörten Paares ist es somit von großer Bedeutung, einen transparenten „Therapiefahrplan" zu erstellen, um so ein hohes Maß an Compliance zu erreichen. Die Schwangerschaftsrate wird im Wesentlichen von einer adäquaten Diagnostik bei beiden Partnern und einer standardisierten reproduktionsmedizinischen Therapie mitbestimmt. Optimale Ergebnisse erfordern von Beginn an eine enge interdisziplinäre Zusammenarbeit zwischen den behandelnden Ärzten in Praxis und Klinik sowie in reproduktionsmedizinischen Zentren. Am Klinikum der Justus-Liebig-Universität Gießen konnte die bereits über viele Jahre bestehende Kooperation zwischen Gynäkologen und Andrologen sowie weiteren Fachdisziplinen im Rahmen des Hessischen Zentrums für Reproduktionsmedizin weiter intensiviert werden.

So konnte in Anlehnung an internationale und nationale Standards (ESHRE 1996; BRZ 1999) ein Stufentherapieschema zum Thema unerfüllter Kinderwunsch erarbeitet werden (WHO 1999; Rowe et al. 2000) (Abb. 1).

Geschlechterverteilung der Ursachen ungewollter Kinderlosigkeit

Mann	30–40%
Frau	20–40%
Mann und Frau gemeinsam	15–30%
Ungeklärt	5–10%

Weibliche Ursachen ungewollter Kinderlosigkeit

Hormonelle Störungen	30–40%
Tubare Störungen	20–40%
Psychogene Störungen	15–30%
Idiopathische Störungen	5–10%
Endometriose, Fehlbildungen, Myome, Spermienantikörper	Keine Angaben

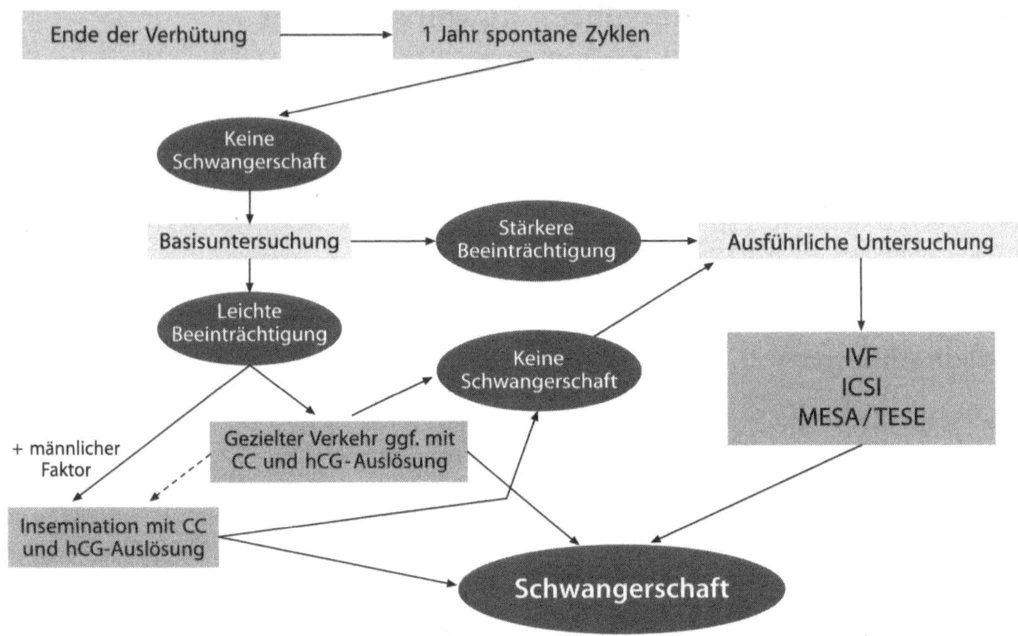

Abb. 1. Vereinfachtes Stufenschema der Kinderwunschtherapie

Die Weltgesundheitsorganisation WHO definiert den Begriff Sterilität als das Ausbleiben einer Schwangerschaft bei einem sexuell aktiven Paar über zwei Jahre ohne Anwendung von Verhütungsmitteln.

Die meisten Paare stellen sich in der Praxis noch vor Ablauf eines Jahres vor. Neben einer Routineuntersuchung mit vaginalem Ultraschall ist der wesentliche Punkt im ersten Kontakt mit dem Paar eine ausführliche Sterilitätsanamnese. Eine Zyklusanamnese, Fragen zum Kohabitationsverhalten und eine allgemeine Anamnese mit Schwerpunkt auf Erkrankungen des kleinen Beckens sollten erhoben werden. Es empfiehlt sich eine Hormonanalyse am dritten bis fünften Zyklustag mit der Bestimmung von FSH, LH, β-Estradiol, DHEA-S, Testosteron, Prolaktin sowie der Schilddrüsenparameter durchzuführen. Zur Abklärung des andrologischen Faktors ist eine Untersuchung des Partners bei einem Urologen oder Andrologen inklusive Erstellung eines Spermiogramms nach WHO-Standard notwendig.

Von der Patientin sollte ein Zyklusprotokoll mit Messung der morgendlichen Basaltemperatur geführt werden. Die Aussagekraft der Ergebnisse dieser Methode ist jedoch mit Vorsicht zu interpretieren. Ein biphasisch verlaufender Zyklus ist nicht zwangsläufig mit einer Ovulation verbunden. Dennoch stellt der gezielte Verkehr zum vermuteten Ovulationszeitpunkt im spontanen Zyklus die günstigste aller Behandlungsmethoden dar. Es sollte jedoch vermieden werden, Paare über einen Zeitraum von mehr als einem halben Jahr ohne Pause mit dieser oftmals als psychisch belastenden empfundenen Prozedur zu behandeln.

Zur Feststellung der fruchtbaren Tage bieten sich Systeme wie Persona, Ladycomp oder ähnliche an. Sie vereinfachen die Feststellung der fruchtbaren Tage wesentlich und tragen zur Compliance der Patienten bei. Diese Methode sollte in Absprache mit dem Paar mindestens ein halbes Jahr, maximal jedoch auf 12 Zyklen beschränkt angewendet werden. Der psychologische Druck auf das behandelte Paar wächst mit weiteren Zyklen erheblich.

Im nächsten Schritt sollte die Methode des gezielten Geschlechtsverkehrs durch eine Zyklusunterstützung ergänzt werden. Als kostengünstige effektive Methode hat sich der Einsatz von Clomphencitrat vom 5. bis zum 9. Zyklustag bewährt. Eine Kombination mit Dexamethason 0,25 mg abends bei gesichertem PCO und ggf. eines Prolaktininhibitors unterstützt die Heranreifung des Follikels ebenso wie eine Gewichtsreduktion bei übergewichtigen Patientinnen. Bei Frauen mit hyperandrogenämischer Ovarialinsuffizienz zeigen sich häufig zwei Extreme in der CC-Behandlung: Zum einen Clomiphen-Versager, zum anderen eine extreme Überstimulation mit konsekutiver Mehrlingsgravidität. Ebenso zeigt sich eine deutlich erhöhte Abortrate aufgrund der tonischen LH-Erhöhung. Hier kommt beispielsweise eine Vorbehandlung mit Ovulationshemmern über 3 Monate in Betracht. Es kommt zu einer deutlichen LH-Senkung und einer Abnahme des ovariellen Stromas. Dieser Effekt hält für 2–3 Zyklen an.

Eine Follikulometrie am 10.–12. Zyklustag bestätigt die Heranreifung mindestens eines Follikels. Der Termin dient dem Ausschluss einer Überstimulation des Ovars und der Feststellung der Endometriumsdicke.

Clomphencitrat wirkt antiöstrogen und führt zu einem zentralen Gonadotropinrelease, wirkt jedoch im Ovar östrogenagonistisch. Die Aromataseaktivität des dominaten Follikels wird gesteigert und es kommt in 85% der Fälle zu einer monofollikulären Reaktion. In bis zu 20% der Fälle kommt es bei dieser Behandlung jedoch nicht zu einer spontanen Ovulation. Die Schwangerschaftsrate liegt bei dieser Methode bei ca. 15–20%. Die Besonderheit der Therapie mit Clomiphencitrat ist eine behinderte Endometriumproliferation, ein Ausbleiben des Viskositätsverlustes des Zervixschleimes und eine verlängerte Follikelreifung. Die Dicke des Endometriums sollte für eine Nidation mindestens 8 mm betragen, die Größe des dominanten Follikels präovulatorisch bei der Behandlung mit CC 23–25 mm. Das Spermiogramm sollte für die Methode des gezielten Verkehrs nur geringe Einschränkungen aufweisen.

Geht die Störung über ein gewisses Maß hinaus, stellt der mitbehandelnde Urologe oder Androloge in der Regel die Indikation zur Durchführung intrauteriner Inseminationen. Diese sollten nach Spermienaufbereitung und im CC-stimulierten Zyklus 36 h nach Auslösung der Ovulation mit 10.000 IE hCG erfolgen.

Insgesamt sollte eine Anzahl von 6–8 CC-Zyklen nicht überschritten werden. Zwar gibt es keine gesicherten Daten über CC-assoziierte Entstehung von Malignomen, dennoch häufen sich die Einzelfallberichte über die Einnahme von CC und das Auftreten ovarieller Tumoren.

Für IUI mit Ovulationsstimulation werden Gesamtkonzeptionsraten von 9% (Irianni et al. 1993) bzw. 13,6% nach 2 (Crosigniani u. Walters 1994) und 46,9% nach 3 Zyklen (Horbay et al. 1991) beobachtet. Die Konzeptionsrate/Zyklus wird mit 7,5% (Chang et al. 1993) bis 13,7% (Cohlen et al. 1998) angegeben.

Gonadotropin-unterstützte Zyklen

Wünscht das Patientenpaar eine Fortsetzung der Therapie nach Anwendung von CC in mehr als 6–8 Zyklen, oder sprechen andere Gründe gegen einen Einsatz von CC, so ist eine Therapie mit Gonadotropinen sinnvoll.

Diese Therapie ist wesentlich teurer, als eine Therapie mit CC und mit z. T. erheblich gesteigerten Nebenwirkungen verbunden. Deshalb ist es unbedingt notwendig vor einer Stimulationsbehandlung, auch mit CC, eine ausführliche Risikoaufklärung durchzuführen und zu dokumentieren.

Ziel einer gestützten Follikelreifung mit Gonadotropinen ist der monofollikuläre Zyklus.

Vorgehen

- recFSH 37,5 IE oder 1 Amp. hMG ab dem 8. Zyklustag,
- Follikulometrie am 10. und 12. Zyklustag,

- LH, Estradiol und Progesteronbestimmung,
- bei Low-Respondern ggf. Steigerung der Dosis, und/oder früherer Therapiebeginn,
- Ovulationsinduktion bei einer Follikelgröße von 17–20 mm,
- Lutealphasensupport mit
  - 1000–5000 IE hCG alle 4 Tage bis zum 10. Tag post ovulationem,
  - Progesteronbehandlung: 100 mg Progesteron 3-mal/Tag oder Progesteron-Vaginalcreme einmal/Tag,
  - der Lutealphasensupport sollte bis zur ersten Schwangerschaftsdiagnostik weitergeführt werden,
  - ggf. Weiterführung bis zum Abschluss der Trophoblastdifferenzierung (~3 Wochen).

Durch dieses Vorgehen wird in den meisten Fällen eine multifollikuläre Reaktion des Ovars vermieden. Pro Follikel mit einer Größe von >15 mm rechnet man in der Regel ~250 pg/ml Estradiol. Bei normalem Wachstum des dominanten Follikels kann von einem Größenwachstum von 1,2–2 mm/Tag ausgegangen werden.

Das ovarielle Hyperstimulationssyndrom

Das ovarielle Überstimultationssyndrom (OHSS) stellt eine potenziell lebensbedrohende Komplikation aller reproduktionsmedizinischer Maßnahmen dar. Der Definition zu Folge ist es ein durch exogenes oder endogenes hCG hervorgerufenes Auftreten von zystischen Ovarialtumoren. Das OHSS tritt in 0,3–5 % aller stimulierten Zyklen auf. In der Praxis hat es sich als nützlich erwiesen, Patientinnen unter hormoneller Stimulationstherapie zu einer ausreichenden Flüssigkeitszufuhr (> 2 l/Tag) zu animieren. Zu den Risikofaktoren des OHSS zählen dabei junge Frauen, die hypogonadotrope und die hyperandrogenämische Ovarialinsuffizienz (Delvigne 2002).

Schweregrade des OHSS

- OHSS 1. Grades
  - ovarieller Durchmesser bis zu 5 cm beidseits,
  - Estradiolwert über 3000 pg/ml,
  - Spannungsgefühle im Bauch;
- OHSS 2. Grades
  - ovarieller Durchmesser bis 10 cm beidseits,
  - Estradiolwertüber 5000 pg/ml,
  - Übelkeit, Diarrhö, Aszites,
  - Hämatokritwert bis 43 %;
- OHSS 3. Grades
  - ovarieller Durchmesser über 10 cm beidseits,
  - Pleuraergüsse, Perikardergüsse, Anasarka,
  - Hämatokritwerte > 50 %,
  - Leukozytose > 15.000/μl,
  - Anstieg der Transaminasen > 100,
  - Kreatininanstieg > 1,3 mg/dl,
  - Oligorie bis Anurie.

Klinisch kommt es zu einem Flüssigkeitsverlust mit Verringerung des intravasalaen Volumens und den sich anschließenden hämodynamischen Konsequenzen. Grund ist eine Schrankenstörung der mesothelialen Oberfläche der Gefäße mit Anstieg der kapillären Permeabilität durch eine Ausschüttung vasoaktiver Substanzen aus dem Ovar als Antwort auf eine hCG-Stimulation.

Neuere Studien haben v. a. Interkeukin-1, 6, 8 und 10 sowie VEGF („vascular endothelial growth factor"), Endothelin-1 und Renin für diese Veränderungen verantwortlich gemacht.

Das OHSS bedarf einer engmaschigen Kontrolle der genannten Laborparameter sowie sonografischer Kontrollen. Auch bei alleinigem Überwiegen klinischer Symptome wie Übelkeit, Erbrechen, Spannungsgefühl und Schwindel muss eine Einweisung in eine Klinik mit ausreichender Erfahrung mit diesem Krankheitsbild erfolgen (Delvigne 2003).

Literatur

Aboulghar MA, Mansour RT, Serour GI, Al-Inany HG (2003) Diagnosis and management of unexplained infertility: an update. Arch Gynecol Obstet 267/4: 177–188

Bundesverband Reproduktionsmedizinischer Zentren Deutschland e.V. (BRZ) (1999) Richtlinien zum Qualitätsmanagement der Diagnostik und Therapie der ungewollten Kinderlosigkeit

Chang MY, Huang HY, Lee CL, Lai YM, Chang SY, Soong YK (1993) Treatment of infertility using controlled ovarian hyperstimulation with intrauterine insemination: the experience of 343 cases. J Formos Med Assoc 92/4: 341–348

Cohlen BJ, te Velde ER, van Kooij RJ, Looman CW, Habbema JD (1998) Controlled ovarian hyperstimulation and intrauterine insemination for treating male subfertility: a controlled study. Hum Reprod 13/6: 1553–1558

Crosignani PG, Walters DE (1994) Clinical pregnancy and male subfertility; the ESHRE multicentre trial on the treatment of male subfertility. European Society of Human Reproduction and Embryology. Hum Reprod 9/6: 1112–1118

Delvigne A, Rozenberg S (2002) Epidemiology and prevention of ovarian hyperstimulation syndrome (OHSS): a review. Hum Reprod Update 8/6: 559–577

Delvigne A, Rozenberg S (2003) Review of clinical course and treatment of ovarian hyperstimulation syndrome (OHSS). Hum Reprod Update 9/1: 77–96

DIR (2002) Deutsches IVF-Register

EHSRE Capri Workshop (1996) Guidelines. University Press, Oxford

Horbay GL, Cowell CA, Casper RF (1991) Multiple follicular recruitment and intrauterine insemination outcomes compared by age and diagnosis. Hum Reprod 6/7: 947–952

Irianni FM, Ramey J, Vaintraub MT, Oehninger S, Acosta (1993) Therapeutic intrauterine insemination improves with gonadotropin ovarian stimulation. Arch Androl 31/1: 55–62

Stufenprogramm der Kinderwunschsprechstunde – Diagnostik der Fertilitätsstörungen des Mannes

H.-C. Schuppe, A. Jung, S. Pflieger-Bruss, W.-B. Schill

Siehe auch „Vorbemerkungen" zu Beginn des vorigen Beitrags.

Die Betreuung von Paaren mit unerfülltem Kinderwunsch sollte eine adäquate andrologische Diagnostik einschließen, da in mindestens der Hälfte der Fälle mit Störungen aufseiten des Mannes zu rechnen ist (Schill u. Köhn 1998; Rowe et al. 2000). Hierbei besteht eine wechselseitige Abhängigkeit männlicher und weiblicher reproduktiver Funktionen, d. h. Einschränkungen bei einem Partner können erst durch eine entsprechende Störung der Fortpflanzungsfähigkeit des anderen Partners evident werden. Auch unter Berücksichtigung der modernen Methoden der assistierten Reproduktion sollte die Untersuchung des Mannes die Identifizierung möglicher Ursachen einer Fertilitätsstörung zum Ziel haben sowie Aussagen über deren Schweregrad und Therapierbarkeit ermöglichen.

Fertilitätsstörungen des Mannes können auf verschiedenste Ursachen zurückzuführen sein (de Kretser 1997; Schill u. Köhn 1998; Rowe et al. 2000). Nach ihrer Lokalisation werden Störungen der Hoden, der ableitenden Samenwege und akzessorischen Drüsen, der Samendeposition, des übergeordneten Hypothalamus-Hypophysen-Systems sowie Androgenrezeptor- und Enzymdefekte unterschieden (Tabelle 1). Hierbei gehen Veränderungen der endokrinen Hodenfunktion, die zu einem Androgenmangel führen, in der Regel mit einer Infertilität einher, während bei Störungen der Spermatogenese die Androgenproduktion zumeist nicht beeinträchtigt ist. Einschränkungen der Hodenfunktion treten darüber hinaus auch infolge primär nicht die Reproduktionsorgane betreffender Erkrankungen auf. In der Praxis kann die Einordnung des Symptoms „Infertilität" nach den in Tabelle 1 aufgeführten Kategorien erhebliche Schwierigkeiten bereiten, häufig sind bei Fertilitätsstörungen mehrere ätiologische Faktoren zu berücksichtigen. Beispielsweise kann es bei früh angelegten Störungen der Hodenfunktion erst durch Einwirkung zusätzlicher exogener Noxen zu einer klinisch manifesten Beeinträchtigung der Fertilität kommen. Ferner gibt es seitendifferente Erkrankungen von Hoden, Nebenhoden oder ableitenden Samenwegen, die in ihrem Stellenwert geordnet werden müssen.

Die andrologische Basisdiagnostik darf sich nicht auf die Durchführung eines einzigen Spermiogramms beschränken, sondern beinhaltet neben der Untersuchung des Spermas eine ausführliche allgemeine und spezielle Anamnese, die körperliche Untersuchung, ausgewählte Hormonanalysen und ggf. weitere Zusatzuntersuchungen (Tabelle 2). Eine Sonographie des Skrotalinhalts ist empfehlenswert, da hierbei nicht zuletzt testikuläre Neoplasien entdeckt werden können (Häufigkeit bei infertilen Männern ca. 0,5–1%). Im Hinblick auf die komplexe, multifaktorielle Genese männlicher Fertilitätsstörungen ist es allerdings nicht überraschend, dass sich in bis zu 40% der Fälle auch nach eingehender Diagnostik keine Ursache eruieren lässt (sog. idiopathische Infertilität; de Kretser 1997; Schill u. Köhn 1998).

Die Erhebung verwertbarer Ejakulatbefunde setzt eine standardisierte Analyse entsprechend der Richtlinien der WHO voraus (WHO 1999). Bereits im Vorfeld der Probengewinnung sind

Tabelle 1. Ursachen männlicher Fertilitätsstörungen

Hypothalamisch-hypophysäre Störungen	Hypogonadotroper Hypogonadismus
Testesschäden	Genetisch bedingte Störungen (Klinefelter-Syndrom, Deletionen des Y-Chromosoms u. a.) Maldescensus testis Infektionen/Entzündungsreaktionen Spermatogenese-schädigende Faktoren (Hitze, ionisierende Strahlen; Genussgifte, Pharmaka, Umweltchemikalien; Allgemeinerkrankungen) Vaskulär bedingte Störungen (Torsion, Varikozele) Idiopathische Störungen
Posttestikuläre Störungen	Obstruktionen (Nebenhoden, Vas deferens u. a.) Infektionen/Entzündungsreaktionen (Samenwege/ akzessorische Drüsen) Nebenhodenfunktionsstörungen Spermaimmunopathie (Spermatozoen-Autoantikörper)
Störungen der Samendeposition	Emissions- und Ejakulationsstörungen Erektile Dysfunktion Hypospadie, Phimose, Penisdeformationen

Tabelle 2. Diagnostik männlicher Fertilitätsstörungen

Anamnese	
Körperliche Untersuchung	Körperbau/-form, Fettverteilung, Behaarungsmuster, Brustdrüsen, Genitalorgane *Ergänzende apparative Diagnostik:* Dopplersonographie; Sonographie des Skrotalinhalts; ggf. transrektale Sonographie
Hormondiagnostik	Basaler Status bei reduzierter Ejakulatqualität: FSH, LH, Gesamttestosteron
Standardisierte Ejakulatanalyse (WHO 1999)	
Fakultative Zusatzuntersuchungen	Mikrobiologische Diagnostik Biochemische Parameter (sekretorische Funktion der akzessorischen Drüsen, Entzündungsparameter) Spermatozoenfunktionstests (hypoosmotischer Schwelltest, Akrosinaktivität, akrosomale Reaktion Spermatozoenaufbereitung
Hodenbiopsie (Option der Kryokonservierung von Hodengewebe für testikuläre Spermienextraktion)	
Zyto-/molekulargenetische Diagnostik	

verschiedene Aspekte zu beachten. Zur Vergleichbarkeit der Ergebnisse muss der Patient eine Karenzzeit von mindestens 2 bis maximal 7 (am besten 5) Tagen einhalten. Die Ejakulatgewinnung durch Masturbation sollte diskret in geeigneten Räumlichkeiten am Untersuchungsort erfolgen können, bei häuslicher Gewinnung ist das Ejakulat innerhalb einer Stunde in einem geeigneten Transportgefäß körperwarm zu überbringen. Ist die Ejakulatgewinnung nur durch Koitus und nicht durch Masturbation möglich, stehen nichtspermizide Spezialkondome zur Verfügung.

Die von der WHO (1999) für eine Basisuntersuchung des Ejakulates empfohlenen Parameter sind in Tabelle 3 dargestellt. Die korrekte Durchführung der Analysen erfordert eine genaue Beobachtung der Konsistenz des Ejakulates, das sich bei Zimmertemperatur innerhalb einer Stunde vollständig verflüssigen sollte. Bei der Entnahme von Aliquots für einzelne Bestimmungen muss das Ejakulat jeweils gut durchmischt werden, aufgrund der viskösen Beschaffenheit der Proben sollten Pipetten mit positiver Verdrängungstechnik verwendet werden. Liegt eine Verflüssigungsstörung (Viskosipathie) vor, kann ggf. α-Chymotrypsin zugesetzt werden (Köhn et al. 2002). Für die Bestimmung von Spermatozoenkonzentration und -motilität stehen heute auch computerassistierte Systeme (CASA) zur Verfügung, in der täglichen Praxis ist jedoch die standardisierte Durchführung der manuellen Methoden zu bevorzugen. Die mikroskopische Untersuchung von Nativpräparaten des Ejakulates im Phasenkontrast erlaubt neben der Klassifikation der Spermatozoenmotilität (s. Tabelle 3) bereits eine Orientierung über morphologische Störungen der Spermatozoen sowie andere zelluläre Elemente. Auch Agglomerationen und Agglutinationen können erfasst werden, wobei das letztgenannte Phänomen auf die Anwesenheit von Spermatozoen-Antikörpern hinweist. Die Motilität sollte möglichst mehrfach bestimmt werden und im Normalfall innerhalb von 4 Stunden nicht mehr als 15% abnehmen. Falls im Nativpräparat keine Spermatozoen sichtbar sind, wird das Ejakulat zentrifugiert und das Sediment erneut ausgewertet.

Für eine exakte morphologische Ejakulatanalyse werden fixierte, gefärbte Ausstrichpräparate benötigt, sog. wet preparations sind dagegen unzureichend. Neben einer modifizierten Papanicolaou-Färbung sowie der Färbung nach Shorr kommt hier auch die Verwendung vorgefertigter Schnellfärbungen (z.B. Hemacolor®) in Betracht (WHO 1999; Köhn et al. 2002). Beurteilung und Differenzierung der Spermatozoenmorphologie werden allerdings nicht nur durch die gewählte Färbemethode beeinflusst, sondern v.a. durch diskrepante Klassifizierungssysteme erschwert (Hofmann et al. 1995; Köhn et al. 2002). In diesem Zusammenhang ist auch erwähnenswert, dass der von der WHO vorgeschlagene Referenzwert für den Anteil normal geformter Spermatozoen im Ejakulat in den vergangenen 20 Jahren mehrfach herabgesetzt wurde. Die beste Orientierung erlauben derzeit Studien, in denen normal geformte Spermatozoen auf der Basis sog. strenger Kriterien erfasst wurden und eine Korrelation der Ergebnisse mit dem Fertilisierungspotential gezeigt werden konnte (s. Tabelle 3; Hofmann et al. 1995; Ombelet et al. 1997; Kruger u. Cotzee 1999; WHO 1999). Unter diesen methodioschen Voraussetzungen hat die Spermatozoenmorphologie im Vergleich mit anderen Parametern des Spermiogramms den größten Stellenwert im Hinblick auf die Fertilitätsprognose (Zinaman et al. 2000; Guzick et al. 2001).

Die Beurteilung gefärbter Ausstrichpräparate sollte sich nicht nur auf die Quantifizierung des Anteils normal geformter Spermatozoen beschränken. Ausprägung und Häufigkeit bestimmter Formstörungen der Spermatozoen spiegeln Schäden der Spermato- und Spermiogenese im Hoden, aber auch Störungen der Nebenhodenfunktion wider. Darüber hinaus können unreife Keimzellen sowie Leukozyten differenziert werden, auch Bakterien sowie Agglomerationen und Agglutinationen sind zu registrieren. Mit Hilfe einer quantitativen Erfassung der Leukozyten lässt sich der Nachweis peroxidase-positiver Zellen im Nativejakulat ergänzen bzw. überprüfen (s. Tabelle 3).

Eine definitive Charakterisierung der Fertilität anhand des Basis-Spermiogramms ist in vielen Fällen problematisch, sodass nach Möglichkeit ergänzende Untersuchungen vorzunehmen sind (Schill u. Köhn 1998; Henkel u. Schill 2000). Hierzu gehören die Untersuchung der Membranintegrität der Spermatozoen im hypoosmotischen Schwelltest, Spermatozoen-Funktionstests wie die Überprüfung der akrosomalen

Tabelle 3. Wesentliche Ejakulatparameter und ihre Referenzwerte (WHO 1999)[a]

Ejakulatparameter	Referenzwerte
Volumen	≥2 ml
pH	≥7,2
Verflüssigungszeit	< 60 min
Spermatozoenkonzentration	$\geq 20 \times 10^6$/ml
Gesamtspermatozoenzahl	$\geq 40 \times 10^6$
Motilität	≥50 % der Spermatozoen mit Vorwärtsbeweglichkeit (Kategorien „a" + „b") – *oder* ≥25 % mit schneller progressiver Motilität (Kategorie „a"; ≥20 µm/s bei 20 °C)
Morphologie	(≥15 % Spermatozoen mit normaler Morphologie)[b]
Vitalität	≥50 % lebende Spermatozoen
Leukozyten (Peroxidase-positive Zellen)	$< 1 \times 10^6$/ml
Membrangebundene Spermatozoen-Antikörper	< 50 % Spermatozoen mit adhärenten Partikeln

[a] Zur Nomenklatur: *Hypospermie* – < 2-ml-Ejakulat, *Aspermie* – kein Ejakulat; *Oligozoospermie* – Einschränkung der Spermatozoenkonzentration, *Azoospermie* – keine Spermatozoen im Ejakulat (Zentrifugat!) nachweisbar; *Asthenozoospermie* – Einschränkung der Motilität; *Teratozoospermie* – Einschränkung des Anteils normalgeformter Spermatozoen; Angabe *kombinierter* Störungen, z. B. Oligoasthenoteratozoospermie.

[b] Empfehlenswert ist die Anwendung sog. strenger Kriterien zur Definition und Erfassung normalgeformter Spermatozoen; der provisorische Referenzwert stützt sich auf Daten über das Fertilisierungspotenzial von Spermatozoen in IVF-Programmen

Reaktion, die Bestimmung der Chromatinreife mittels Anilinblaufärbung, biochemische Ejakulatparameter als Marker für die sekretorische Funktion der akzessorischen Drüsen sowie die mikrobiologische Diagnostik.

Schließlich erfordert die Untersuchung des Ejakulats eine adäquate interne und externe Qualitätskontrolle (WHO 1999). Voraussetzung für die interne Qualitätskontrolle sind unter anderem standardisierte Arbeitsvorschriften, die Erfassung systematischer Fehler sowie statistischer Zählfehler, Kontrolle und Korrelation der Einzelergebnisse einer Probe, Wiederholung von Bestimmungen durch verschiedene Personen und Kontrollen der monatlichen Mittelwerte eines Parameters. Für die externe Qualitätskontrolle wurde inzwischen von der Deutschen Gesellschaft für Andrologie ein Programm („QuaDeGA") aufgelegt.

Eine umfassende Ejakulatanalyse allein erlaubt allerdings keine Diagnosestellung (vgl. Tabelle 1). Begriffe wie Asthenozoospermie, Oligozoospermie oder Oligoasthenoteratozoospermie haben nur deskriptiven Charakter, wenngleich sie immer wieder als „Diagnosen" verwendet werden. Zu berücksichtigen sind auch die bereits bei gesunden, fertilen Männern nachweisbaren Schwankungen der Ejakulatqualität, entsprechend sollen nach WHO (1999) mindestens zwei Ejakulate im Abstand von 7–21 Tagen untersucht werden. Unter Berücksichtigung der Kinetik der Spermatogenese und möglicher Störungen der Hodenfunktion, z. B. durch fieberhafte Infekte (≥ 39 °C, ≥ 3 Tage; Jung et al. 2001), hat sich in der eigenen Ambulanz ein Intervall von 4–6 Wochen bewährt.

Auch bei der zusammenfassenden Befundinterpretation und der Frage nach Therapiemöglichkeiten ist zu berücksichtigen, dass männlichen Fertilitätsstörungen häufig eine multifaktorielle Genese zugrunde liegt (Rowe et al. 2000). In diesem Zusammenhang sollten insbesondere vermeidbare exogene Noxen wie z. B. Nikotin, Alkohol oder Drogen identifiziert und eliminiert werden. Weitere Optionen sind die Behandlung von Infektionen und Entzündungen im männlichen Genitaltrakt, die Beseitigung hämodynamisch relevanter Varikozelen oder die Hormonersatztherapie bei hypogonadotropem Hypogonadismus (Rowe et al. 2000; Haidl 2002).

Literatur

De Kretser DM (1997) Male infertility. Lancet 349: 787–790

Guzick DS, Overstreet JW, Factor-Litvak P et al. (2001) Sperm morphology, motility and concentration in fertile and infertile men. N Engl J Med 345: 1388–1393

Haidl G (2002) Management strategies for male factor infertility. Drugs 62: 1741–1753

Henkel R, Schill W-B (2000) Die Bedeutung funktioneller Spermatozoenparameter für den Fertilisationsprozess. Reproduktionsmedizin 16: 81–89

Hofmann N, Hilscher B, Möhrchen B, Schuppe HC, Bielfeld P (1995) Comparative studies on various modes of classification of morphology of sperm heads and results in in vitro fertilization – a preliminary report. Andrologia 27: 19–23

Köhn F-M, Schuppe H-C, Jung A, Pflieger-Bruss S, Eberl M, Schill W-B, Neumann N, Hofmann B (2002) Das Spermiogramm – Praktische Anleitungen, 2. Aufl. CD-ROM, Justus-Liebig-Universität, Gießen, www. agma.med.uni-giessen.de/spermiogramm

Kruger TF, Coetzee K (1999) The role of sperm morphology in assisted reproduction. Hum Reprod Update 5: 172–178

Ombelet W, Bosmans E, Janssen M et al. (1997) Semen parameters in a fertile vs. subfertile population: a need for change in the interpretation of semen testing. Hum Reprod 12: 987–993

Rowe PJ, Comhaire FH, Hargreave TB, Mahmoud AMA (2000) WHO manual for the standardized investigation, diagnosis and management of the infertile male. Cambridge University Press, Cambridge

Schill W-B, Köhn F-M (1998) Andrologie. In: Fritsch P (Hrsg) Dermatologie und Venerologie. Springer, Berlin Heidelberg New York, S 757–793

World Health Organization (1999) WHO-Laborhandbuch zur Untersuchung des menschlichen Ejakulates und der Spermien-Zervikalschleim-Interaktion, 4. Aufl. Springer, Berlin Heidelberg New York

Zinaman MJ, Brown CC, Selevan SG, Clegg ED (2000) Semen quality and human fertility. A prospective study with healthy couples. J Androl 21: 145–153

Sachverzeichnis